U0629610

科学出版社"十四五"普通高等教育本科规划教材

推 拿 学

第 2 版

翟 伟 主编

科学出版社

北 京

内 容 简 介

　　本书为科学出版社"十四五"普通高等教育本科规划教材之一,全书分为基础篇、成人推拿篇、小儿推拿篇和拓展篇四部分。内容包括推拿的基本理论、基础知识、临床基本技能(功法和手法)、临床疾病治疗和自我保健推拿等。每章末尾提供了思考题,以及以二维码形式呈现的数字化教材内容,包括课件、习题、思维导图、视频(功法操作、手法操作、疾病治疗操作、课程讲授等资源)。

　　本书可供中医学、中西医临床医学、针灸推拿学、护理学、康复治疗学、社会体育指导与管理等专业学生使用。

图书在版编目(CIP)数据

推拿学 / 翟伟主编. —2 版. —北京:科学出版社,2023.5
科学出版社"十四五"普通高等教育本科规划教材

ISBN 978-7-03-075386-1

Ⅰ.①推… Ⅱ.①翟… Ⅲ.①推拿—高等学校—教材 Ⅳ.①R244.1

中国国家版本馆 CIP 数据核字(2023)第 063833 号

责任编辑:郭海燕　李　媛 / 责任校对:刘　芳
责任印制:赵　博 / 封面设计:蓝正设计

科 学 出 版 社 出版
北京东黄城根北街 16 号
邮政编码:100717
http://www.sciencep.com

中煤(北京)印务有限公司印刷
科学出版社发行　各地新华书店经销
*
2017 年 7 月第 一 版　开本:787×1092　1/16
2023 年 5 月第 二 版　印张:21 1/2
2025 年 8 月第十二次印刷　字数:585 000
定价:75.00 元
(如有印刷质量问题,我社负责调换)

《推拿学》（第2版）数字化教材
编 委 会

前　言

　　为了促进中医药教育事业的发展，跟上时代的步伐，以适应和满足当前全国各高等中医药院校教学、临床、科研工作的需要，科学出版社"十四五"普通高等教育本科规划教材《推拿学》在国务院《中医药健康服务发展规划（2015—2020）》指导下，以全面提高中医药人才的培养质量、为临床提供共识性技能服务为目标，由全国高等中医院校的多位专家教授在"十三五"时期教材《推拿学》的基础上进行修编。

　　教材是传授知识、培养专业人才的重要工具，教材的质量可以直接影响到知识的传授和专业人才的培养。所以对于科学出版社"十四五"普通高等教育本科规划教材《推拿学》的主编、副主编、编委，我们严格遴选，择优确定，以确保教材的高质按时完成。

　　本版有效延续历次教材版本的合理内容，明确并突出目前推拿临床的指导理论，围绕手法、功法防治手段，以及临床疾病推拿治疗，传授推拿学的基本理论、基本知识、推拿临床的基本技能，融汇目前的推拿学术动态与研究成果，体现了本教材与时俱进的先进性。对上一版的内容、文字等进行了修编，特别增加了宫廷理筋术流派的内容，并调整增加推拿功法部分内容，旨在对所学知识体系进行梳理和总结，加强学生传统推拿功法的学习。本教材还在每章的后面增加了思考题。

　　随着"互联网"的广泛使用，本教材完善了数字化、网络化的编写内容，每章的思维导图、习题、PPT、操作视频、讲课录屏等内容，都会以二维码形式呈现，以供课前预习及课后复习。借助网络信息技术，为广大师生提供了丰富的教学资源和广阔的互动空间。

　　本教材以党的二十大精神"自信自强、守正创新，踔厉奋发、勇毅前行"为指导思想，遵循立足经典为本，从临床实践出发，体现时代性、把握规律性、富于创造性，注重理论与临床相结合、中医与西医相结合、教学与科研相结合，对教材建设知识体系、结构安排等进行系统整体优化，进一步加强顶层设计和组织管理，坚持立德树人根本任务，力求构建适应中医药教育教学改革需求的教材体系，更好地服务院校人才培养和学科专业建设，促进中医药教育创新发展。

　　本教材分为基础篇、成人推拿篇、小儿推拿篇和拓展篇。基础篇由前四章组成，第一章推拿总论是由李忠正、勾丽洁编写；第二章推拿常用诊断方法是由梁治学编写；第三章经络腧穴是由郑强霞编写；第四章推拿功法是由魏雨农、李丹、白云峰编写。成人推拿篇包括第五、六、七章，第五章成人推拿手法由齐凤军、李忠正、杜凯、陈红亮、李丹、魏雨农编写，本章还增加了器械推拿一节；第六章推拿手法人体操作由李进龙、李青敏编写；第七章成人推拿常见病治疗由郭翔、梁治学、王辉、王琦、杜凯、牛坤、曹锐、李永平、李忠正、王雄耀、熊英负责。小儿推拿篇，由白振军、李迎红、唐烨霞、范宏元、任秋兰、李丹编写。拓展篇包括第十二至十四章，第十二章推拿学现代研究概况由齐凤军、魏雨农、陈红亮、薛卫国、李建华编写，增加了宫廷理筋术流派内容；第十三章世界主要徒手疗法简介由陈红亮编写；第十四章自我保健推拿由郭翔、马昕婷编写。编委、学术秘书李丹为本教材做了大量编务和校勘工作。

　　按照科学出版社要求，本教材增加了数字化教材配套内容，对编写提出了高要求，本教材数字化工作是在科学出版社指导下展开的,由翟伟、李丹、杜凯负责统稿。

本套教材具有以下特点:

1. 坚持立德树人,融入课程思政内容 把立德树人融入教材建设,体现课程思政建设新要求,发挥中医药文化育人优势,促进中医药人文教育与专业教育有机融合,指导学生树立正确世界观、人生观、价值观,努力成为堪当民族复兴重任的时代新人。

2. 优化知识结构,强化中医思维培养 在"十三五"时期教材知识架构基础上,进一步整合优化学科知识结构体系,减少不同学科教材间相同知识内容交叉重复,增强教材知识结构的系统性、完整性。强化中医思维培养,突出中医思维在教材编写中的主导作用,帮助学生逐步形成中医思维。

3. 突出"三基五性",注重内容严谨准确 坚持"以本为本",更加突出教材的"三基五性",即基本知识、基本理论、基本技能,思想性、科学性、先进性、启发性、适用性。注重名词术语统一,概念准确,表述科学严谨,知识点结合完备,内容精练完整。注重理论与临床实践结合,与医师规范化培训、医师资格考试接轨。

4. 加强数字化建设,丰富拓展教材内容 为适应新型出版业态,充分借助现代信息技术,在纸质教材基础上,强化数字化教材开发建设,对纸质教材内容进行拓展和延伸,更好地服务教师线上教学和学生线下自主学习,满足中医药教育教学需要。

参加本教材的编写单位有:天津中医药大学、湖北中医药大学、河北中医学院、承德医学院附属医院、香港理工大学、北京中医药大学、锡林郭勒职业学院、湖南工业大学、湖南中医药高等专科学校、山西大同大学、赤峰学院、内蒙古医科大学、江西中医药大学第二附属医院、海南医学院、青海大学、上海中医药大学附属岳阳中西医结合医院、河南中医药大学、贵州中医药大学、甘肃医学院、包头医学院、辽宁中医药大学、南京中医药大学等。

感谢各参编单位、编委对本书编写的大力支持!感谢各位编委的辛勤工作!全体编写人员为编写出高质量的教材做了大量的努力,若有不足之处,希望广大师生和读者提出宝贵意见,以便进一步修订完善,不断提高。

编委会

2023 年 1 月

目　录

前言

基 础 篇

第一章　推拿总论 ··· 2
　　第一节　推拿概述 ··· 2
　　第二节　推拿发展概况 ··· 2
　　第三节　推拿作用机理 ··· 5
　　第四节　推拿治则及治法 ·· 7
　　第五节　推拿介质 ·· 12
　　第六节　推拿的适应证和禁忌证 ··································· 14
　　第七节　推拿的异常情况及处理 ··································· 15
第二章　推拿常用诊断方法 ··· 17
　　第一节　中医四诊 ·· 17
　　第二节　一般检查 ·· 19
　　第三节　基本检查 ·· 19
　　第四节　特殊检查 ·· 25
第三章　经络腧穴 ·· 30
　　第一节　经络系统 ·· 30
　　第二节　常用腧穴 ·· 35
第四章　推拿功法 ·· 44
　　第一节　推拿练功的作用 ··· 44
　　第二节　推拿练功的要领 ··· 46
　　第三节　常用功法 ·· 48

成人推拿篇

第五章　成人推拿手法 ·· 86
　　第一节　推拿手法的基本技术要求 ································· 86
　　第二节　摆动类手法 ··· 87
　　第三节　摩擦类手法 ··· 91
　　第四节　振动类手法 ··· 96
　　第五节　挤压类手法 ··· 98
　　第六节　叩击类手法 ··· 105

第七节　运动关节类手法 ·· 108
第八节　复合手法 ·· 118
第九节　器械推拿 ·· 119

第六章　推拿手法人体操作 ·· 122
第一节　仰卧位手法操作程序 ·· 122
第二节　俯卧位手法操作程序 ·· 132
第三节　坐位手法操作程序 ·· 140
第四节　手法考核 ·· 148

第七章　成人推拿常见病治疗 ·· 151
第一节　骨伤科疾病 ·· 151
　脊柱相关疾病 ··· 151
　　落枕 ·· 151
　　颈椎病 ·· 152
　　项背肌筋膜炎 ·· 155
　　附　胸椎小关节紊乱症 ··· 157
　　骶髂关节损伤 ·· 158
　　急性腰扭伤 ·· 160
　　腰椎间盘突出症 ··· 161
　　腰椎管狭窄症 ·· 162
　　腰椎退行性骨关节炎 ··· 163
　　慢性腰肌劳损 ·· 165
　　强直性脊柱炎 ·· 166
　　外伤性截瘫 ·· 167
　四肢疾病 ·· 169
　　冈上肌肌腱炎 ·· 169
　　肩关节周围炎 ·· 170
　　肱骨外上髁炎 ·· 172
　　腕管综合征 ·· 173
　　屈指肌腱腱鞘炎 ··· 175
　　膝关节退行性骨关节炎 ··· 176
　　踝关节扭伤 ·· 177
　　跟痛症 ·· 179
　　梨状肌综合征 ·· 180
　　臀上皮神经损伤 ··· 181
第二节　内、妇科疾病 ··· 183
　　头痛 ·· 183
　　眩晕 ·· 185
　　不寐 ·· 187
　　高血压 ·· 188
　　感冒 ·· 190
　　咳嗽 ·· 191

胃脘痛 ··· 193

胃下垂 ··· 194

胁痛 ··· 195

呃逆 ··· 197

腹泻 ··· 198

便秘 ··· 200

肥胖 ··· 201

阳痿 ··· 203

中风后遗症 ··· 205

附　面瘫 ··· 206

消渴 ··· 207

郁证 ··· 209

慢性疲劳综合征 ·· 210

痛经 ··· 211

月经不调 ··· 213

慢性盆腔炎 ··· 215

围绝经期综合征 ·· 217

产后身痛 ··· 219

乳痈 ··· 220

附　乳少 ··· 222

乳腺增生 ··· 224

失音 ··· 225

小儿推拿篇

第八章　小儿推拿概述 ··· 230

第九章　小儿推拿特定穴 ·· 232

第十章　小儿推拿手法 ··· 257

第十一章　小儿推拿常见病治疗 ·· 263

腹泻 ··· 263

便秘 ··· 264

呕吐 ··· 265

发热 ··· 267

咳嗽 ··· 268

哮喘 ··· 269

厌食 ··· 270

疳积 ··· 271

腹痛 ··· 272

夜啼 ··· 274

惊风 ··· 275

流涎症 ··· 277

鹅口疮 ··· 278

遗尿 ……………………………………………………………………………………… 279

近视 ……………………………………………………………………………………… 280

乳蛾 ……………………………………………………………………………………… 281

斜视 ……………………………………………………………………………………… 283

鼻炎 ……………………………………………………………………………………… 284

脑性瘫痪 ………………………………………………………………………………… 286

小儿抽动秽语综合征 …………………………………………………………………… 287

小儿桡骨小头半脱位 …………………………………………………………………… 289

臀肌挛缩 ………………………………………………………………………………… 290

小儿肌性斜颈 …………………………………………………………………………… 291

分娩性臂丛神经损伤 …………………………………………………………………… 292

生长痛 …………………………………………………………………………………… 293

小儿保健 ………………………………………………………………………………… 295

拓 展 篇

第十二章 推拿学现代研究概况 ……………………………………………………… 298

第一节 推拿的流派 ……………………………………………………………………… 298

第二节 推拿现代医学理论研究 ………………………………………………………… 302

第三节 推拿文献研究 …………………………………………………………………… 308

第四节 推拿学临床研究 ………………………………………………………………… 314

第五节 推拿生物力学研究 ……………………………………………………………… 316

第六节 推拿神经生物学研究 …………………………………………………………… 317

第十三章 世界主要徒手疗法简介 …………………………………………………… 320

第一节 整脊疗法 ………………………………………………………………………… 320

第二节 整骨疗法 ………………………………………………………………………… 322

第三节 日式指压 ………………………………………………………………………… 323

第四节 泰式按摩 ………………………………………………………………………… 324

第十四章 自我保健推拿 ……………………………………………………………… 326

第一节 头面部保健 ……………………………………………………………………… 326

第二节 颈肩部保健 ……………………………………………………………………… 328

第三节 躯干部保健 ……………………………………………………………………… 328

第四节 上肢部保健 ……………………………………………………………………… 329

第五节 下肢部保健 ……………………………………………………………………… 329

参考文献 ……………………………………………………………………………… 331

基 础 篇

第一章 推拿总论

第一节 推拿概述

推拿古称按摩，有按跷、跷摩、桥引、案扤等诸多名称，是以中医理论为指导，推拿医师运用推拿手法或借助一定的推拿工具作用于患者体表的特定部位或穴位来治疗疾病的一种治疗方法，是中医学的重要组成部分，属于中医外治法的范畴，它伴随着中华文明的出现而诞生，是人类最早用于祛除疾病和养生保健的方法之一，为中华民族的繁衍及健康做出了重大贡献。

推拿是用"手"作为治疗工具的，其名称的由来大致经历了三个发展时期，汉代以前有关推拿的名称众多，如按摩、跷摩、桥引、案扤等；汉以后至明初，这一时期基本统一称为按摩；推拿一名最早见于明代著名儿科专家万全所著《幼科发挥》，由于小儿推拿的兴起，按摩的名称逐渐被替代，清代的《厘正按摩要术》作出了清楚的解释："推拿也，按摩之异名也，按摩之法，北人常用之，名谓按摩；南人专以治小儿，名曰推拿。"推拿名称的演变标志着推拿有了历史性的发展，具有划时代的意义。

推拿学是研究用推拿疗法治疗疾病的一门系统科学，主要研究推拿治疗疾病的作用原理、治疗方法、适用范围等，具有以下三方面特征：手法治疗和功法训练是推拿学的基本特征；中医学和现代科学理论的紧密结合是推拿学的理论内涵；广泛的适应证和严格的禁忌证是推拿学的临床特点。推拿学是中医学的重要组成部分之一，为中医学理论体系的建立积累了丰富的资料。早在先秦两汉时期成书的两部医学巨著《黄帝内经》和《黄帝岐伯按摩》（已佚）反映当时推拿独特的治疗体系已经形成。从在这两部医著中，推拿所占比重之大，可以看出推拿在中医学中的重要地位。

推拿是人类生产劳动和生活实践的产物，是人类为了适应生存，在漫长的历史长河中与自然环境作抗争，逐渐认识手法治疗疾病和伤痛的总结。推拿在其发展过程中曾几度兴衰。但随着人们对非药物性、无创伤性自然疗法的偏爱，全国推拿热的兴起，无疑将会推动推拿事业的发展。推拿疗法经过上百年来不断传承与发展，汇集了中华民族的智慧与文明，其中包含了深厚的文化底蕴，我们有理由相信，推拿将以其独特的中医特色、卓越的疗效、毒副作用少的特点，"简、便、验、廉"的优点，成为 21 世纪最具发展前途的中医学科之一。

第二节 推拿发展概况

推拿起源于劳动，劳动是人类生存的第一要素。史前时代，人类狩猎开荒以充口腹，折枝垒石以筑巢居，缝革连衣以暖躯体，跋涉劳顿以寻生资，所有这些都会造成跌扑折骨之类的损伤，因此人类本能地以手按止血，摩以消肿止痛，经过漫长的日积月累，不断摸索总结，推拿方法从原来简单的下意识动作，发展成为需要经过刻苦训练才能掌握的一种具有高度技巧性的医疗运动，成为人类治疗疾病的常用方法之一。

（一）殷商及春秋战国时期

按摩是殷商时期主要的治病方法，殷商甲骨文中，反复出现"拊"和用"拊"治疗小腿疾病的记载，这是最早有文字记载的推拿手法。"拊"意为"一人用手在另一人的身上抚按"，《说文解字》中将"拊"解释为"揗"，而"揗"字又释为"摩"。春秋战国时期，名医扁鹊将推拿手法应用于医疗实践，据《周礼疏案》记载：扁鹊过虢境，见虢太子尸厥，就使其弟子子明炊汤，子仪脉神，子游按摩，数法并下，成功治愈了虢太子的病。约在战国时期成书的中医典籍《黄帝内经》中多篇记载了推拿治疗痹证、痿证、口眼歪斜、胃脘痛和高热谵语，并描述了有关推拿的工具"九针"中的"员针"和"鍉针"；介绍了按摩推拿治疗的适应证和禁忌证；提出了对按摩人员的选才与考核标准。同时《素问·异法方宜论》中记载了推拿的发源地："中央者，其地平以湿，天地所以生万物也众，其民食杂而不劳，故其病多痿厥寒热，其治宜导引按跷，故导引按跷者，亦从中央出也。"这里的中央是指我国中原地区，相当于今河南商丘、洛阳一带。

（二）秦、汉、三国时期

秦汉时期，伴随着中医学术理论体系的建立，也奠定了推拿按摩的理论基础，当时产生了目前已知的我国第一部推拿学专著《黄帝岐伯按摩》十卷，可惜已经佚失。湖南马王堆汉墓出土的西汉文物简帛医书有《五十二病方》、《足臂十一脉灸经》、《阴阳十一脉灸经》、《导引图》、《养生方》、《合阴阳》等14种。其中《五十二病方》中论及的按摩手法有按、摩、搴、蚤挈、中指搔、括、捏、操、抚、揗等10余种。而《导引图》则为现存最早的导引（医疗体操图谱）和自我按摩图谱。东汉名医张仲景在《金匮要略·杂疗方》中介绍"救自缢死"方法中说："将自缢者徐徐抱解，不得截绳，上下安被卧之。一人以脚踏其两肩，手稍挽其发，常弦弦勿纵之；一人以手按据胸上，数动之；一人摩捋臂胫屈伸之。若已僵，但渐渐强屈之，并按其腹。如此一炊顷，气从口出，呼吸眼开，而犹引按莫置，亦勿苦劳之。"首创了以手法抢救呼吸、心搏骤停病证。另外，该书还首次提出了"膏摩"一词，把按摩手法和药物外用相结合的外治疗法称为"膏摩"，《金匮要略·中风历节病脉证并治》中记载有"头风摩散"，以膏摩方治疗头痛，并把方寸匕用作按摩工具。

（三）魏、晋、南北朝时期

晋代名医葛洪著有《肘后备急方》，开创了推拿急救的先河，该书介绍用推拿手法治疗卒心痛，"抓人中治疗猝死"，"抓脐上三寸"治疗卒腹痛等。其中治卒腹痛方："使病人伏卧，一人跨上，两手抄举其腹，令病人自纵重轻举抄之，令去床三尺许，便放之，如此二七度止，拈取其脊骨皮，深取痛引之，从龟尾至顶乃止，未愈更为之。"可谓是最早的抄腹法和捏脊法，也表明推拿手法逐渐从简单的按压摩擦向手指相对用力、双手协同操作的成熟化方向发展。《刘涓子鬼遗方》记载有白芷膏、生肉膏、麝香膏、丹砂膏、黄芪膏等14首膏摩方，其中有10首专门用于摩治外科病证，药物与手法相得益彰，按摩疗法有了很大发展。

（四）隋唐时期

隋唐时期，结束了数百年的南北分治局面，封建君主逐渐重视推拿手法，推拿医学进入了又一次发展期。一是推拿已发展成为一门专业的治疗方法，得到了官方的认可。隋太医署首次设立按摩博士，唐太宗则在隋代已有的基础上，建立了规模更大、设备更加完备的太医署，并在其中设立了按摩科，将推拿医师分为按摩博士、按摩师及按摩工，并进行有组织的教学。二是推拿已成为骨伤科疾病的普遍治疗方法，不仅应用于软组织损伤，而且也应用于骨折、脱位等。唐代蔺道人所著的《仙授理伤续断秘方》提出治疗闭合性骨折的"揣摸、拔伸、撙捺、捺正"四大手法，这对后世正骨推拿流派的形成具有深远意义。三是推拿疗法渗透到内、外、儿等科。《大唐六典》中记载按摩可除风、寒、暑、湿、饥、饱、劳、逸八疾；孙思邈《千金方》尤为推崇按摩疗法治疗小儿疾病。四是推拿被广泛地应用于防病养生。这一时期自我按摩作为按摩的一个内容十分盛行，隋代《诸病源候论》每卷之末都附有导引按摩法。孙思邈将按摩用于小儿保健："小儿虽无病，早起常以膏摩囟上及手足心，甚辟风寒。"五是膏摩得到了进一步发展。《备急千金要方》、《外台秘要》中收录了大量的膏摩方，种类繁多，可根据不同病情选择应用，孙氏首先提出了膏摩方的常规用法并详述了膏摩方的制备方法。六是对外交流比较活跃，医史界一般认为，我国推拿在唐代开始传入日本，同时国外的推拿手法也流入到我国，如《备急千金要方》中介绍"婆罗门按摩法"，"婆罗门"即是古印度，说明与我国同样具有古代文明的印度，很早就与我国有推拿学术活动交流。

（五）宋、金、元时期

宋金元时期，虽然国家医疗机构没有设立推拿专科，但这一时期，推拿的发展还是令人瞩目的，推拿的学术发展标志主要体现在，推拿作为一种治疗方法，广泛地应用于临床各科，并在此基础上产生了丰富的诊疗理论，使推拿治疗作用的认识得到不断深化。金代"攻下派"代表张从正的《儒门事亲》发展了推拿理论，认为推拿属于"汗、下、吐"三法中"汗法"范畴，首次提出了推拿具有发汗的作用。《圣济总录》对手法强调具体病证具体分析应用，指出："可按可摩，时兼而用，通谓之按摩，按之弗摩，摩之弗按，按止以手，摩或兼以药，曰按曰摩，适所用也。"在推拿作用上，认为手法具有"斡旋气机，周流荣卫，宣摇百关，疏通凝滞"和"开达"、"抑遏"的作用，"开达及寒蔽者以之发散，抑遏及慓悍者有所归宿"。推拿除医治常见病症外，宋代还有按摩助产的记载。这一时期，膏摩疗法又有了新的发展。《太平圣惠方》记载了六首治疗目疾的摩顶膏，为膏摩治疗眼疾的最早记载。

（六）明清时期

明代近300年，沿承了隋唐的医学体制，明初时按摩被列为太医院十三科之一，并与其他学科一样进行正规化教育。到了隆庆五年（1571年），由于封建礼教的原因，按摩科被朝廷取消。但此时南方小儿推拿盛行，影响力很大，故取而代之以"推拿"著称。"按摩"之名开始有"推拿"之称，始见于明万历年间（1576年）张四维所著《医门秘旨》，"推拿"一词的出现具有划时代的意义。此时期不仅推拿诊治方法在小儿疾病中得以应用，而且在理论、手法、穴位上都有总结和提升，形成了小儿推拿独特理论体系。同时不少小儿推拿专著问世，如《小儿按摩经》，被收录于杨继洲的《针灸大成》一书中，是我国现存最早的推拿学专著，《秘传看惊掐筋口授手法论》是我国现存最早的小儿推拿专题文献，以及龚云林撰著的《小儿推拿方脉活婴秘旨全书》和周于蕃撰著的《小儿推拿秘诀》。

清代太医院虽没设推拿科，但推拿学术在民间得以发展。一是以儿科杂病为对象的小儿推拿在临床实践和理论总结上得到了一定的发展，陆续有不少小儿推拿专著问世，其中著名的有熊应雄的《小儿推拿广意》，骆如龙的《幼科推拿秘书》，钱怀邨的《小儿推拿直录》，夏云吉的《保赤推拿法》。二是以骨伤科疾病为治疗对象的正骨推拿已形成其相对独立的学科体系。《医宗金鉴》为清代太医院的医学教科书，是一部骨伤科医学巨著，它把当时的正骨手法和推拿手法有机结合，形成"摸、接、端、提、按、摩、推、拿"正骨八法而闻名于世。三是作为中医外治法之一的推拿，与其他外治法和药物疗法在临床应用中相互补充，相互结合。吴尚先的《理瀹骈文》为清代最有影响的包含推拿、针灸、膏摩、刮痧等数十种外治法的专著。

（七）民国时期

由于明清政府对推拿的不重视，到了民国时期推拿一直处于低谷阶段，曾一度被称为"雕虫小技"、"医家小道"，迫使推拿在民间寻求发展，虽然受地域限制并且缺乏交流，但顺应地域性流行病特点和民间需求，自然发展形成了具有地方特色的流派，主要的推拿流派有一指禅推拿流派、滚法推拿流派、内功推拿流派、腹诊推拿流派、脏腑推拿流派等，各具特色。

（八）新中国成立后

新中国成立后，中医药事业发展得到重视，首先 1956 年上海成立了全国第一所推拿医士学校，后隶属于上海中医学院，开始正规化的学校教育。1956 年上海又成立了国内第一所中医推拿门诊部，开始有了政府举办的推拿医疗机构。60 年代初、中期，推拿疗法在临床中得到广泛应用，并整理出版了推拿专业教材和专著，开展了推拿的实验观察和文献研究。这个时期不仅推拿应用的范围比较广泛，如骨伤科、内科、儿科、神经科、妇科等，而且其他临床学科的专业工作者也用推拿疗法治疗本学科的疾病，他们以自身学科的理论和临床思维，指导手法的具体应用。70 年代初，根据推拿止痛的作用，开展了推拿麻醉研究，应用于疝修补、剖宫产、胃大部切除等十余种手术。70 年代后期至 80 年代，高等中医院校正式设置推拿专业，如上海中医学院于 1977 年招收针灸推拿伤科专业的本科生，培养五年制大学本科学生。1982 年上海中医学院又招收五年制推拿专业本科生，1986年上海中医学院推拿系成立，并招收了全国第一批推拿硕士研究生。1987 年成立了全国性推拿学术团体——中华全国中医学会推拿学会。进入 90 年代，推拿教育层次进一步提高，全国多数中医院校的推拿专业从专科教育发展到本科教育。1991 年上海市中医药研究院推拿研究所成立。1997 年在上海首次招收推拿学专业博士研究生，不断为推拿教学、临床、科研输送高素质的专业人才。总之，新中国成立后，推拿的临床、教学、科研、推拿著作的出版和推拿队伍的建设，都出现了空前繁荣的景象。推拿具有独特的医疗作用，目前已引起国际医务界的普遍重视，许多国家已开展这方面的研究工作。

第三节　推拿作用机理

（一）疏通经络，行气活血

经络内属脏腑，外络肢节，沟通表里，联络全身，具有"行气血，营阴阳，濡筋骨，利关节"的生理功能。人体的五脏六腑、四肢百骸、五官九窍、皮肉筋骨等，只有依赖气血的濡养与经络的联络作用，才能充分发挥各处的生理功能，并相互协调，形成一个有机的整体。当经络的生理功能发生障碍时，就会导致气血失调，百病乃生。中医的推拿手法"推经络，走穴位"，可以疏通经络、行气活血，气血运行正常就可以达到治疗疾病的目的。疏通作用是通过手法直接刺激体表穴位，激发经气，调整局部的气血运行；或作用于经络系统，调整心肺等脏腑功能，激发和推动气血运行。

诚如《医宗金鉴·正骨心法要旨》中所说："因跌仆闪失，以致骨缝开错，气血郁滞，为肿为痛，宜用按摩法。按其经络，以通郁闭之气，摩其壅聚，以散瘀结之肿，其患可愈。"推拿具有调和气血，促进气血运行的作用，明代养生家罗洪在《万寿仙书》里说："按摩法能疏通毛窍，能运旋荣卫。"这里的运旋荣卫，就是调和气血之意。气血的运行有赖于经络的传输，经络通畅则气血得以周流全身，发挥其营养、温煦等作用。

（二）理筋整复，滑利关节

筋骨、关节是人体的运动器官。气血调和、阴阳平衡，才能确保机体筋骨强健、关节滑利，从而维持正常的生活起居和活动功能。正如《灵枢·本藏》中所说："是故血和则经脉流行，营复阴阳，筋骨劲强，关节清利矣。"推拿的理筋整复、滑利关节的作用体现在三个方面：一是手法作用于损伤局部，可以促进气血运行，消肿祛瘀，理气止痛；二是推拿的整复手法；三是适当的被动手法可起到松解粘连、滑利关节的作用。《医宗金鉴·正骨心法要旨》记载"筋"伤的变化有"筋强、筋歪、筋正、筋断、筋走、筋粗、筋翻、筋寒、筋热，以及表里虚实，并所患之新旧"之不同。均可"摸"而知之。战国时期的《引书》最早记载了以手法整复治疗"失欲"（颞颌关节半脱位）。《备急千金要方》主张"小有不好，即按摩捋捺，令百节通利，泄其邪气"。运用推拿的牵引、拔伸、摇扳、弹拨等手法可使关节脱位者整复，骨缝开错者合拢，软组织撕裂者对位，肌腱滑脱者理正，滑膜嵌顿者退出，从而消除引起肌肉痉挛和局部疼痛的病理状态，有利于损伤组织的修复和关节功能的恢复。

（三）调整脏腑功能，增强抗病能力

脏腑是生化气血，通调经络，维持人体生命活动的主要器官。按摩具有调理脏腑功能的作用。脏腑功能失调后，所产生的病变，通过经络传导反应在外，出现如精神不振、情志失常、食欲改变、二便失调、汗出异常、寒热、疼痛以及肌强直等各种不同的症状，即所谓"有诸内，必行诸外"。推拿时对脏腑在体表的反射区施以手法能起到对其"直接"按摩的作用，根据脏腑体表相关学说，在临床上常采用刺激体表反射区或穴位，通过经络的传导作用，以达到调节相应的脏腑功能。如点按脾俞、胃俞能缓解胃肠痉挛、止腹痛；推桥弓可以降血压；推拿治疗脾虚泄泻，常采用摩腹，捏脊和按揉脾俞、大肠俞等，以达健脾固涩止泻的目的。临床实践还表明，推拿对脏腑的不同状态，有着双向的良性调整作用。如运用较强的拿、按法刺激内关，可治疗心动过缓，而用较轻柔的按揉法刺激内关，可治疗心动过速；一指禅推或按揉足三里既能使分泌不足的胃液增多，又能使分泌过多的胃液减少。只要选用相宜的治疗手法和部位，无论是虚证或实证，热证或是寒证，均可得到不同程度的调整。推拿手法通过调整脏腑，使机体处于良好的功能状态，有利于激发机体内的抗病因素，扶正祛邪。

疾病的发生、发展及其转归的全过程，是正气与邪气相互斗争盛衰消长的结果。"正气存内，邪不可干"，只要机体有充分的抗病能力，邪气就不能使机体发病；"邪之所凑，其气必虚"，疾病之所以发生和发展，就是机体的抗病能力处于相对劣势，邪气乘虚而入。从人体后天之本来看，脏腑的功能，与人体的正气有直接关系。南北朝时期的《太清道林摄生论》指出："凡人无问有事无事，恒须日别一度遣人蹋脊背，及四肢头项，若令熟蹋，即风气时行不能着人。"明代王廷相《摄生要义》"按摩篇"在此基础上，推出了一套全身保健按摩套路"大度关法"，"令人自首至足，但系关节处，用于按捺，各数十次，谓之大度关"。

推拿扶正祛邪、防治疾病的功能得以实现，主要通过以下三个方面：①刺激经络系统直接激发增强机体的抗病能力。②疏通经络，调和气血，有利于正气发挥固有的作用。③调整脏腑功能，使机体处于最佳的功能状态，有利于调动所有的抗病手段和积极因素，一致对抗邪气。从上述几方面可以看出推拿的基本作用是彼此关联，密不可分的。通过疏通经络，调和气血，理筋整复，滑利关节，调理脏腑，达到平衡阴阳的作用，最终达到防治疾病的目的。

第四节　推拿治则及治法

一、推拿治则

治则即治疗原则，推拿的治则是在中医基础理论中的整体观念及辨证论治精神指导下制定的对临床治疗立法、处方有普遍指导意义的大纲领和总原则。推拿治则包括五个方面。

（一）治病求本

"治病必求其本"是推拿辨证论治的基本原则之一。"本"的本义是树木的根，引申为本质、本源。求本，就是寻求并正确辨别疾病的本质、主要矛盾，并做针对性的治疗。任何疾病的发生、发展都是通过若干症状显现出来的，但不是所有的疾病现象都能反映疾病的本质。因此，必须尽可能充分地收集疾病的全部信息，通过综合分析，才能透过现象看到本质，找到疾病根本之所在，以确定相应的治疗方法。如腰腿痛可由许多原因引起，诸如腰椎间盘突出症、梨状肌综合征、骶髂关节炎、腰椎滑脱等。推拿治疗不能简单以推拿止痛为目的，而应结合患者的症状、体征及临床理化检查结果，明确诊断。如属推拿治疗范围，则应分别采取不同手法治疗，如舒筋活络、消肿止痛等，这样才能真正达到"治病求本"。

正确处理"正治与反治"、"治标与治本"之间的关系则是临床上应用治病求本这一原则的关键。

1. 正治与反治　①"正治"，就是通过对疾病症候群的分析，辨明虚实寒热之后，采用"热者寒之"、"寒者热之"、"虚则补之"、"实则泻之"等不同的方法治疗疾病。如寒邪所致肩周炎临床常用摩法、擦法等温阳散寒。②"反治"又称"从治"。这一治法通常用于一些复杂、严重的疾病，这些证候与病变的性质不符，也就是出现一些假象，例如，脾虚不运所致的脘腹胀满，应以健脾益气法治之，从而达到消胀除满的目的；因伤食所致的腹泻，不仅不能用止泻的方法治疗，反而要用消导通下的方法以去其积滞。这就是所谓"塞因塞用"、"通因通用"。因此临床辨证十分重要，要在治病求本原则指导下，针对疾病本质施治。

2. 治标与治本　在复杂多变的病证中，常有标本主次的不同，因而在治疗上就应有先后缓急之分。一般情况下，治本是根本原则，但在某些情况下，如医疗设备缺失时，标症甚急，不及时解决可危及患者生命，或引起其他严重的并发症，我们就应当贯彻"急则治标"的原则，先治其标，后治其本。例如，大出血的患者，不论属于何种出血，均应采取应急措施，先止血以治标，待血止后，再寻求出血原因，治本病。再如急性胆绞痛患者，不能确定原因，应先以止痛为主，采用抑制性手法，以短时、重刺激的手法点按最痛点及胆囊穴，待症状缓解后再寻求病因，对症治疗。综上所述，治标只是在应急情况下或是为治本创造必要条件时的权宜之计，而治本才是治病的根本之图。所以说，标本缓急从属于治病求本这一根本原则，并且与之相辅相成。

病有标本缓急，所以治也有先后，若标本并重，则应标本兼顾，标本同治。还应指出，临床上疾病的症状是复杂多变的，标本的关系也不是一成不变的，而是在一定条件下可以相互转化。因此，在临证时还要注意掌握标本转化的规律，以便始终抓住疾病的主要矛盾，做到治病求本。

（二）扶正祛邪

疾病的发展过程，在一定意义上，可以说是正气与邪气矛盾双方互相斗争的过程，邪胜于正则病进，正胜于邪则病退。因而治疗疾病，就是要扶助正气，祛除邪气，改变邪正双方的力量对比，使之向有利于健康的方向转化，所以扶正祛邪也是指导临床治疗的一条基本原则。扶正和祛邪法则的基本内容是补虚与泻实，"邪气盛则实，精气夺则虚"，邪正盛衰决定病变的虚实。"虚则补之，实则泻之"，补虚泻实首见于《黄帝内经》，适用于所有的中医临床实践，但包括推拿在内的中医外治法的补泻与中医内治法的补泻，是有所区别的。

1. 扶正　即补法，是指扶助正气，增强体质，提高机体抗病能力的治疗方法，用于虚证。推拿扶正补虚主要体现在以下几方面：

（1）通过通经络行气血而补虚：推拿补虚，重在活血行气。

（2）通过特殊部位而补虚：推拿可通过刺激一些具有补虚作用的穴位和部位，达到补虚、扶正的目的，如气海、关元、肾俞等。

（3）借助药物外用而补虚：内服的补虚药物可以通过膏摩法经皮吸收，从而达到补虚的目的。

（4）辅以自我按摩而补虚：通过指导患者自我按摩达到扶正补虚的效果，是中医按摩的一大特色，自我按摩包括擦肾俞、摩丹田、运膏肓、摩涌泉。

2. 祛邪　即是泻法，是指祛除病邪，消除致病因素及其作用，使邪去而正安的治疗法则，如退六腑、清天河水、水底捞月等，用于实证。祛邪外出的途径包括大便、小便、痰液、汗液和呼吸。

祛邪与扶正，是具有不同内容的两种治疗方法，同时它们也是相互为用，相辅相成的。扶正，使正气加强，有助于抗御和驱逐病邪；而祛邪则祛除了病邪的侵犯、干扰和对正气的损伤，有利于保存正气和正气的恢复。

在临床应用扶正祛邪原则时，要认真地观察和分析正邪双方相互消长盛衰的情况，根据正邪在矛盾斗争中所占的地位，决定扶正与祛邪的主次、先后。或以扶正为主，或以祛邪为主，或是扶正与祛邪并举，或是先扶正后祛邪，或是先祛邪后扶正。在扶正祛邪并用时，应坚持"扶正而不留邪，祛邪而不伤正"为原则。

（三）调整阴阳

阴阳失衡是一切疾病发生、发展的普遍规律，当阴阳的偏盛偏衰代替了正常的阴阳消长时，就会发生疾病。《景岳全书》记："医道虽繁，可一言以蔽之，曰阴阳而已。"察其阴阳、审其虚实、推而纳之、动而伸之、随而济之、迎而夺之、泻其邪气、养其精气。所以调整阴阳，也是临床治疗的基本原则之一。

阴阳偏盛，即阴或阳邪的过盛有余。阳盛则阴病，阴盛则阳病，治疗时应采用"损其有余"的方法。

阴阳偏衰，即正气中阴或阳的虚损不足，或为阴虚，或为阳虚。阴虚则不能制阳，常表现为阴虚阳亢的虚热证；阳虚则不能制阴，多表现为阳虚阴盛的虚寒证。阴虚而致阳亢者，应滋阴以制阳；阳虚而致阴寒者，应温阳以制阴。若阴阳两虚，则应阴阳双补。

由于阴阳是相互依存的，故在治疗阴阳偏衰的病证时，还应注意"阴中求阳"、"阳中求阴"，也就是在补阴时，应佐以温阳；温阳时，适当配以滋阴，从而使"阳得阴助而生化无穷，阴得阳升而泉源不竭"。

阴阳是辨证的总纲，疾病的各种病机变化也均可用阴阳失调加以概括。表里出入，上下升降，寒热进退，邪正虚实以及营卫不和，气血不和等，无不属于阴阳失调的具体表现，因此，从广义来讲，解表攻里，越上引下，升清降浊，寒热温清，虚实补泻，以及调和营卫，调理气血等治疗方法，也皆属于调整阴阳的范围。

推拿调整阴阳，既可以调整五脏六腑的阴阳失调，更可以调整骨节经脉的阴阳失衡。

（四）因时、因地、因人制宜

因时、因地、因人制宜，是指治疗疾病要根据季节、气候、时辰、地区以及人体的性别、年龄、体质、职业、生活习惯等不同而制定相应的治疗方法。这是由于疾病的发生、发展，是受多方面因素影响的，如时令气候，地理环境等，尤其是患者个人的体质因素，对疾病的影响更大。人与天地相对应，人的一切生理、病理活动都会因为自然界不同的时间产生相应的变化，这其中有一定的规律可循，地理环境的差异导致了不同地域人群生活习惯的不同和疾病谱的不同，因此，在推拿治疗疾病时，必须把各个方面的因素考虑进去，具体情况具体分析，区别对待，酌情施治。

在按摩临床中，更须注意因人制宜。在推拿时，手法作用的方式，作用力的大小、方向、深浅、角度，刺激的频率，刺激的方式，刺激时间长短以及刺激的穴位，应根据患者的病情合理分析、运用，选择不同的治疗方法。一般情况下，如患者体质强，操作部位在腰臀四肢，病变部位在深层等，手法刺激量大；患者体质弱或小儿患者，操作部位在头面胸腹，病变部位在浅层等，手法刺激量宜小。

（五）治未病

治未病的原则是推拿的治疗原则之一，自《黄帝内经》开始，治未病一直为历代医家所推崇，是中医防治疾病的重要指导思想。主要体现为以下几方面：

1. 未病先防　主要体现在保健推拿与自我引导按摩两方面。早在《黄帝内经》中就有"不治已病治未病，不治已乱治未乱"的论述。古人很早就认识到"流水不腐，户枢不蠹"的道理，华佗创立五禽戏，并提出"人体欲得劳动，但不当使极耳，动摇则谷气得消，血脉流通，病不得生，譬犹户枢，终不朽也"的观点，《五十二病方》中载药巾按摩法，即先秦时期运用的养生保健和性保健方法。葛洪《抱朴子》提出固齿聪耳法。《诸病源候论》中所载自我推拿内容，多是关于保健养生的，说明按摩疗法重视预防，注意发挥患者与疾病作斗争的主观能动性。中医保健按摩与一般的肢体放松按摩有本质的区别，它运用了中医的整体观念、经络学说、藏象学说、气血学说理论，通过调整脏腑、气血、经络机能，防止病患从亚健康状态向疾病状态发展。

2. 将病先治　在临床上预见到某些疾病即将要发生，或有周期性发作规律的疾病即将发作之时，采取针对性的推拿干预以预防其发生。

3. 既病防变　针对已病，除了针对性的及时治疗外，还应预见到疾病可能发展转移的方向，积极采取预防性治疗措施，截断其传变途径，防止其加重恶化。《金匮要略》曰："夫治未病者，见肝之病，知肝传脾，当先实脾，四季脾旺不受邪，即勿补之。"

4. 瘥后防复　瘥后指的是疾病初愈到完全康复的一个阶段。处于这个阶段的患者，炉烟虽熄，灰火尚存，正虚邪恋，阴阳未和。如调养不当，往往会导致旧病复起，或滋生新病。推拿不应满足于减轻症状，而应致力于治疗引起疾病的原发因素，这是预防瘥后复发的根本。治疗初见成效之后，往往还需继续推拿一个疗程，以巩固疗效，充分体现了瘥后防复的原则。

二、推拿治法

推拿是在中医理论及治则的指导下，以手或身体的其他部位，在患者某些体表部位施行特定的按压动作，以调整人体生理、病理状况而达到预防疾病，保健养生，强身健体目的的治疗方法，属于中医外治的范畴。治法从属于治则，而比治则更具体。推拿治法针对推拿适应证特定的病因、病情而制定针对性的包括手法和操作在内的治疗原则。推拿手法的作用，取决于两个要素，一是手法作用的性质和量，二是被刺激部位或穴位的特异性。不同的手法性质不同，有温热性质的手法，亦有寒凉性质的手法。如推三关的小儿手法，属于热性；退六腑，属于寒性。手法的作用量，则包括作用力的大小、作用时间的长短，手法频率的快慢等。作用部位和穴位的特异性，则是要依据疾病的性质，选择相应的部位和穴位，如运用五输穴，虚则补其母，实则泻其子的选穴原则等。

1960 年上海中医学院附属推拿学校编写的《推拿学》依据手法的作用性质和作用量，结合治疗部位和穴位，总结出"温、通、补、泻、汗、和、散、清"八法，是目前推拿界公认的推拿治法。

（一）温法

温，即温热，是指温散寒邪、回复阳气的治法，温法可用于一切寒证，主要包括虚寒证及里寒证。应用温法治疗时手法以产热效应高的手法为主，包括擦法、摩法、振法以及熨法、热敷法等。推拿手法中以擦法产热效应最强，尤以小鱼际擦法最甚，如擦命门、按揉肾俞、摩关元、推上三关、摩揉丹田可温补肾阳，主治子宫下垂、膀胱下垂、腰膝酸软、阳痿遗精、畏寒肢冷、性欲冷淡、耳聋耳鸣诸症。临床上可用摩气海、关元，按曲骨、横骨，擦八髎、气海俞等温阳调经，主治女子痛经、月经不调、闭经、小腹冷痛等症。推拿可运用内功推拿流派的平推前胸后背法以达到温肺化饮的目的，如分推肩胛骨，揉肺俞，摩中脘，揉足三里等。按摩关元、中脘，拿肚角，擦八髎，揉龟尾等可温运脾胃，主治脾胃虚寒、胃脘痉挛、脘腹冷痛、呕吐溏泻、四肢不温等症状。按压心俞、掌振心俞、擦上背部等法可治心律不齐、胸闷气短。揉外劳宫，温经散寒、升阳举陷效果最佳，用以治疗泻痢、脱肛、遗尿。《幼科铁镜》记："寒热温平，药之四性；推拿揉掐，性与药同，用推即是用药。推上三关，代却麻黄、肉桂；退下六腑，替来滑石、羚羊……"

（二）通法

通，即疏通。通法有祛除病邪壅滞的作用。推拿应用通法主要针对的病机是经络之气不通、脏腑之气不通和诸窍闭塞不通而言。如《素问·血气形志》指出："形数惊恐，经络不通，病生于不仁，治之以按摩醪药。"指出按摩可治疗经络不通所引起的病证。如《医宗金鉴》记载："按其经络，以通郁闭之气……"《厘正按摩要术》记载 "按能通血脉"，"按也最能通气"。故经络不通，按之可解，即通经络、行气血。通包括通经脉气血、通脏腑、通官窍。脉络瘀滞，血流不畅而致四肢肿胀者，以向心性手法通脉消肿，退而通之；经脉不畅，不能濡养脏腑、四肢，以按压动脉法、擦法离心性手法，推而通之。如拿肩井，可以通一身之气血。点按背俞穴可调畅脏腑之气血，擦摩胁肋以疏肝气。手法中推法、击法、拨法等最有疏通的效果，可以通调一身之气，多施用于督脉、足太阳膀胱经及大椎、八髎、命门、腰阳关等处。临床上亦可用通络手法催乳。通官窍包括通鼻窍、喉窍、清窍及毛窍，如按揉鼻及其周围穴位可治疗鼻塞不通，摩顶法亦可治疗成人和小儿鼻塞。

（三）补法

补，即滋补，补气血津液之不足、脏腑机能之衰弱。补法适用于虚证，焕发或振奋人体各部组织器官，使机能旺盛。"虚则补之"和"扶正祛邪"，是推拿临床的指导思想。《素问·离合真邪论》云："不足者，补之奈何？……推而按之。"因气血津液等不足而患病者可用推拿进行滋补。按经络循行，有"顺经为补、逆经为泻"；按手法刺激强度，有轻为补、重为泻；按手法频率，有快为泻、慢为补；按手法旋转方向，有"顺转为补、逆转为泻"；按手法操作时间，有"长时为补、短时为泻"；按手法性质，有"旋推为补、直推为泻"；按血液循环方向，有"向心为补、离心为泻"之说，等等。临床中，补五脏手法多以摆动、摩擦手法为主，多轻柔、长时、轻刺激，选穴以督脉、背俞穴、腹部特定穴位为主。多采用摩揉中脘、关元、脾俞、胃俞、肾俞，按膻中、膈俞手法增强脾胃功能、疏肝理气、促进气血生化之源，以达到健脾益气生血，从而气血双补的目的；补脾胃以健脾和胃，加强胃腑功能为主，多采用按揉足三里，摩腹，揉脐等；采用擦命门、腰阳关，揉关元、气海等补肝肾以滋阴壮阳；补肾经，摩揉涌泉等。

（四）泻法

泻，即泻下，广义的泻法，泛指祛邪外出之法，祛邪外出的途径有很多种，包括发汗、催吐、排痰、通便、利尿等。推拿之泻法，多针对里实证的泻下之法。泻法，可用于下焦实证。由于结滞实热，引起下腹胀满或胀痛、二便不通等皆可用本法治疗。临床上一般用摆动、摩擦、挤压类手法，力量稍重，治疗方法与补法相反。如对胃肠燥热者，多采用推揉中脘、大横，逆时针摩腹，推下七节骨等，亦可向下按揉长强；临床上多采用揉板门，清大肠，揉天枢，运外八卦，揉脐，摩腹等方法来消除食积便秘；如肺火上炎，出现鼻衄、咳喘等，可通过揉列缺、大椎，刮肺俞等手法清肺经；如胃火炽盛见烦渴、口舌生疮、小便黄、大便干结等，可行揉内劳宫，退六腑，揉总筋，打马过天河，清小肠等手法。

（五）汗法

汗法即发汗、发散的方法，是指通过开泄腠理、调和营卫、发汗祛邪以解除表证的手法。最初多用于风寒外感和风热外感两类病证。随着适应范围不断扩大，凡一切病邪在肌表，腠理闭塞之证，皆可用汗法治之。汗法多注重挤压类和摆动类手法中的拿法、按法、一指禅推法等。如临床治疗外感病证以肩井、风池、曲池为主穴；引邪出表以风池、外关、中脘为主穴。临床应用时，外感风寒，手法用先轻后重的拿法，使汗逐渐透出，达到驱散风寒解表的目的；外感风热，则手法用轻快柔和的拿法，使腠理疏松，微汗解表，施术时患者感觉汗毛竖起，周身舒适，肌表微汗潮润，贼邪自散，病体则霍然而愈。如推按揉大椎、风门、肺俞以散热通经、祛风宣肺。小儿外感则要配合开天门、推坎宫、掐二扇门及黄蜂入洞法。《幼科推拿秘书》曰："黄蜂入洞，此寒重取汗之奇法也。"

（六）和法

和法即和解、调和之法。"和"是人体阴阳、气血、营卫、筋骨、脏腑、情志的动态平衡与和谐能力。凡病在半表半里，且不宜汗、不宜吐、不宜下者，均要运用和解之法。和解之法，以和阴阳为重。同时，和脏腑、和经络、和气血、和营卫、和脾胃、和肝胃等均为常用之法。和法多用摆动、振动、摩擦类手法，操作时要平稳柔和、频率适中，并结合经络的特性，以达到阴阳平衡的目的。如推揉膀胱经背俞穴，可和脏腑阴阳；揉板门，可和脾胃、消食化滞、运达上下之气；揉中脘、章门、期门，搓胁肋可和肝胃等；"气血不和，百病乃变化而生"，揉按关元、中极，擦八髎，拿揉肩井，运外八卦，可和一身之气血。分腕阴阳，可和阴阳、气血，可行滞消积，治往来寒热，烦躁不安；分腹阴阳，可健脾和胃，理气消滞，用以治疗厌食、腹胀等；小儿捏脊，有调阴阳、理气血、通经络、和脏腑、培元气之功效；推四横纹，和上下之气血，治身体瘦弱不思饮食。

（七）散法

散法，即消散、疏散的方法。散法既针对有形之结，如包块、瘰疬、积聚，为"结者散之"，亦可治疗无形之结，如肝气郁结、忧郁症，所谓"抑者散之"。推拿的主要作用是"摩而散之，消而化之"，使结聚疏通。推拿所用的散法一般以摆动类及摩擦类手法为主，手法要求轻快柔和。如饮食过度、脾失健运所致的胸腹胀满、痞闷，可用摩擦类手法散之。《石室秘录》云："脏腑癥结之法，以一人按其小腹揉之，不可缓，不可急，不可重，不可轻，最难之事，总以中和为主。揉之数千下乃止，觉腹中滚热，乃自家心中注定病，口微微嗽津，送下丹田气海，七次乃止。如是七日，癥结可消。"《素问•举痛论》曰："寒气客于肠胃之间，膜原之下……小络急引故痛，按之则血气散，故按之痛止。"气郁胀满则施以轻柔的一指禅推、摩法散之；肝气郁滞所致的胁肋疼痛，常以抹双肋的手法散之；有形的凝滞积聚，可用一指禅推、摩、揉等手法散之，频率由缓慢而转快，可达消结散瘀的作用。

（八）清法

清法，即清除热邪的方法，是针对热邪，通过清热泻火，以清除外感、内生之热邪的方法，具有清热凉血、清热祛暑、生津除烦等作用。推拿用清法，无苦寒伤脾胃之虞。清法以摩擦类、挤压类手法为主，操作时多快速、重施，具有爆发力，但要刚中有柔。推拿介质多用寒凉之水、滑石粉等，施术部位多见皮肤红、紫等郁热外散之象。临床中热性病的症状极其复杂，必须辨其卫气营血、表里虚实，是表热还是里热，是实热还是虚热，是气分热还是血分热，要根据不同情况采取相应的治疗方法。如营血热盛者，可逆经重推脊柱，退下六腑。治疗伤寒、温病、暑病气分热盛的里实热证，推拿操作选用拳击大椎、指揉曲池等手法；对于阴虚火旺之虚热证，可指揉阴陵泉、龟尾，小儿推拿中的"水底捞月"、"清天河水"亦可用。

推拿治疗八法是推拿临床的总治法，每一治法各有其特定的含义，针对特定的病机，但临床推拿的病症是复杂多样的，病机的复杂性决定了绝大多数病症都不可能仅靠一法起效。所以应用"推拿八法"必须灵活，而且往往需要组合应用。

第五节　推　拿　介　质

推拿时，为了降低对皮肤的摩擦从而避免损伤，或者为了借助某些药物的辅助作用，可在推拿部位的皮肤上涂些液体、膏剂或撒些粉末，这种液体、膏剂或粉末统称为推拿介质，亦称推拿递质。推拿时应用介质，在我国有悠久的历史，可追溯到秦、汉、三国时期，据记载，淳于意运用中医"热则寒之"理论，采用"寒水拊"降温治疗热性病，是已知最早的文字记载。《圣济总录》中记载："若疗伤寒以白膏摩体，手当千遍，药力乃行，则摩之用药，又不可不知也。"《景岳全书》中记载："治发热便见腰痛者，以热麻油按痛处揉之可止。"推拿介质常在摩擦类手法操作时使用，其作用一是为了保护皮肤，防止皮肤摩擦损伤；二是利用某些药物的功效，借助手法促进渗透吸收，起到药物与手法双重作用以提高疗效；三是根据不同病症的治疗需要以增加或降低手法对皮肤的摩擦系数，来促进或抑制产热。推拿治疗中运用的介质包括三类，即液态剂、膏剂和粉剂。液态剂包括水剂、酒（酊）剂、油剂、汁剂；膏类包括膏剂、乳剂、霜剂等；粉类包括矿石粉、植物粉、化学合成粉剂等。在临床应用时，根据不同病症、不同证型、不同年龄，依据介质的性质及治疗作用、目的合理选择应用。

一、介质的种类与作用

1. 医用滑石粉 有润滑皮肤的作用，一般在夏季常用，适用于各种病症，是临床上最常用的一种介质，在小儿推拿中运用最多。

2. 爽身粉 即市售爽身粉。有润滑皮肤、吸水的作用，质量较好的爽身粉可代替滑石粉应用。

3. 葱姜汁 由葱白和生姜捣碎取汁使用，亦可将葱白和生姜切片，浸泡于75%乙醇中使用，能加强温热散寒作用，常用于冬春季及小儿虚寒证。

4. 食用白酒 适用于成人推拿，有活血祛风，散寒除湿，通经活络的作用，对发热患者尚有降温作用，一般用于急性扭挫伤。

5. 冬青膏 由冬青油、薄荷脑、凡士林和少许麝香配制而成，具有温经散寒和润滑作用，常用于软组织损伤及治疗小儿虚寒性腹泻。

6. 薄荷水 取5%的薄荷脑5g，浸入75%乙醇100ml内配制而成。具有温经散寒，清凉解表，清利头目和润滑作用，常用于治疗小儿虚寒性腹泻以及软组织损伤，用于擦法、按揉法可加强透热效果。

7. 木香水 取少许木香，用开水浸泡后放凉去渣后使用，有行气、活血、止痛作用。常用于急性扭挫伤及肝气郁结所致的两胁疼痛等症。

8. 食用洁净凉水 有清凉肌肤和退热作用，一般用于外感热证。

9. 红花油 由冬青油、红花、薄荷脑配制而成，有消肿止痛等作用。常用于急性或慢性软组织损伤。

10. 传导油 由玉树油、甘油、松节油、乙醇、蒸馏水等量配制而成。用时摇匀，有消肿止痛，祛风散寒的作用，适用于软组织慢性劳损和痹证。

11. 食用麻油 运用擦法时涂上少许麻油，可加强手法透热的效果，提高疗效，常用于刮痧疗法中。

12. 蛋清 将鸡蛋穿一小孔，取蛋清使用。有清凉去热、祛积消食的作用。适用于小儿外感发热，消化不良等症。

13. 外用药酒 取当归尾30g，乳香20g，没药20g，血竭10g，马钱子20g，广木香10g，生地10g，桂枝30g，川草乌各20g，冰片1g浸泡于1.5kg高浓度白酒中，2周后使用。有行气活血、化瘀通络的功效，适用于各种慢性软组织损伤，骨和软骨退行性病症。

二、介质的选择

1. 辨证选择 根据中医学理论进行辨证，根据证型的不同选择不同的介质。但总的来说可分为两大类，即辨寒热和辨虚实。寒证，用有温热散寒作用的介质，如葱姜水、冬青膏等；热证，用具有清凉退热作用的介质，如凉水、医用乙醇等；虚证，用具有滋补作用的介质，如药酒、冬青膏等；实证，用具有清、泻作用的介质，如蛋清、红花油、传导油等。其他证型可用一些中性介质，如滑石粉、爽身粉等，取其润滑皮肤的作用。

2. 辨病选择 根据病情的不同，选择不同的介质。软组织损伤，如关节扭伤、腱鞘炎等选用活血化瘀、消肿止痛、透热性强的介质，如红花油、传导油、冬青膏等；小儿肌性斜颈选用润滑性能较强的滑石粉、爽身粉等；小儿发热选用清热性能较强的凉水、乙醇等。

3. 根据年龄选择 成年人，一般而言，不论水剂、油剂、粉剂均可应用。老年人常用的介质有油剂和酒剂；小儿常用的介质主要选择滑石粉、爽身粉、凉水、乙醇、薄荷水、葱姜汁、蛋清等。

第六节 推拿的适应证和禁忌证

一、推拿的适应证

推拿适应证涉及骨伤、内科、妇科、五官科、儿科、神经科多种疾患，同时亦用于美容、减肥、保健医学等领域。

1. 骨伤科疾患 如颈椎病、落枕、项背肌筋膜炎、肩关节周围炎、肩袖损伤、颈肩综合征、前斜角肌综合征、肋软骨炎、胸胁损伤、胸腰椎小关节紊乱、急性腰扭伤、腰肌劳损、腰椎滑脱（轻度）、第三腰椎横突综合征、骶髂关节半脱位、臀中肌损伤、梨状肌综合征、尾骨挫伤、退行性脊柱炎、类风湿关节炎、肱二头肌长头肌腱炎、肩峰下滑囊炎、肱骨外上髁炎、肱骨内上髁炎、桡骨茎突狭窄性腱鞘炎、拇长屈肌腱狭窄性腱鞘炎等。各种常见关节脱位，如颞下颌关节脱位、肩关节脱位、肘关节脱位、桡尺远端关节分离症、髋关节脱位等。四肢关节扭挫伤，如肩关节扭挫伤、肘关节扭挫伤、腕关节扭挫伤、半月板损伤、关节脂肪垫劳损、膝关节内外侧副韧带损伤、踝关节扭伤、跟腱损伤等。

2. 内科疾患 如胃脘痛、胃下垂、顽固性呃逆、胆绞痛、便秘、腹泻、肺气肿、哮喘、高血压、冠心病、糖尿病、尿潴留、感冒、阳痿、失眠、慢性疲劳综合征、肥胖等。

3. 妇科疾患 如急性乳腺炎、产后缺乳、妇女围绝经期综合征、痛经、闭经、慢性盆腔炎、带下病、产后耻骨联合分离症、月经不调、子宫脱垂等。

4. 五官科疾患 近视、视神经萎缩、慢性鼻炎、慢性咽炎、急性扁桃体炎、耳鸣、耳聋等。

5. 儿科疾患 脑性瘫痪、咳嗽、发热、泄泻、呕吐、疳积、佝偻病、肌性斜颈、夜啼、遗尿、脊髓灰质炎后遗症、臂丛神经损伤、斜视、桡骨头半脱位、脱肛等。

6. 神经科疾患 外伤或非外伤性脊髓损伤导致截瘫或四肢瘫、脑中风后偏瘫、面神经炎、周围神经损伤导致的肢体瘫痪、眩晕等。

二、推拿的禁忌证

以下情况不适合选用推拿治疗。

（1）各种急性传染病。

（2）各种恶性肿瘤的部位。

（3）各种溃疡性皮肤病。

（4）烧伤、烫伤。

（5）各种感染化脓性疾病和结核性关节炎。

（6）严重心脏病、肝病。

（7）严重的精神疾患，不能配合者。

（8）月经期、妊娠期妇女的腰、腹部。

（9）胃肠道急性穿孔。

（10）严重衰弱、恶液质者。

（11）诊断不明，不知其治疗要领的疾病（如骨折、骨裂、颈椎脱位等），严防治疗失误。

（12）诊断不明确的急性脊柱损伤或伴有脊髓损伤患者。

第七节 推拿的异常情况及处理

推拿简便、安全、舒适，易被人接受。但如果对推拿方法、部位等不加以注意，也会对患者造成损伤。所以，推拿师应认真做好推拿前的一切准备工作，然后根据患者的病情制定正确的推拿方案，认真细致的操作，主动观察和询问患者的感受，手法要避免粗暴急躁、置患者反应于不顾。要尽量避免发生意外。一旦手法使用不当，操作时间过长或患者精神紧张等原因，导致异常情况发生，须及时处理。

（一）皮肤破损及瘀斑

在使用擦法时，因操作不当有时可导致受术者皮肤破损。此时应做一些外科处理，局部碘伏消毒，且避免在破损处继续操作，并防止感染。推拿一般不会出现皮下出血瘀斑，若患者局部皮肤出现青紫现象，可能是由于推拿手法过重或患者有易出血的疾患。出现皮下出血瘀斑，应立即停止推拿。局部冷敷治疗，48 小时后采取热敷，促进瘀血吸收消散。严重者需要对患者进行凝血功能检查。

（二）软组织损伤

软组织包括皮肤、皮下组织、肌肉、肌腱、韧带、关节附件等。皮肤及皮下组织损伤在推拿时最为常见。其原因一是，初学推拿者，手法生硬，不能做到柔和深透，从而损伤皮肤。二是，粗蛮施加压力或小幅度急速而不均匀地使用擦法。三是，手法时间过久，长时间在一个部位实施手法，局部皮肤及软组织的感觉相对迟钝，痛阈提高，可导致皮肤损伤。此外，不恰当的粗暴手法，可能导致肌肉、肌腱、关节囊等结构撕裂。局部出现明显疼痛，活动受限，应立即停止推拿，根据病情及时行影像学检查明确损伤程度。

（三）疼痛

适宜的推拿手法不会引起明显疼痛，如患者出现明显疼痛，应立即分析原因。其一是实施者手法力度是否过大，采用手法是否正确；其二是患者体位是否适宜，是否放松；其三是对患者病情的评估诊断是否正确，是否存在未诊断明确的严重损伤。应停止推拿，进一步评估患者病情。

（四）骨折

推拿造成骨折，多发生在胸胁部、肋部和腰椎。常由于用力过猛过大、患者过于紧张不能配合呼吸造成。如胸背加压时患者屏气，可能造成肋骨骨折；或支撑之手意外滑脱，致使重量突然增加等所致。骨折发生后，患者常感局部疼痛、肿胀、皮色青紫。检查时可有明显压痛点、叩击痛、或胸廓挤压征（+），必要时可拍 X 片或 CT 三维重建以确诊。发生骨折后，应立即停止治疗，并正确予以复位制动，无条件处置者应立即送相关医院。

预防推拿造成骨折的措施包括：①严格掌握推拿禁忌证，对年老、体弱或骨质疏松者慎用重手法。②推拿治疗时，嘱患者全身心放松。配合治疗人员手法呼吸，避免屏气。③严格遵守技术操作规程，避免使用蛮力。

（五）脊髓损伤

推拿造成脊髓损伤最常见于推拿导致寰枢关节脱位，引起高位颈髓损伤。正常情况下，进行颈部旋转、侧屈或前屈后伸的运动类推拿手法,一般不会出现寰枢关节脱位。当上段颈椎有炎症或遭受肿瘤组织破坏后,在没有明确诊断的情况下,手法实施者盲目地作较大幅度的颈部旋转运动或急剧的前屈运动,可导致横韧带撕裂、寰枢关节脱位;或者有齿突发育不良等先天异常,也可因盲目的颈部手法操作,姿势不当,手法过度,引起寰枢关节脱位,伤及脊髓。

因此,行颈部手法操作,特别是颈部旋转复位类手法之前,应根据病情行 X 线或 CT、MRI 等检查,检查血常规、红细胞沉降率等,以排除颈部、咽部占位及感染,了解其疾病的变化和转归后,方能行颈部旋转手法,但不宜超过 45°,颈椎扳法不要强求弹响声。

(六)晕厥

晕厥是一种突发性、短暂性、一过性的意识丧失和昏倒,系由于广泛性脑缺血致大脑皮层由原来常态供氧情况下,迅速陷入缺氧状态而引起,在短时间可自然恢复。在推拿过程中,如果患者突然感到头晕、恶心,继而面色苍白,四肢发凉,出冷汗,神呆目定,甚至意识丧失而昏倒,可判断为患者发生晕厥。

推拿时发生晕厥,其原因可能是患者过于紧张、体质虚弱、疲劳或饥饿的情况下,因推拿手法过重或时间过长而引起。一旦患者出现晕厥,应立即停止推拿,让患者平卧于空气流通处,头部保持低位,迅速测量血压、脉搏、指脉氧及指尖血糖。经过休息后,一般多可自然恢复。如果患者严重晕厥,可采取掐人中、拿肩井及合谷、按涌泉等方法,促使其苏醒,也可配合针刺等方法。如属于低血糖引起的晕厥,可应用 25% 葡萄糖溶液静脉推注。

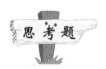

1. 推拿学的特征是什么?
2. 明代推拿学发展的特点包括哪些?
3. 推拿的作用机制包括哪几个方面?
4. 推拿治法包括哪些?
5. 如何选择推拿介质?
6. 推拿禁忌证主要包括哪些方面?
7. 推拿引起软组织损伤的原因是什么?

第一章课件　　第一章习题　　第一章思维导图　　第一章录课视频

第二章　推拿常用诊断方法

推拿疗法广泛应用于骨伤、内、外、妇、儿等临床各科疾病，掌握好推拿常用检查方法是对疾病作出正确诊断的基本要求，也是正确运用推拿手法对疾病实施治疗的前提。因此，临床推拿诊治过程中，必须以中医基础理论为指导，结合现代医学基本知识，运用中医四诊及现代医学的物理检查方法，并结合病史、影像学检查、实验室检查等，全面获得病情资料，加以综合分析，作出正确的诊断；并在此基础上，以辨证施治和辨病施治相结合的原则为指导，为正确运用推拿手法对疾病实施治疗提供坚实的诊断基础。

第一节　中医四诊

中医四诊即望、闻、问、切，是临床诊断疾病的重要手段。其详细内容，在中医诊断学中已作过论述，这里仅就四诊在推拿诊治中的特点分述如下。

一、望诊

望诊包括望全身情况中的望神、色、形、态，望局部情况中的望头面、五官、颈项、躯体、四肢、皮肤等，望舌、小儿指纹及排泄物等。在推拿临床实践中，尤其应注意以下几个方面：

1. 神色情况　神色是脏腑气血显示于外的标志。从神色的变化，可以帮助了解疾病的虚实、气血的盛衰和疾病的转化。如表情轻松，面色正常往往病情轻；表情痛苦，面色少华往往病情重。

2. 形态姿势　形态正常是人体气血、筋骨、脏腑经络生理功能正常、协调的基本反映，形态的改变则反映了各种不同的疾病，尤其是伤科疾病与诸痛症。如小儿肌性斜颈，头多向患侧歪斜；腰部扭伤，身体多向患侧佝偻，且用手支撑腰部；下肢损伤，多不能站立行走等。

3. 肿胀畸形　局部肿胀畸形，是软组织损伤的常见症状。肿胀较轻，多属轻伤；肿胀较重，往往有骨折或断筋存在，受伤时间相对较短。部分软组织损伤还可出现畸形，如骨折与脱位后可出现各种畸形；前锯肌损伤出现翼状肩；桡神经损伤可出现腕下垂；小儿麻痹症可出现患肢肌肉萎缩、内翻马蹄足等。

4. 肢体活动功能　肢体活动功能的障碍，是由于肢体某一部位受到损伤所致，应查明肢体活动功能障碍的程度。如异常活动，往往有骨折或脱位等。

二、闻诊

闻诊包括嗅诊和听诊，即闻气味和听声音两个方面。还可借助听诊器等现代仪器提高闻诊水平。除一般闻诊之外，要重点注意软组织损伤中的局部闻诊。

1. 关节摩擦音 一手放在关节上，一手移动关节远端的肢体，可检查出关节摩擦音或有摩擦感。柔和的关节摩擦音可发生在一些慢性或亚急性关节疾患；粗糙的关节摩擦音可发生在骨性关节炎。

2. 关节弹响声 膝关节半月板损伤、关节内有移位的软骨或游离体时，当作膝关节屈伸旋转活动时，可听到关节内有一个尖细而较清脆的弹响声。

3. 腱鞘炎的摩擦音 屈指肌腱狭窄性腱鞘炎，在做屈伸手指的检查时，可听到"咯噔"的弹响声，所以习惯上又把这种狭窄性腱鞘炎称为弹响指或扳机指。

4. 肌腱周围炎的摩擦音 有炎性渗出液的肌腱周围，在检查时可听到如捻干燥头发时所发出的一种声音，即"捻发音"。

5. 皮下气肿声 当创伤后皮下组织有不相称的弥漫性肿胀时，或在严重胸部损伤时，应注意检查有无皮下气肿。在检查时把手指分开如扇形，轻轻揉按患部，即可感到有一种特殊的捻发音或捻发感。另外，在开放性骨折合并气性坏疽和手术创口周围、缝合裂伤的周围如有空气残留在切口中，亦可发生皮下气肿。

三、问诊

问诊是收集病史资料，对疾病发生发展过程进行诊察的重要手段。除《十问歌》内容外，必须重点询问以下几方面：

1. 发病病因 询问发生疾病最主要、最根本的原因，了解疾病发展的经过及变化规律，对于临床诊断极其重要。尤其是伤科疾病，不同的受伤原因和体位，可以引起不同性质的损伤。如跌伤易造成骨折，扭伤多为软组织损伤。

2. 发病时间 根据发病时间的长短，既可判断疾病的轻重及变化规律，也可分析疾病的性质，还可判断是新伤还是陈旧伤。

3. 疼痛情况 询问疼痛的起始日期、程度、部位、性质。诸如是胀痛还是刺痛，是冷痛还是热痛；有无放射痛或游走性疼痛；疼痛是间歇性还是持续性，还是进行性加重；服药或其他因素，如天气变化、不同活动等对疼痛有无影响。

4. 肢体活动 了解四肢关节的活动情况，包括运动程度、性质和幅度大小。

5. 诊治经过 医治经过和治疗效果，以及目前存在的问题，掌握病情的变化，以便采取正确的治疗措施。

6. 过去史、家族史、个人史 了解过去疾病可能与目前疾病的有关内容，如外伤史、结核病病史和肿瘤病史等；了解家庭成员有无遗传性疾病和有无慢性传染病等；了解个人的生活习惯、嗜好、家务劳动等，询问职业改变情况及其从事职业的工作性质可分析疾病的发生是否与其职业有关，如长期从事低头工作的人易患颈椎病，久坐和长期重体力劳动的人易患腰椎间盘突出症。

四、切诊

切诊主要包括脉诊（切脉）与触诊两方面。切脉在此不作赘述，这里主要讨论推拿临床中的触诊，是指施术者在受术者体表以手的技巧，进行具体的触、摸、按、压、叩等规范动作，以了解疾病的变化和在体表反应的一种诊断方法，又称按诊法、摸诊法。

（一）触诊要点

1. 摸压痛 是摸病变在体表的集中表现，并根据压痛点的部位、范围、程度和压痛点的反应，来辨别疾病的性质、部位等。

2. 摸肤温 触摸局部皮肤的冷热程度，可了解受伤局部血液循环的情况。

3. 摸肿胀、肿块 触摸肿胀、肿块的位置、大小、深浅、质感、硬度、形态，以及边界是否清楚，推之能否移动等，以判断肿胀或肿块的性质。

4. 摸骨突、畸形 触摸体表骨突变化和畸形，可判断骨折、脱位或伤筋等，以及骨折的性质、部位和骨折移位方向。

5. 摸异常活动及骨擦感 检查时，触摸肢体或关节原来不可能出现的一些活动及骨擦感，以分析损伤的程度。

6. 摸弹性固定 受伤后，当关节保持在特殊的位置上时，在摸诊时手中有弹力感，这是关节脱位的特征之一。

（二）触诊方法

1. 触摸法 用手细心地触摸肢体，了解局部的压痛、肤温、肿胀、畸形和感觉等，即所谓"手摸心会"。

2. 挤压法 用双手在躯干、肢体的前后、左右、上下做对称用力挤压，以鉴别伤骨与伤筋，了解伤骨的具体部位。

3. 叩击法 是利用人体骨的力传导，对人体不同部位纵向叩击所产生的冲击力来检查有无骨折的一种方法。

4. 旋转法 用两手分别握住肢体的远近两端，作轻轻的旋转动作，以观察有无疼痛和功能障碍。

5. 屈伸法 用两手分别握住关节的远近端，作关节的屈伸活动，并根据屈伸的度数，作为测量关节活动功能的依据。

6. 对比法 采用"对比"的方法，重视患侧与健侧在形态、长短、粗细及活动功能等方面的对比。

第二节 一般检查

临床推拿诊治过程中，运用现代医学的一般检查，包括以下内容：

1. 生命体征 如体温、脉搏、呼吸、血压。

2. 发育与体型 如无力型、正力型、超力型。

3. 营养状态 如皮肤、毛发、皮下脂肪、肌肉发育等情况。

4. 意识状态 如嗜睡、意识模糊、昏睡、昏迷、谵妄等。

5. 面容、表情、语调与语态 如急性病容、慢性病容、贫血面容等。

6. 体位 如自动体位、被动体位与强迫体位。

7. 姿势与步态 如正常步态、间歇性跛行、蹒跚步态、醉汉步态、慌张步态、跨阈步态、剪刀步态、共济失调步态等。

8. 气味 如呼出气体、呕吐物、尿液、痰液、粪便等的气味。

第三节 基本检查

推拿基本检查内容包括望、闻、问、切、动、量诊六项：①望诊即是对患者进行全身及局部的目测；②闻诊包括嗅诊和听诊，还可借助听诊器等现代仪器以提高闻诊水平；③问诊就是医生向患者询问病情，收集病史资料；④切诊包括脉诊与触诊，推拿临床中重点是触诊，是指施术者在受术者体表以手的技巧动作探索体表出现的异常反应；⑤动诊包括诊查主动运动、被动运动和异常活动情况，并分析活动与疼痛的关系；⑥量诊包括长度、周径、轴线、角度的测量及畸形疾患的测量等。

以上六项是最基本的诊察内容，在临床工作中，应根据实际需要选择不同的检查手段，其中望诊、触诊和动诊是必作项目。

一、头面部检查

（一）望诊

望诊主要观察头面部的神色和形态变化。头为诸阳之会，精明之府，中藏脑髓，与脏腑气血关系密切。因此通过头面部望诊可了解机体内部的变化。如为创伤患者，轻伤神志清楚，言语如常；重伤则面色苍白，表情淡漠或神志昏迷。小儿蛔虫病，面上可出现灰白色圆形的"虫斑"。小儿惊风或癫痫发作时，面色多为青而晦暗。头发多稀疏不华，额骨及颞骨双侧凸出，顶部扁平，呈方形，为方头畸形，多见于佝偻病患儿。小儿头倾向患侧，额面转向健侧，呈倾斜状态，多见于小儿肌性斜颈。头轻度前倾、姿势牵强，多为颈椎病、落枕。一侧不能闭眼，额部皱纹消失，作露齿动作时，口角斜向健侧，鼻唇沟消失，多为面神经麻痹；中枢性面瘫表现为面下半部瘫痪，口角歪向患侧；头部不自主震颤，可见于震颤麻痹患者或老年人。颞颌关节强直，如发生于单侧，则颏部偏斜于患侧，面部不对称；颞颌关节脱位者，口呈半开状，咬合困难。强直性脊柱炎颈椎强直的患者，垂头驼背，头部旋转障碍，视侧方之物时，须全身转动；晚期颈椎结核，椎体严重破坏者，颈椎不能支撑头部，患者常用双手托着下颌。

（二）触诊

婴儿前囟门一般在出生后12～18个月闭合，检查时两手掌分别放在左右颞部，拇指按在额部，用中指和食指检查囟门。正常时，囟门与颅骨平齐，稍有紧张感，前囟门可触及与脉搏一样的跳动。如前囟隆起，除在小儿哭叫时，多见于高热、颅内出血等。如迟闭，见于佝偻病等。

颞颌关节炎、脱位或半脱位者，常在颞颌关节处有压痛。三叉神经痛患者，可在三叉神经分支支配区有触痛。落枕、颈椎病患者可在颈项部触及肌肉的强硬痉挛。

二、胸腹部检查

（一）望诊

1. 皮肤及软组织 充分暴露胸腹部，乳房红肿并伴有发热者，多为乳腺炎。

2. 胸廓、腹部形态 如胸廓高度扩大，尤其是前后径扩大，外形似桶状，俗称"桶状胸"，多见于肺气肿及支气管哮喘患者。如胸骨下端显著前突，胸廓的前后径扩大，横径缩小，形似鸡胸，多见于佝偻病患者。在肋软骨部，如有局限性高凸，皮色不变，多为肋软骨炎。如站立时见上腹部凹陷，而脐部及下腹部隆起，多为胃下垂。腹部膨隆并见静脉曲张时，多见于肝硬化腹水。幽门梗阻或肠梗阻时，则出现明显的胃或肠蠕动波，且常伴有胃形或肠形。

3. 外伤患者检查 多处肋骨骨折，伤侧胸部可明显塌陷，并出现反常呼吸。骨盆骨折时常出现下腹部血肿和瘀斑。

（二）触诊

1. 压痛点　触摸肋软骨时，如有隆凸、压痛，多提示肋软骨炎。腹部内脏病变根据该脏器的解剖位置，在相应的体表可有疼痛反应及压痛。如阑尾炎发作时，在右髂前上棘与脐连线的中外 1/3 交点处有压痛。胆囊炎时，在右季肋缘与腹直肌右缘的交角处有压痛。胃溃疡时在上腹部正中和偏左有范围较广的压痛，十二指肠溃疡时在上腹部偏右有明显的局限压痛点。胃肠穿孔等急性腹膜炎时，有腹肌紧张、全腹压痛和反跳痛。

2. 外伤患者检查　先在胸部沿肋骨走行方向进行触摸，骨折时有移位，可触及骨折断端和压痛。胸壁有皮下气肿时，用手按压可有握雪感或捻发音，多由于胸部外伤造成肺或气管破裂，气体逸至皮下所致。腹部肝脾损伤或空腔脏器损伤，均有明显的腹肌紧张。先触摸肝区、脾区有无压痛；肝浊音界是否消失；有无移动性浊音；肠鸣音是否存在，以及有无亢进或减弱。

三、脊柱部检查

（一）望诊

1. 形态姿势　一般取站位或坐位检查，坐位检查可排除下肢畸形对脊柱曲线的影响。脊柱部的望诊，首先要注意脊柱的生理曲线是否改变，脊柱有无畸形。正常脊柱有四个生理弯曲，即颈椎前凸、胸椎后凸、腰椎前凸和骶尾椎后凸。诊查中要观察姿势有无异常，如脊柱侧弯或倾斜、驼背、腰椎前凸增大或减小，骨盆歪斜等。

颈椎结核、骨折、脱位、肌痉挛、退行性变性的患者常有颈椎生理曲度改变，颈椎病患者常出现颈椎反张。脊柱前凸畸形，多由于姿势不良或小儿麻痹症导致。胸腰段脊柱的后凸畸形，应辨清是圆背畸形还是成角畸形：圆背畸形是由多个椎体病变所形成的，多见于强直性脊柱炎、姿势不正、老年性骨质疏松症等；成角畸形多是由于单个椎体或 2～3 个椎体病变所形成，见于椎体压缩性骨折、脱位、椎体结核和肿瘤骨质破坏等。

脊柱侧弯畸形大多由于姿势不良、下肢不等长、肩部畸形、腰椎间盘突出症、小儿麻痹症及慢性胸腔或胸廓病变，故侧弯畸形是某一种疾病的体征或后遗症，而并非某一种疾病。姿势不良引起的侧弯畸形，可在平卧及弯腰时消失。胸部侧弯且有一侧胸壁隆起者多为特发性脊柱侧弯。继发于腰痛的脊柱侧弯多发生于腰部。侧弯也可反映突出椎间盘与神经根之间的关系。

2. 皮肤颜色　颈部望诊要观察皮肤有无瘢痕、窦道、脓肿，高位病变注意观察咽后壁有无脓肿，低位病变则脓肿多在颈部出现，寒性脓肿多为颈椎结核。腰背部望诊还要注意皮肤颜色、汗毛和局部软组织肿胀情况。如背腰部不同形状的咖啡色斑点，反映神经纤维瘤或纤维异样增殖综合征的存在。腰骶部汗毛过长、过浓，多有先天性骶椎裂。腰部中线软组织肿胀，多为硬脊膜膨出。一侧腰三角区肿胀，多为流注脓肿。

（二）触诊

脊柱触诊常需确定脊椎位置，可利用脊椎和相邻结构的解剖关系及特点，通过触摸来确定。两肩胛骨内上角连线通过第 2 胸椎棘突，两肩胛骨下角连线通过第 7 胸椎棘突，第 12 肋与胸椎交角通过第 12 胸椎，髂嵴最高点的连线通过第 4 腰椎棘突，髂后上棘连线通过腰骶关节，骶髂关节在髂后上棘下方通过第 2 骶椎棘突。

患者取站位或卧位，医者将中指指端置于棘突上，食、无名指指端置于棘突两侧，自上而下滑行触摸，注意棘突有无隆起或凹陷，棘突间隙是否相等，棘突有无偏歪，棘突、棘上韧带及棘间韧带有无增厚、肿胀及压痛。检查脊柱压痛点要分浅、深压痛和间接压痛。浅压痛表示浅部病变，如棘上、棘间韧带等组织。深压痛和间接压痛表示深部的病变，如椎体、小关节和椎间盘等组织。若压痛点在颈椎的横突和椎弓板部位，表示关节突或深层肌损伤。若在下颈椎棘突旁及肩胛骨内上角处有压痛，多为颈椎病。颈椎棘突连线上若触摸到硬结或条索状物，可能为项韧带钙化。腰背部的软组织劳损，大多数在病变部位找到肌痉挛和压痛。如棘间韧带劳损在棘突之间有压痛；棘上韧带劳损在棘上有压痛；腰筋膜劳损多在第三腰椎横突旁有压痛和肥厚感，或见肌痉挛，或有条索状结节；腰背肌劳损常伴有局部肌肉压痛或痉挛。颈、腰椎间盘纤维环破裂症，在病变椎间盘的棘间及两旁有深压痛和放射痛。如果腰部只有酸痛，压痛点不明确，或者根本没有压痛点，用拳叩击腰部反觉舒适，往往是子宫后倾、肾下垂、神经衰弱等的症状性腰痛。背腰部的压痛点，亦应注意区别是否为内脏疾病在背腰部的反射性疼痛点，如心脏疾患有时可在左侧心俞处有压痛，肝、胆疾患可表现在右侧肝俞、胆俞处压痛。胸腰椎局部叩击痛剧烈者，当排除胸腰椎结核及椎体压缩性骨折。

（三）关节活动度

正常脊柱有前屈、后伸、左右侧屈及旋转的功能。但脊柱各部位活动范围明显不同，颈椎段和腰椎段的活动范围最大，胸椎段活动范围较小，骶尾椎几乎无活动度。脊柱活动范围亦存在较大的个体差异。脊柱关节活动度采用中立位 $0°$ 法记录，脊柱中立位为正常人身体直立、头面向前，双目平视、骨盆固定。

1. 颈椎活动范围　前屈、后伸各 $35°\sim45°$，左右侧屈各 $45°$，左右旋转各 $60°\sim80°$。
2. 腰椎活动范围　前屈 $90°$、后伸 $30°$，左右侧屈各 $20°\sim30°$，左右旋转各 $30°$。

在检查颈腰椎活动时，要注意观察活动是否灵活、是否达到正常范围，活动时是否发生疼痛、是否有活动障碍。

四、骨盆部检查

（一）望诊

骨盆部检查时，一般采取站立位。先观察前面，两侧髂前上棘是否在同一水平线上，有无骨盆倾斜、腰椎侧弯及双下肢不等长等情况。骨盆环骨折时可出现严重的血肿和瘀斑。从后面观察，注意两髂后上棘是否在同一高度，如果向上移位或向后突出，则多是骶髂关节错位。

（二）触诊

取卧位检查，先触及两侧髂前上棘作为骨性标志。骨盆环的许多结构都可在皮下触及，如果骨盆环有损伤，其压痛点有定位意义。耻骨部如有压痛，外伤患者多有骨折存在，否则应注意骨肿瘤等骨病存在的可能。外伤后耻骨联合分离，在耻骨联合部有压痛，且间隙增宽，若无外伤史者，见于耻骨联合软骨炎，后耻骨联合结核。髂嵴外缘压痛，多数是臀筋膜炎或臀上皮神经痛。骶髂关节部压痛，多见于骶髂关节炎、骶髂关节扭伤、结核或强直性脊柱炎。在臀大肌触到纤维条索，则为臀大肌挛缩，或臀筋膜炎。坐骨结节部压痛常是坐骨结节滑囊炎或坐骨结节结核。骶尾关节部压痛，则是骶尾部挫伤、骶骨下端骨折或尾骨骨折、脱位。

五、上肢部检查

（一）望诊

上肢部望诊必须两侧对比检查，首先要观察两肩是否对称、是否等高，两上肢是否等粗等长。外观有无畸形、肿胀、肿块、肌肉萎缩等。

肩胛骨高耸，多为先天性肩胛骨高耸症。肩胛骨内缘向后突起，尤其用手抵墙时更为明显，则为前锯肌瘫痪又称翼状肩。急性损伤患者如果肩后部有明显肿胀，则提示肩关节脱位或肩胛骨骨折可能。三角肌膨隆消失成"方肩"，多提示肩关节脱位。对比两肩，看锁骨外端是否高突，患肩是否向下、前、内移位，前者说明肩锁关节脱位或锁骨外端骨折，后者则为胸锁关节脱位或锁骨骨折。肩关节肌肉萎缩多见于肩部疾病的晚期，如肩关节周围炎，疼痛日久、活动受限。肩部骨折，长期固定，则肩部肌肉出现失用性萎缩。肩部神经损伤，肌肉麻痹，则肩部肌肉出现神经性萎缩。

正常肘关节伸直位时，有5°～7°的携带角，一般女性比男性度数稍大。携带角增大为肘外翻，减小或前臂尺偏为肘内翻。肘关节过伸超过10°以上为肘反张（槌柳肘），多由于肱骨下端骨折复位不良，髁干角过小所致。肱骨内髁、外髁和尺骨鹰嘴在屈肘90°时呈等腰三角形，称"肘三角"，如肘关节脱位，则此三角失去正常关系。肘关节脱位或髁上骨折时，患肢常处于半屈位；肱骨髁上伸直型骨折或肘关节后方脱位时，鹰嘴后突明显；鹰嘴窝严重肿胀时，提示有肘部骨折的可能；梭形肿胀，多属慢性关节炎症；尺骨鹰嘴滑囊炎患者，其肘后形成像乒乓球样的囊性肿物，因多发于矿工，又名为矿工肘。

桡骨远端Colles骨折时，骨折远端向背侧移位，腕及手部呈"餐叉样"畸形；反之为Smith骨折。正中神经损伤呈"猿手"；桡神经损伤呈"腕下垂"；尺神经损伤呈"爪形手"。全腕关节肿胀多表明有关节内损伤，如腕部骨折、脱位或韧带、关节囊撕裂。"鼻烟壶"消失常提示有舟状骨骨折。第2～5指指间关节梭形肿胀，多为类风湿关节炎。腱鞘囊肿多为孤立局限的包块，有明显的界限。

（二）触诊

肩部触诊，首先要了解肩部的正常解剖结构、活动幅度及其骨性标志。肩部触诊要重点触摸其骨性标志，肩峰、大结节、喙突三点组成三角形，称肩三角。肩峰在肩外最高点骨性突出处；其下方的骨性高突处为肱骨大结节；肩峰前方为锁骨外端，锁骨外、中1/3交界处下方一横指、肱骨头内上方为喙突。肩部触诊时，用拇指详细检查，寻找压痛点，并注意关节结构是否正常，活动时有无异常状态及摩擦音等，并应注意排除骨折。对肩部压痛点，须和肩关节功能检查结合，来判断病变的部位。如压痛点在肩峰前下方，一般是肱骨小结节附近的病变；压痛点在肩峰外侧，多见于肱骨大结节附近的病变。在肱骨结节间沟处的压痛，多为肱二头肌长头腱腱鞘炎。喙突压痛，提示肱二头肌短头腱损伤或局部滑囊炎。三角肌下滑囊炎，则压痛广泛，但主要位于三角肌区。肩峰下滑囊炎，压痛点局限在肩峰部。

肘部触诊，首先要触摸压痛点。肱骨外上髁压痛明显，提示肱骨外上髁炎；肱骨内上髁压痛明显，提示肱骨内上髁炎；尺神经病变，在肘后尺侧局部压痛明显且有肥厚感和上肢的串麻现象。若前臂外展或内收活动受限，则表示内、外侧前臂屈、伸肌起点或侧副韧带的损伤或内、外上髁撕脱骨折。肘部还应触摸"肘三角"的解剖变化，肱骨髁上骨折时三点关系保持正常；而肘关节脱位则此三角关系破坏，以此鉴别肱骨髁上骨折和肘关节脱位。

掌侧腕横纹中央区压痛且伴手指放射痛和麻木感，为腕管综合征。桡骨茎突处压痛，多见于桡骨茎突狭窄性腱鞘炎；掌指关节掌侧处压痛，多见于第 1～4 指屈指肌腱腱鞘炎。鼻烟窝部压痛，多为腕舟骨骨折。腕部背侧触及局限性肿块，且肿块可移动者，多为腱鞘囊肿。

（三）关节活动度

正常肩关节活动自如，可作前屈、后伸、外展、内收、外旋、内旋运动，以及上臂上举、环转运动。肘关节的活动以屈伸为主，肘关节伸直位无侧方运动，侧副韧带损伤时可出现侧方运动。正常腕关节可作背伸、掌屈、桡偏、尺偏及旋转活动，各掌指关节可作屈伸、收展活动；各指间关节可作屈、伸活动，拇指还可作对掌活动。关节活动度采用中立位 0°法记录。

1. 肩关节活动范围 中立位为上肢下垂。前屈 90°，后伸 45°，外展 90°，内收 20°～40°，肘尖达腹中线，外旋 30°，内旋 80°，上举 180°。

2. 肘关节活动范围 中立位为肘关节完全伸直。屈曲 140°，过伸 5°～10°，旋前、旋后各 80°～90°。

3. 腕关节活动范围 中立位为手与前臂成直线，掌心向下。背伸 35°～60°，掌屈 50°～60°，桡偏 25°～30°，尺偏 30°～40°。

4. 手指各关节活动范围 中立位为手指各关节完全伸直、并拢。掌指关节屈曲 60°～90°，近端指间关节屈曲 90°，远端指间关节屈曲 60°～90°，手指外展或内收≥20°，拇指外展 50°～70°，拇指屈曲 20°～50°。

六、下肢部检查

（一）望诊

观察下肢有无过度内收、外展或内外旋转畸形，有无下肢短缩、增长、粗细及肌肉萎缩的改变。两侧髂前上棘、髂后上棘是否等高对称，即骨盆是否倾斜。腹股沟区是否对称，有无高凸饱满或空虚，前者多系髋关节肿胀，后者往往提示股骨头脱位或股骨头有严重破坏。髋内翻畸形时，可引起患侧下肢短缩；髋外翻外旋畸形时，则患侧下肢内收，外展受限并较健侧下肢长。髋关节外上方突起多由先天性脱位或半脱位引起；而外下方肿胀多属大转子病变或因腰骶部感染，脓液流注引起。婴幼儿双侧臀皱襞不对称，常提示先天性脱髋。

正常膝关节仅有 5°～10° 的过伸，过伸超过 5°～10° 为后翻畸形（或膝反张）。不能伸直则为屈曲畸形。正常情况下，大腿和小腿有 5°～8° 的轻度外翻，即正常膝关节有 5°～8° 的生理外翻角。超过这个角时，为膝外翻畸形，小于这个角时，为膝内翻畸形。单侧膝外翻又称"K"形腿；双侧膝外翻称"X"形腿；双侧膝内翻则称"O"形腿。上述畸形常见于佝偻病、骨折畸形愈合、骨髓炎、软骨发育不良、骨骺发育异常、小儿麻痹后遗症等。外伤是膝关节肿胀最常见的原因，膝关节病变如急性化脓性炎症、风湿热、类风湿关节炎、痛风、结核和肿瘤等均可出现膝关节肿胀。髌上滑囊区肿胀，提示滑囊炎；两侧膝眼饱满及膝周隆起肿大为关节积液；胫骨和股骨髁部及干骺端的肿大提示骨肿瘤；胫骨结节肿大提示胫骨结节骨骺炎；膝后侧的圆形囊性肿块多为腘窝囊肿；膝部梭形肿胀，提示膝关节结核或类风湿关节炎。任何引起下肢活动障碍的病变，如膝关节半月板损伤、腰椎间盘突出症、下肢骨折的长期固定等，均可引起股四头肌的萎缩。

足踝部要观察有无畸形。常见的畸形，如马蹄足、仰趾足、内翻足、外翻足、扁平足和高弓足等。观察有无肿胀，正常踝关节两侧可见内、外踝的轮廓，踝关节肿胀时，轮廓消失。内、外踝处肿胀、背屈剧痛，提示踝骨骨折。踝下凹陷消失，跟骨增宽，跟腱止点处疼痛，提示跟骨骨折；内外踝下方及跟腱两侧的正常凹陷消失，兼有波动感，提示关节内积液或血肿；肿胀局限于一侧，多见于侧副韧带损伤；足后部肿胀多属跟腱炎、滑囊炎、骨质增生等。若肿胀形成缓慢，多见于踝关节结核或骨性关节炎。

（二）触诊

髋关节的触诊，首先从前面检查，以两侧髂前上棘为骨性标志。患者仰卧，医者两拇指用力触压其两腹股沟韧带中点外上 2 厘米处，观察其反应，或用拳叩击大转子或足跟，若引起髋关节痛，提示该部病变。在股三角区有压痛，肿块饱满，多提示为急性化脓性髋关节炎、髋关节结核、股骨颈骨折。外侧大转子浅表压痛，提示该部滑囊炎，如局部深压痛，多提示大转子骨折、结核或肿瘤等。当髋关节屈伸时，触及髂胫束由股骨大粗隆后方向前方滑动，引起弹响，为弹响髋。如在臀部摸到突出的骨性隆起，腹股沟空虚，提示髋关节后脱位。髋关节肿胀，可触及周围皮肤张力增高。

膝关节触诊要注意压痛和肿块。髌骨边缘压痛提示髌骨软化症，髌骨下极压痛提示髌韧带损伤，髌韧带两侧的压痛提示髌下脂肪垫损伤，膝关节侧副韧带附着点压痛提示侧副韧带损伤，膝关节间隙压痛提示半月板损伤或侧副韧带损伤，胫骨结节肿大压痛提示胫骨结节骨骺炎。髌上滑囊炎时，在髌骨上方能触到囊性肿块，有波动和轻度压痛。腘窝深部触及的囊性肿块，多为腘窝囊肿。骨折时局部压痛明显，并可触及断端异常活动及骨擦音。

踝部韧带损伤，内、外踝骨折，跟骨骨折均有局限的压痛。跟腱压痛，提示肌腱本身或腱膜的损伤。跟腱止点处压痛，提示跟腱滑囊炎。跟骨内、外侧压痛，提示跟骨本身的病变；跟骨两侧靠内、外踝的直下方压痛，提示距下关节病变。跟骨底部压痛往往是足底滑囊炎或跖筋膜炎。除了压痛外，还应检查足背动脉的搏动，以了解足和下肢的血液循环状态。

（三）关节活动度

下肢关节的活动范围及其伴随症状，是下肢检查的重点。

髋关节为多轴性关节，能作前屈、后伸、外展、内收、外旋、内旋运动，但运动范围较小。膝关节有伸展、屈曲的运动功能，在屈曲过程中还伴有旋转活动，并向后移动，因此其活动有着复杂的动力变化。踝及足部的主要运动有踝背伸、踝跖屈、踝内翻、踝外翻及足趾的运动。关节活动度采用中立位 0° 法记录。

1. 髋关节活动范围　中立位为髋关节伸直，髌骨向上。屈曲 130°～140°，后伸 10°～30°，外展 45°～60°，内收 20°～30°，外旋 40°～50°，内旋 30°～45°。

2. 膝关节活动范围　中立位为膝关节伸直。屈曲 120°～150°，过伸 5°～10°。屈膝时小腿内旋 10°，外旋 20°。

3. 踝关节活动范围　中立位为足长轴与小腿纵轴成 90° 角。背伸 20°～30°，跖屈 40°～50°，外翻 30°～35°，内翻 30°。

第四节　特殊检查

通过一般检查、基本检查后，要选择一些推拿专科特殊检查方法，从而进一步明确诊断，指导推拿治疗。特殊检查以运动系统、神经系统的物理检查为重点，是推拿学临床技能体系的重要部分。

（一）头面部

1. 张口度测定　张口时，上下颌牙齿之间的距离，相当于自己食、中、无名指三指并拢时末节的宽度，如颞颌关节强直时，则宽度减小或牙关紧闭。

2. Bell 征 见于特发性面神经麻痹，是茎乳孔内面神经非特异性炎症导致的周围性面瘫。患者表情肌瘫痪，可见额纹消失，不能皱额蹙眉，眼裂变大，不能闭合或闭合不全；闭眼时眼球向上外方转动，显露白色巩膜，称为 Bell 征。多为单侧。

（二）胸腹部

1. 胸廓挤压试验 取坐位或立位，医者一手抵住其脊柱，另一手压迫胸骨，若在胸壁上某处出现疼痛，提示该处有肋骨骨折或肋骨间肌损伤。

2. 腹壁反射 患者仰卧，放松腹肌，用钝器分别划腹壁两侧上、中、下部皮肤。正常时可见到腹肌收缩。上腹壁反射中枢在第 7～8 胸节段；中腹壁在第 9～10 胸节段；下腹壁在第 11～12 胸节段。一侧腹壁反射消失见于锥体束损害，某一水平的腹壁反射消失提示相应的周围神经和脊髓损害。

（三）脊柱部

1. 椎间孔挤压试验（Spurling 征） 又称压顶试验。将患者头转向患侧并略屈曲，医者双手手指互相嵌夹相扣，以手掌面下置于患者头顶部。当出现上肢放射性疼痛或麻木感时，即为阳性，常见于神经根型颈椎病。

2. 头顶叩击试验 又称叩顶试验。患者坐位，医者以一手平置于患者头顶，掌心朝下，另一手握拳叩击头顶部的手背，若引起颈痛并有上肢串痛和麻木感，或引起患侧腰腿痛，均属阳性，提示颈或腰神经根受压。

3. 椎间孔分离试验 又称引颈试验、颈椎拔伸试验。患者正坐位，医者两手分别托住患者下颌和枕部，向上牵拉。若患者原有上肢麻木疼痛减轻或消失，即为阳性。多见于神经根型颈椎病。

4. 臂丛神经牵拉试验（Eaten 征） 患者颈部前屈，医者以一手抵住患侧头部，一手握患肢腕部，反方向牵拉，患肢有疼痛或麻木感为阳性，提示臂丛神经受压。但应注意，除颈椎病根性压迫外，臂丛损伤、前斜角肌综合征者均可呈阳性。

5. 深呼吸试验（Adson 征） 又称头颈倾斜试验。患者坐位，昂首转向患侧，深吸气后屏住呼吸，医者一手抵住患侧下颌，给以阻力，一手摸患侧桡动脉。动脉搏动减弱或消失，则为阳性。提示血管受压，常见于前斜角肌综合征、胸廓出口综合征等。

6. 屈颈试验（又称 Linder 试验） 患者仰卧，两下肢伸直，主动或被动屈颈 1～2 分钟，引起腰痛或下肢放射痛者为阳性，提示腰神经根受压。

7. 股神经牵拉试验 患者俯卧，医者一手固定其骨盆，另一手握患肢小腿下端，膝关节伸直或屈曲，将大腿强力后伸。如出现大腿前方放射样疼痛，即为阳性，表示可能有股神经受压。

8. 直腿抬高试验（Lasegue 征）及加强试验（Bragard 征） 患者仰卧，两下肢伸直，正常时下肢抬高 80° 左右无疼痛。若一侧下肢抬高幅度降低，不能继续抬高，同时又有下肢放射性疼痛，则为直腿抬高试验阳性。直腿抬高至痛时，降低 5° 左右，再突然使足背伸，可引起大腿后侧剧痛，则为加强试验阳性。均提示为腰椎间盘突出症。

9. 拾物试验 患者站立，嘱患者从地上拾物，正常时，两膝微屈，弯腰俯地用手拾起。患者脊柱病变如腰椎结核时，则患者双膝双髋尽量屈曲，腰部挺直用手去拾起。

10. 挺腹试验 患者仰卧，将腹部挺起，腰部及骨盆离开床面，同时用力咳嗽，如引起腰腿痛为阳性，提示腰神经根受压。

11. 跟臀试验 患者俯卧，两下肢伸直，医者一手握患者踝部，使其屈膝跟部触到臀部。如腰椎或腰骶关节有疾患，则引起腰痛，而且骨盆甚至腰部也随之抬起为试验阳性。

（四）骨盆部

1. 骨盆挤压及分离试验 患者仰卧，医者两手分别置于两侧髂前上棘前面，两手同时向外下方推压，称为骨盆分离试验；反之，两手分别于髂骨翼两侧同时向中线挤压骨盆，如发生疼痛，称骨盆挤压试验。能诱发疼痛者多为阳性，见于强直性脊柱炎和骨盆环骨折。

2. "4" 字试验（又称 Fabere 征或 Patrick 征） 患者仰卧，患肢屈髋屈膝，外展外旋，外踝置于对侧大腿上，两腿相交成 "4" 字，医者一手固定骨盆，一手于膝内侧向下压。若骶髂关节痛为阳性，提示骶髂关节病变，多为强直性脊柱炎。

3. 床边试验 患者仰卧，患侧靠床边使臀部能稍突出，大腿能垂下为宜。健侧下肢屈膝、屈髋，双手抱于膝前。医者一手扶住髂嵴，固定骨盆，另一手将垂下床旁的大腿向地面方向加压，如能诱发骶髂关节处疼痛则为阳性，提示骶髂关节有病变。

（五）上肢部

1. 搭肩试验（Dugas 征） 患者屈肘，如手能搭到对侧肩部的同时，肘部能贴近胸壁为正常，若患者不能完成上述动作，或仅能完成两个动作之一者为阳性，提示有肩关节脱位的可能。

2. 叶加森（Yergason 征）试验 又称叶加森征、肱二头肌抗阻力试验。患者屈肘 90°，医者一手扶其肘部，一手扶其腕部，嘱患者用力作屈肘及前臂旋后动作，医者给予阻力，如出现肱二头肌腱滑出，或结间沟处产生疼痛为阳性，前者为肱二头肌长头腱滑脱，后者为肱二头肌长头肌腱炎。

3. 疼痛弧试验 患者肩外展或被动外展患肢，当外展到 60°～120° 范围时，冈上肌腱在肩峰下摩擦，肩部出现疼痛为阳性，这一特定区域的外展痛称疼痛弧。

4. 落臂试验 患者站立，先将患肢被动外展 90°，然后令其缓慢地向下放，如果不能慢慢放下，出现突然直落到体侧则为阳性，说明有肩袖损伤存在。

5. 直尺试验 正常人肩峰位于肱骨外上髁与肱骨大结节连线之内侧。医者用直尺边缘贴于患者上臂外侧，一端贴肱骨外上髁，另一端能与肩峰接触则为阳性，说明肩关节脱位。

6. 腕伸肌紧张试验（Mills 征） 又称网球肘试验、密耳试验。前臂稍弯曲，手呈半握拳状，腕关节尽量屈曲，然后将前臂完全旋前，再将肘伸直。如在肘伸直时，肱桡关节的外侧发生疼痛，即为阳性。提示肱骨外上髁炎即网球肘。

7. 前臂抗阻试验 患者握拳、屈腕，医者以手按压患者手背，患者抗阻力伸腕，如肘外侧疼痛则为阳性，提示肱骨外上髁炎。

8. 握拳尺偏试验（Finkelsein 试验） 患手握拳（拇指在里，四指在外），腕关节尺偏，桡骨茎突处疼痛为阳性，提示桡骨茎突狭窄性腱鞘炎。

9. 屈腕试验 将患者腕关节极度屈曲，引起桡侧三个半手指麻痛者，为腕管综合征。

10. 肱二头肌腱反射 医者以左手托扶患者屈曲的肘部，并将拇指置于肱二头肌腱上，然后以叩诊锤叩击拇指，正常反应为肱二头肌收缩，前臂快速屈曲，医者拇指可感到肱二头肌腱收缩。反射中枢在第 5～6 颈节段。

11. 肱三头肌腱反射 医者以左手托扶患者的肘部，患者前臂搭在医者左臂上，上臂稍外展，然后用叩诊锤直接叩击尺骨鹰嘴突上方的肱三头肌腱附着处，正常反应为肱三头肌收缩，前臂稍伸展。反射中枢在第 7～8 颈节段。

12. 桡骨膜反射 检查者以左手轻托患者腕部，并使腕关节自然下垂，然后以叩诊锤轻叩桡骨茎突，正常反应为前臂旋前、屈肘。反射中枢在第 5～8 颈节段。

13. 霍夫曼（Hoffmann）征 快速弹压被夹住的患者中指指甲，引起诸手指的掌屈反应为阳性，提示中枢神经损害。

（六）下肢部

1. 髋关节承重机能试验（Trendelenburg 征） 又称川德伦伯氏征。患者直立位，背向医者，先将患腿屈膝抬起，用健侧单腿站立，然后再患侧单腿站立，注意观察站立时骨盆的升降变化。正常时单腿站立后对侧骨盆上升，患侧单腿站立时，则对侧骨盆下降低落。常用于诊断小儿麻痹后遗症、小儿先天性髋关节脱位、成人陈旧性髋脱位、股骨颈骨折后遗症、髋内翻畸形、股骨头坏死等。

2. 髋关节屈曲挛缩试验（Thomas 征） 又称托马斯征。患者仰卧，腰部放平，先将健侧腿伸直，然后再将患腿伸直，注意观察，达到一定角度时，腰部是否离开床面向上挺起，如腰部挺起则为阳性。当患肢完全伸直后，再将健肢屈髋、屈膝，使大腿贴近腹壁，腰部也下降贴近床面，此时患腿自动离开床面，向上抬起，亦为阳性。阳性者说明髋关节有屈曲挛缩，常用于检查髋关节结核、髋关节炎或强直、类风湿关节炎、髂腰肌筋膜炎等。

3. 下肢短缩试验（Allis 征） 又称艾利斯征、膝高低征。患者仰卧，屈髋、屈膝，两足并齐，比较两膝高度，如患腿低落为阳性，说明有肢体短缩。常见于股骨颈骨折、髋关节后脱位、股胫骨缩短。

4. 望远镜试验（Dupuytren 征） 又称套叠征。患者仰卧，两下肢平直，医者一手握膝，另一手固定骨盆，上下推拉股骨干，如出现松动感或抽动感即为阳性。提示小儿先天性髋关节脱位。

5. 伸髋试验 又称髋关节过伸试验。患者俯卧位，患膝屈曲90°，医者一手握踝部将下肢提起，使患髋过伸。若骨盆亦随之抬起，即为阳性，说明髋关节不能过伸。腰大肌脓肿、髋关节早期结核、髋关节强直，可有此阳性体征。

6. 浮髌试验 检查时患者腿伸直，医者一手压在髌上囊部，向下挤压使积液局限于关节腔。然后用另一手拇、中指固定髌骨内、外缘，食指按压髌骨，若感觉髌骨有漂浮感，重压时下沉，松指时浮起，即为阳性。表明膝关节腔内有积液（血）。

7. 抽屉试验 患者仰卧，双膝屈曲90°，医者用大腿压住患者的足背，双手握住小腿近端用力前后推拉。如果小腿近端向前移动，表明前交叉韧带断裂；反之，有向后过多的移动，表明后交叉韧带断裂。

8. 膝关节旋转试验（McMurray 征） 又称回旋挤压试验。患者仰卧，医者一手扶膝部，另一手握踝，将膝关节作被动屈伸活动，同时内收内旋或外展外旋，引起响声或疼痛时为阳性，为半月板损伤。

9. 旋转提拉或旋转挤压试验（Apley 征） 又称研磨试验、研磨提拉试验。患者俯卧，髋关节伸直，患膝屈曲至90°，医者将其大腿固定，用双手握住患足，挤压膝关节，并旋转小腿，引起疼痛者为阳性，提示半月板损伤；反之，将小腿提起，使关节间隙增宽，并旋转小腿，如引起疼痛，则为侧副韧带损伤。

10. 膝侧副韧带损伤试验 又称侧向运动试验、膝关节分离试验。患者仰卧，患膝伸直，医者一手扶膝侧面，另一手握住踝部，然后使小腿作被动的内收或外展动作。如检查内侧副韧带，则一手置膝外侧推膝向内，另一手拉小腿外展，这时产生松动感和膝内侧疼痛。若检查外侧副韧带，则一手置膝内侧推膝部向外，另一手拉小腿内收，此时产生松动感和膝外侧疼痛为阳性。表明膝关节侧副韧带断裂或损伤。

11. 足内外翻试验 医者一手固定患者小腿，另一手握足，将踝关节极度内翻或外翻，如同侧疼痛，提示有内踝或外踝骨折可能；如对侧痛多提示副韧带损伤。

12. 前足挤压试验　患者仰卧，医者用手握住患者前足部横向挤压，若出现剧烈疼痛为阳性，提示有跖骨骨折。

13. 膝腱反射　患者膝关节半屈曲，医者叩击其髌韧带，引起伸膝动作。其反射中枢在第 2～4 腰节段。

14. 跟反射（跟腱反射）　叩击跟腱，引起踝关节跖屈。其反射中枢在第 5 腰节段，第 1～2 骶节段。

15. 髌阵挛　患者仰卧，下肢伸直，医者右手拇、食指夹住髌骨，将髌骨急速向下推动数次，引起髌骨有规律的跳动，则为阳性，提示有锥体束损害。

16. 踝阵挛　患者仰卧，医者用力使其踝关节突然背伸，然后放松，引起踝关节连续交替的伸屈运动，则为阳性，提示有锥体束损害。

17. 巴宾斯基（Babinski）征　医者用钝器轻划患者足底外侧，由后向前，引起踇趾背屈，余趾呈扇形分开，则为阳性，提示有锥体束损害。

18. 弹趾试验　医者轻叩患者足趾基底部或用手将足趾向背面挑动，如引起足趾跖屈为阳性，提示有锥体束损害。

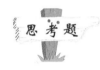

1. 试述臂丛神经牵拉试验的方法及其临床意义。
2. 试述叩顶试验的方法及其临床意义。
3. 试述网球肘试验的方法及其临床意义。
4. 试述抽屉试验的检查方法及其意义。
5. 试述四个可以提示骶髂关节病变的特殊检查，并简述之。
6. 详述腰部常见压痛点的位置及意义（五处以上）。
7. 试述直腿抬高试验及加强试验的操作检查方法及其临床意义。
8. 试述研磨试验的检查方法及临床意义。
9. 试述膝部压痛点的临床意义。
10. 试述跟骨部压痛点及其临床意义。

第二章课件　　第二章习题　　第二章思维导图　　第二章录课视频

第三章 经络腧穴

第一节 经络系统

一、经络的概念

经络腧穴是组成人体的重要结构，与推拿学有着密切的联系。推拿疗法针对病位讲究点线面结合运用，"点"指相应腧穴，"线"指相应经络，而"面"便指相应的经筋及皮部。

经络，是经脉和络脉的总称。经，有路径的意思，经脉是经络系统的纵行干线。络，有网络的意思，络脉是经脉的分支，纵横交错，网络全身，无处不至。经络是运行全身气血，联络脏腑肢节，沟通上下内外，调节体内各部分的通路。通过经络在全身有规律的循行和错综复杂的联络交会，把人体的五脏六腑、四肢百骸、五官九窍、皮肉筋脉等组织器官联结成一个有机的统一整体。

二、经络系统的组成

经络系统是由经脉和络脉组成，其中经脉包括十二经脉和奇经八脉，以及附属于十二经脉的十二经别、十二经筋和十二皮部，为经络系统的主要组成部分。十二经脉是手足三阴经和手足三阳经的总称，是经络系统的主体，又称"十二正经"。奇经八脉是督脉、任脉、冲脉、带脉、阴跷脉、阳跷脉、阴维脉、阳维脉的总称，"别道而行"，是具有特殊分布与作用的经脉。十二经别是十二经脉别出的正经，加强了十二经脉在体内的联系，并能通达某些正经未能行经的器官与形体部位，以补正经之不足。十二经筋，是十二经脉循行部位上分布的筋肉系统的总称。有连缀百骸、维络周身、主司关节运动的作用。十二皮部，是十二经脉在体表一定皮肤部位的反应区。由于十二经筋与十二皮部的分区，基本上和十二经脉在体表的循行部位一致，因此它们都是按照十二经脉命名的。络脉包括十五络脉，以及浮络和孙络。别络较大，共有十五个。其中十二经脉与任、督二脉各有一支别络，再加上脾之大络，合为"十五别络"。别络有本经别走邻经之意，其功能是加强表里阴阳两经的联系与调节作用。络脉中行于浅表部位的称为"浮络"。络脉最细小的分支称为"孙络"（图 3-1）。

（一）十二经脉

1. 组成　十二经脉是手三阴经、手三阳经、足三阴经和足三阳经的总称，是经络系统的主体。十二经是根据各经所联系脏腑的阴阳属性及其在肢体循行位置的不同而予以命名，阳经属腑，行于四肢的外侧；阴经属脏，行于四肢的内侧。手经行于上肢，足经行于下肢，十二经脉对称地分布于头面、四肢和躯干，纵贯全身。

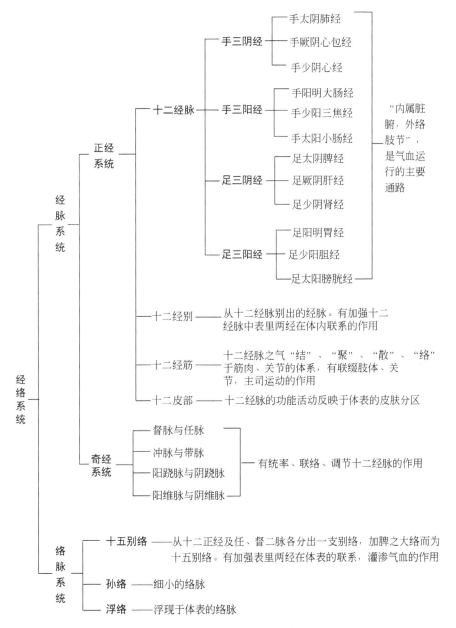

图 3-1 经络系统

四肢部：阴经隶属于五脏，行于四肢的内侧，太阴在前，厥阴在中，少阴在后；阳经隶属于六腑，行于四肢的外侧，阳明在前，少阳在中，太阳在后。躯干部：足三阳经分布于躯干的前、后、外侧，足三阴经分布于胸腹部。手六经中，手三阳经过肩上颈部，除手厥阴经在侧胸部有较短的分布外，手太阴、手少阴由胸内直接出于腋下。头面部：阳经都上行头面部而联系五官，但分布复杂，规律不明显，阴经多行于头颈的深部而联系喉咙、舌、目等器官（图 3-2、图 3-3）。

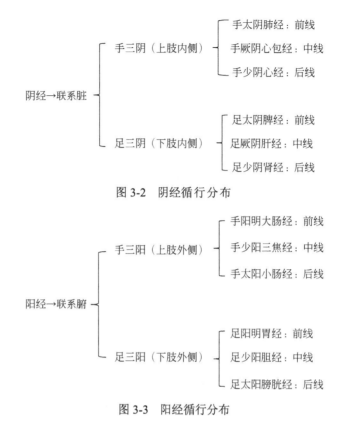

图 3-2　阴经循行分布

图 3-3　阳经循行分布

小腿下半部和足背部，肝经在前，脾经在中线。至内踝上八寸处交叉之后，脾经在前，肝经在中线。

2. 走向和交接规律　手足三阴三阳经脉的走向和相互交接的规律是：手三阴经从胸走手，交手三阳经；手三阳经从手走头，交足三阳经；足三阳经从头走足，交足三阴经；足三阴经从足走腹，交手三阴经。这样就构成了一个"阴阳相贯，如环无端"的循环径路。

3. 表里关系及流注次序　十二经脉分别络属于相应的脏腑，从而构成了脏腑阴阳的表里相合关系，即：手阳明大肠经与手太阴肺经为表里；手少阳三焦经与手厥阴心包经为表里；手太阳小肠经与手少阴心经为表里；足阳明胃经与足太阴脾经为表里；足少阳胆经与足厥阴肝经为表里；足太阳膀胱经与足少阴肾经为表里，构成"六合"。在循行路线上，凡具有表里关系的经脉，均循行分布于四肢内外两个侧面的相对位置（足厥阴肝经与足太阴脾经在下肢内踝上八寸处，交叉交换前后位置），并在手或足相互交接，十二经脉存在着这种表里关系，所以在生理上是彼此相通的，在病变时也是相互影响的。

十二经脉分布在人体内外，经脉中的气血运行是循环贯注的。即从手太阴肺经开始，依次传至足厥阴肝经，再传至手太阴肺经，首尾相贯，如环无端。流注规律是：手太阴肺经→手阳明大肠经→足阳明胃经→足太阴脾经→手少阴心经→手太阳小肠经→足太阳膀胱经→足少阴肾经→手厥阴心包经→手少阳三焦经→足少阳胆经→足厥阴肝经（图 3-4）。

（二）奇经八脉

奇经八脉是督脉、任脉、冲脉、带脉、阴跷脉、阳跷脉、阴维脉和阳维脉的总称。由于它们与脏腑没有直接相互"络属"的关系，分布不像十二经脉那样规则，相互之间也没有表里配合，与十二正经不同，故称"奇经"。

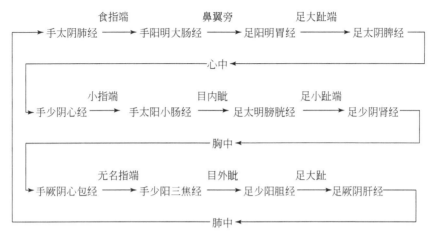

图 3-4 十二经流注次序

奇经八脉交叉贯穿于十二经脉之间，具有加强经脉之间的联系，调节十二经脉气血的作用。当十二经脉中气血满溢时，则流注于奇经八脉，蓄以备用；不足时，也可由奇经给予补充。奇经与肝、肾等脏及女子胞、脑、髓等奇恒之腑的关系较为密切，这对奇经的生理病理均有一定的意义。

督脉：为阳脉之海。主要功能是统摄全身阳气及维系人身之气。十二经脉中的手三阳经与足三阳经均会于督脉，故有调整和振奋全身阳气的重要作用；同时因督脉由下向上入脑，贯脊属肾，故它对脑、脊髓和肾的功能有密切影响。

任脉：为阴脉之海。三阴经脉、阴维脉与冲脉均会于任脉，故有总全身阴经经气的功能。另外，任脉起于胞中，与女子妊娠有关，又称为"任主胞胎"。

冲脉：是总领诸经气血的要冲，能调节十二经的气血。故冲脉有"十二经脉之海"之称，冲脉同妇女的月经有密切联系，又称为"血海"。

带脉：有约束躯干部各条经脉，使经气通畅的功能。循行于下肢的经脉都受带脉的约束，故对这些经脉具有统带作用，所以有"诸脉皆属于带"的说法。

阴跷脉、阳跷脉：跷，有轻健跷捷的意思。阳跷脉主一身左右之阳；阴跷脉主一身左右之阴。同时还有濡养眼目，司眼睑的开合和下肢运动的作用。

阴维脉、阳维脉：维，有维系的意思。阴维脉维系手、足三阴经；阳维脉维系手、足三阳经。

（三）十五络脉

十二经脉和任、督二脉各自别出一络，加上脾之大络，共计十五条，称为"十五络"。它们的作用主要是加强互为表里的两条经的沟通、联系，统率其他的络脉，灌渗气血以营养全身。

十五络脉的分布特点是：十二经脉的别络从本经的络穴处别出后，均走向其表里的经脉（阴经别络于阳经，阳经别络于阴经）；任脉的别络散布于腹部，以沟通腹部的经气；督脉别络散布于头部，别走足太阳膀胱经，以沟通背部的经气；脾之大络散布于胸胁。

此外，还有孙络和浮络。孙络是从别络分出的细小络脉。分布在皮肤表层能看到的络脉称为浮络。它们难以数计，遍布全身，其作用主要是输布气血于经筋和皮部。

（四）十二经别

十二经别，是十二正经离合出入的别行部分，故称"经别"。它们的作用主要是加强人体表里、内外及脏腑间的联系，扩大了经穴主治范围。

十二经别的分布特点是：十二经别多从肘、膝以上的正经别出，经过躯干，深入内脏，在头、项浅出体表后，阴经经别合于相表里的阳经经脉，阳经经别合于本经而上抵头面，故有"六合"之称。足太阳、足少阴经别，从腘窝分出，入走肾与膀胱，上出于项，合于足太阳膀胱经。足少阳、足厥阴经别从下肢分出，行至毛际，入走肝胆，上系于目，合于足少阳胆经。足阳明、足太阴经别从髀部分出，入走脾胃，上出鼻頞，合于足阳明胃经。手太阳、手太阴经别从腋部分出，入走心与小肠，上出目内眦，合于手太阳小肠经。手少阳、手厥阴经别分别从所属的正经分出，进入胸中，入走三焦，上出耳后，合于手少阳三焦经。手阳明、手太阴经别分别从所属的正经分出，入走肺与大肠，上出缺盆，合于手阳明大肠经。手足三阴经腧穴之所以能治头面范围的疾病，主要是因为经别与经脉有其内在联系。例如，偏、正头痛，可取太渊、列缺治疗。

（五）十二经筋

十二经筋，即筋肉系统，包括筋膜、肌腱、肌肉等，是十二经脉之气结聚散络于筋肉关节的体系。其主要作用是联结筋肉、骨骼，保持人体正常的运动功能。

十二经筋是十二经脉的外周连属部分，十二经筋的分布与十二经脉的体表通路基本一致，其循行走向都是从四肢末端走向头身，行于体表，不入内脏，结于关节、骨骼部。其规律为：手三阳经筋起于手指，循臑外上行结于角（头部）；手三阴经筋起于手指，其臑内上行结于贲（胸部）；足三阳经筋起于足趾，行股外上行结于頄（面部）；足三阴经筋起于足趾，循股内上行结于阴器（腹部）。另外，各经在循行中，还在踝、膝、股、髀、腕、肘、臂、腋、肩、颈等关节或筋肉丰盛处结聚，特别是足厥阴经筋，除结于阴器外，并能总络诸筋。十二经筋是筋肉受相应经络支配的部分，其主要作用是约束骨骼，利于关节屈伸活动，保持人体正常的运动功能。经筋的病变，多表现为拘挛、强直和抽搐。

经筋除附于骨骼外，还满布于躯体和四肢的浅部，因此经筋对周身各部分的脏器组织还能起到一定的保护作用。

从上述经筋的分布和联结的情况来看，可见经筋同肌肉系统的关系是相当密切的。这就说明经筋能约束骨骼，利于关节的屈伸活动。

（六）十二皮部

十二皮部是十二经脉机能活动反映于体表的部位，也是络脉之气的散布所在。

十二皮部的分布区域，是以十二经脉在体表的分布范围为依据的。由于皮部居于人体的最外层，是机体的卫外屏障。当机体卫外功能失常时，病邪可通过皮部深入络脉、经脉以至脏腑，这是外邪由表入里的一个方面。反之，当机体内脏有病时，亦可通过经脉、络脉而反映于皮部。如脾脏有病、消化不良的患者，多在足太阴脾经的皮部出现皮损（真皮上部血管变化、血管周围炎性浸润等）。同样经脉或内脏有病变时可取皮部进行治疗。推拿手法在皮部进行刺激，可以通过络脉、经脉，起到对内脏的调整作用，如用推拿手法作用于手太阴肺经的皮部，可以有效地治疗胸闷、咳嗽等与肺脏相关的病症。由此可见，皮部与内脏也是密切相关的。

第二节 常 用 腧 穴

一、腧穴的概念

腧穴是人体脏腑经络之气输注于体表的特殊部位。腧与"输"相通，有转输的含义，穴有孔隙的意思。

人体的经络和腧穴是密切相连的，腧穴与经络、脏腑和气血密切相关。经穴分别归属于各经脉，经脉又隶属于一定的脏腑，这样，腧穴-经络-脏腑成为一个不可分割的整体。当人体的脏腑发生病变时，在相应的腧穴上就会有一定的反应；同样，通过推拿手法刺激一定的腧穴，使其信息通过经络传导到相应的脏腑，就可以改变脏腑的病理状态，达到治疗作用。

二、腧穴的分类

人体的腧穴很多，总括起来可分成三类，即：十四经穴、经外奇穴、阿是穴。

1. 十四经穴 简称"经穴"，是指归属于十二正经和任脉、督脉循行路线上的腧穴。其特点是均有固定的名称、固定的位置、固定的归经和相对固定的主治功用，而且多具有主治本经病候的共同作用，是腧穴的主要部分。

2. 经外奇穴 是指未列入十四经系统的有固定名称和定位的腧穴（也包括近代发现并被认可的新穴）。其特点是：有固定的名称、定位和主治，但无归经。

3. 阿是穴 又称"不定穴"（《玉龙歌》）、"天应穴"（《医学纲目》）、"压痛点"等。这类腧穴既无固定名称，也无固定的位置和主治，而是以压痛敏感点或其他反应点作为针灸施术部位。这种"以痛为腧"的针灸治疗方法叫"阿是之法"。

三、腧穴的治疗作用

1. 近治作用 腧穴的近治作用是指所有的腧穴均可治疗其所在部位局部及邻近组织、器官的病症。如睛明、承泣、攒竹、瞳子髎等穴位均在眼区及其邻近部位，所以它们均可治疗眼病；中脘、梁门等穴位均在胃脘部，所以均可治疗胃脘痛；迎香在鼻旁可治鼻病；地仓在口角旁可治口㖞；膝眼、梁丘、阳陵泉等穴位在膝关节及其附近，均可治疗膝关节疼痛等。腧穴的近治作用是一切腧穴主治作用所具有的共同特点，即"腧穴所在，主治所在"。

2. 远治作用 腧穴的远治作用是十四经穴主治作用的基本规律，主要是指十四经腧穴尤其是十二经脉在四肢肘膝关节以下的腧穴，不仅能治疗局部病症，而且还能治疗本经循行所过的远隔部位的脏腑、组织器官病症，即"经脉所通，主治所及"。如足三里治疗胃痛，太冲治疗眼睛疾病。

3. 特殊作用 临床实践证明，有些腧穴对某脏腑器官疾病或某病理状态有相对特异的治疗作用。例如，大椎退热，至阴矫正胎位，胆囊治疗胆绞痛，神门安神，少商治咽喉肿痛，太渊治无脉症，天枢治泄泻、便秘，内关治心动过缓、心动过速等。均有较好的效果和较高的特异性。这就是某些腧穴所特有的治疗作用，简称特殊作用。

四、腧穴的定位方法

（一）体表解剖标志定位法

体表解剖标志定位法，是利用人体体表的各种解剖学标志为依据来确定腧穴位置的方法，也叫自然标志定位法。体表解剖标志又分为固定标志和活动标志两种。

1. 固定标志 是指体表各部位由骨节、肌肉形成的突起、凹陷、五官轮廓、发际、指（趾）甲、乳头、肚脐等位置固定的标志。以此为依据来确定腧穴位置简单而又准确。如眉头定攒竹，口角旁开 4 分定地仓，脐上 4 寸定中脘，乳头旁开 1 寸定天池，第 2 腰椎棘突下定命门，腓骨小头前下方凹陷中定阳陵泉，拇指桡侧指甲角旁 1 分定少商等。

2. 活动标志 是指人体各部位的关节、肌肉、肌腱、皮肤等随着活动而出现的空隙、凹陷、皱纹等标志。这些标志只有在采取相应的活动姿势时才会出现，所以定穴时要求患者先采取相应的体位和活动姿势，然后才能依据相应的标志来确定腧穴位置。例如，屈肘时在肘横纹外侧端与肱骨外上髁连线中点定曲池，屈膝时在髌韧带外侧凹陷中定犊鼻，张口时在耳屏前与下颌关节之间凹陷中取听宫，咀嚼时在咬肌隆起处当下颌角前上方约 1 横指陷中取颊车等。

（二）"骨度"折量定位法

"骨度"折量定位法又称骨度分寸定位法，始见于《灵枢·骨度》。它是将人体各部的长度和宽度，以骨节、缝纹或其他标志为依据定出分寸而用于腧穴定位的方法。现行使用的"骨度"折量尺寸主要是以《灵枢·骨度》规定的人体各部尺寸为基础，又经历代医家补充修改，已成为腧穴定位时折量尺寸的基本准则。不论男女、老幼、高矮、胖瘦的患者，均按照这个标准进行折量。现将常用的"骨度"折量寸列表（表 3-1）简介如下。

表 3-1　常见"骨度"折量寸表

部位	起止点	折量寸	度量法
头部	前发际正中至后发际正中	12 寸	直
	眉心至大椎	18 寸	直
	眉心至前发际	3 寸	直
	大椎至后发际	3 寸	直
	前额两发角之间	9 寸	横
	耳后两完骨之间	9 寸	横
胸腹部	天突至歧骨	9 寸	直
	歧骨至脐中	8 寸	直
	脐中至横骨上廉	5 寸	直
	两乳头之间	8 寸	横
背腰部	两肩胛骨内侧缘之间	6 寸	横
	大椎以下至尾骶	21 椎	直
身侧部	腋以下至季肋	12 寸	直
	季肋以下至髀枢	9 寸	直

续表

部位	起止点	折量寸	度量法
上肢部	腋前纹头（腋前皱襞）至肘横纹	9寸	直
	肘横纹至腕横纹	12寸	直
下肢部	横骨上廉至内辅骨上廉	18寸	直
	内辅骨下廉至内踝尖	13寸	直
	髀枢至膝中	19寸	直
	膝中至外踝尖	16寸	直
	外踝尖至足底	3寸	直

（三）指寸定位法

指寸定位法又称"手指同身寸取穴法"，是以患者的手指为尺寸折量标准来测量定穴的方法。临床常用的有以下三种：

1. 中指同身寸 是以患者中指中节屈曲时内侧两端纹头之间的距离作为1寸，可用于四肢部取穴的直寸和背部取穴的横寸。

2. 拇指同身寸 是以患者拇指指关节的横度作为1寸，适用于四肢部的直寸取穴。

3. 横指同身寸 又名"一夫法"，是令患者将食指、中指、无名指和小指伸直并拢，以中指中节横纹为准，横量四指宽度作为3寸。

简便取穴法是前人在针灸临床实践中创立的许多简便易行的取穴方法。例如，两耳尖直上取百会，两手虎口交叉取列缺，自然握拳中指尖所点处取劳宫，立正姿势垂手中指端取风市等。但是，为了定穴准确，在采用本法取穴时仍应结合前述的解剖标志或"骨度"分寸取穴法互相参照，力求准确定位。

五、常见腧穴

常见腧穴手法与主治可见表3-2。

表3-2 常见腧穴手法与主治

经络	穴名	位置	主治	常用手法
手太阴肺经	中府	前正中线旁开6寸，平第一肋间隙处	咳喘、胸闷、肩背痛	一指禅推、按、揉、摩
	尺泽	肘横纹中，肱二头肌腱桡侧	肘臂挛痛、咳喘、胸胁胀痛、小儿惊风	按、揉、拿
	孔最	在尺泽与太渊连线上，腕横纹上7寸	咳嗽、咯血、音哑、咽喉痛、肘臂痛	按、揉、拿
	列缺	桡骨茎突上方，腕横纹上1.5寸	咳嗽、气急、头项强痛、牙痛	一指禅推、按、揉
	太渊	腕掌侧横纹桡侧，桡动脉搏动处	咳嗽、气喘、乳胀、咽喉痛、手腕痛	按、揉、掐
	鱼际	手肌外侧群在手掌拇指侧形成的隆起	头痛、眩晕、喉痛、发热恶寒	按、揉、掐
	少商	拇指末节桡侧指甲角旁约0.1寸	中风昏仆、手指挛痛、小儿惊风	掐

经络	穴名	位置	主治	常用手法
手阳明大肠经	合谷	手背，第一、二掌骨之间，约平第二掌骨中点处	头痛、牙痛、发热、喉痛、指挛、臂痛、口眼歪斜	拿、按、揉
	阳溪	腕背横纹桡侧，拇指向上翘起时，当拇短伸肌腱与拇长伸肌腱之间的凹陷中	头痛、耳鸣、齿痛、咽喉肿痛、目赤、手腕痛	掐、按、拿、揉
	偏历	在阳溪与曲池的连线上，腕横纹上 3 寸	鼻衄、目赤、耳聋、耳鸣、手臂酸痛、喉病、水肿	按、揉、拿
	温溜	在阳溪与曲池的连线上，腕横纹上 5 寸	腹痛、呃逆、喉舌痛、头痛	按、揉、掐、拿
	手三里	前臂背面桡侧，当阳溪与曲池连线上，肘横纹下 2 寸	肘挛、屈伸不利、手臂麻木酸痛	拿、按、揉、一指禅推
	曲池	屈肘，当尺泽与肱骨外上髁连线中点	发热、高血压、手臂肿痛、肘痛、上肢瘫痪	拿、按、揉
	肩髃	肩峰前下方，举臂时呈凹陷处	肩膀痛、肩关节活动障碍、偏瘫	一指禅推、按、揉
	迎香	鼻翼旁 0.5 寸，鼻唇沟中	鼻炎、鼻塞、口眼歪斜	掐、按、揉
足阳明胃经	四白	面部，瞳孔直下，当眶下孔凹陷中	口眼歪斜、目赤痛痒	按、揉、一指禅推
	地仓	面部，口角外侧，上直瞳孔	流涎、口眼歪斜	一指禅推、按、揉
	大迎	下颌角前 1.3 寸骨陷中	口噤、牙痛	掐、按
	颊车	下颌角前上方一横指，咀嚼时咬肌隆起按之凹陷处	口眼歪斜、牙痛、颊肿	一指禅推、按、揉
	下关	颧弓与下颌切迹之间的凹陷中	面瘫、牙痛	一指禅推、按、揉
	头维	额角发际直上 0.5 寸	头痛	抹、按、揉、扫散法
	水突	人迎穴下 1 寸，胸锁乳突肌的前缘	胸满咳喘、项强	拿、缠
	缺盆	锁骨上窝中央，前正中线旁开 4 寸	胸满咳喘、项强	按、弹拨
	天枢	脐旁 2 寸	腹泻、便秘、腹痛、月经不调	揉、摩、一指禅推
	髀关	髂前上棘与髌骨外缘连线上，平臀沟处	腰腿痛、下肢麻木痿软、筋挛急、屈伸不利	按、拿、弹拨、㨰
	伏兔	髌骨外上缘上 6 寸	膝痛冷麻、下肢瘫痪	㨰、按、揉
	梁丘	髌骨外上缘上 2 寸	膝痛冷麻	㨰、按、点、拿
	犊鼻	髌骨下缘，髌韧带外侧凹陷中	膝关节酸痛、活动不便	点、按
	足三里	犊鼻穴下 3 寸，胫骨前棘外一横指处	腹痛、腹泻、便秘、下肢冷麻、高血压	按、点、一指禅推
	上巨虚	足三里穴下 3 寸	夹脐痛、腹泻、下肢痿痹	拿、㨰、按、揉
	下巨虚	上巨虚穴下 3 寸	小腹痛、腰脊痛、乳痛、下肢痿痹	拿、㨰、按、揉
	丰隆	外膝眼与外侧踝尖连线中点	头痛、咳嗽、肢肿、便秘、狂痫、下肢痿痹	一指禅推、按、揉
	解溪	足背踝关节横纹中央，姆长伸肌腱与趾长伸肌腱之间	踝关节扭伤、足趾麻木	按、拿、掐、点
	冲阳	解溪穴下 1.5 寸，足背最高处，有动脉应手	口眼歪斜、面肿、上齿痛、胃痛、足缓不收、狂痫	按、揉、点、掐

续表

经络	穴名	位置	主治	常用手法
足太阴脾经	太白	第一跖骨小头后缘，赤白肉际	胃痛、腹胀、肠鸣、泄泻、便秘、痔瘘	掐、按、揉
	公孙	第一跖骨底前缘，赤白肉际	胃痛、呕吐、食不化、腹痛、泄泻、痢疾	掐、按、揉
	三阴交	内踝上 3 寸，胫骨内侧缘后方	失眠、腹胀纳呆、遗尿、小便不利、妇科病	按、点、拿
	地机	阴陵泉穴下 3 寸	腹痛、泄泻、水肿、小便不利、遗精	拿、按、揉
	阴陵泉	胫骨内侧髁下缘凹陷中	膝关节酸痛、小便不利	点、拿、按、揉、一指禅推
	血海	髌骨内上方 2 寸	月经不调、膝痛	拿、按、点
	大横	脐中旁开 4 寸	虚寒泻痢、大便秘结、小腹痛	一指禅推、摩、揉、拿、点
手少阴心经	极泉	腋窝正中	胸闷胁痛、臂肘冷麻	拿、弹拨
	少海	屈肘，当肘横纹尺侧端凹陷中	肘关节痛、手颤肘挛	拿、弹拨
	通里	神门穴上 1 寸	心悸、怔忡、头晕、咽痛、暴喑、舌强不语、腕臂痛	掐、按、揉、拿
	阴郄	神门穴上 0.5 寸	心痛、惊悸、骨蒸盗汗、吐血衄血、暴喑	掐、按、揉、拿
	神门	腕横纹尺侧端，尺侧腕屈肌腱的桡侧凹陷中	惊悸、怔忡、失眠、健忘	拿、按、揉
手太阳小肠经	少泽	小指尺侧指甲角旁约 0.1 寸	发热、中风昏迷、乳少、咽喉肿痛	掐
	后溪	第五掌指关节后尺侧，横纹头赤白肉际	头项强痛、耳聋、咽痛、齿痛、目翳、肘臂挛痛	掐
	腕骨	手背尺侧，豌豆骨前凹陷中	头痛、肩臂挛痛、腕痛指挛、黄疸、热病无汗	掐
	养老	尺骨小头桡侧缘凹陷中	目视不明、肩臂腰痛	掐、按、揉
	支正	前臂伸侧面尺侧，腕上 5 寸处	颈项痛、手指拘挛、头痛、目眩	拿、按、揉
	小海	屈肘，当尺骨鹰嘴与肱骨内上髁之间凹陷中	牙痛、颈项痛、上肢酸痛	拿、揉、点、按
	肩贞	腋后纹头上 1 寸	肩关节酸痛、活动不便、上肢瘫痪	拿、按、揉、擦
	天宗	肩胛骨冈下窝的中央	肩背酸痛、肩关节活动不便、项强	一指禅推、擦、按、揉
	秉风	肩胛骨冈上窝中	肩胛疼痛、不能举臂、上肢酸麻	一指禅推、按、揉、擦
	肩外俞	第一胸椎棘突下旁开 3 寸	肩背酸痛、颈项强急、上肢冷痛	一指禅推、擦、按、揉
	肩中俞	大椎穴旁开 2 寸	咳嗽、气喘、肩背疼痛、视物不清	一指禅推、擦、按、揉
	颧髎	目外眦直下，颧骨下缘凹陷中	口眼歪斜	一指禅推、按、揉

经络	穴名	位置	主治	常用手法
	睛明	目内眦旁 0.1 寸	眼病	一指禅推、按
	攒竹	眉头凹陷中	头痛失眠、眉棱骨痛、目赤痛	一指禅推、按、揉
	天柱	哑门穴旁开 1.3 寸，当斜方肌后外缘凹陷中	头痛、项强、鼻塞、肩背痛	一指禅推、按、拿
	大杼	在脊柱区，第一胸椎棘突下，后正中线旁开 1.5 寸	发热、咳嗽、项强、肩胛酸痛	一指禅推、㨰、按、揉
	风门	在脊柱区，第二胸椎棘突下，后正中线旁开 1.5 寸	伤风、咳嗽、项强、腰背痛	一指禅推、㨰、按、揉
	肺俞	在脊柱区，第三胸椎棘突下，后正中线旁开 1.5 寸	咳嗽气喘、胸闷、背肌劳损	一指禅推、㨰、按、揉、弹拨
	心俞	在脊柱区，第五胸椎棘突下，后正中线旁开 1.5 寸	失眠、心悸	一指禅推、㨰、按、揉、弹拨
	膈俞	在脊柱区，第七胸椎棘突下，后正中线旁开 1.5 寸	呕吐、噎膈气喘、咳嗽、盗汗	一指禅推、㨰、按、揉
	肝俞	在脊柱区，第九胸椎棘突下，后正中线旁开 1.5 寸	胁肋痛、肝炎、目视不明	一指禅推、㨰、按、揉、弹拨
	胆俞	在脊柱区，第十胸椎棘突下，后正中线旁开 1.5 寸	胁肋痛、口苦、黄疸	一指禅推、点、按、揉
足太阳膀胱经	脾俞	在脊柱区，第十一胸椎棘突下，后正中线旁开 1.5 寸	胃脘胀痛、消化不良、小儿慢脾惊	一指禅推、点、按、揉、㨰、弹拨
	胃俞	在脊柱区，第十二胸椎棘突下，后正中线旁开 1.5 寸	胃病、小儿吐乳、消化不良	一指禅推、点、按、揉、㨰、弹拨
	三焦俞	在脊柱区，第一腰椎棘突下，后正中线旁开 1.5 寸	肠鸣、腹胀、呕吐、腰背强痛	一指禅推、按、揉、㨰
	肾俞	在脊柱区，第二腰椎棘突下，后正中线旁开 1.5 寸	肾虚、腰痛、遗精、月经不调	一指禅推、按、揉、㨰
	气海俞	在脊柱区，第三腰椎棘突下，后正中线旁开 1.5 寸	腰痛	一指禅推、按、揉、㨰
	大肠俞	在脊柱区，第四腰椎棘突下，后正中线旁开 1.5 寸	腰腿痛、腰肌劳损、肠炎	一指禅推、按、揉、㨰、弹拨
	八髎	在骶区，正对第一、二、三、四骶后孔中（分别为上髎、次髎、中髎、下髎）	腰腿痛、泌尿生殖系疾患	点、按、揉、擦
	秩边	在骶区，横平第四骶后孔，后正中线旁开 3 寸	腰臀痛、下肢痿痹、小便不利、便秘	㨰、拿、弹、拨、按
	殷门	臀沟中央下 6 寸，股二头肌和半腱肌之间	坐骨神经痛、下肢瘫痪、腰背痛	点、压、拍、㨰、拿
	委中	腘横纹中点	腰背痛、下肢痿痹、腹痛、急性吐泻、丹毒、皮肤瘙痒	点、揉
	承山	腓肠肌两肌腹与肌腱交角处	腰腿拘急、疼痛、痔疾、便秘、腹痛、疝气	按、拿、点、揉
	昆仑	外踝与跟腱之间的凹陷中	头痛、项强、腰痛、踝关节扭伤	按、拿、点
	申脉	外踝下缘凹陷中	癫狂痫、腰腿疼痛	掐、点、按
	京骨	第五跖骨粗隆下，赤白肉际	癫痫、头痛、项强、腰腿痛、膝痛脚挛	拿、掐

续表

经络	穴名	位置	主治	常用手法
足少阴肾经	涌泉	足底中，屈足卷趾时足心最凹陷处	偏头痛、高血压、小儿发热	擦、按、拿
	太溪	内踝与跟腱之间凹陷中	喉痛、齿痛、不寐、遗精、阳痿、月经不调	一指禅推、拿、按、揉
	大钟	太溪穴下0.5寸，跟腱内缘	腰脊强痛、足跟痛、气喘、咯血	一指禅推、按、揉
	水泉	太溪穴直下1寸	月经不调、痛经、小便不利、目昏花	按、揉、点
	照海	内踝下缘凹陷中	月经不调	按
	交信	内踝上2寸，胫骨内侧缘	月经不调、泄泻、便秘、睾丸肿痛	按、揉
	筑宾	太溪穴直上5寸	癫痫、疝痛、足胫痛	点、按、揉、拿
手厥阴心包经	曲泽	肘横纹中，肱二头肌腱尺侧缘	上肢酸痛颤抖	拿、按、揉
	郄门	腕横纹上5寸，掌长肌腱与桡侧腕屈肌腱之间	心痛、心悸、呕吐	拿、按、揉
	内关	腕横纹上2寸，掌长肌腱与桡侧腕屈肌腱之间	胃痛、呕吐、心悸、精神失常	一指禅推、按、揉、拿
	大陵	腕横纹中央，掌长肌腱与桡侧腕屈肌腱之间	心痛、心悸、胃痛、呕吐、癫痫、胸胁痛	按、揉、弹拨
	劳宫	手掌心横纹中，第二、三掌骨之间	心悸、颤抖	按、揉、拿
手少阳三焦经	中渚	握拳第四、五掌骨小头后缘之间凹陷中	偏头痛、掌指痛屈伸不利、肘臂痛	点、按、揉、一指禅推
	阳池	腕背横纹中，指总伸肌腱尺侧缘凹陷中	肩臂痛、腕痛、疟疾、消渴、耳聋	一指禅推、按、揉
	外关	腕背横纹上2寸，桡骨与尺骨之间	头痛、肘臂手指痛、屈伸不利	一指禅推、擦、按、揉
	会宗	腕背横纹上3寸，尺骨桡侧缘	耳聋、痫证、臂痛	擦、按、揉
	肩髎	肩髃后方，肩峰穴后下方凹陷处	肩臂酸痛、肩关节活动不便	一指禅推、按、揉、擦、拿
足少阳胆经	率谷	在头部，耳尖直上入发际1.5寸	偏正头痛、眩晕、耳鸣、齿痛、面痛	一指禅推、按、揉、拿
	风池	胸锁乳突肌与斜方肌之间，平风府穴	偏正头痛、感冒项强	按、拿、一指禅推
	肩井	大椎穴与肩峰连线的中点	项强、肩背痛、手臂上举不便	拿、擦、一指禅推、按、揉
	居髎	髂前上棘与股骨大转子连线的中点	腰腿痛、髋关节酸痛、骶髂关节炎	擦、点、压、按
	环跳	股骨大转子与骶裂孔连线的外1/3与内2/3交界处	腰腿痛、偏瘫	擦、点、压、按
	风市	大腿外侧中间，腘横纹水平线上7寸	偏瘫、膝关节酸痛	擦、点、按、压
	阳陵泉	腓骨小头前下方凹陷中	膝关节酸痛、胁肋痛	拿、点、按、揉
	外丘	外踝上7寸，腓骨前缘	胸胁支满、痿痹、癫痫呕沫	擦、按、揉
	光明	外踝上5寸，腓骨前缘	膝痛、下肢痿痹、目痛、夜盲、乳胀	擦、拨、揉
	悬钟	外踝上3寸，腓骨后缘	头痛、项强、下肢酸痛	拿、按

续表

经络	穴名	位置	主治	常用手法
足厥阴肝经	太冲	足背，第一、二跖骨底之间凹陷中	头痛、眩晕、高血压、小儿惊风	拿、按、揉
	蠡沟	内踝上5寸，胫骨内侧面的中央	小便不利、月经不调、足胫痿痹	㨰、拿、按、揉
	中都	内踝上7寸，胫骨内侧面的中央	腹痛、泄泻、疝气、崩漏、恶露不尽	㨰、拿、按、揉
	章门	第十一肋游离端	胸胁痛、胸闷	摩、揉、按
	期门	乳头直下，第六肋间隙	胸胁痛	摩、揉、按
任脉	关元	脐下3寸	腹痛、痛经、遗尿	一指禅推、摩、揉、按
	石门	脐下2寸	腹痛、泄泻	一指禅推、摩、揉、按
	气海	脐下1.5寸	腹痛、月经不调、遗尿	一指禅推、摩、揉、按
	神阙	肚脐的中间	腹痛、泄泻	摩、揉、按
	中脘	脐上4寸	胃痛、腹胀、呕吐、消化不良	一指禅推、摩、揉、按
	鸠尾	剑突下，脐上7寸	心胸痛、反胃、癫痫	按、揉
	膻中	前正中线，平第四肋间隙处	咳喘、胸闷胸痛	一指禅推、摩、揉、按
	天突	胸骨上窝正中	喘咳、咳痰不畅	按、压、一指禅推
	承浆	颏唇沟的中点	口眼歪斜、牙痛	按、揉、掐
督脉	长强	尾骨尖下0.5寸	腹泻、便秘、脱肛	按、揉、点
	腰阳关	第四腰椎棘突下凹陷中	腰脊疼痛	㨰、一指禅推、按、揉、擦、扳
	命门	第二腰椎棘突下凹陷中	腰脊疼痛	㨰、一指禅推、按、揉、擦、扳
	身柱	第三胸椎棘突下凹陷中	腰脊强痛	㨰、一指禅推、扳、按
	大椎	第七颈椎棘突下凹陷中	感冒、发热、落枕	一指禅推、㨰、按、揉
	风府	后发际正中直上1寸	头痛项强	点、按、揉、一指禅推
	百会	后发际正中直上7寸	头痛头晕、昏厥、高血压、脱肛	按、揉、一指禅推
	印堂	两眉头连线的中点	头痛、鼻炎、失眠	一指禅推、按、揉
	人中	人中沟正中线上1/3与下2/3交界处	惊风、口眼歪斜	掐

续表

经络	穴名	位置	主治	常用手法
经外奇穴	太阳	眉梢与目外眦之间向后约 1 寸处凹陷中	头痛、感冒、眼病	按、揉、抹、一指禅推
	鱼腰	眉毛的中点	眉棱骨痛、目赤肿痛、眼睑颤动	抹、一指禅推、按
	腰眼	第四腰椎棘突下，旁开 3.5 寸凹陷处	腰扭伤、腰背酸楚	㨰、按、拿、擦
	夹脊	第一胸椎至第五腰椎，各椎棘突下旁开 0.5 寸	脊柱疼痛强直、脏腑疾患及强壮作用	㨰、擦、压、推、一指禅推
	十七椎	第五腰椎棘突下凹陷中	腰腿痛	扳、㨰、按
	十宣	十手指尖端，距指甲 0.1 寸	昏厥	掐
	鹤顶	髌骨上缘正中凹陷处	膝关节肿痛	按、揉、点
	阑尾	足三里穴下约 2 寸处	阑尾炎、腹痛	按、拿、揉、点
	肩内陵	腋前皱襞顶端与肩髃穴连线中点	肩关节酸痛、运动障碍	一指禅推、㨰、拿、按、揉
	桥弓	耳后翳风穴到缺盆成一线	头痛、头晕	推、揉、拿
	胆囊	阳陵泉穴直下 2 寸	胆绞痛	按、揉、点

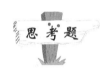
思考题

1. 简述十二经脉的组成。
2. 十二经脉的走向和交接规律是什么？
3. 什么是奇经八脉？
4. 什么是十五络脉？
5. 简述腧穴的治疗作用，并举例说明。
6. 简述腧穴的定位方法。

第三章课件

第三章习题

第三章思维导图

第三章录课视频

第四章 推 拿 功 法

功法起源于悠久的中华文明，是人们认识及改造自身内部环境，内外兼修，祛病延年的自我治养方法。推拿疗法自古就与功法结下不解之缘，《素问·异法方宜论》指出"中央者……其病多痿厥寒热，其治宜导引按跷"。导引属功法范畴内的动功，演练者通过以呼吸及意念配合肢体运动来防治疾病、增进健康，是功法修炼的重要组成部分。

医生和患者均可运用功法锻炼的方法来加强疗效；而推拿医生则必须在保证自身健康的基础上施用手法为他人疗伤治病，同时又不被病气所侵害，因此推拿练功尤为重要。

经过半个多世纪的发展，中医院校的推拿练功形成了以"易筋经"和"少林内功"为主，其他功法兼容并存的格局。然而上述两种功法在练习过程中均以注重动作外形和增强肢体力量为主要目的，古人的经验告诉我们"内壮而外无不坚。……由外及内，外壮而内，久必伤"，练功者要想获得真正的健康，就必须内外兼修，阴阳平衡。基于推拿练功的宗旨所在，本教材谨增选一套既可锻炼肢节，又重五脏调理的八段锦功法。同时，将一些传统及现代的臂力及指力练习方法简单罗列于后，以为事务繁忙而无暇者随时选练。

第一节　推拿练功的作用

早在数千年前，中国就有了关于练功活动的记载，现存最早的功法理论文物资料"行气玉佩铭"据考证为战国后期作品。中国历史典籍中对于气功的论述不胜枚举，其内容广泛存在于道、儒、释、武、医、巫等各行各家之中。许多医学大师擅长于功法修炼，不少医学名著也论及功法修炼可使人祛病强身，延年益寿。我国现存最早的医学典籍《素问》在开篇就精辟地提出了"提挈天地，把握阴阳，呼吸精气，独立守神，肌肉若一"，"恬淡虚无，真气从之，精神内守，病安从来"的身心修炼之法。

长期的实践经验表明练习功法既可强身健体，又可祛病疗疾，其主要功能可以归纳为以下几个方面。

（一）练功可以为健康者起到预防保健的作用

"治未病"是中华文明对人类健康事业的巨大贡献，数千年后，这一观点仍然远高于今日盛行的康复理念。前者为主动的预防，而后者为被动的补救，"渴而掘井"的结果是可想而知的。

人类生活与自然环境和社会环境密切相关，而自然环境中的六淫邪气以及社会环境下的七情困扰，都会对人类的身心健康构成不同程度的威胁和侵害。《黄帝内经》指出："正气存内，邪不可干。"长期练功的人精力充沛，情绪乐观，对环境变化适应力强，较少罹患风寒暑湿等外感病证。现代研究也证明练习功法具有明显的消除身心疲劳，快速恢复体能，提高工作效率，增强免疫能力，有效防治疾病的作用。

（二）练功可以改善人体内环境，摆脱亚健康状态

社会发展，工作节奏加快，竞争激烈，人们所承受的身心压力也越来越大。长期的身心紧张会降低机体的免疫能力，引起人体生理功能失调，许多人因此而出现鬓发早白、紧张自闭、疲乏嗜睡、失眠健忘、颈肩僵硬、腰背酸痛等不适症状，由于工作紧张，加之上述症状时隐时现，时轻时重而无法得到及时、准确的医治，普通的运动及娱乐活动也无法从根本上消除这些有损身心健康的隐患。导引行气能调阴阳、和百脉、行气血，使人心平气静，内外和顺，肢体康健，因此，练习功法是现代人舒畅身心，保持健康的重要锻炼方法。

（三）练功可以疗伤祛病，是骨伤病患者的最佳选择

对患者来说推拿练功有别于接受医生治疗，是一种主动性的康复手段，所得到的效果是明显而有效的。练功治病与一般的身体锻炼不同，它主要针对疾病特点来选练功法动作，具有明确的治疗和康复目的。对筋骨与关节的急慢性损伤和骨伤疾病手术后的康复有很好的促进作用，是中医骨伤科的重要疗法之一。临床实践证明，练功疗法可提高患者整体活动能力并使伤肢适度活动以维护和改善其生理功能，对治疗筋骨损伤有推动气血流通和祛瘀生新的作用，可改善血液与体液循环，促进血肿、水肿的吸收和消散，加速骨折愈合，使关节、筋络得到濡养，防止筋肉萎缩、关节僵硬、骨质疏松，有利于功能恢复，是骨折及颈、肩、腰、腿等部位伤筋治疗的基本方法之一。

（四）练功可使气血通达内外，阴阳平和，调理脏腑

功法锻炼不仅能使患者肢体及关节的损伤得到康复，而且还可通过练功过程中对呼吸及意念的调节，疏通经络，调理脏腑。《黄帝内经》说："经脉者，所以决死生，处百病，调虚实，不可不通。"中医学认为，经络是人体周身气血运行和输布的通道，是把人体内外各部联结成统一整体的重要系统。"痛则不通，不通则痛"，经络系统保持通畅，人体气血正常循行，生命活动就得以维持。若经络系统出现异常，人体的机能活动就要发生障碍，产生疾病甚至死亡。而练功能使人气血循环旺盛，身轻体健，心情舒畅，脏腑功能改善，无论对于内、外、妇、儿各科病症，均有扶正祛邪，祛病延年的作用。

（五）练功是推拿术者提高疗效及强身自护的重要手段

推拿疗法自古就与气功导引结下不解之缘，《素问·异法方宜论》指出："中央者……其病多痿厥寒热，其治宜导引按跷，故导引按跷者，亦从中央出也。"按跷即按摩与运动结合；导引者，乃手舞足蹈，以意导气而行也，可见推拿疗法与气功导引在起源和功能作用上密切相关。时至今日，许多推拿流派及著名医师对于推拿练功一项仍然是大力提倡，身体力行。

推拿医生和患者均可运用不同的功法以加强手法治疗的临床效果，而从事推拿治疗的医生必须在保证自身身体健康，肢体协调有力的基础上，施用手法为他人治疗疾病，因此推拿医生进行功法锻炼尤为重要。推拿疗法是一种需要高度脑体结合的临床医疗技术，推拿医生不仅要通晓医理，熟知阴阳，还要具备良好的身体条件。也就是说，推拿医生不仅要有精明的头脑用以诊察疾病、确定治疗法则；还要有灵活的身手和强壮的劲力为患者祛病疗疾。当推拿临床之时，无针无药，对于损伤筋骨的患者，需要较大的力气以整骨理筋；而对于内伤病患及老弱之人，则需有较强的功力以调

理阴阳，扶正祛邪。因此，推拿医生更应深谙健身之道并身体力行，以使自身精力充沛，体魄强健，利己助人。

一名优秀的临床推拿医生首先要善于诊知患者病痛之关键所在，望、触、叩、听必须熟练掌握，其中触诊乃是推拿临床的重要诊断方法，要做到如《医宗金鉴》所言"一旦临证，机触于外，巧生于内"，手随心转，法从手出，就必须培养身心合一的良好素质，功法锻炼正是达至此等境界的不二选择。

准确的诊断是确保疗效的前提，而推拿治疗的临床结果如何则全凭施术者的手法来决定。手法效果的优劣不仅要靠通晓医术，更与推拿医者的操作技巧和体能息息相关，推拿手法的功力大小和施术技巧是决定临床疗效的关键。"有力、持久、均匀、柔和"是良好的手法所必须具备的要素，这就要求推拿医生不仅要有一定的指力、臂力、腰腿力等身体的绝对力量和掌握施展手法时所需的身形、步法；同时还要求推拿医生在施用手法治疗时气力绵长，呼吸均匀，刚柔相济。

推拿手法的目的是依靠力的"深透"，即所谓"力至病所"以治愈疾病。古人的经验表明，当医生与患者都处于练功状态时，利用"以意领气，意到气到"的气功原理，使"气至病所"，能够明显提高疗效。推拿所治之病，不在皮肤，均在筋肉、关节、经脉及脏腑之间，多非肉眼可见，要想提高疗效，并非一味地使用蛮劲，操作者必须以"透劲儿"施术，这种以指代针的治疗方法，要求医患之间的高度协调配合。医生应"手巧而心审谛"，以使患者心思集中，情绪安定，而医生本人在施术时亦应精神集中，巧妙灵活地施用手法，指力应"如以棉裹铁"，"法之所施，使患者不知其苦"。治疗过程中医生还可以适当地暗示诱导，使气感更易于向病灶传递，当"力至病所"乃至"气至病所"时，治疗可取得更好的效果。

综上可见，练功与推拿之间关系密切，练功可以使推拿医生身体强健，动作协调，诊断准确，手法操作得心应手。诚然，无论是推拿治疗中的施术者还是受术者，均应认真练功，强身健体，但是作为施术者来说，练功的作用更加重要。推拿医生通过练功可以增强体能，协调并提高脑体结合的能力，使庸者变强，强者更优；同时可具备必要的条件以指导患者进行功法锻炼，医患配合，治病救人。

推拿练功功法长期散见于民间，与民间气功功法同根同源，各行各业俱有多种功法广泛流传。新中国成立后，在党和政府的重视下，组织力量抢救和挖掘文化遗产，推拿及推拿练功得到了整理和发扬。

正确的功法锻炼可使某些疾病好转或痊愈，使体质虚弱者变得健康，使体质健康者更加强壮，对保持身心健康、提高工作耐力和效率、提高推拿临床的治疗效果均有良好作用。

第二节　推拿练功的要领

中华文明源远流长，历代先贤对于修身养性的探索从未停止，而练功以求健体强身，延年益寿，也是当今社会每一位追求健康生活者的美好梦想。对于初学者来说，面对几千年来先辈们殚精竭虑所创编及衍化出来的无数功法往往不知从何入手，不免望洋兴叹。然而，任何事物的发展变化都有一定的规律可循，任何功法都有其相似之处，正所谓"万变不离其宗"。要想学好功法，首先必须选定与自身状况适合的功法，明晰功理，掌握好练功要领，无论修炼哪一种功法，都会有的放矢，得心应手。

功法虽然种类繁杂，但任何功法都是由松静入手，通过调节姿势、呼吸和意念三个方面来达到修身养性的目的，这三个方面也就称为练功三要素。《拳经》有云"虽变化万端而理为一贯"，由此可见，学习并掌握了练功的关键所在，就可化繁为简，梦想成真。

但是，初学练功者切勿以为练习功法就是如此简单，不同门派、不同功法对于练功要领的具体运用各不相同。传统功法与道、儒、佛、医、武等各家各行关系密切，门派与功法之多，可想而知；除了流传下来的各派功法以外，近年来由于人们生活条件的改善，养生热随之兴起，许多新创编的健身功法也不断涌现出来。由于每一种功法的追求目的不同，因此对于三要素的具体运用各不相同；再有，某些功法受到创编者自身能力的制约，虽理法简单，却标榜过高，致使各种功法鱼龙混杂，良莠不齐。初练者未遇明师，常常不知从何入手；或学练功很长时间，但收效甚微；更有甚者，走火入魔，练出偏差。究其原因，往往是初学者的练功诉求与所选功法不符，以及没有很好地掌握正确的练功要领所造成的。

不同功法的差异之处表现在对于练功三要素的调节侧重各不相同。推拿练功以追求健康，强健肢体，提高手法治疗效果为目的。锻炼时以运动肢体为主，呼吸及意念调节为辅，下面所述练功要领为大多修炼者所共识，初学者宜据此为入门参照；学有所成者则应结合练功体会而自行斟酌。

（一）推拿练功时身体的调节要领

推拿练功的特点是以提高身体协调能力及增强肢体力量为主要目的，因此在练习过程中应以身体调节为重点。一般功法对身体姿势的要求为：头容正直，舌顶上腭，下颌微收，身体直立，沉肩垂肘，手指自然伸直；含胸拔背，松腰坐胯，收腹敛臀，膝腘空松，双足平行，足尖向前，与肩同宽。在功法练习过程中的身形转换，肢体开合均可以此作为参照。然而，推拿练功中的少林内功功法，动作刚猛有力，以追求肢体力量的快速增长为目的，四肢运用霸力，身体姿势要求昂首挺胸，背腰用力，撑臂翘腕，手指用力伸直；收腹提肛，双股绷紧，膝腘挺直，脚尖内扣，五趾抓地。在少林内功练习过程中的身型转换，肢体开合均可以上述要领为参照，但须切记松紧适度，外紧内松，躯干脏腑及周身各个关节应确保功能顺畅及运转灵活。

（二）推拿练功时呼吸的调节要领

调息虽然有多种呼吸方法，但由于推拿练功的特殊要求，行功时身体开合俯仰，运动幅度较大，肢体用力明显，对于初学者来说不免呼吸局促，因此推拿练功的呼吸要求在初始阶段以自然呼吸为好，可循序渐进，待练功者的肢体动作自然纯熟之时，方可开始有意识地调节呼吸。与内丹功法的"河车倒转"不同，一般功法修炼的调息方法多以顺腹式呼吸为主，待功夫深厚，可转为似有似无的龟息法。少林内功的呼吸则是以自然呼吸为主，讲究以力贯气，要求"以力带气，气贯四肢"，练功过程中往往根据动作的需要而提气用力，将气力灌注于四肢及掌指（趾），力求气血通达于四肢百骸，因此少林内功的锻炼方法有别于一般功法，并不强调吐纳意守，故有"练气不见气"之说，学练者应注意体会，切忌屏气，应量力而行。

（三）推拿练功时意念的调节要领

练功是将肢体运动与意念指引高度结合的锻炼方法，是在中国传统文化中孕育出的、特有的、在意念主导下的身心锻炼。练功过程中意念的调节有两种作用，第一是控制思维，使练功者排除杂念，专心一志进行锻炼；第二是指引锻炼的方向，使练功者始终保持清晰的目的性，以强化练功的效果。意念的调控是功法修炼中最为复杂的部分，太过或不及均会使练功失去内外平衡，轻则不达效果，甚则出现偏差。初学者的意念锻炼应顺其自然，采取循序渐进的方法，因势利导地进行锻炼。使意念若有若无，不可松懈，亦不可执着，更不可妄想。秉持恬淡虚无的心境，久之自会水到渠成，达到意领气行的练功状态。

（四）推拿练功时应以松静入手

"九层之台，起于累土；千里之行，始于足下"。松静自然，是功法锻炼过程中的最基本要求。不论何种功法，练功的哪个阶段都必须从松静入手，由"静极生动"，"无极而太极"。一般说来，松与静是在练功过程中同等重要并互相促进的，入静有助于放松，放松能更好地入静。在练功过程中，松静自然看似简单，但要真正悟解和做到，必须下一番功夫。"松"指身体状态而言，身体放松，并不是松懈或松散无力，而是松而不懈、松中有紧、紧而不滞。每一种功法对身体姿势都有一定的要求，要保持特定的身姿就必须使相应的肌群处于工作状态，这和理论要求的周身放松似乎有些矛盾。然而，正如古人所言"阳中寓阴，阴中有阳"，"孤阴不生，独阳不长"，没有绝对的放松，最低限度的肌群紧张正是使全身各部达到最大程度放松的必要措施。

"入静"即是调心，指练功时应排除杂念，内心安定，使修炼者进入物我两忘的练功状态。入静程度如何，反映出修炼者的功力深浅和练功状态的好坏，直接关系到练功效果。练习功法而不能进入安静状态则练功如做操，有形无意，无论如何勤奋也最终难以登堂入室。入静的练习方法与放松的方法一样需要循序渐进，以意念压制意念则意念更强；放任自流则会使心神散乱。唯有宁神静息，心存一念，似有似无，绵绵若存，坚持不懈，方能达到身心合一的上佳状态。

推拿练功的主要目的是协调身姿，增长气力，比如在少林内功的练习过程中，要求使用霸力，易筋经中的倒拽九牛尾、八段锦中的左右开弓、攒拳怒目等功势也是要求用力拉拽，因此推拿练功对于松静的要求相对宽松。但是，在行功时也必须保持动作协调，呼吸自然，外紧内松，松紧适度；动中有静，动静相兼。惟有如此，练功者方能练有所得，使四肢强健，骨壮筋柔，气血顺畅，阴平阳秘。

（五）推拿练功的注意事项

锻炼时应注意掌握练功要领以避免偏差的产生。推拿练功的偏差主要以身体损伤较为多见，这是由推拿练功的目的和锻炼方式所决定的。推拿练功专注于肢体功能的改善以及力量的增长，对呼吸与意念的调节相对简单，因此练功时应松紧适度，身法及动作转换时要轻灵协调；若贪求功力的快速增长反而会过度紧张，使用强力、暴力，亦会使肌筋疼痛，或关节受损。

练功不是呼吸训练，呼吸与动作的配合要和谐自然，切忌不顾功法特点而盲目追求所谓的呼吸模式而屏气用力，致使经脉闭阻，憋闷胀气。练功初起时意念的调理应可有可无，似有似无，随着功夫水平的逐步提高而轻松缓慢地徐徐把握，即可避免不良情绪的产生。

总之，练功要领是每一位初学者都必须首先学习和掌握的重要内容。从理论上有了正确的认识，在具体的练功实践中才能收到事半功倍的效果，健身祛病，益寿延年。反之，练功时急于求成，不仅因为锻炼不得要领而进展缓慢，导致事倍功半，而且极易出现偏差，影响身心健康。

第三节　常用功法

一、少林内功

少林内功是内功推拿的基础功法，原为武术强身的基本功，经历代辗转相传，至清末渐渐被内功推拿流派所采纳运用，作为该流派培养推拿术者身体素质的专业练功功法及临床配合手法治疗的医疗功法。

少林内功的锻炼方法有别于一般功法，它不强调吐纳意守，而是讲求以力贯气，所谓"练气不见气，以力带气，气贯四肢"。由此可知本功法名虽为"内功"，本质上却更接近于强身健体的外壮功法。但由于其具有极其明显的增长力气作用，坚持练习后可使习练者气力倍增，且出力平稳，收发自如，故为推拿从业者增长功力、助人利己的上上之选。

少林内功在锻炼中要求上下肢及躯干背腰侧肌肉用"霸力"，就是用足力气，脚尖内收，五趾抓地，足跟踏实，下肢挺直，两股用力内旋夹紧，躯干要挺拔，做到悬头、挺胸、收腹。上肢在进行各种锻炼时，要求凝劲于肩、臂、肘、腕、指；呼吸自然，与动作相协调，练功时力达于腰背、四肢，气助力行，灌于经脉，使气血循行畅通，荣灌五脏六腑、四肢百骸，以致阴阳平衡，气血充盈，因而能强身健体，扶正祛邪。

少林内功锻炼时，还必须注意的是虽然周身肌肉静止性用劲，但每一动作均要配合呼吸来完成，操练时要求呼吸自然，切忌屏气，以免受到伤害。即"外紧内松"，运动时要做到刚中有柔，刚柔相济；呼放吸收，力壮筋柔。

少林内功身正力猛，臂沉步稳，上下协调，久练可使精神饱满，食欲增加，睡眠沉实。现代科学认识到这种功法可以促进新陈代谢，增强消化功能，并使神经系统的功能得到调节。

（一）基本裆势

1. 站裆势

裆势

（1）并步站立，左足向左平跨一步，与肩等宽或略宽于肩，足尖略扣成内八字，五趾抓地，足跟踏实，双股用力向内旋夹双腿，双膝挺直，小腿外撑，使双下肢形成一股强大的静止性拧旋力，即霸力；外静内动，呈落地生根之势。

（2）头如顶物、端平，前胸微挺，项背腰脊正直，收腹敛臀。两肩端平，两肩胛骨用力夹紧对拢，上臂后伸，肘关节尽量伸直，腕背伸，四指并拢，拇指用力外展，双掌展平，两臂内旋，使四指指尖指向身体中线，成"直臂撑掌"势，精神贯注，自然呼吸或顺腹式呼吸（图4-1）。

按语

（1）本裆势为锻炼少林内功的主要基本站桩功势，要求运用霸力，挺胸收腹，舌抵上腭，呼吸自然，两目平视。身形要求为挺胸、夹肩、撑臂、直肘、伸腕、塌掌、并四指；下肢足尖略收成内八字站立，两脚内扣，五趾抓地。

（2）练习本裆势要做到三直四平。三直，即用霸力使腰直、臂直、腿直；四平，即头顶平、肩端平、掌展平、脚摆平。

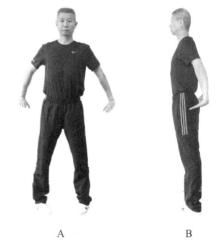

A   B

图4-1 站裆势

（3）本裆势以大腿内侧肌群，如耻骨肌、股薄肌、长收肌、短收肌以及大收肌等为主收缩夹紧，劲力由上贯下注足；上肢以背阔肌、大圆肌、三角肌后束为主使两臂后伸，用力使两肩胛骨内缘靠拢，并通过前臂桡侧肌群如桡侧腕长伸肌等使手腕背伸，拇长伸肌和指总伸肌等使手指伸直，凝劲于四肢，力达四末。

（4）四肢末端乃经脉起止之处，练习本势可促进四肢末梢气血循行畅通，使经脉气血外荣四肢百骸，内灌五脏六腑，平衡阴阳、调整脏腑功能，有固本培元之效。

2. 马裆势

裆势

（1）并步站立，左足向左平开一步，屈膝下蹲，两足距离略宽于肩，双髋外展，双小腿平行站立，足尖向前或微向内扣，两足跟微向外蹬，用霸力站稳。

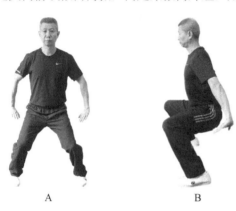

A

B

图 4-2　马裆势

（2）两上肢成直臂撑掌势；或两手平放两髋处，虎口朝内；上身直立，挺胸收腹，重心放在两腿之间。头如顶物，目须平视，呼吸自然（图 4-2）。

按语

（1）沉腰坐胯，挺胸收腹，两目平视，自然呼吸或顺腹式呼吸。

（2）本势以锻炼半腱肌、半膜肌、股二头肌、缝匠肌、股薄肌以及腓肠肌等下肢肌群为主，两腿屈曲下蹲，髋膝部外展并使足尖微向内扣，以其拮抗肌即股四头肌收缩，保持马步姿势；通过竖脊肌和腹直肌、腹外斜肌、腹内斜肌和腹横肌等的作用，以挺胸收腹，将重心放在两腿之间。

（3）本功势是锻炼下肢的基本功，所谓练"架力"的功夫，久练可下盘稳固，有健腰补肾之功。

3. 弓箭裆势

裆势

（1）并步站立，身向左旋，左足向左前方跨出一大步，距离可根据自己身体高矮取其自然；在前之左腿屈膝支撑，膝与足垂直，足尖微内扣；右腿在后挺直，膝腘绷紧，足尖外展约 30°～45°，足跟着地，成前弓后箭之势，用霸力站稳。

（2）上身略向前俯，身腿一线，收腹提肛，两臂后伸成直臂撑掌势或两手叉腰，头正肩平，全神贯注，呼吸自然（图 4-3）。

（3）此为左弓箭裆势；右弓箭裆势时，动作要领同左势，右腿在前，左腿在后。

按语

（1）前腿屈如弓，后腿直如箭，挺胸收腹，呼吸自然。

（2）本势是锻炼裆势的重要功势之一。要求成前弓后箭之势，即以髂腰肌、股直肌、阔筋膜张肌、缝匠肌，以及半腱肌、半膜肌、股二头肌、股内侧肌群和腓肠肌为主，使前腿屈髋屈膝；以股四头肌用力使后

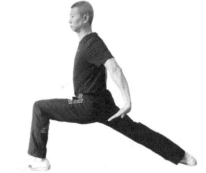

图 4-3　弓箭裆势

腿挺直。

（3）锻炼时要周身协调，有蓄力张弓之势，练至下盘稳固即可结合躯干及上肢动作。

4. 并裆势

裆势

（1）并步站立，两足跟微微向外蹬，足尖并拢，五趾着实，用霸力站稳。

（2）两上肢成直臂撑掌势（图4-4）。

按语 本功势动作要领及锻炼功效同站裆势。

5. 大裆势

裆势

（1）左足向左分开一大步，双足微呈内八字、双腿挺直，用霸力站稳。

（2）两上肢成直臂撑掌势（图4-5）。

按语 本功势动作要领及锻炼功效同站裆势，并可拉伸股内侧肌群及增强其力量。

6. 悬裆势

裆势

（1）左足向左横开一大步，两足距离较马裆势稍宽或相距三足之远，屈膝半蹲，霸力站稳。

（2）两手动作与马裆势相同，故又称大马裆（图4-6）。

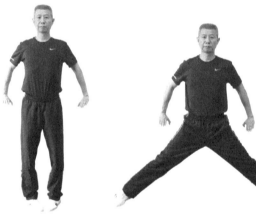 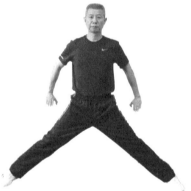 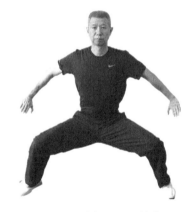

图 4-4 并裆势　　　　　　图 4-5 大裆势　　　　　　图 4-6 悬裆势

按语 本功势动作要领及锻炼功效同马裆势，但强度更高。

（二）基本功势

1. 前推八匹马

功势

（1）预备姿势：先取站裆势或自选裆势站立，然后双手翻掌上提，置于腰间，掌心向上，呈仰掌护腰势，蓄势待发。

（2）先用力将两上臂后伸，屈肘使双掌提至两胁。

（3）用霸力将双掌从胁下向前推出。两掌心相对，拇指伸直，四指并拢，蓄劲于肩、臂、指端，使两臂徐徐运力前推，以肩与掌指成直线为度。胸须微挺，臀略收，头正项直，两目平视，勿屏气（图4-7）。

（4）慢慢屈肘将手臂回收至腋下，然后双手翻掌下按，呈直臂撑掌势，或恢复成原裆势。

按语

（1）指臂蓄力，五指运气慢推，两目平视，呼吸顺畅。

（2）本势为内功推拿的基础功法，前推时要求蓄力于肩、臂、指端，两臂运力，其中尤以肱三头肌为主，徐徐向前推动。

（3）此势主要以锻炼肱三头肌为主，是练习擦法、平推法、推荡法的主要功法之一。

（4）两手自腋下胁肋两侧向前推出，使气机蓄于中焦而发于两胁，故能疏肝利胆，健脾和胃，促进胃肠功能。

2. 倒拉九头牛

功势

（1）预备姿势：先取站裆势或自选裆势站立，然后双手翻掌上提，置于腰间，掌心向上，呈仰掌护腰势，蓄势待发。

（2）屈臂提肘，使双掌上提至两胁；然后将两掌沿腋下前推，边推边将前臂渐渐内旋，手臂完全伸直时，虎口正好朝下。四指并拢，拇指用力外展，腕、肘伸直，力求与肩相平。

（3）五指由掌化拳如握物状，劲注拳心，旋臂，拳眼朝上。

（4）将双拳用力回收，同时前臂渐渐外旋使拳心向上，待双拳回收至腋下时化拳为掌。胸须微挺，臀略收，头正项直，两目平视，勿屏气（图4-8）。

（5）双手翻掌下按，呈直臂撑掌势，或恢复成原裆势。

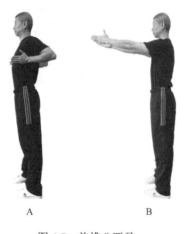

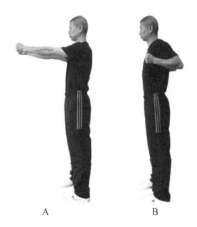

图4-7　前推八匹马　　　　　　　　　　图4-8　倒拉九头牛

按语

（1）立掌旋推，劲注掌心，肘腕伸直，力求肩平，再化拳用力后拉。

（2）本势前推时，要以肩胛下肌、胸大肌、背阔肌及大圆肌的练习为主，边推边将前臂内旋，当手臂伸直时，虎口正好朝下；再翻掌握拳，拳眼朝上，以肱二头肌、肱肌、肱桡肌以及旋前圆肌收缩，劲注拳眼，由前向后用力拉拽，犹如倒拉九头牛之势。

（3）本功势久练可疏肝利胆，健脾和胃，增强脾胃消化功能。

3. 霸王举鼎

功势

（1）预备姿势：先取马裆势或自选裆势站立。然后双手翻掌上提，置于腰间，掌心向上，呈仰掌护腰势，蓄势待发。

（2）双手仰掌缓缓向前上方托起，同时双前臂内旋外翻，双肘外撑。

（3）双手托举过于肩时，伸臂挺肘，虎口相对，犹托重物；蓄力徐徐上举，四指并拢，拇指外展，两目仰视手背，呼吸自然（图4-9）。

（4）旋腕翻掌至掌心相对，四指指端朝上，拇指外分，蓄力而下，渐渐收回至腰部。

（5）双手翻掌下按，两臂后伸，起身成直臂撑掌马裆势，或恢复成原自选裆势。

按语

（1）伸臂挺肘，仰掌上举时，应立项松肩，身姿挺拔。

（2）本势上举时，要求过肩旋腕翻掌，以锻炼桡侧腕长伸肌、桡侧腕短伸肌及所有伸指肌为主，使腕关节尽量背伸，挺肘缓缓上举。

（3）练习此势可使大脑的血液灌注量增加，有提神醒脑的作用。

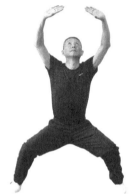

图4-9 霸王举鼎

4. 凤凰展翅

功势

（1）预备姿势：先取站裆势或自选裆势站立。然后双手翻掌上提，置于腰间，掌心向上，呈仰掌护腰势，蓄势待发。

（2）端掌抬臂，双掌抬至胸前化成立掌交叉，左外右内；然后双掌向前徐徐推出，掌心向外下。

（3）由立掌渐化为俯掌，两臂尽力伸直，缓缓用力向左右外分，形如展翅；四指并拢，拇指外展，指尖上翘。头如顶物，两目平视，立身中正，切勿抬肩，呼吸随意（图4-10）。

（4）两手旋腕翻掌，掌心向上，双臂蓄劲徐徐内收，使双手于体前成仰掌交叉，左下右上；然后屈肘将双掌收至腰间。

（5）双手翻掌下按，两臂后伸，成直臂撑掌站裆势，或恢复成原裆势。

按语

（1）立掌交叉，用力外展，肩肘腕平齐，指尖微翘，如飞鸟展翅；蓄劲外展、内收。

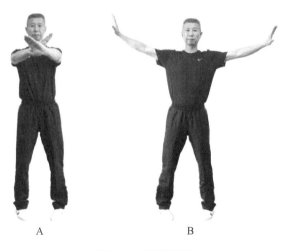

A B

图4-10 凤凰展翅

（2）本势外展时，以桡侧腕伸肌、尺侧腕屈肌、掌长肌、指浅屈肌和指深屈肌的练习为主，化立掌为俯掌，并通过三角肌、冈上肌等上臂肌群的收缩锻炼，使两臂用力缓缓向左右外分，形如凤凰展翅。

（3）此势使胸廓扩张，上焦气机得以舒展，有宽胸理气、宣肺降逆的作用。调整气机，使亢逆之肝阳下降，故能防治高血压、眩晕等疾病。

5. 两手托天

功势

（1）预备姿势：先取站裆势或自选裆势站立。然后双手翻掌上提，置于腰间，掌心向上，呈仰掌护腰势，蓄势待发。

（2）两手仰掌上托，掌心朝天，缓缓上举。肩松肘直，腕背伸用力，指端着力，两目上视，头如顶物（图4-11）。

（3）蓄力徐徐而下，掌根外旋，双掌四指并拢分向左右，至胸部旋腕变仰掌收回护腰。

（4）由仰掌化俯掌下按，两臂后伸，成直臂撑掌站裆势，或恢复成原裆势。

按语

（1）松肩挺肘，仰掌上托，掌心朝天，腕背伸，指端运劲，两目上视。

（2）本势仰掌上托时，以三角肌、冈上肌、斜方肌、前锯肌等蓄力为主，蓄力上举，犹如力士托天。可增强肩背部的肌肉力量。

6. 顺水推舟

功势

（1）预备姿势：先取站裆势或自选裆势站立。然后双手翻掌上提，置于腰间，掌心向上，呈仰掌护腰势，蓄势待发。

（2）伸臂，提肘，两掌徐徐从两胁向前推出，肘渐伸直，边推边转掌使掌心向外，虎口朝下，四指并拢，拇指外展；再旋臂至掌心相对，拇指向上，然后尽力掌屈腕关节至指尖相对，腕似环形，头勿低，身勿倾，力求掌肘肩平（图4-12）。

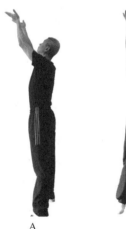 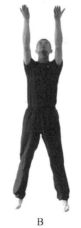

A   B

图 4-11　两手托天

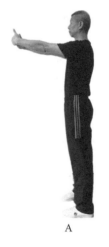 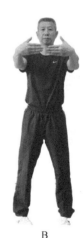

A   B

图 4-12　顺水推舟

（3）背伸腕关节至肩、臂、腕、指平直，然后蓄力慢慢屈肘收掌，置于两胁。

（4）由仰掌化俯掌下按，两臂后伸，成直臂撑掌站裆势，或恢复成原裆势。

按语

（1）直掌运劲慢推时旋臂挺肘，内外翻腕，状似舟行水中，左右荡漾。

（2）本势直掌前推时，要求以肩胛下肌、胸大肌、背阔肌、大圆肌及上臂肌群蓄力，边推边内旋前臂，同时通过桡侧腕长伸肌、桡侧腕短伸肌、尺侧腕伸肌及所有伸指肌的收缩，背伸腕关节，待推足后其形似环。

（3）本功势可增强躯干及上肢力量与肢体的协调能力。

7. 怀中抱月

功势

（1）预备姿势：先取站裆势或自选裆势站立。然后双手翻掌上提，置于腰间，掌心向上，呈仰掌护腰势，蓄势待发。

（2）两仰掌由腰部上提，化竖掌在胸前交叉，左前右后（图 4-13），缓缓向左右外分，臂肘微曲，指端朝左右，掌心朝前须与肩平。

（3）旋臂翻掌，两指端向下，掌心朝内，慢慢蓄劲，上身略前倾，两手势如抱物，由上而下，再由下而上徐徐抄起；起身，仍竖掌回收于胸前交叉。

（4）由胸前化俯掌下按，两臂后伸，成直臂撑掌站裆势，或恢复成原裆势。

按语

（1）旋臂翻掌，上身略向前倾，指端向下，双臂内收抱月时双下肢挺直，勿屈膝。

（2）本势以锻炼胸大肌、背阔肌、大圆肌以及肱二头肌等为主，可增强肌肉的力量。

（3）本功势开合俯仰，拉伸下肢经筋，久练亦可疏肝理气，强腰壮肾，通利三焦。

8. 仙人指路

功势

（1）预备姿势：先取并裆势或自选裆势站立。然后双手翻掌上提，置于腰间，掌心向上，呈仰掌护腰势，蓄势待发。

（2）右掌上提至胸前变立掌而出，四指并拢。拇指外展伸直，手心内凹成瓦楞掌，臂肘蓄力，运劲立掌向前推出（图 4-14）。

（3）右臂推直后屈腕握拳，蓄劲内收；边收边外旋前臂，右手收回腰间后化仰掌置于腰部。

（4）左手动作与右手相同，唯方向相反。

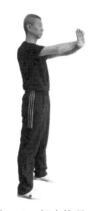 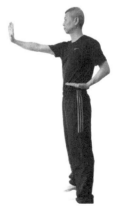

图 4-13　怀中抱月　　　　　　　　图 4-14　仙人指路

（5）双掌由仰掌化俯掌下按，两臂后伸，成直臂撑掌并裆势，或恢复成原裆势。

按语

（1）手心内凹，如同瓦楞，臂指蓄力，运劲于手掌尺侧用力前推。

（2）本势前推时，要求立掌，并通过骨间掌侧肌、拇长伸肌，以及蚓状肌等，使四指并拢，拇指伸直，运力向前推出。

（3）本功势久练可增强双掌劈砍之力，是推拿中叩击类手法重要的练习功势之一。

9. 单掌拉金环

功势

（1）预备姿势：先取站裆势或自选裆势站立。然后双手翻掌上提，置于腰间，掌心向上，呈仰掌护腰势，蓄势待发。

（2）左手不动，伸右臂提肘，右手掌向前推出，边推边将前臂内旋，使虎口朝下，掌心朝外，四指并拢，拇指外展，蓄劲于肩臂。肘腕伸直时，以掌侧着力，右掌由立掌化成反掌；松肩，身体正直，两目平视，呼吸随意（图4-15）。

（3）右手握拳，使劲注掌心，旋腕，渐由反拳化为立拳，拳眼朝上，用力回收于腰间，化仰掌护腰。

（4）左手动作与右手相同，唯方向相反。

（5）双手翻掌下按，两臂后伸成直臂撑掌站裆势，或恢复成原裆势。

按语 本功势动作要领及作用与倒拉九头牛势相同。

10. 平手托塔

功势

（1）预备姿势：先取站裆势或自选裆势站立。然后双手翻掌上提，置于腰间，掌心向上，呈仰掌护腰势，蓄势待发。

（2）两手仰掌慢慢向前运劲平推，拇指向外，保持平掌运行，直至手与肩平（图4-16）。

（3）缓缓屈肘，掌心向上，手指用力平伸，犹如托物在手，蓄劲收回腰间。

（4）由仰掌化俯掌下按，两臂后伸，成直臂撑掌站裆势，或恢复成原裆势。

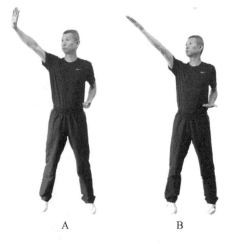

A   B

图4-15　单掌拉金环

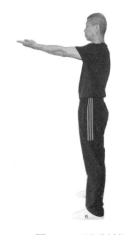

图4-16　平手托塔

按语

（1）仰掌运劲前推，拇指外旋，肘直掌平如托物。

（2）本功势前推时，要求以冈下肌、小圆肌为主，使前臂外旋，保持手掌平行，慢慢向前推出。

（3）本功势动作平实，运力稳健，久练可增强推拿手法平托、端提之力。

11. 运掌合瓦

功势

（1）预备姿势：先取站裆势或自选裆势站立。然后双手翻掌上提，置于腰间，掌心向上，呈仰掌护腰势，蓄势待发。

（2）运劲于左臂，力贯指尖向前推送，左手由仰掌化俯掌；松肩沉肘，臂微曲，拇指外展伸直，四指指端朝前，掌心向下，手心内凹成瓦楞掌。

（3）翻掌旋腕变仰掌徐徐收回，待近胸时右手仰掌即变俯掌在左掌上交叉，掌心相合，慢慢向前推出，掌心向下，左手仰掌收回腰部（图4-17）。

（4）右手旋腕变仰掌徐徐收回至腰间，两手同时化俯掌下按，两臂后伸，成直臂撑掌站裆势，或恢复成原裆势。

按语

（1）本势需用瓦楞掌式发力运掌，俯仰反转。

（2）本势前推时，通过旋前圆肌、旋前方肌和肱桡肌的收缩，使仰掌化俯掌，而后再运力向前推出。

（3）本功势双掌一推一收，可增强相关肌肉力量及协调性，有利于前臂旋转及推扳手法的灵活运用。

12. 风摆荷叶

功势

（1）预备姿势：先取站裆势或自选裆势站立。然后双手翻掌上提，置于腰间，掌心向上，呈仰掌护腰势，蓄势待发。

（2）两臂后伸、提肘，两仰掌从胁部运劲向前上方推出，高与胸平时双掌相叠，左在右上；向前推足，然后即缓缓向左右外分，肩、肘、掌须平，成直线形，拇指外侧着力，使两手平托成水平线，头如顶物，目光平视，呼吸自然（图4-18）。

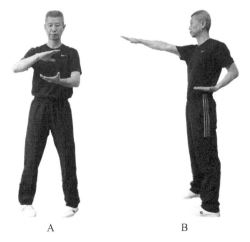

A　　　　B

图4-17　运掌合瓦

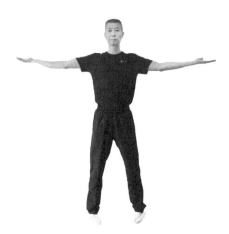

图4-18　风摆荷叶

（3）两仰掌慢慢合拢，右下左上，交叉相叠，再回收于腰部。

（4）由仰掌化俯掌下按，两臂后伸，成直臂撑掌站裆势，或恢复成原裆势。

按语

（1）仰掌交叉前推，左上右下；前臂外旋，挺肘拉开，肩肘腕掌平齐。

（2）本势仰掌于腰部，通过肱三头肌等的收缩，运劲向前推足，然后以三角肌、冈上肌等上臂肌群为主，缓缓向左右外分，使两手平托成水平线，久练可增强肩部及上臂的力量。

（3）本功势双上肢开合运动，具有宽胸利膈，宣肺理气的作用。

13. 单凤朝阳

功势

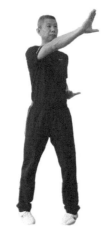

图 4-19 单凤朝阳

（1）预备姿势：先取站裆势或自选裆势站立。然后双手翻掌上提，置于腰间，掌心向上，呈仰掌护腰势，蓄势待发。

（2）右仰掌运力由腰间向左上方推出，边推边旋腕变俯掌；推足后再缓缓运向右前上方，随即旋腕翻掌，收回腰间，仰掌护腰（图4-19）。

（3）左手动作与右手相同，唯方向相反。

（4）由仰掌化俯掌下按，两臂后伸，成直臂撑掌站裆势，或恢复成原裆势。

按语

（1）旋腕翻掌，蓄力外展，缓缓运转，形似圆环。

（2）本势翻掌旋臂，运掌如环，一气呵成。以三角肌、冈上肌及手臂肌群运力向左上伸展，推足后再以胸大肌、背阔肌、三角肌、肱三头肌长头等为主，缓缓运向右下方。

（3）可增强上肢、肩背及腰腹肌肉的力量。

14. 顶天抱地

功势

（1）预备姿势：先取大裆势或自选裆势站立。然后双手翻掌上提，置于腰间，掌心向上，呈仰掌护腰势，蓄势待发。

（2）仰掌上托过肩部时旋腕翻掌，掌根外翻，指端内旋相对，徐徐上举，待推足后，旋腕翻掌，慢慢向左右外分下抄，同时身向前俯，两掌逐渐合拢，拇指外分，指尖相对，掌背尽量贴近地面（图4-20）。

（3）两掌如抬重物缓缓提到胸部，上身随势而起，双手仰掌外分护于腰部，双目平视。

（4）两仰掌化俯掌下按，两臂后伸，成直臂撑掌大裆势，或恢复成原裆势。

按语

（1）仰掌上托，过肩旋腕翻掌，掌心朝上，指端相对；两手翻掌外分下抄，身向前俯，双膝挺直，两掌合拢相叠，如抱物上提。

（2）本势仰掌上托时，要求过肩后旋腕翻掌，以桡侧腕长伸肌、桡侧腕短伸肌、尺侧腕伸肌及所有伸指肌的收缩，使腕关节尽量背伸，挺肘缓缓上举；推足后以桡侧腕屈肌、尺侧腕屈肌、掌长肌、指浅屈肌、指深屈肌和拇指屈肌等为主，旋腕翻掌，再徐徐向左右外分下抄，同时身向前俯，两掌合拢相叠，缓缓提起，通过骶棘肌的作用，身体随势而起。

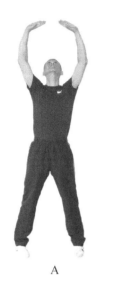
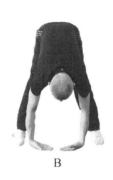
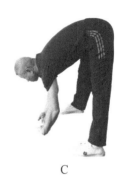

A   B   C

图 4-20 顶天抱地

（3）此势可强健筋骨，补肾强腰，增强腰、腹、上肢的力量，并可增强下肢柔韧性。

15. 力劈华山

功势

（1）预备姿势：先取站裆势或自选裆势站立。然后双手翻掌上提，置于腰间，掌心向上，呈仰掌护腰势，蓄势待发。

（2）抬臂屈肘，两手在上胸部成立掌交叉，左外右内。

（3）两立掌缓缓向左右撑开，两肩松开，肘部微曲，四指并拢，拇指用力外展，掌心向前（图 4-21）。

（4）头正肩平，两目平视，两臂同时用力下劈，连续 3 次；双掌回收，至胸前成立掌交叉。

（5）双掌由胸前回收，成仰掌护腰势；再由仰掌化俯掌下按，两臂后伸，成直臂撑掌站裆势，或恢复原裆势。

按语

（1）竖掌交叉，以手掌尺侧蓄力左右分撑；用力下劈时肩部切忌僵滞，以免损伤。

（2）本势立掌交叉，向左右撑开；当两臂成水平线向下劈时，要求使斜方肌、背阔肌、胸大肌、大圆肌、肩胛下肌以及上臂肌群等蓄力，力贯手掌小鱼际一侧，连续用力劈砍 3 次。

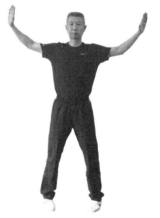

图 4-21 力劈华山

（3）练习本功势，使胸廓扩张，上焦气机得以舒展，可宽胸理气、疏肝利胆、调整气机。

16. 饿虎扑食

功势

（1）预备姿势：先取站裆势或并裆势站立。然后双手翻掌上提，置于腰间，掌心向上，呈仰掌护腰势，蓄势待发。

（2）左足向前迈出一大步成大弓箭裆势，两仰掌化竖掌前推，同时两前臂内旋，两腕背伸，掌面向前，虎口朝下，指尖相对，腰随势前俯，前腿蓄势欲冲，后腿绷直勿松。

（3）五指内收握拳，旋腕，拳眼朝天，双臂蓄力，屈肘收回；身体随势而起，左足收回，成仰掌护腰势（图 4-22）。

（4）此为左势；右势与左势动作相同，唯左右相反。

（5）由仰掌护腰化俯掌下按，两臂后伸，成直臂撑掌站裆势，或恢复成原裆势。

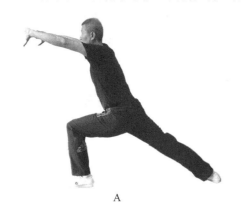 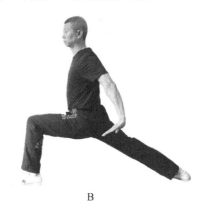

A　　　　　　　　　　　　　　　　B

图 4-22　饿虎扑食

按语

（1）仰掌旋推，劲注掌心；胸向前俯，腰向前伸，后腿绷紧，周身一体。

（2）本势前推时，以旋前圆肌和旋前方肌为主，化仰掌为竖掌，同时以肩胛下肌、胸大肌、背阔肌和大圆肌收缩使前臂内旋，桡侧腕长伸肌、桡侧腕短伸肌、尺侧腕伸肌及所有伸指肌收缩使两腕背伸，背、腿、腰也随势前俯。推足后，握拳旋腕，屈肘紧收，身体随势而直。

（3）本功势全身用力，前扑后蹬，势如猛虎；久练可增强腰背部、上肢和下肢的整体力量，使骨健筋强。

17. 乌龙钻洞

功势

（1）预备姿势：先取站裆势或并裆势站立。然后双手翻掌上提，置于腰间，掌心向上，呈仰掌护腰势，蓄势待发。

（2）左足向前迈出一大步成大弓箭裆势；两掌并行，掌心相对，徐徐前推，边推边掌心向下逐渐化成俯掌，指端向前，上身随势前俯，后腿绷直，呈前弓后箭之势。双下肢以霸力蓄劲站稳，身肢一体。

（3）推足后旋腕，蓄力回收，边收边转掌心慢慢朝上；左足收回，身体随势而起，仰掌护腰。此为左势（图 4-23）。

（4）右势与左势动作相同，唯左右相反。

（5）由仰掌护腰化俯掌下按，两臂后伸，成直臂撑掌站裆势，或恢复成原裆势。

按语

（1）本势运劲前推时，要求全身平直，上身随势前俯，尽力伸展。

（2）本功势上身随势前俯，当掌心相对前推时，要求以肩胛下肌、大圆肌、旋前圆肌和旋前方肌收缩，边推边转掌心向下，由竖掌化俯掌，力贯指尖。推足后以冈下肌、小圆肌和旋后肌为主，边收边掌心朝上，化俯掌为仰掌护腰，上身随势而直。

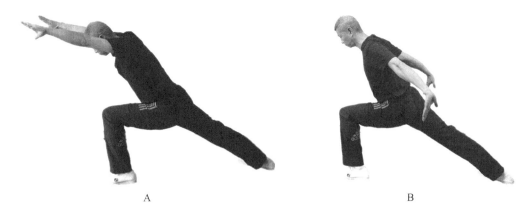

A   B

图 4-23 乌龙钻洞

（3）练习本功势可增强腰部、上、下肢力量，并使全身筋脉伸展，灵活敏捷。

18. 海底捞月

功势

（1）预备姿势：先取大裆势或自选裆势站立。然后双手翻掌上提，置于腰间，掌心向上，呈仰掌护腰势，蓄势待发。

（2）两手仰掌徐徐上提，至双掌高与肩平时向左右分开，然后旋腕翻掌使掌心朝下，同时腰向前俯，两掌由上而下合抱于体前，腰背蓄劲，双腿绷直，五趾抓地（图 4-24）。

（3）腰背、两臂运劲，掌心指端着力，双掌慢慢提抱而起，至高与胸平时双手下落成仰掌护腰势，上身随势而直，目须平视。

（4）由仰掌护腰化俯掌下按，两臂后伸，成直臂撑掌大裆势，或恢复成原裆势。

按语

（1）翻掌分推，胸背运劲，力注掌心；身体前俯，腰向前探，双腿绷紧，膝腘挺直。

（2）本势仰掌以冈上肌、三角肌、前锯肌、斜方肌蓄力为主，将两臂缓缓上提，并通过三角肌和冈上肌等使两臂向左右分推，旋腕翻掌后以腹肌的收缩使身体微向前俯，同时以胸大肌、背阔肌、大圆肌等蓄力，将两掌由上而下，再由下而上慢慢抄起，形如水中捞月。

（3）本功势多取大裆势练习，相较于前势，更注重下盘功夫。俯身探腰，运劲于上肢，如捞重物，久练可强腰壮肾，强筋健骨，增强腰腹和上肢的力量。

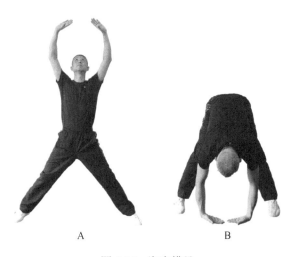

A   B

图 4-24 海底捞月

19. 三起三落

功势

（1）预备姿势：先取站裆势或自选裆势站立。然后双手翻掌上提，置于腰间，掌心向上，呈仰掌护腰势，蓄势待发。

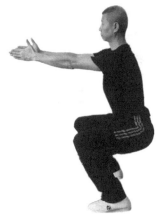

（2）两膝屈曲下蹲，同时两手立掌前推，掌心相对，四指并拢，指尖向前，拇指运劲外展后伸。头正项直，立身中正，两目平视（图4-25）。

（3）两掌向前推足后，再用劲后收，同时慢慢起立，待立直时两掌正好收至两胁，往返3次，用劲应均匀。

（4）由立掌化俯掌下按，两臂后伸，成直臂撑掌站裆势，或恢复成原裆势。

按语

（1）指臂蓄力，前推下蹲，用劲后收，随之立起。

（2）本势以前推八匹马为基础，在前推与回收的同时，配合身体的下蹲与站立，连续3次。当屈膝下蹲时，以髂腰肌、股直肌、阔筋膜张肌、缝匠肌（屈髋关节）以及半腱肌、半膜肌、股

图4-25 三起三落

二头肌、缝匠肌、股薄肌和腓肠肌（屈膝关节）为主，使身体下沉，在此同时要求肩臂运力徐徐前推；当站立时，则以臀大肌、股二头肌、半腱肌、半膜肌（伸髋关节）以及股四头肌（伸膝关节）为主，使身体站立，同时，上肢蓄劲而收。

（3）本功势上、下肢同时练习，可强壮筋骨，增强上、下肢肌肉的力量及改善髋、膝关节功能。

二、易筋经

何为"易筋经"？"易"字由日月组成，有简单、变化、恒常之意；"经"为具有权威性的著作、传统经典著作，如经书、经典、道经、佛经。

作为易筋经中的主要内容，"筋"的理解至关重要。"筋"是中国医学对人体某些软组织的特殊认定，它不仅包括了肌肉、肌腱、韧带、筋膜、关节等现代医学的解剖概念，古人甚至将皮内、骨外所有触摸得到的条索状物皆称作"筋"，"然筋人身之经络也，骨节之外，肌肉之内，四肢百骸，无处非筋……"足见其涵盖范围之广泛，地位之重要。

易"筋"可使人肢体矫健，动作协调，肌肉有力，身体健康。《易筋经》即为可以使习练者强筋健骨，祛病强身，延年益寿的练功宝典。

古代文献中易筋经所留的文字不多，目前所见最具权威性的记载当属清咸丰八年潘霨所著的《卫生要术》和民国十九年由张瑶整理出版的清光绪年间周守儒所著之《增演易筋洗髓内功图说》。

本教材遵古纳新，以《卫生要术》和《增演易筋洗髓内功图说》中所载图文为蓝本，兼采众家之长，希望如编者所愿，使习练者"内外兼备，性命双修"。

（一）基本步势

步势是指练习易筋经功法时，下肢所采用的各种站立方法，主要有站立势、丁字步势、弓箭步势、马步势等基本步法。

1. 站立势

步势 身体直立，心平气定，神态安详。头如顶物，平视前方，舌顶上腭，双唇微合，下颌略收。含胸拔背，收腹直腰，敛臀提肛。松肩垂臂，双手自然置于体侧。

（1）并步站势：双腿并拢，双足并拢。

（2）开立步站势：左足向左横跨一步，双足距离与肩同宽，双足平行，足尖向前。

要领 身体正直，腰胯虚撑，双腿直立，两腘空松，全足掌着地。平心静气，神情自然。

2. 丁字步势

步势 此步势一虚一实，虚实分明。支撑腿屈膝半蹲，足尖向前外方，全足掌着地，支撑60%～70%以上的体重，为实；另一腿斜向前外方移动半步，屈膝半蹲，足跟提起以前足掌着地，与支撑足约成45°，足跟距支撑足足弓处一拳左右，支撑不到30%～40%的体重，为虚。

要领 身体朝向虚足足尖方向，目随身转，重心后坐，双腿分虚实。平心静气，神情自然。

3. 弓箭步势

步势 一足向前跨出一大步，屈膝前弓，足尖向前，膝与足尖约成一直线（垂直于地面）；后腿蹬直，足尖斜向前45°～60°，两足全掌着地。

要领 身体正直，胯随腰转，双腿前弓后蹬，双足掌着地；松肩垂肘，双拳护腰。平心静气，神情自然。

4. 马步势

步势 两脚左右分开，略宽于肩，两足平行，足尖向前，全足掌着地，屈膝半蹲，重心落于两腿之间，圆裆撑胯，膝胫垂直于地面。

要领 身体正直，开胯圆裆，足掌着地，足尖向前；松肩垂肘，双拳护腰。平心静气，神情自然。

（二）功法演练

第一势 韦驮献杵

原文 立身期正直，环拱手当胸；气定神皆敛，心澄貌亦恭。

语释 站立要正直，双手合抱当与胸平；平心静气，精神内守，心地纯净，面容庄重而平和。

功势

（1）预备：并步站立。身体直立，心平气定，神态安详。头如顶物，平视前方，舌顶上腭，双唇微合，下颌微收。含胸拔背，收腹直腰，敛臀提肛。松肩垂臂，双手自然置于体侧。以下各式中预备式均与此相同。

（2）两臂展平：左足向左横跨一步，与肩同宽，呈开立步站式。两臂外展至与肩平，掌心向下，肘、腕、指自然伸平。

（3）抱掌合拢：缓慢收拢合掌，掌心相叠，左外右内，拇指尖相对。在此势停留行功，注意调整呼吸（图4-26）。

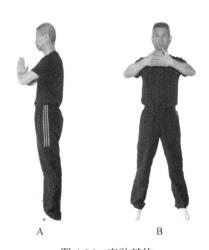

A   B

图4-26 韦驮献杵

（4）收势：双手同时缓慢落于体侧，收左足回预备姿势。

按语

（1）本势为调身、调息、调心的基本功法，是易筋经训练的基础。

（2）锻炼三角肌、肱二头肌、桡侧腕伸肌群、前臂旋前肌群、肛门括约肌等，久练增强臂力和肩关节悬吊力，有利于手法持久力的维持，并可镇静安神，使气机协调、血脉畅达。

第二势　横担降魔杵

原文　足指挂地，两手平开；心平气静，目瞪口呆。

语释　足趾抓地，两手水平展开；心气平和，呼吸均匀，面容平和。

功势

（1）预备：同第一势。

（2）翻手提掌：左足向左横跨一步，与肩同宽，呈开立步站式。双手翻掌，掌心朝上，指端相对，上提至胸前；身体直立，双目平视前方。

（3）平掌前推：转四指指尖向前，拇指尽力外展，缓慢向前推出至肘臂伸直，高与肩平。

（4）提气担杵：双手用力，双臂平直向身体两侧展开呈一字形。双手翻掌心向下，同时上翘双掌，并脚趾抓地。双腿用力伸直，下颌微收，咬牙，怒目平视。在此势停留行功，注意调整呼吸（图4-27）。

（5）收势：缓慢落下双手并放松周身，收左足回预备姿势。

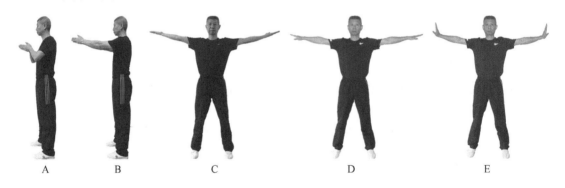

A　　　　　B　　　　　C　　　　　D　　　　　E

图4-27　横担降魔杵

按语

（1）锻炼三角肌、肱三头肌、前臂伸肌群、股四头肌、腓肠肌、趾伸肌群、肛门括约肌、眼轮匝肌、咬肌等，久练增强臂力、腿力。

（2）协调气机，强壮身体，调节身体的平衡性及上肢耐力；有利于一指禅推法、滚法、揉法、振法等手法的稳定和持久性训练。

第三势　掌托天门

原文　掌托天门目上观，足尖着地立身端；力周骸胁浑如植，咬紧牙关不放宽；舌可生津将腭抵，鼻能调息觉心安；两拳缓缓收回处，用力还将夹重看。

语释　双掌上托于前额上方，目光随手向前上凝视，足趾抓地，身立端直；力量充满双腿，浑然如大树一样生根，牙齿咬紧；舌抵上腭以生津液，鼻息调匀则心神安定；两拳缓慢收回原位，双臂用力犹如夹持重物。

功势

（1）预备：同第一势。

（2）提掌平胸：左足向左横跨一步，与肩同宽，呈开立步站势。双手翻掌，掌心朝上，指端相对，上提至胸前。

（3）翻掌托举：双手翻掌心向上，指尖相对，托举过头，罩于天门穴上方。两臂稍屈，腕背伸，四指并拢，指尖相对，拇指外展。

（4）提踵上观：上提双踵，足趾着地，双腿伸直，头略后仰，意视天门。在此势停留行功，注意调整呼吸。

（5）收势：结束前，先深吸一口气，同时双掌旋握变拳；然后双手徐徐下落并呼气，同时缓慢落下足跟，收左足回预备姿势（图4-28）。

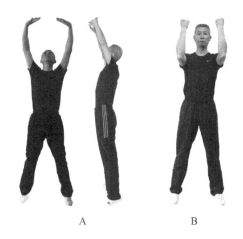

A　　　　B

图4-28　掌托天门

按语

（1）锻炼上肢屈伸肌群、斜方肌、背阔肌、腓肠肌、肛门括约肌等；锻炼腕力、掌力、臂力、腿力，提高整体的稳定协调性。

（2）有利于滚法、按法、抖法、搓法的功力和持久训练。

第四势　摘星换斗

原文　只手擎天掌覆头，更从掌中注双眸；鼻端吸气频调息，用力收回左右侔。

语释　一手高举，手掌覆于头顶，双目凝视掌心；鼻中吸入清气并持续调节呼吸，收回手臂时应保持力度，左右动作相同。

功势

（1）预备：同第一势。

（2）握拳护腰：左足向左横跨一步，与肩同宽，呈开立步站势。两手握拳，拳心向上，分置腰间。

（3）转身旋臂：身体略向右转，双手变掌，左手自左侧腰间向右下方移动至右胯前，掌心向下；右掌随右臂向后旋移至背部。

（4）举手摘星：身体右转，右手随身体向右前上方扬起，臂微弯，掌心朝上，目视手掌；左手翻掌后正对第二、三腰椎间隙。在此势停留行功，注意调整呼吸（图4-29）。

（5）收势：结束前，先深吸一口气，然后徐徐呼出，同时缓慢收回双手至体侧，收左足回预备姿势。此为右式，左式与右式动作相同，唯左右相反。

按语

（1）本势动作幅度较大，在推拿练功中有重要地位。

（2）锻炼上肢屈伸肌群、下肢屈伸肌群、提肛肌等；自觉掌心发热、发麻，久练增强臂力和腿力。

（3）有利于一指禅推法、滚法、按法的腕掌和前臂功力的训练。

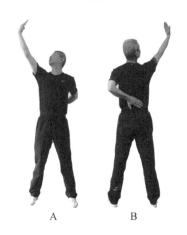

A　　　　B

图4-29　摘星换斗

第五势　倒拽九牛尾

原文　两腿后伸前屈，小腹运气空松；用力在于两膀，观拳须注双瞳。

语释　两腿前屈后伸成弓箭步，保持小腹空松以使气沉丹田；两臂膀用力，双目凝视拳心。

功势

（1）预备：同第一势。

（2）握拳护腰：左足向左横跨一大步，足距大于肩宽。两手握拳，拳心向上，分置腰间。

（3）马步栽捶：双拳变掌自体侧向上举至头顶，双手变拳，拳心相对，然后翻腕自身体前正中线向下栽拳至小腹前；同时双腿屈膝下蹲成马步。

（4）左右分推：双拳自小腹向上提起至胸前，然后变掌向左右分推至与肩平，臂肘伸直，腕背伸。

（5）弓步旋拽：身体左转成左弓箭步，双掌变拳。左臂用力外旋后拽，拳轮置于胸前，右臂用力内收内旋，拳眼相对命门；同时身体随前臂旋拽之力后坐成虚步。在此势停留行功，注意调整呼吸（图4-30）。

（6）收势：结束前，先深吸一口气，然后徐徐呼出，身体放松，双臂展开，双腿随前臂伸展成左弓步，然后身体转正，立起，同时缓慢落下双手至体侧，收左足回预备姿势。此为左式，右式与左式动作相同，唯左右相反。

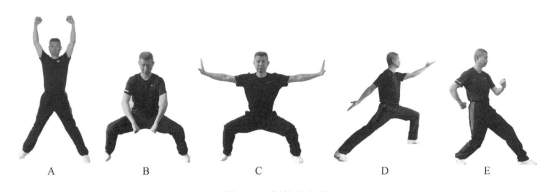

A　　　B　　　C　　　D　　　E

图4-30　倒拽九牛尾

按语

锻炼上肢屈肌群、两臂旋后肌及旋前圆肌、下肢各肌群；增强臂力、腕力、指力和下肢力量。有利于增强抓握、旋拧、拔伸力量以及一指禅推法、滚法、抖法、摇法、拔伸法的功力训练。

第六势　出爪亮翅

原文　挺身兼怒目，推手向当前；用力收回处，功须七次全。

语释　挺身直立，两目圆睁前视，双手立掌向前平推，再用力收回原位；整个功法须反复7次。

功势

（1）预备：同第一势。

（2）并步握拳：双手握拳，置于腰间。

（3）提掌前推：双拳自体侧上提至胸侧，由拳变掌，掌心向上，四指指端朝前，拇指用力外展，然后翻掌坐腕，指尖向上，缓缓用力向前推出至手臂伸直。身体正直，下肢挺直，目视手掌。在此势停留行功，注意调整呼吸（图4-31）。

（4）随息收推：吸气时双掌收回胸侧，呼气时用力前推。往返7次，切忌屏气。

（5）收势：结束前，先深吸一口气，同时双手掌收至胸侧；随即徐徐呼气，缓慢落至体侧，呈预备姿势。

按语

（1）锻炼上肢肌群和腕掌及十指功力。

（2）久练可气随意行，使劲力由肩臂、肘腕贯于指掌，提高按法、平推法、擦法、搓法等手法的功力。

第七势 九鬼拔马刀

原文 侧首弯肱，抱顶及颈；自头收回，弗嫌力猛；左右相轮，身直气静。

语释 抡臂屈肘，抱住头顶和颈项；将头身向相反的方向提拉、按压，而身躯及颈项要保持直立，对抗用力要大；左右轮换练习；立身正直，心平气静。

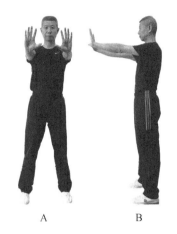

图 4-31 出爪亮翅

功势

（1）预备：同第一势。

（2）抡臂抱颈：左足向左横跨一步，与肩同宽，呈开立步站势。左手由左下向右上经体前划弧，并旋绕至脑后，手掌紧贴于右侧颈项；右臂尽力内旋内收，右手掌贴于背部。身体直立，左、右肘外展。

（3）拔按争力：身体右转，颈部向右后旋转，目视右后方；同时左手用力向左前上方拔按头颈，颈项此时应用力挺直，对抗左手压力；双肘内收；右掌按住脊背，使身体正直。在此势停留行功，注意调整呼吸（图 4-32）。

（4）收势：身体放松转正，双肘展开，同时缓慢落下双手至体侧，收左足回预备姿势。此为左式，右式与左式动作相同，唯左右相反。

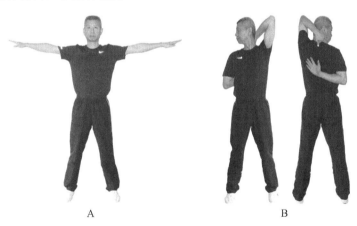

图 4-32 九鬼拔马刀

按语

（1）锻炼颈肌、肱三头肌、肱二头肌、前臂屈肌群、斜方肌、肩胛提肌；增强掌指、手臂和颈部力量及柔韧性。

（2）练习时应尽量挺直身体以免因腰部旋转而减缓颈部受力。

（3）本势动作难度较大，部位敏感。虽原文要求用力，但应以舒缓均衡之力作用于颈项，切忌暴力，避免伤及颈项或上胸段脊椎或神经、脊髓。

第八势　三盘落地

原文　上腭坚撑舌，张眸意注牙；足开蹲似踞，手按猛如拏；两掌翻齐起，千斤重有加；瞪睛兼闭口，起立足无斜。

语释　舌抵上腭，张目咬牙；两足分开向下深蹲，双手掌心向下，双手用力如掌控猛兽；两手翻掌上托，犹如托举千斤重物；两目睁圆，牙关闭紧，起身时，身体正直勿左右摇摆，双足勿移。

功势

（1）预备：同第一势。

（2）仰掌平托：双掌自体侧向斜前方托起，至上臂与肩平，肘微弯，手略高于肩，手指自然伸直。

（3）翻掌下按：双腿屈膝下蹲，同时双手翻掌下按至膝旁，意如拿持千斤重物（图 4-33）。

（4）仰掌上托：双腿蹬直起身，同时双手翻掌心向上，意如托举千斤重物。

（5）上举下按：此功势上举下按重复演练 3 次，下蹲幅度由高至低。

（6）收势：结束前，先深吸一口气，然后徐徐呼出，起身后缓慢落下双手至体侧，收左足回预备姿势。

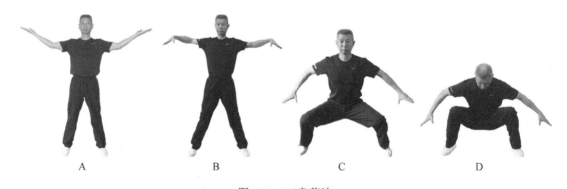

A　　　　　　B　　　　　　C　　　　　　D

图 4-33　三盘落地

按语

（1）锻炼股四头肌、股二头肌等下肢肌力，为推拿练功的下盘架力的基础功法；亦可增强腰髋、肩背及上肢肌群力量。

（2）增强骨盆及髋关节所属筋肌的力量和柔韧性，并促使下肢血液回流，改善全身的气血循环。

（3）本势动作应循序渐进，下蹲幅度随练功进展而逐渐加大。

第九势　青龙探爪

原文　青龙探爪，左从右出；修士效之，掌平气实；力周肩背，围收过膝；两目注平，息调心谧。

语释　青龙探爪，左爪向右边伸出，修身养性者就是这样做的，掌指平直，气贯指端；整个肩背都充满力量，收势时要以手环绕膝关节，然后收回；两目平视，呼吸调匀，心境恬淡。

功势

（1）预备：同第一势。

（2）握拳护腰：左足向左横跨一步，与肩同宽，呈开立步站势。两手握拳，拳心向上，分置腰间。

（3）伸臂探爪：左拳上抬至左肩后翻腕变掌成龙爪手形，由左向右尽力伸臂探爪，掌心向下；此时上身尽量保持直立不动。在此势停留行功，注意调整呼吸。

（4）俯身围膝：身体前俯，屈膝下蹲，左爪自右围绕双膝划弧至左膝外侧，然后转手翻掌，握拳起身（图4-34）。

（5）收势：结束前，先深吸一口气，然后徐徐呼出，同时缓慢落下双手至体侧，收左足回预备姿势。此为左式，右式与左式动作相同，唯左右相反。

按语

（1）锻炼肩背及上肢肌群、肋间肌、腹肌、背腰肌、下肢后侧肌群，增强上、下肢力量和蓄劲；并能有效增强十指功力。

（2）本势专注于十个手指的锻炼而以全身动作为辅，十指舒张，掌心内含，久练可明显提高掌指的捏、拿、点、戳之力。

（3）青龙探爪势可明显增强手掌的灵敏度，有助于提高临床触摸诊断的准确性。

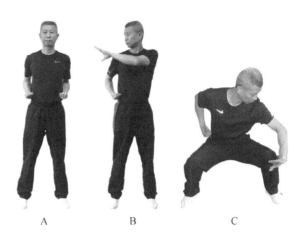

图 4-34　青龙探爪

第十势　卧虎扑食

原文　两足分蹲身似倾，屈伸左右骹相更；昂头胸作探前势，偃背腰还似砥平；鼻息调元均出入，指尖着地赖支撑。

语释　两脚前后分开，身体尽量前倾，双腿一屈一伸，左右轮换练习；昂头挺胸使身体向前探，动作完成时背腰应尽量低平回收；以鼻呼吸，调气均匀，前倾的身体依赖指尖着地来支撑。

功势

（1）预备：同第一势。

（2）虚步探爪：身体左转，重心放于左腿，右足虚点；双手成虎爪自腰间向前上方抓扑，高与胸齐。

（3）卧虎扑食：上身略后仰，双爪自前向后抡圆扑出，右足向前迈一大步成右弓箭步，上身前倾，十指着地。

（4）昂首扬威：挺胸昂首，背腰下塌，左腿尽量伸直似虎尾；十指用力抓地，支撑身体。在此势停留行功，注意调整呼吸。

（5）收势：结束前，先深吸一口气，低头伏身，腰背后缩，收左腿并立直身体；同时缓慢落下双手并收回左足呈预备姿势。此为右式，左式与右式动作相同，唯左右相反（图4-35）。

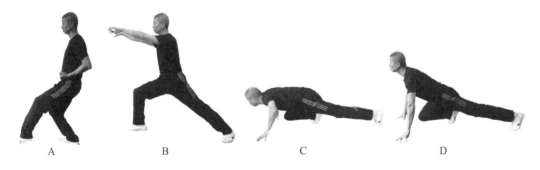

图 4-35　卧虎扑食

按语

（1）本势锻炼全面而功效显著，能强腰壮肾，舒筋健骨。锻炼上、下肢各肌群以及胸大肌、腹肌、背腰肌等肌群的绝对肌力与耐力；增强指力和臂力，并可强壮胸腹、背腰及下肢各肌。

（2）练功时以掌面和五指撑地。功成后，可酌情增加难度，如以双手拇、食、中三指撑地，或逐渐减为双手拇、食二指撑地或仅以双手拇指撑地。

（3）对一指禅推法、点法及抓握捏拿所需之专项指力的培养提高有良效。

（4）手指为推拿业者所重，练功应适可而止，切忌暴力自伤。

第十一势　打躬势

原文　两手齐持脑，垂腰至膝间；头惟探胯下，口更啮牙关；掩耳聪教塞，调元气自闲；舌尖还抵腭，力在肘双弯。

语释　两手同时抱住脑后枕部，弯腰将头垂至两膝之间，两肘臂用力将头尽力压向后下方；闭嘴咬紧牙关，掩住双耳以闭塞听力，调匀元气使内心闲适，舌抵上腭。

功势

（1）预备：同第一势。

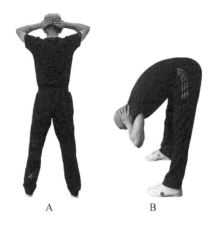

A　　　　B

图4-36　打躬势

（2）抱枕塞听：双臂自体侧外展至脑后，双手抱于后枕部，掌心轻掩双耳。

（3）打躬调息：双腿挺直；弯腰垂首，双肘用力夹紧，双手抱头掩耳，将头向身体后方探伸。在此势停留行功，注意调整呼吸（图4-36）。

（4）收势：躯干缓慢抬起，立直，双手掌根轻柔、快速放开耳孔，然后缓慢落下双手至体侧，收左足回预备姿势。

按语

（1）锻炼肋间肌、背腰肌、脊柱及上、下肢各肌群，增强臂力、腰力、腿力，并提高身体柔韧性；可醒脑明目、益聪固肾，增强头部的血液循环，缓解和消除脊背腰部的紧张、疲劳。

（2）俯仰开合，训练身体的协调性及平衡能力，为推拿练功的基础功法。

第十二势　掉尾势

原文　膝直膀伸，推手至地；瞪目昂头，凝神壹志；起而顿足，二十一次；左右伸肱，以七为志；更作坐功，盘膝垂眦，口注于心，息调于鼻，定静乃起，厥功维备。

语释　双膝挺直，两臂伸展，手掌推至地面；瞪目抬头，凝聚心神，意念集中；起身后以足跺地，共二十一次；向左右舒展手臂各七次。

以上站势动作完成后应继续做盘坐式，盘膝垂帘，专注于心，鼻均匀呼吸，直至心境闲适清静后方才起身，这套功法完整了。

功势

（1）预备：同第一势。

（2）抬臂扣指：双臂自体侧向前抬起至与肩平，双手十指交叉并翻掌前推，掌心向前。

（3）俯掌下按：双掌回收至胸前，身体前屈，双腿绷直，俯掌向下推按至地。

（4）举头注目：昂首注目，凝神调息。在此势停留行功，注意体验身体感受，不可过于追求。

（5）左右摆尾：双臂向左右伸展，带动腰骶部左右扭动（图4-37）。

（6）收势：先把身体转回正前方，再将躯干缓慢抬起、立直。

收功：深吸气，掌心朝上，双臂自体侧外展上举至头部前上方，此时徐徐呼气，同时双掌经体前向下按落至小腹。双手下落至体侧，收左足结束功法演练。

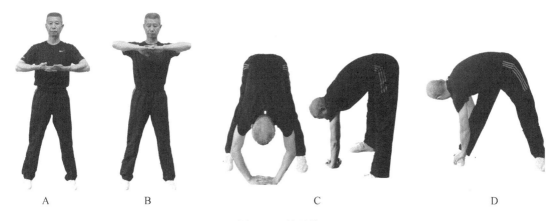

图 4-37　掉尾势

按语

（1）本势是易筋经的结束功法，作用为舒松经络、强健筋骨，增强手臂、背腰、下肢的力量和柔韧性，能通调十二经脉及奇经八脉，畅通气血，使练功者在锻炼完后，有轻松愉快的感觉。

（2）本势动作难度较大，练功者可依据自身的柔韧性而定。

（3）站势功法完成后如无条件静坐，则应继续以站势收功，不应匆忙结束功法。

三、八段锦

八段锦起源于华夏古老的养生健身术，是一套著名的导引功法，八段锦的"八"字，即指八个节、段或功势；"锦"字，是由"金"、"帛"组成，表示其精美华丽，价值显贵，可彰显本套功法的重要价值。

八段锦功法的流传历史久远，因此其传承广泛，形式多样，习练者甚众，既能养生益寿，又可健体强身，不愧以"锦"为名，确有非凡功效。

八段锦功法历史悠久，从湖南长沙马王堆出土的导引图以及南北朝时期陶弘景所著《养性延命录》的图文中可以看出八段锦与两者大有渊源。八段锦之名最初见于南宋藏书家晁公武所撰之《郡斋读书志》中："八段锦一卷，不题撰人，吐故纳新之术也。"南宋文学家洪迈所著《夷坚志》也记载了北宋政和七年李似矩"效方士熊经鸟申之术，……尝以夜半时起坐，嘘吸按摩，行所谓八段锦者"的事例。由此可见，早在北宋时期，八段锦就已在华夏传播。

八段锦有坐式和立式之分，究竟为何人所创，已无定论。最初以文献形式记载八段锦的是南宋曾慥所著的《道枢·众妙篇》，但这一时期的八段锦功法每段没有定名，文字也没有形成歌诀；而南宋陈元靓所著的《事林广记·修真秘旨》中，有"吕真人安乐法"，内容与曾慥的八段锦相似，其文已歌诀化。清光绪年间山右人梁世昌所著的《新出保身图说·八段锦》首次将立式八段锦歌诀并功法图像合并刊出，由此八段锦功法形成较为完整的套路，至今广为流传。

八段锦功法动作简洁，内外兼修。不仅练气力、通经脉，更能调理脏腑，可成为具备一定中医基础理论者健身祛病的首选功法。

（一）基本手型与步势

手型即功法练习过程中手的动作形状；步势是功法练习过程中双下肢的站立与支撑形态；掌握八段锦功法的基本手型与步势，是练好本套功法的重要基础。

1. 手型

（1）掌：五指自然伸展并微屈，掌心内含。

（2）拳：将食指、中指、无名指和小指并拢卷屈，弯屈拇指使它的第二节指骨紧压在食指和中指的第二节指骨上；五指用力握紧。

（3）八字掌：拇、食二指伸直，虎口撑圆，其余三指屈曲；坐腕立掌。

（4）瓦楞拳：食、中、无名、小指内屈，四指末节紧扣掌内，四指指尖不能超过手掌第一道横纹，拇指封压食指孔眼，使手型如瓦楞形。

按语

手型是中国武术特有的训练方式，分为拳、掌、指三大类并衍生出众多的手法形态。

2. 步势

（1）并步站势：身体直立，心平气定，神态安详；头如虚领，目视前方，舌抵上腭，双唇轻合，下颌微收；含胸拔背，收腹直腰，敛臀提肛，松肩垂臂，双手自然置于体侧；双腿伸直并拢，腘窝空松，双足并拢，足尖朝前。

（2）开立步站势：由并步站势起，左足向左横跨一步，双足距离与肩同宽，双足平行，足尖向前；其余要领同并步站势。

（3）马步势：由并步站势起，两脚左右分开，略宽于肩，两足平行，足尖向前，足掌着地；身体正直，屈膝半蹲，重心落于两腿中间；开胯圆裆，大腿与地面相平。

（4）虎步势：由马步站势起，然后将左足足尖向外侧偏转；上身躯干及面部随之左转，身体重心大部坐于右腿，双目向左足尖方向平视，此为左势。右势与左势动作相同，唯左右相反。

按语

步势即桩法，练习任何中国功夫，站桩为第一要务。所谓"未习打，先站桩"，只有下肢力量充沛，才能进退自如，立于不败之地；而站桩又是养生修炼的重要法门，练习站桩，可使心平气静，身体安康。

（二）功法演练

预备势

（1）由并步站势起，随着松腰沉髋，双腿微屈，身体重心移至右腿；左足向左侧开步，足尖朝前，约与肩同宽。

（2）双臂外旋，双掌向两侧平摆，约与髋同高；继而双臂内旋，腋下虚掩，双手合抱于小腹前呈弧形，拇指与脐同高，掌心向内，双掌指间距约一拳；目视前方，气沉丹田，调息。

按语

宁静心神，调整呼吸，内安五脏，外正身形；从精神与肢体上做好练功前的准备。

第一段　双手托天理三焦

由预备势起：

（1）双掌五指分开在腹前交叉，掌心向上，目视前方。

（2）双掌自腹前向上托至胸前，同时，双腿徐缓挺膝伸直；随之双臂内旋翻掌向上托起，掌心向上；身体直立，双臂伸直，上臂贴近面颊，肘关节伸直；抬头，目视手掌。

（3）保持双臂上托姿势，舒胸展体，内收下颌，双目平视；练功者此时整个身体包括上肢、躯干、下肢应完全伸展成一字形。在此势停留行功，注意调整呼吸（图4-38）。

（4）身体缓缓放松，双臂、双腿微屈；同时，十指慢慢分开，双臂分别经身体两侧下落，成预备式。

按语

（1）通过双手交叉上托，缓慢用力，保持抻拉，可使"三焦"通畅、气血调畅。

（2）通过拔伸全身各处的骨骼与肌肉、关节、韧带等软组织，以及后仰颈部，对于防治与缓解颈椎病及肩、背、腰部疾患等具有良好的作用。

第二段　左右开弓似射雕

由预备势起：

（1）双腿微屈，重心右移，左足向左侧开一大步，双腿伸直；

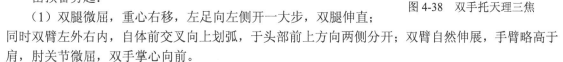

图4-38　双手托天理三焦

同时双臂左外右内，自体前交叉向上划弧，于头部前上方向两侧分开；双臂自然伸展，手臂略高于肩，肘关节微屈，双手掌心向前。

（2）双腿徐缓屈膝下蹲成马步，双手向下划弧交叉于胸前，掌心向内，左内右外。

（3）左手翻掌心向外与右掌相对，右掌屈指握紧成瓦楞拳，向右拉至肩前，左手则成八字掌向左侧平推，立掌坐腕，掌心向左，目视左掌，呈左开弓之势。在此势停留行功，注意调整呼吸。

（4）双手同时变掌，左掌划弧收回至胸前，右掌于胸前与左掌交叉，双手掌心向内，左掌在外。

（5）右手翻掌心向外与左掌相对，左掌屈指握紧成瓦楞拳，向左拉至肩前，右手则成八字掌向右侧平推，立掌坐腕，掌心向右，目视右掌，做右开弓势。在此势停留行功，注意调整呼吸。

（6）双手同时变掌，左手向上、外划弧，至与肩平，双掌指尖朝上，掌心斜向前，目视前方；重心右移；左足回收，双掌经身体两侧下落成预备式（图4-39）。

此为左式，右式与左式动作相同，唯左右相反。

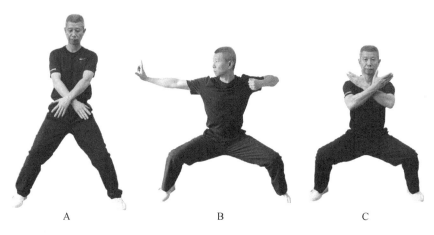

图4-39　左右开弓似射雕

按语

（1）双手翻掌、屈指握瓦楞拳、变八字掌要配合协调，肩平臂顺。

（2）前推后拉，要注意体会左右撑力，切忌屏气。

（3）转颈、扩胸、展肩，可协调、增强颈项、肩背力量，扩胸展肺，提高肺活量。双腿下蹲成马步势，可使下盘稳固，增强下肢力量。八字掌及瓦楞拳锻炼指力，提高手指协调能力。

第三段　调理脾胃须单举

由预备势起：

（1）双手翻掌上托至脐上腹前；右手翻掌向下按，左掌则继续上托至左胸前，然后水平向外旋转360°，边转边上托至头顶上方，肘关节微屈，腕背伸，指尖向右，力达指尖；右掌同时下按至右髋旁，肘关节微屈，腕背伸，掌心向下，指尖向内前方，力达指尖；双腿于左掌上托同时徐缓伸直；目视前方，在此势停留行功，注意调整呼吸（图4-40）。

（2）身体放松，两腿微屈；同时，左掌经体前翻掌下落，右掌自髋旁翻掌上托；双掌相会于腹前。

（3）右掌继续上托至右胸前，然后水平向外旋转360°，边转边上托至头顶上方，肘关节微屈，腕

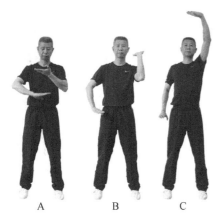

图4-40　调理脾胃须单举

背伸，指尖向左，力达指尖；左掌同时下按至左髋旁，肘关节微屈，腕背伸，掌心向下，指尖向内前方，力达指尖；双腿于右掌上托同时徐缓伸直；目视前方。在此势停留行功，注意调整呼吸。

（4）身体放松，两腿微屈；同时，左掌经体前翻掌下落，右掌自髋旁翻掌上托；双掌相会于腹前，然后同时下落，环抱于小腹前，成预备式。

按语

（1）双掌上撑下按，舒胸展体，身体直立，双肩放松。

（2）双掌于腹前交替上落，形意相随，气行通畅。

（3）通过左右上肢的托按动作，使肩关节上下运动，既可预防肩凝，又可滑利关节，松解粘连。

（4）本式动作可使肩背及胸部相关肌群得到运动，并使上肢前臂的伸、屈肌群得到充分的锻炼。

第四段　五劳七伤往后瞧

由预备势起：

（1）双手翻掌向下，按于髋旁，指尖向前；随后伸直双臂及手指，指尖下垂；双腿挺膝伸直。

（2）双臂充分外旋使掌心向外，将双侧肩胛尽力向内挤压，同时头向左后拧转，目视左后下方。在此势停留行功，注意调整呼吸。

（3）松腰沉髋，身体重心缓缓下降；双腿微屈；同时，双臂内旋按于髋旁，掌心向下，指尖向前；目视前方（图4-41）。

（4）双臂充分外旋使掌心向外，将双侧肩胛尽力向内挤压，同时头向后拧转，目视右后下方。在此势停留行功，注意调整呼吸。

（5）松腰沉髋，身体重心缓缓下降；双腿微屈；同时，双臂内旋环抱于小腹前，掌心向内，双手指尖相距一拳，成预备式，目视前方。

按语

（1）转头时用力转至最大角度，同时应保持颈项直立，不可左右歪斜；双臂伸直，极力外展，使双肩及背部两侧肌群向中间挤压。

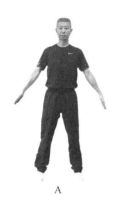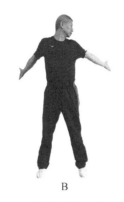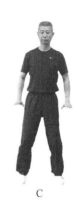

A   B   C

图 4-41　五劳七伤往后瞧

（2）本功势因用力扭转头部，可使颈项部肌群得到充分的锻炼，并改善颈部及脑部血液循环，牵拉、刺激大椎、颈百劳及背部诸穴，以防"五劳七伤"之证；同时扩胸展肩，直臂后伸，使上肢内侧肌筋均受到明显的牵拉。

（3）"五劳"泛指心、肝、脾、肺、肾五脏虚损之证；"七伤"指喜、怒、忧、思、悲、恐、惊这七种情志异常所导致的伤害。

第五段　摇头摆尾去心火

由预备势起：

（1）双腿微屈，身体重心右移，左足向左迈开一步；同时双臂左外右内，自体前交叉向上划弧，于头部前上方向两侧分开；双臂自然伸展，手臂略高于肩，肘关节微屈，双手掌心向前。

（2）双臂由两侧下落，同时，双腿徐缓屈膝下蹲成马步，双掌扶按于膝关节上方，拇指在大腿内侧，虎口向前；身体中正，目视前方。

（3）身体向左转，随之俯身自左向右旋移身体，至右侧后身体立起，稍偏向右侧，目视左前下方；身体重心大部移至右下肢，成虎步势。在此势短暂停留后将身体直立，转成马步势，动作如前。

（4）身体向右转，随之俯身自右向左旋移身体，至左侧后身体立起，稍偏向左侧，目视右前下方；身体重心大部移至左下肢，成虎步势。在此势短暂停留后将身体直立，转成马步势，动作如前（图 4-42）。

（5）双手同时经体侧向上划弧，相会于头部上方后翻掌心向下，经体前下按至小腹，转掌成抱球动作；同时身体重心右移，起身并收回左足，双腿微屈，成预备式。

此为左式，右式与左式动作相同，唯左右相反。

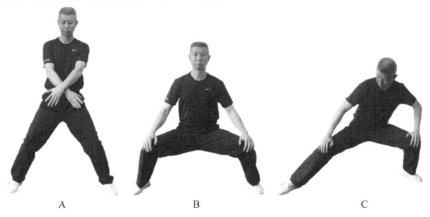

A   B   C

图 4-42　摇头摆尾去心火

按语

（1）此摇头摆尾动作要求摇范围要广泛，自头颈至骶尾椎均要同时摇转，马步及虎步势的转换要稳健而又灵活。

（2）本功势将躯干部分的运动与下肢步法的变换完美地结合起来，在强力锻炼脊柱、腰、髋及下肢力量的同时，却对外展示出轻松舒适之意境。

（3）患有眩晕症状者应减小旋摇幅度或慎练此功势。

第六段　两手攀足固肾腰

由预备势起：

（1）双手翻掌使掌心向下，双臂伸直向上抬举至与肩平；同时双腿挺膝伸直。

（2）双臂外旋使掌心向上继续向上托举，至头部前上方时，翻掌屈肘，双掌经胸胁插向背部并沿脊柱两侧下捋至腰部。

（3）翻掌以掌根按住腰部并适当用力向前推按，躯干借势后仰，颈部挺直，下颌内收，目视前方。

（4）上体前俯，双掌继续沿股后向下摩运至足跟部，再绕经双足外侧至足背并抓握足趾；抬头，目视前下方。在此势停留行功，注意调整呼吸（图4-43）。

（5）双臂伸直向前上平举，带动身体立起；至头部前上方时，旋臂俯掌，双手经体前下按至小腹；松腰沉髋，双膝微屈，成预备式。

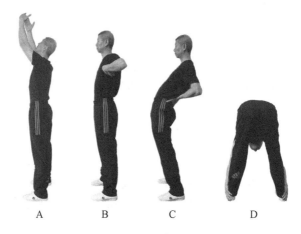

图 4-43　两手攀足固肾腰

按语

（1）双掌向前推按腰部要适当用力，使腰部后伸有助于改善腰椎曲度；下颌内收，颈项直立有助于椎管内容物受到适当刺激。

（2）双手攀足时腰背尽量前屈，双下肢绷直，不可屈腿；足掌踏实地面。

（3）通过前屈后伸可刺激脊柱、督脉以及命门、阳关、委中等穴，有助于防治生殖泌尿系统方面的慢性病，达到固肾壮腰的作用。

第七段　攒拳怒目增气力

由预备势起：

（1）身体重心右移，左足向左迈开一步；同时双臂由外向内，自体前交叉向上划弧，于头部前上方向两侧分开；双臂自然伸展，手臂略高于肩，肘关节微屈，双手掌心向前。

（2）双臂由两侧下落，双手握拳收于腰间，拳心向上；同时，双腿徐缓屈膝下蹲成马步，身体中正，目视前方。

（3）左拳缓缓向前冲出，与肩同高，拳眼向内（向上）；此时右拳仍收握于腰间，身体直立，怒目直视左拳。

（4）左拳变掌，掌心朝下，由内向外缠绕至掌心向上，屈指、握拳。

（5）左臂用力回拽，将左拳收回腰间，拳心向上；同时右拳缓缓向前冲出，与肩同高，拳眼向内（向上）；身体直立，怒目直视右拳。

（6）右拳变掌，掌心朝下，由内向外缠绕至掌心向上，屈指、握拳；然后右臂用力回拽，将右拳收回腰间，拳心向上（图4-44）。

（7）双手同时经体侧向外上划弧，相会于头部上方后翻掌心向下，经体前下按至小腹，转掌成抱球动作；同时身体重心右移，起身并收回左足，双腿微屈，成预备式。

此为左式，右式与左式动作相同，唯左右相反。

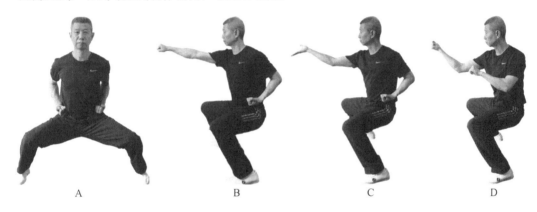

图 4-44 攒拳怒目增气力

按语

（1）本功势顾名思义是为搏击实战所设，因此要求双拳收发顺捷有力，目视拳峰；双下肢步法稳健，周身上下配合协调，形成一股刚猛有力的整劲。

（2）本式动作兼顾各部，有强健筋骨的作用。既可增强上、下肢肌群的力量；又锻炼了手指、脚趾的抓握之力。

（3）肝阳上亢者应以平和之心练功或慎练此功势。

第八段 背后七颠百病消

由预备势起：

（1）双手向内翻掌下按至髋旁，指尖向前；双足跟提起，百会穴上领，略停片刻。脚趾为足三阴、足三阳经交会之处，脚十趾抓地，可刺激足部有关经脉，调节相应脏腑的功能；同时，颠足可刺激脊柱与督脉，使全身脏腑经络气血通畅，阴阳平衡。

（2）双膝微曲，双足跟下落并轻震地面，目视前方。颠足提踵而立可锻炼小腿后侧肌群，拉长足底肌肉、韧带，提高人体的平衡能力（图4-45）。

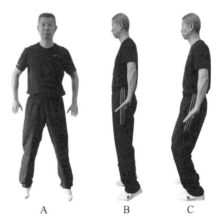

图 4-45 背后七颠百病消

（3）落地震动可轻度刺激下肢及脊柱各关节内外结构，并使全身肌肉得到放松复位，有助于解除肌肉紧张。

收势

双手同时经体侧向外上划弧，相会于头部上方后翻掌心向下，经体前下按至小腹后，自然垂落于身体两侧（若练功者体力消耗较大，气息难平，可重复此动作 7 次）；同时身体重心右移，收回左足，双足并拢。身体直立，目视前方。

本势一起一落为 1 遍，共做 7 遍。

按语

（1）牙关微闭，舌抵上腭；身体放松，随呼吸上下起落。

（2）双肩松垂，手臂微弯；下肢微屈，腘窝空松，保持弹性，足跟落地时切忌暴力震跺。

（3）练此功势可使周身舒泰，气脉通畅。

四、宫廷理筋导引术

所谓宫廷理筋导引术，是指患者在筋骨损伤经过治疗后，在调养时期所进行的各种功能锻炼而言，即是以康复为主要目的的练功疗法。它是加速愈期，帮助肢体恢复正常功能活动所不可缺少的一个治疗环节。

骨折、脱位经过手法整复、固定、药物治疗，虽然在解剖形态上得到修复，但肢体的功能活动，往往需要相当一段时间才能恢复正常。若因捆绑固定方法不当，或固定日期过长，而遗留功能活动障碍的，临床上亦非罕见。

练功疗法不单单是一种辅助疗法，而且是推拿、正骨科治疗损伤性疾患的一种不可缺少的治疗措施，与手法、固定、药物治疗占有同等重要的地位。往往在治疗的第一天，就可以开展练功疗法。

（一）颈部

颈部各种功能活动锻炼的方法，适用于颈部因扭挫而引起的各种伤筋疾患，落枕及其颈项部错伤整复后等症，帮助恢复正常的功能活动。进行锻炼时可采取站立位或正坐位。站立时两足分开与肩同宽，两手叉腰；正坐时两手叉腰即可。

与项争力势　头后伸看天，使前额尽量保持最高位置，然后还原，头前屈看地，闭口使下颌尽量紧贴前胸，然后还原（图 4-46）。

哪吒探海势　头颈伸向左前方，双目注视左前下方 6 尺许处，使颈部尽量保持伸长位置，然后还原；再使头颈伸向右前下方，方法同前（图 4-47）。

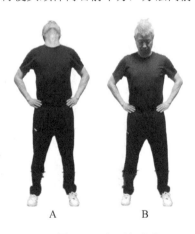 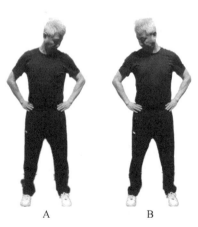

图 4-46　与项争力势　　　　　　图 4-47　哪吒探海势

犀牛望月势 头颈向左后上方尽力旋转、双目视左后上方天空，然后还原；再使头颈转向右后上方，方法同前（图4-48）。

金狮摇头势 头颈先向左环绕一周，再向右环绕一周。

（二）腰、髋部

因外伤而引起的腰部各种伤筋疾患，脊柱骨折恢复期，髋关节脱位整复后等，均可适当选择运用腰、髋部的各种功能活动锻炼方法。其中"鲤鱼打挺势"则多用于脊柱骨折的恢复期。

风摆荷叶势 两足微开站立，两手叉腰。使躯干先向左右侧屈，再向前后屈伸，作小幅度的弯腰动作（图4-49）。

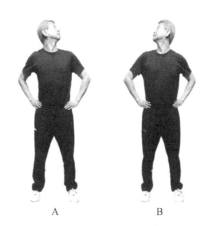

A B

图 4-48 犀牛望月势

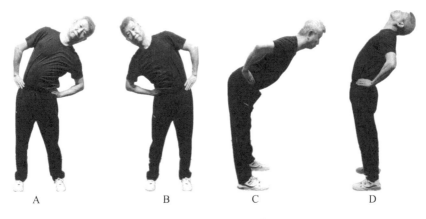

A B C D

图 4-49 风摆荷叶势

两手攀足势 两足分开比肩稍宽，两手掌心向上托平。练时两手先上举（名双手托天），再向前弯腰，双手攀双足踝部，然后还原。此势也可以正坐，两腿伸直，双手托天后再攀足尖（图4-50）。

浪里荡舟势 两足分开比肩稍宽，两手叉腰。作腰部环转运动，先向左环转一周，还原，再向右环转一周，还原（图4-51）；或两手上举作腰部环转运动亦可。

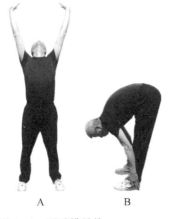

A B

图 4-50 两手攀足势

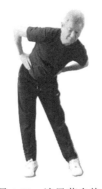

图 4-51 浪里荡舟势

摇头摆尾势　两足分开比肩稍宽，膝关节半屈曲，两手分别按在两膝上，先将躯干向左侧屈，还原，再向右侧屈，还原（图4-52）。

鲤鱼打挺势　俯卧两腿直伸，两手贴在身侧，同时抬头后伸，双下肢直腿后伸，使腰部尽量背伸。

（三）肩、肘部

肩关节是人体关节中活动范围最大、运动最灵活的一个关节，而肘关节则是在受损伤后最容易发生强直或功能活动障碍的一个关节。故肩、肘关节的自主性功能活动锻炼，在临床上颇为重要，不但肩、肘关节脱位、肱骨骨折整复后需要进行功能活动锻炼，即使是一些伤筋疾患引起的关节活动障碍，如肩关节周围炎等，肩关节的功能锻炼也是不可缺少的。

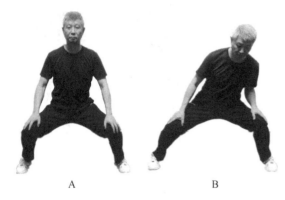

图4-52　摇头摆尾势

顺水推舟势　正坐或站立，双手握拳，拳心向上置于胁下。右（或左）手立掌，掌心朝外，向正前方推出，然后还原（图4-53）。

仙人推碑势　两足分开与肩等宽站立，两手握拳，拳心向上置于胁下，躯干向右（左）旋转，右（左）手立掌，掌心朝外，向右（左）前方推出，然后还原（图4-54）。

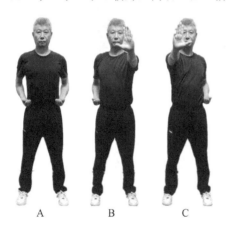

图4-53　顺水推舟势

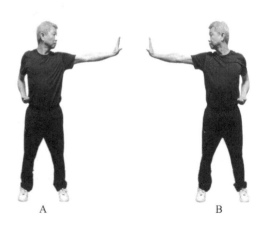

图4-54　仙人推碑势

单手托天势　正立，两手握拳，拳心向上，置于胁下。右（左）手变掌向上方托出，然后还原（图4-55）。

野马分鬃势　两足分开与肩等宽站立，或正坐，两手握拳，掌心向上置于乳下。先将两手张开向正前方水平伸出，再翻手使掌心向下，两手即向左、右分开，然后还原（图4-56）。

车轮环转势　两足分开比肩稍宽站立（或正坐），一手叉腰，另一手握拳，作肩部环转运动，先向前环转3周，再向后环转3周（图4-57）。

大鹏展翅势　贴墙站立或正坐，两手插指抱在头后，先使两肘关节尽量内收，再使两肘关节尽量外展贴墙（图4-58）。

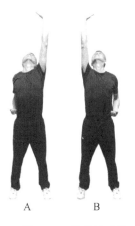

A　　B

图 4-55　单手托天势

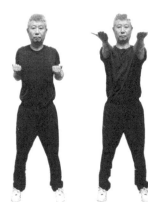

A　　B

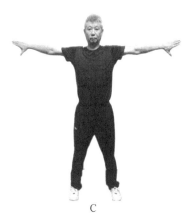

C

图 4-56　野马分鬃势

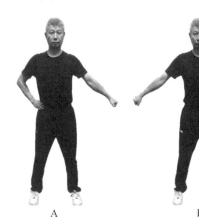

A　　B

图 4-57　车轮环转势

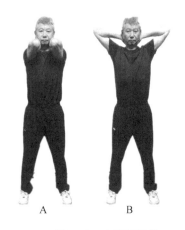

A　　B

图 4-58　大鹏展翅势

蝎子爬墙势　两足分开，面对墙壁站立，双手五指张开扶在墙上，五指用力缓缓向上爬行，使上肢高举，然后五指再用力缓缓向下爬行归回原处（图 4-59）。

（四）腕部

腕部功能活动的锻炼多用于桡、尺骨骨折，腕部伤筋等疾患，在肩、肘关节以及肱骨损伤等疾患治疗的早期，也鼓励患者作腕部的功能活动锻炼。

抓空增力势　即五指屈伸运动，先将五指伸展张开，然后用力屈曲握拳（图 4-60）。

仙人摇扇势　屈肘，上臂贴于胸侧，手握拳。前臂反复作旋前，旋后动作，如同摇扇子动作一样（图 4-61）。

（五）膝、踝部

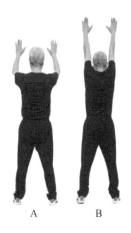

A　　B

图 4-59　蝎子爬墙势

膝、踝关节是人体负重最大的关节，损伤后功能活动恢复的满意与否，直接影响人体站立、步态的姿势，以及劳动能力的恢复。踝关节损伤后遗留功能活动障碍者，在临床上也比较多见，故适当的功能活动锻炼，对膝、踝关节功能活动的恢复起着重要的作用。

蹬空增力势　仰卧或正坐均可，作踝关节反复屈伸活动，先极度背伸，再用力下蹬，进行跖屈或屈曲髋、膝关节，向斜上方进行蹬足动作（图 4-62）。

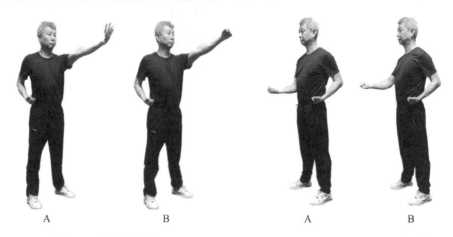

| A | B | A | B |

图 4-60　抓空增力势　　　　　　　　　　　　　　　图 4-61　仙人摇扇势

坠举千斤势　仰卧，两腿伸直，伤肢作直腿抬举动作。抬举能达 90° 时，在踝部系沙袋进行直腿抬举，重量由 2～3 斤渐增至 10 余斤。

白鹤摇膝势　两膝并拢微屈曲，两手扶在双膝上，作膝部环转动作（图 4-63）。

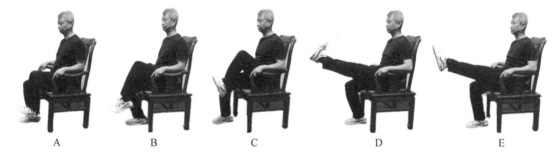

A　　　　　B　　　　　C　　　　　D　　　　　E

图 4-62　蹬空增力势

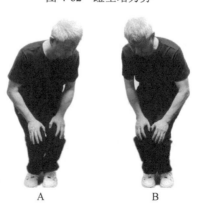

A　　　　　B

图 4-63　白鹤摇膝势

1.推拿功法练习的基本原则是什么?

2.推拿功法练习的注意事项有哪些?

3.少林内功包括哪些基本裆势?

4.少林内功的基本要求是什么?

5.顶天抱地势练习的主要作用是什么?

6.易筋经练习的注意事项有哪些?

第四章课件　　　第四章习题　　　第四章思维导图　　　第四章录课视频　　　第四章手法视频

成人推拿篇

第五章　成人推拿手法

第一节　推拿手法的基本技术要求

"手法"是推拿防治疾病的主要手段，用手或身体的其他部位或借助一定的工具，按各种特定的技巧和规范化动作在受术者体表操作，用于防治疾病的操作方法，属中医外治法范畴。这种"特定的技巧和规范化的动作"就是"手法"，它有别于日常生活中的拿、按、捏等动作，而是一种具有医疗保健作用的治疗手段。

手法种类繁多，为了便于习练和研究，历代医家将手法进行了较为合理的分类。按照手法动作形态将手法分为摆动类、摩擦类、振动类、挤压类、叩击类、运动关节类六大类手法；按手法主要作用功效可将手法分为松解类、温通类和整复类；按手法作用力的方向可将手法分为垂直用力类、对称合力类、平面用力类、对抗用力类和复合用力类。一般情况下我们将摆动类、摩擦类、振动类、挤压类、叩击类手法称为基本手法，这些手法具有松解和温通作用，要求做到"持久、有力、均匀、柔和、深透"；运动关节类手法又称松解复位类手法，具有整复作用，要求做到"稳、准、巧、快"。

（一）成人推拿基本手法的基本技术要求

1. 持久　手法能够按照其操作特点持续操作一定的时间而不间断、不变形。

2. 有力　手法需要有一定的力量，且这种力量不是蛮力和暴力，而是一种含有技巧的力量，并随受术者体质、病情和治疗部位的不同灵活变换。

3. 均匀　手法操作的节律、速率和压力等能够保持均匀一致，而非忽慢忽快，忽轻忽重。

4. 柔和　手法操作时动作要协调，做到"轻而不浮，重而不滞"。柔和是一种境界，更是一种状态。

5. 深透　手法作用于人体后即有"力达病所"的力透感，产生的效果可透皮入内，使该部位的浅层和深层组织得到充分的受力。

（二）运动关节类手法基本技术要求

1. 稳　操作平稳，关节固定稳。

2. 准　诊断要明确，定位要准确。

3. 巧　用力要轻巧。

4. 快　整复动作要快，用力要疾发疾收。

《医宗金鉴·正骨心法要旨》中说："一旦临证，机触于外，巧生于内，手随心转，法从手出。"手法的学习不仅要掌握动作要领，深刻领会技术要求，还要刻苦练习，循序渐进，持之以恒，才能运用自如，心手合一，最终达到治疗效果。正所谓"一分功夫，一分疗效"。

第二节　摆动类手法

一、一指禅推法

以手拇指指端或螺纹面着力于受术者一定部位或穴位上，上肢各关节部位放松，沉肩、垂肘、悬腕、掌虚、指实，前臂作主动运动，带动腕部的往返摆动，使所产生的功力轻重交替，通过拇指持续不断地作用于治疗部位上，称为一指禅推法。

（一）动作要领

（1）沉肩：肩部自然下沉，肩关节放松。

（2）垂肘：肘关节自然下垂，肘关节低于腕关节，肘关节放松。

（3）悬腕：腕关节放松，自然悬起屈曲约 90°。

（4）掌虚：手掌呈半握拳状态。

（5）指实：拇指吸定在治疗部位上。

（6）紧推慢移：紧推是腕关节摆动及拇指屈伸的频率略快，有一种推力，频率为大约每分钟 140 次；慢移是指从一个治疗部位到另一个治疗部位时要慢慢移动，切忌跳跃、拖动、快速移动。

（二）操作

（1）一指禅指端推法、一指禅螺纹面推法。

1）以手拇指指端或螺纹面着力于受术者体表一定部位或穴位上吸定。

2）沉肩、垂肘、悬腕，腕关节放松。

3）一指禅指端推法时，拇指指间关节随腕关节摆动屈伸，余指的掌指关节和指间关节自然屈曲。

4）一指禅螺纹面推法时，拇指自然伸直，余指的掌指关节和指间关节自然屈曲。

5）以肘部为支点，前臂作主动运动，带动腕关节进行有节律地摆动，使所产生的功力通过指端或螺纹面轻重交替，持续不断地作用于治疗部位或穴位上（图 5-1、图 5-2）。

6）手法频率为每分钟 120～160 次。

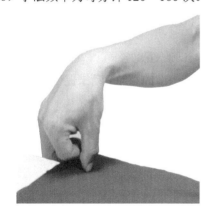

图 5-1　一指禅指端推法

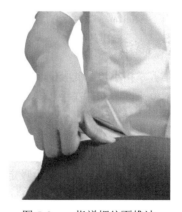

图 5-2　一指禅螺纹面推法

（2）衍化手法

1）一指禅偏峰推法：除了指端推法和螺纹面推法外，还有一指禅偏峰推法（图 5-3），以拇指偏峰部着力吸定，拇指自然伸直并内收，余指掌指部伸直。腕关节微屈或自然伸直，呈横向摆动。其运动过程同一指禅推法，唯其腕部摆动幅度较小，有时仅为旋动。

2）跪推法：以拇指指间关节背侧突起部着力吸定，悬腕，前臂作主动运动，带动腕关节进行有节律地摆动，名为一指禅屈指推法，亦称跪推法（图 5-4）。

3）缠法：一指禅指端推法，频率加快到每分钟 200 次以上，称为缠法。

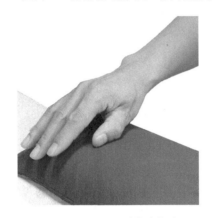

图 5-3　一指禅偏峰推法

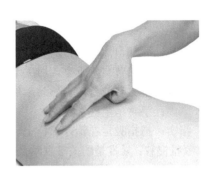

图 5-4　跪推法

（三）注意事项

（1）姿势端正，心神宁静。
（2）蓄力于掌，发力于指。
（3）指甲要修剪，防止划伤皮肤。

（四）临床应用

一指禅推法具有舒筋活络，行气活血，调和营卫，健脾和胃作用。

一指禅推法适用全身各部经络腧穴。以指端操作，其接触面较小，刺激相对较强；以螺纹面操作刺激相对较平和，多用于躯干及四肢部的经络腧穴。一指禅偏峰推法，以其"少商劲"的轻快柔和，多用于颜面部。跪推法刚劲有力，一般多用于颈项及四肢关节部。

二、滚法

以第五掌指小鱼际侧吸定于受术部位，前臂发力，带动腕关节的屈伸运动来促使手掌背尺侧部在受术部位来回滚动，在手法操作时，有一半以上的掌背部接触受术部位，称滚法。

（一）动作要领

（1）肩关节放松下垂，肩关节略前屈、外展，肘部与胸壁相隔约 1～2 拳的距离。
（2）以第五掌指小鱼际侧为吸定点。
（3）上臂与前臂的夹角为 130°～150°，可通过夹角的变化来调节施术的压力。
（4）腕关节屈伸幅度应达到 120°，前滚至极限时屈腕约 80°，在回滚至极限时腕关节伸腕达

$30°\sim40°$。

（5）滚法宜双向用力，前滚和回滚的用力比例约为3∶1。

（6）操作全程的压力、频率、动作幅度要均匀一致，动作协调而有节律性。

（7）术者站立操作时，两脚自然分开，上身保持正直，含胸拔背，沉肩垂肘，松腕。

（8）在关节局部应用滚法时，可以配合各关节的被动运动。

（9）滚法频率为每分钟120～160次。

（二）操作

（1）滚法：拇指自然伸直，其余四指自然弯曲，以第五掌骨小鱼际侧吸定于受术部位，肩关节
放松，以肘关节为支点，前臂作主动摆动，带动腕关节
屈伸和前臂的旋转运动，使手掌背尺侧部在施术部位上
进行持续不断地来回滚动。手法频率为每分钟120～160
次（图5-5）。

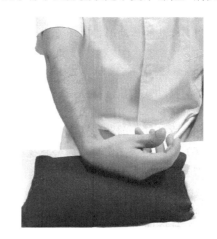

图5-5　滚法

（2）衍化手法

1）拳滚法：腕部悬屈，掌握空拳，以食、中、无名、
小指的近端第一指间关节为着力点，前臂作主动摆动，
带动腕部作往返均匀的摆动（如圆球状），随着腕部的摆
动，四指的近端第一指间关节在施术部位上作缓慢移动。
腕关节微屈或自然伸直。其运动过程同滚法，以腕部摆
动为主，不能旋动（图5-6）。

2）掌指关节滚法：以指间关节、掌指间关节及手背
着力，以远端指间关节吸定，悬腕，从指背到手背滚动，
手掌逐渐打开（图5-7）。

3）前臂滚法：前臂后1/3着力治疗部位，来回滚动。

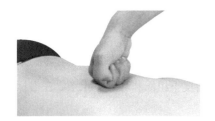

图5-6　拳滚法

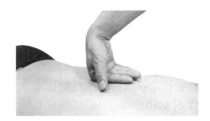

图5-7　掌指关节滚法

（三）注意事项

（1）在操作中肘部应相对稳定，不宜大幅度前后、左右运动。

（2）各手指任其自然，不可过度屈曲或伸直。

（3）不可拖动、跳动、拧动和甩动。

（四）临床应用

滚法具有舒筋通络、活血祛瘀、滑利关节的作用。滚法接触面积较大，刺激平和舒适，适用于

颈项部、肩背部、腰臀部以及四肢等肌肉较丰厚的部位。拳滚法刺激性强适用于骨关节和夹脊部位。掌指关节滚法柔和适用于后背、腰部肌肉丰厚部位。前臂滚法接触面大适用于腰部、臀部、背部、大腿部位。

三、揉法

以指、掌、前臂、肘吸定于体表施术部位上，作轻柔和缓的上下、左右或环旋运动的手法，称为揉法。根据施术者施术部位的不同，可分为掌揉法、指揉法、前臂揉法、肘揉法。掌揉法又可分为大鱼际揉法、掌根揉法和全掌揉法；指揉法又可分为中指揉法、拇指揉法和多指揉法；也可叠掌按揉。

（一）动作要领

（1）揉法的运动形式以环旋为主，也可以是小幅度的上下、左右运动，但必须带动皮下组织一起运动。

（2）掌揉法一般以肘关节为支点，拇指揉法的支点可以在腕关节以下，肘揉法的支点在肩关节。

（3）摆动式的鱼际揉法，以肘关节为支点作有节律的前臂摆动，用力轻巧，频率较快。

（4）各种揉法可定点吸定操作，也可呈线状做螺旋形移动。

（5）掌揉法、前臂揉法和肘揉法一般要求借助施术者身体的重心操作。

（6）双掌相叠操作，称为叠掌揉法。两拇指相叠操作，称为叠指揉法。

（7）揉法频率为每分钟 120 次。

（二）操 作

（1）掌揉法：以掌根、鱼际或掌心部垂直按于体表并带动皮下组织作环旋、上下、左右揉动，称为掌揉法（图 5-8）。可分为以掌根为主的掌根揉法、以掌心为主的全掌揉法和以鱼际为主的鱼际揉法。根据鱼际揉法的运动形式，可分为摆动式鱼际揉法和环旋式鱼际揉法。

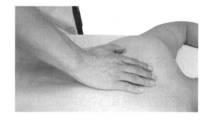

图 5-8　掌揉法

（2）指揉法：以拇指、食指或中指末节指腹按压于受术部位，带动皮下组织作环旋、上下、左右揉动，称为指揉法，如拇指揉法或中指揉法。有时以食中二指或食中无名三指作揉法，可分为二指揉法、三指揉法（图 5-9）。

（3）前臂揉法：以前臂的尺侧施术于受术部位，带动皮下组织作环旋、上下、左右揉动，称为前臂揉法（图 5-10）。

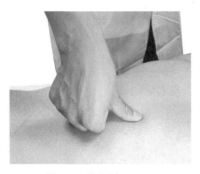

图 5-9　指揉法

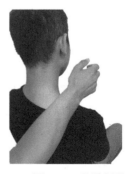

图 5-10　前臂揉法

（4）肘揉法：以前臂近肘部着力按压于受术部位，带动皮下组织做环旋、上下、左右揉动，称为肘揉法。

（三）注意事项

（1）揉法要求带动皮下组织，不要在受术部位体表产生摩擦。
（2）揉法应沉稳操作，频率不宜过快。
（3）鱼际揉法操作时，上臂与前臂的夹角不宜小于90°。
（4）肘揉法要避免以肘尖着力，不可使用蛮力。

（四）临床应用

揉法具有疏经理筋、行气止痛之功。指揉法适用于全身各部的经络、腧穴以及压痛点；鱼际揉法常用于前额、颞部和四肢关节部等；全掌揉法适用于大面积体表；前臂揉法、肘揉法多用于臀部、腰背部、肩颈部。

第三节　摩擦类手法

以术者手掌、手指或肘部贴附于体表，作直线或环旋移动的一类操作方法，称摩擦类手法。本类手法包括摩法、擦法、推法、搓法、抹法等。

一、摩法

术者用手指或手掌在受术者体表作环形平移运动，称为摩法。分为指摩法和掌摩法两种。

（一）动作要领

（1）肩关节放松，肘关节自然屈曲，以上肢自身重力作为预应力按放在治疗部位。
（2）腕关节保持一定的紧张度，指掌或手掌部自然伸直。
（3）操作时，仅与皮肤表面发生摩擦，不带动皮下组织，作顺逆时针摩动。

（二）操作

（1）指摩法：施术者指掌部自然伸直，腕关节略屈，食指、中指、无名指和小指并拢，四指指面贴附受术部位，以上肢带动四指作环形摩动（图5-11）。
（2）掌摩法：施术者手掌自然伸直，腕关节略背伸，将手掌贴附受术部位上，其操作过程同指摩法（图5-12）。
（3）手法频率为每分钟100～120次。

（三）注意事项

（1）摩动的速度、压力宜均匀。一般指摩法宜稍轻快，掌摩法宜稍重缓。
（2）根据病情的虚实来决定手法的补泻。有以"顺摩为补，逆摩为泻，缓摩为补，急摩为泻"的说法。现代应用时，常以摩动部位的解剖结构及病理状况来决定摩法补泻。

（3）摩动的压力宜适度、速度宜均匀和缓。

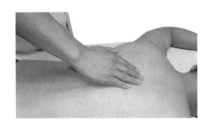
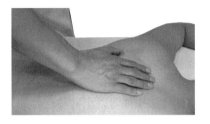

图 5-11　指摩法　　　　　　　　　　　　　　　　图 5-12　掌摩法

（四）临床应用

摩法具有和中理气，活血散结，消积导滞，调节肠胃等功能。

此法是最古老的推拿手法之一，刺激轻柔和缓，适用全身各部。指摩法适用于头面、颈项、四肢等部位；掌摩法适用于胸腹、腰背等部位。对胸胁胀痛，呃逆，脘腹疼痛，饮食积滞，消化不良，外伤肿痛等病症常用本法治疗。

二、擦法

术者用手指或手掌贴附于受术部位，作快速的直线往返运动，使之摩擦生热，称为擦法。分为指擦法和掌擦法两种。

（一）动作要领

（1）肩关节放松，肘关节自然屈曲，以上肢自身重力作为预应力按放在治疗部位。
（2）腕关节保持一定的紧张度，指掌或手掌部自然伸直。
（3）操作时，仅与皮肤表面发生摩擦，不带动皮下组织，作直线往返擦动。

（二）操作

（1）指擦法：施术者指掌部伸直，腕关节平伸，以食、中、无名指和小指指面贴附于受术部位。以肘关节为支点，前臂为动力，通过腕、掌使指面进行均匀的前后往返移动，以透热为度（图 5-13）。
（2）掌擦法：施术者以手掌的掌面或大鱼际、小鱼际贴附于受术部位，腕关节伸直，以肩关节为支点，上臂主动运动，通过肘、前臂和腕关节使手掌面或大、小鱼际作前后方向的连续移动，以透热为度（图 5-14）。
（3）手法操作频率为每分钟 100～120 次。

（三）注意事项

（1）施术部位紧贴体表、压力适度，须直线往返运行。往返的距离宜长，动作连续不断。
（2）擦法操作以透热为度。
（3）不可擦破皮肤，为保护皮肤，常应用推拿介质进行操作。
（4）呼吸自然，勿屏息操作。

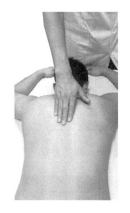

图 5-13　指擦法

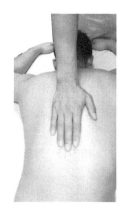

图 5-14　掌擦法

（四）临床应用

擦法具有温经通络，行气活血，消肿止痛，健脾和胃等功效。

擦法适用部位较广。指擦法擦动的距离短，故擦动的范围较小，多用于颈项部；掌擦法擦动的范围大，多用于胸胁及腹部；小鱼际擦法多用于肩背腰臀及下肢部；大鱼际擦法在胸腹、腰背、四肢均可应用。常用于瘀血凝结、内脏虚损及气血功能失常的病症。例如，外伤肿痛，外感风寒，风湿痹痛，胃脘痛喜温喜按者，以及肾阳虚所致的腰腿痛，小腹冷痛，月经不调等。

三、推法

术者用手指、掌、拳或肘等部位贴附于受术部位，作单方向直线移动的方法，称推法，又名平推法。根据操作部位不同又称指推法、掌推法、拳推法和肘推法。

（一）动作要领

（1）施术部位紧贴体表，压力平稳适中。

（2）带动皮下组织，作单方向直线推动。

（3）推进的速度宜缓慢均匀。

（二）操作

（1）指推法：分为拇指推法和四指推法。拇指推法是施术者以手拇指指端贴附于受术部位，余四指置于对侧或相应的位置以固定助力，腕关节略屈并偏向尺侧，拇指及腕臂部主动施力，向拇指端方向呈短距离单向直线均匀缓慢推进（图 5-15）。四指推法施术者以食、中、无名指和小指指端贴附于受术部位，腕关节略屈，腕臂部主动施力，向指端方向呈单向直线均匀缓慢推进（图 5-16）。

（2）掌推法：施术者以掌根部贴附于受术部位，腕关节背伸。以肩关节为支点，上臂部主动施力，通过前臂、腕关节，使掌根部向前作单向直线均匀缓慢推进（图 5-17）。

（3）拳推法：施术者握拳，以食指、中指、无名指和小指的近侧指间关节背侧贴附于受术部位，腕关节略屈。以肩关节为支点，上臂部主动施力，通过前臂、腕关节，使拳向前作单向直线均匀缓慢推进（图 5-18）。

（4）肘推法：屈肘，以尺骨鹰嘴突起部着力于施术部位，另一侧手扶握屈肘侧拳顶以固定助力，以肩关节为支点，上臂部主动施力，使肘向前或后作单向直线均匀缓慢推进（图 5-19）。

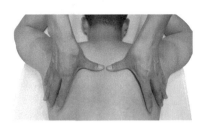

图 5-15　拇指推法

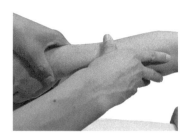

图 5-16　四指推法

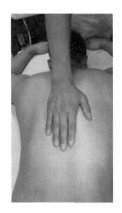

图 5-17　掌推法

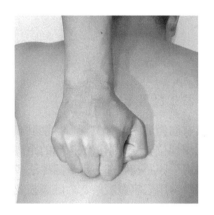

图 5-18　拳推法

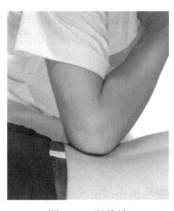

图 5-19　肘推法

（三）注意事项

（1）指推法移动距离宜短，掌推法、拳推法、肘推法移动距离宜长。

（2）拳推法、肘推法宜顺着肌纤维方向移动。

（3）用力不可过猛过快，防止推破皮肤。可配合使用冬青膏、滑石粉等介质。

（四）临床应用

推法具有通经活络，舒筋止痛，荡涤积滞等功效。能增高肌肉的兴奋性，促进血液循环。

推法可适用全身各部。指推法接触面小，推动距离短，施力柔中含刚，易于查找和治疗小的病灶，故常用于面部、项部、手部和足部；掌推法接触面大，推动距离长，力量柔和而沉实，多用于背腰、胸腹部及四肢部。拳推法和肘推法，因施力刚猛，故一般只用于背部脊柱两侧及下肢后侧。多用于外感发热，腹胀便秘，高血压，头痛失眠，腰腿痛，腰背筋膜炎，风湿痹痛，感觉迟钝等病症。

四、搓法

术者用双手掌面夹住受术者肢体，作交替或往返搓动，称为搓法。以双手夹搓，形如搓绳，故名搓法。

（一）动作要领

（1）双手掌面对称用力，夹持肢体，以能搓动肢体为度。

（2）双手搓动频率快。

（3）搓动时手掌面在治疗部位体表有小幅度位移。

（二）操作

受术者肢体放松。施术者以双手掌面夹住施术部位，以肘关节和肩关节为支点，前臂与上臂部主动施力，作相反方向的较快速往返搓动，并同时由肢体的近心端向远心端移动（图5-20、图5-21）。

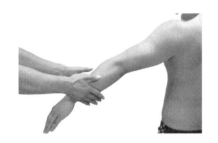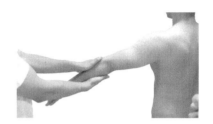

图 5-20　搓法（一）　　　　　　　　　　　　图 5-21　搓法（二）

（三）注意事项

（1）操作时动作协调、连贯。

（2）搓动的速度宜快，移动速度宜缓慢。

（3）双手相对用力对称，施力不可过重。

（四）临床应用

搓法具有疏松肌筋，调和气血等作用。

搓法常用于四肢和胸胁部，尤以上肢部为多。常用于肢体酸痛、关节活动不利及胸胁迸伤等病症，亦常作为推拿操作的结束手法使用。

五、抹法

术者用手指螺纹面或手掌面在施术部位作上下左右直线或弧形曲线往返移动，称为抹法。可分为指抹法与掌抹法两种。

（一）动作要领

（1）操作时施术部位贴紧治疗部位皮肤，用力均匀适中，动作和缓灵活。

（2）抹法沿着上下左右直线或弧形曲线往返的移动。

（二）操作

（1）指抹法：施术者以单手或双手拇指螺纹面置于受术者一定部位上，余指置于相应的位置以固定助力。以腕关节为支点，拇指的掌指关节主动运动，拇指螺纹面在施术部位作上下左右直线或弧形曲线往返的移动（图5-22）。

（2）掌抹法：以单手或双手掌面或大鱼际置于施术部位上。以肘及肩关节为双重支点，前臂与上臂部协调用力，腕关节适度放松，作上下左右直线或弧形曲线往返的移动（图5-23）。

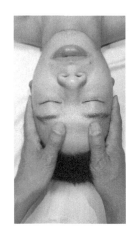 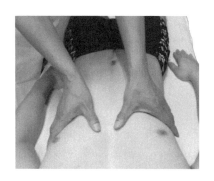

图 5-22　指抹法　　　　　　　　　　　　　　图 5-23　掌抹法

（三）注意事项

抹法用力轻而不浮，重而不滞；垂直于体表的压力，轻于推法而重于擦法。

（四）临床应用

抹法具有醒脑开窍，明目安神等功效。

指抹法活动范围小，多用于头面、颈项部；掌抹法抹动的范围较大，一般多用于背腰部。主要用于感冒、头痛、失眠、面瘫及肢体酸痛等病症。

第四节　振动类手法

一、振法

以手指或手掌在体表作快速震颤的手法，称为振法，又名震颤法。振法有掌振法和指振法两种。

（一）动作要领

（1）术者要精神集中，呼吸调匀，气沉丹田，注意力集中于掌中或指端，以达到"以意行气，以气生力，以力发振"的效果。

（2）操作时前臂不能有主动运动。即除手臂部静止性用力外，不能前臂摆动，也不要向被治疗部位施加压力。

（3）术者可通过缓慢的肘关节小幅度屈伸，使上肢的屈肌群与伸肌群交替紧张、放松，保持血液通畅，以减少疲劳。

（4）动作要持续，要求保持3分钟以上。

（5）振法的频率较高，要求达到每分钟 300 次左右。

（二）操作

（1）掌振法：术者将手掌自然轻放于受术部位，意念集中于掌心，前臂和手部的肌肉强力地静止性用力，使手臂发出快速而强烈的震颤，使振动波通过掌心传递到受术部位。频率要求每分钟 250～300 次（图 5-24）。

（2）指振法：术者以中指指端轻放于受术部位，食指和无名指屈曲并夹住中指，意念集中于指端，前臂和手部的肌肉强力地静止性收缩，使手臂发出快速而强烈的震颤，使振动波通过指端传递到受术部位。频率要求每分钟 250～300 次。也可以将食指叠于中指上作指振法（图 5-25）。

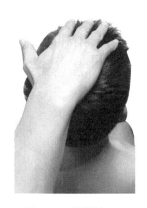

图 5-24　掌振法

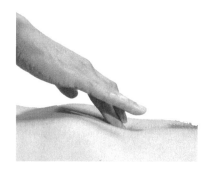

图 5-25　指振法

（三）注意事项

（1）指掌部轻放于受术体表不可用力按压。
（2）施术压力恒定不变，操作不可时断时续。
（3）呼吸自然不可屏气。
（4）本法操作者术后易感到疲劳，应注意自身保护。

（四）临床应用

振法具有温经止痛、祛瘀消积、和中理气、消食导滞、温阳补虚等作用。掌振法适用于腹部、背部、肩部和腰骶部等；指振法可用于全身腧穴。

二、抖法

用双手或单手握住受术者肢体远端，作小幅度的上下连续抖动，称为抖法。根据抖动部位以及姿势、体位的不同，可分为抖上肢、抖下肢及抖腰法。

（一）动作要领

（1）牵伸被抖动的肢体，使其伸直，处于充分放松状态。
（2）抖上肢的幅度应控制在 2～3cm，抖下肢及腰部的幅度稍大。
（3）频率要由慢到快，上肢抖动频率为每分钟 200 次左右，下肢为每分钟 60 次左右。

（4）操作时动作要连续、轻松，固定患肢的双手不要握得太紧。

（二）操作

（1）抖上肢法：受术者取坐位或站立位，肩臂部放松。术者站在其前外侧，身体略为前俯。用双手握住其腕部，慢慢将被抖动的上肢向前外方抬起至 60° 左右，然后两前臂微用力做连续的小幅度的上下抖动，使抖动所产生的抖动波似波浪般地传递到肩部（图 5-26）。或术者以一手按其肩部，另一手握住其腕部，作连续不断的小幅度的上下抖动，抖动中可结合被操作肩关节的前后方向活动。

（2）抖下肢法：受术者仰卧位，下肢放松。术者站其足端，用双手分别握住受术者两足踝部，将两下肢抬起，离开床面约 30cm，然后上、前臂部同时施力，作连续的上下抖动，使其下肢及髋部有舒松感。两下肢可同时操作，亦可单侧操作。

（3）抖腰法：本法并非单独抖法，而是牵引法与较大幅度抖法的结合应用。受术者取俯卧位，两手拉住床头或由助手固定其两腋下。术者两手分别握住受术者两踝部，术者两臂伸直，身体后仰，牵引受术者腰部，待其腰部放松后，身体前倾，其后随身体起立之势，瞬间用力，作 1～3 次较大幅度的抖动，使抖动的力量作用于腰部（图 5-27）。

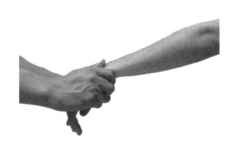

图 5-26　抖上肢法

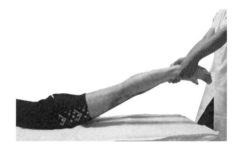

图 5-27　抖腰法

（三）注意事项

（1）术者自然呼吸，操作时不可屏气。
（2）抖法操作前，多配合拔伸法、搓法等手法。
（3）有习惯性肩关节、肘关节、腕关节脱位者，慎用上肢抖法。
（4）腰部疼痛严重，活动受限，肌肉不能放松者，禁用抖腰法。

（四）临床应用

抖法具有调和气血、松解粘连和理顺组织的功效。适用于四肢部及腰部，以上肢为常用，临床上与搓法配合，通常作为一个部位的结束手法。

第五节　挤压类手法

以手指、手掌或肢体其他部位按压或对称性挤压受术者体表一定的穴位及部位，使之产生压迫或挤压感觉的一类手法，称为挤压类手法。包括按法、点法、掐法、拨法、捏法、拿法、捻法和踩跷法等。

一、按法

以手指、手掌或肘部着力于一定穴位或部位，逐渐用力，按而留之的一种手法，称按法。有指按法、掌按法和肘按法 3 种。

（一）动作要领

（1）操作时，施术者分别以各个着力部位为支撑，先轻渐重，缓缓向下用力，不可用暴力猛然按压。

（2）使受术者产生得气感，按而留之后，再由重而轻至起始位置，反复操作数次。

（3）每次按压 5～10 秒钟，反复操作。

（二）操作

（1）指按法：施术者沉肩，垂肘，肘关节微屈或屈曲，腕关节屈曲，拇指或中指伸直，余四指屈曲，以手指螺纹面或指端为着力部，由轻而重，按压受术者体表一定部位或穴位（图 5-28）。

（2）掌按法：施术者沉肩，垂肘，肘关节微屈，腕关节背伸，手指自然伸直，以手掌或掌根部为着力部，用单掌、双掌或双掌重叠按压受术者体表（图 5-29）。

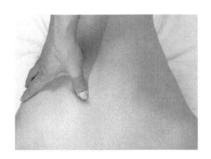

图 5-28　指按法

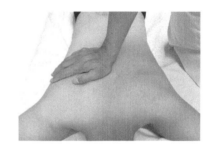

图 5-29　掌按法

（3）肘按法：施术者肘关节屈曲，以前臂近肘端着力于受术者体表一定部位或穴位，垂直按压（图 5-30）。

（三）注意事项

（1）操作时着力部位紧贴体表，不可移动。

（2）按压的方向与治疗部位垂直。

（3）操作中应根据具体情况决定施力大小和操作时间。

（四）临床应用

按法具有放松肌肉，开通闭塞，活血止痛，理筋整复等功效。

按法是临床最常用的手法之一，其刺激力较强，适用于全身各部位。指按法施术面积小，适用于全身各部经络穴位；掌按法适用于面积大而又较为平坦的部位，常用于腰背和腹部；肘按法刺激力最强，适用于腰骶及下肢后侧。按法在临床上常与揉法结合应用，组成"按揉"复合手法应用。胃脘痛，头痛，肢

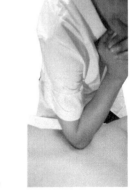

图 5-30　肘按法

体酸痛麻木等病症常用本法治疗。

二、点法

以拇指指端、指间关节突起部或肘部着力于一定的部位或穴位上，按而压之，戳而点之，谓之点法。根据操作部位不同，又分为拇指点法、屈指点法和肘点法。

（一）动作要领

操作时，分别以各个着力部位为支撑，先轻渐重，由浅而深缓缓向下用力，使受术者产生得气感，维持一定时间后，再由重而轻至起始位置，切忌暴力戳按，每次点压5～10秒钟，反复操作。

（二）操作

（1）拇指点法：施术者手握空拳，拇指伸直，用拇指指端着力，按压受术者体表一定部位或穴位（图5-31）。

（2）屈指点法：施术者肩、肘关节放松，用拇指指间关节背侧突起部位或屈食指近端指间关节背侧突起部按压体表一定部位或穴位（图5-32）。

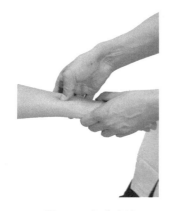

图 5-31　拇指点法

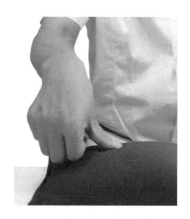

图 5-32　屈指点法

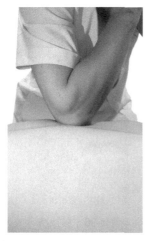

图 5-33　肘点法

（3）肘点法：屈曲肘关节，以其为支撑点，以肘尖部按压于受术者体表一定部位或穴位（图5-33）。

（三）注意事项

（1）点压方向宜与治疗部位相垂直，着力要固定，不得滑移。

（2）本法刺激力较强，不宜长时间使用，要根据受术者体质、病情和耐受性，酌情选用，并随时观察受术者反应，以免发生意外。

（四）临床应用

点法具有开通闭塞，活血止痛，调整脏腑功能等作用。点法作用面积小，刺激量更大，适用于全身各部腧穴及肌肉较薄的骨缝处。临床上本法常与揉法、击法等结合应用，组成点揉、点击等复合类手法。对脘腹挛痛，腰腿痛等痛症常用本法治疗。

三、掐法

用拇指指甲着力于人体一定的部位或穴位向下按压的一种手法，称掐法。

（一）动作要领

（1）拇指屈曲以指甲中峰对准治疗部位或穴位。
（2）指甲着力处垂直向下按压。

（二）操作

术者拇指屈曲以指甲中峰对准治疗部位或穴位，四指在一侧扶持助力，前臂用力使拇指指甲着力处垂直向下按压，至痛即止（图 5-34）。

（三）注意事项

（1）用力平稳，逐渐加力，但急救时宜用重力掐按。
（2）掐按方向与治疗面垂直，可在治疗面敷纱布，以防止皮肤破损，掐后加揉。
（3）重掐法次数一般为 3～5 次，至痛即止，或不宜反复长时间应用。
（4）轻掐常常与揉法、运法组成复合手法，如掐揉法、掐运法等。

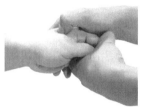

图 5-34　掐法

（四）临床应用

掐法具有醒神开窍、镇惊止痛、解除痉挛等功效，轻掐或掐揉法、掐运法则有发汗解表、温阳散寒、退热散结等作用。

掐法刺激性强，适用于全身各部位，尤其在人中、威灵、精宁、十宣、四横纹和八卦等穴位应用。用于治疗肢体痉挛、抽搐、昏厥等病症。

四、拨法

用指端、掌根或肘尖着力，深按于治疗部位，进行单向或往返的推动，称为拨法，亦称拨络法或指拨法等。

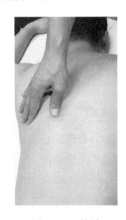

图 5-35　拨法

（一）动作要领

（1）指端深按于治疗部位。
（2）垂直于肌纤维或肌腱、韧带、经络方向单向或来回拨动。

（二）操作

施术者用拇指端着力，其他四指附着于治疗部位，先将着力的指端深按于治疗部位的肌筋缝隙间或肌筋的起止点，待有酸胀感时，再作与肌纤维或肌腱、韧带、经络走行垂直方向单向或来回拨动。如单手指力不足，亦可以双拇指重叠操作；亦可用食、中两指或掌根、肘尖等部位操作（图 5-35）。

（三）注意事项

（1）操作时，手法深沉有力，带动深层组织一起移动。

（2）先轻后重，弹而拨之，似弹拨琴弦状。

（3）用力轻重适当。过轻太浮，只能揉动皮肤；过重则滞涩，产生不适感。应掌握"以痛为腧，不痛用力"的原则，以受术者耐受为度。

（四）临床应用

拨法具有舒展肌筋，松弛痉挛，行气活血，消炎镇痛的作用。

拨法刺激量大，适用于颈、肩、背、腰、臀部等肌筋丰厚处。主治肩周炎、网球肘、腰肌劳损、腰椎间盘突出症、梨状肌综合征及各种外伤后期局部组织粘连等病症。

五、捏法

用拇指与其余四指对称性用力，相对挤压一定部位的方法，称为捏法。有三指捏和五指捏两种。

（一）动作要领

（1）拇指与其余四指对称性用力。

（2）指面着力，相对挤压治疗部位。

（二）操作

（1）三指捏法：术者肩、肘关节放松，腕关节略背伸，用拇指与食、中两指相对用力挤压受术者治疗部位（图5-36）。

（2）五指捏法：术者肩、肘关节放松，腕关节略背伸，用拇指与其余四指相对用力挤压受术者治疗部位（图5-37）。

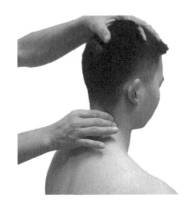
图5-36 三指捏法

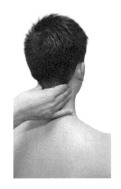
图5-37 五指捏法

（三）注意事项

（1）施力时以拇指与其余手指指面着力，避免用指端着力抠掐，力量对称。

（2）用力均匀柔和，连续不断，不可生硬死板。

（3）操作时，移动要缓慢，循序而下，均匀而有节律，不可断断续续，更不能跳跃、停顿或斜行。

（四）临床应用

捏法具有疏通经络，行气活血等作用。

捏法主要用于颈、肩、四肢部以及腰胁部。常与拿法同时使用，组成拿捏的复合手法。常用于头部、颈项部、四肢及背脊等肌肉病症，有缓解痉挛，增强肌肉活力、恢复肢体疲劳的作用。

六、拿法

用拇指与其余手指指面对称用力，相对挤压一定的穴位或部位，有节律提起揉捏的方法，称为拿法。

（一）动作要领

（1）拇指与其余手指指面对称用力，相对挤压一定的穴位或部位。
（2）提起治疗部位的肌肤。
（3）顺势揉动肌肤。

（二）操作

施术者肩、肘、腕关节放松，以单手或双手的拇指与食、中两指（三指拿法）或与其余四指（五指拿法）相配合，相对挤压治疗部位的肌肤或肢体，进行轻重交替，连续不断有节律性地捏提揉动（图 5-38、图 5-39）。

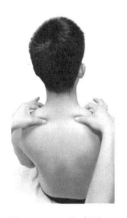

图 5-38　三指拿法

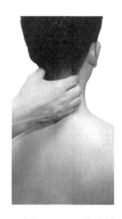

图 5-39　五指拿法

（三）注意事项

（1）操作时，以拇指与其余手指的手指螺纹面着力，忌用指端。
（2）用力由轻而重再由重而轻，动作连绵不断，缓和而有连贯性。

（四）临床应用

拿法具有祛风散寒，开窍止痛，舒筋通络的作用。

拿法不同于捏法，拿法提起揉捏治疗部位，捏法以单纯对掌挤压为主。拿法刺激量较强，常用于颈项、肩部和四肢等部位。临床上，拿法多与揉法结合使用，组成拿揉的复合手法，主治颈项强痛，风寒湿痹，肌肉酸痛，伤风感冒等病症。

七、捻法

用拇、食指螺纹面相对挤压治疗部位，对称用力作搓揉动作的手法，称捻法。

（一）动作要领

（1）着力面夹持治疗部位近端。
（2）相对用力作对称性快速来回揉捻。
（3）边揉捻边由治疗部位近端向远端移动。

（二）操作

施术者肩关节放松，肘关节屈曲，腕关节微背伸，以拇、食指的螺纹面相对挤压受术者治疗部位，对称地搓揉捻动，上下往返（图5-40）。

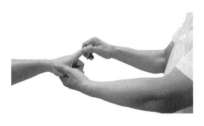

图 5-40　捻法

（三）注意事项

（1）捻法操作时，宜固定治疗部位的近端，相对用力来回快速搓揉，多配合牵拉力向远端捻动。
（2）操作时动作灵活快速而有节律，用劲均匀和缓，不可呆滞。

（四）临床应用

捻法具有理筋通络，滑利关节，促进末梢血液循环的作用。

捻法为辅助性手法，多用于指、趾部小关节及浅表肌肤，其特点为轻柔和缓，操作灵活。临床常配合其他手法治疗指（趾）间关节的疼痛、肿胀、麻木或屈伸不利等症。

八、踩跷法

用单足或双足着力，借助自身的重力踩踏受术者一定部位的方法，称踩跷法。

（一）动作要领

（1）施术者双手支撑于横木上，以控制自身体重和踩踏的力量。
（2）双足足掌或足跟着力于治疗部位。
（3）作有控制的，有节律的揉压、点颤等动作。

（二）操作

受术者俯卧，在胸部和大腿部各垫 2～3 个枕头，使腰部腾空。施术者双手扶住预先设置好的横木上，以控制自身体重和踩踏时的力量，同时用足踩踏受术者腰背或四肢部，并作适当的揉压、点颤、推搓、弹跳等动作（图5-41、图5-42）。

（三）注意事项

（1）临证时先要详查病情、明确诊断，从而判断是否为踩跷法适应证，本法刺激量较大，应用时必须谨慎。对体质过于虚弱、脊椎骨质有严重病变者不可使用本法。

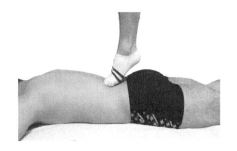　　　　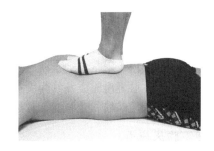

图 5-41　足蹈指点法　　　　　　　图 5-42　足掌踩跷法

（2）操作力度要适中，根据受术者的体质，逐渐加重踩踏力量和幅度，以受术者耐受为度，忌用蛮力。

（3）嘱受术者随着施术者弹跳的起落，配合呼吸。即弹跳起时吸气，踩踏时呼气，切忌屏气。

（四）临床应用

踩跷法具有疏经通络，行气活血，理筋整复，矫正脊柱畸形的作用。

踩跷法刺激量较大，多用于体格强壮者。适用于肩背、腰骶和四肢等部。本法适用于慢性疾病和功能性疾病的治疗，对某些疾病的急性期也有良好的疗效，临床常用于腰椎间盘突出症、腰背筋膜劳损等症的治疗。

第六节　叩击类手法

用手掌、拳背、手指、手掌侧面或借助桑枝棒击打受术者体表，称叩击类手法。叩击类手法包括拍法、击法、弹法。

一、拍法

用虚掌拍打受术者体表的方法，称拍法。

（一）动作要领

（1）五指并拢且微屈，以前臂带动腕关节自由屈伸，虚掌拍打体表。

（2）拍打体表后立即"弹起"。

（3）力量均匀适中，富有节律。

（二）操作

施术者五指并拢且微屈，以前臂带动腕关节自由屈伸，指先落，腕后落；腕先抬，指后抬，虚掌拍打体表。可单手操作，也可双手交替操作（图 5-43）。

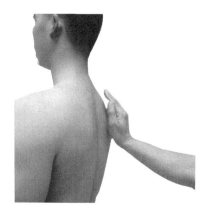

图 5-43　拍法

（三）注意事项

（1）应虚掌拍打受术者体表，以免产生疼痛。
（2）操作时动作要平稳，一旦拍打体表，则立即"弹起"。
（3）腕关节放松，上下挥动手臂时，腕关节随之屈伸，将力量化刚为柔。
（4）轻拍以皮肤轻度充血发红为度；重拍用力平稳，数次为宜。
（5）严重的骨质疏松、骨肿瘤、骨结核、冠心病等禁用此法。

（四）临床应用

拍法具有振奋阳气，行气活血，舒筋止痛的作用。
拍法施术时，受术者有较强的振击感，用于背部、腰骶部、四肢等肌肉丰厚处。作用于背部可祛痰止咳；作用于腰骶部时可治疗部分腰痛、痛经等病症；作用于四肢主要作用为放松。

二、击法

用拳背、掌根、掌侧小鱼际、指端或桑枝棒击打体表的方法，称击法。可分为掌根击法、侧击法、指尖击法、拳击法、桑枝棒击法。

（一）动作要领

（1）击打时，腕关节既要保持一定的姿势，又要放松，进行有控制的弹性叩击。
（2）要使整个着力面同时击打受术部位，用力均匀而有节奏，其他部位禁止接触受术部位，以免造成疼痛及损伤。
（3）用力应果断、快速，击打后立即弹起。

（二）操作

（1）掌根击法：施术者手指微屈，腕略背伸，以掌根着力，有弹性、有节律地击打受术者体表（图 5-44）。
（2）侧击法：施术者五指伸直分开，腕关节伸直，以手的尺侧（包括第 5 指和小鱼际）着力，双手交替有弹性、有节律地击打受术者体表。也可两手相合，同时击打施治部位（图 5-45）。

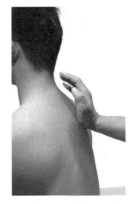

图 5-44　掌根击法

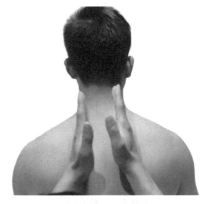

图 5-45　侧击法

（3）指尖击法：施术者两手五指屈曲，以指端或螺纹面着力，有弹性、有节律地击打受术者治疗部位（图 5-46）。

（4）拳击法：施术者以拳面、拳背、拳底有弹性地击打受术者的体表（图 5-47）。

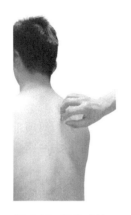
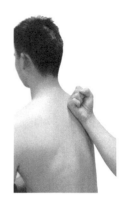

图 5-46　指尖击法　　　　　　　　　　　　　　图 5-47　拳击法

（5）桑枝棒击法：施术者手握桑枝棒，有弹性、有节律地击打受术者的腰背部及下肢的后侧。

（三）注意事项

（1）击法操作时用力要平稳，速度要快速而短暂，应根据不同部位选择不同的击打方法。
（2）操作时，动作要连续而富有一定节律性，使受术者感到轻松舒适。
（3）严格掌握各种击法的适应证和禁忌证，禁忌证同拍法。
（4）避免暴力击打。

（四）临床应用

击法具有舒筋通络，行气活血的作用。

掌根击法主要用于腰骶部、下肢；侧击法主要用于颈肩部、四肢部；指尖击法主要用于头部；拳击法用于背部、腰骶、下肢；桑枝棒击法用于腰背部及下肢的后侧。施术时受术者有振动、舒适感。掌击法和侧击法可通过振动缓解肌肉痉挛，消除肌肉疲劳；指尖击法可开窍醒脑，改善头皮血液循环；拳击法、桑枝棒击法主要起放松作用。击法多在治疗结束时应用。

三、弹法

用食、中指背侧指甲部弹击治疗部位的手法，称弹法。

（一）动作要领

（1）一指指腹部按压另一指指甲部，相对用力，对准治疗部位。
（2）指腹突然移开，另一指顺势弹出，使指甲部垂直击打治疗部位。
（3）击打后立即收回初始位，反复操作。

（二）操作

用拇指指腹紧压食指或中指指甲，对准治疗部位迅速弹出，食或中指背侧指甲击打治疗部位，动作灵活自如（图 5-48）。

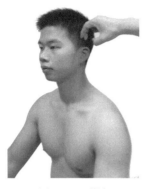

图 5-48　弹法

（三）注意事项

（1）持续弹击时，力量要突发而均匀。

（2）弹击的强度以不引起疼痛为宜。

（3）禁止指甲的边缘划到治疗部位，以免划破皮肤造成损伤。

（四）临床应用

弹法具有舒筋通络、祛风散寒等功效。

弹法适用于全身各部位，以头面、颈项部最为常用，为推拿的辅助治疗手法，常配合其他手法治疗头痛、颈项强痛等病症。

第七节　运动关节类手法

运用手法使关节在生理病理活动范围内进行内收、外展、屈伸、旋转等被动活动，称为运动关节类手法。其特点是手法简单省时，关节被动运动，效果立竿见影，正骨推拿多使用此类手法。主要包括摇法、拔伸法、背法和扳法。

一、摇法

以患肢关节为轴心作被动的环转活动，称摇法。常用的包括颈项部、腰部和四肢关节摇法。重在活动关节，属于被动导引手法。具有滑利关节、松解粘连的作用，适于全身各关节。

（一）操作要领

1. 颈项部摇法　用一手扶住头项后部，另一手托住下颌，作左右环转摇动。

（1）操作：受术者坐于有靠背的椅子上，颈项部放松，术者站于其背后或侧后方。以一手扶按其头顶后部，另一手扶托于下颌部，两手协调运动，反方向施力令头部保持水平位运动，使颈椎作缓缓环形摇转运动（图 5-49）。

（2）临床应用：颈项部疾病如颈椎病、落枕、颈项部肌肉劳损等症，还可明显缓解颈肩部疲劳。

2. 肩关节摇法　用一手扶受术者肩部以固定近端，另一手握住腕部或托住肘部，作环转摇动。

（1）操作

A. 托肘摇肩法：受术者取端坐位，肩部放松，患肢自然屈肘，术者站于其患侧，上身略前倾，一手扶住受术者肩关节上部起固定作用，同时另一手托起受术者肘部，然后作缓慢的顺时针或逆时针方向的转动（图 5-50）。

B. 握手摇肩法：受术者取坐位或站立，患肢下垂并自然放松，术者站于患者侧方，一手扶住其

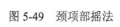

图 5-49　颈项部摇法

患肩上部，另一手握住患者腕部，作顺时针或逆时针方向的环转运动（图5-51）。

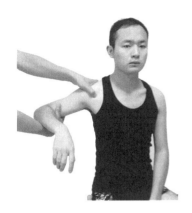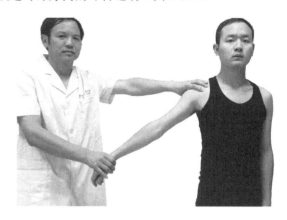

图5-50 托肘摇肩法　　　　　　　　　　　图5-51 握手摇肩法

C.大幅度摇肩法：受术者取坐位，患肢放松下垂。术者成丁字步，站于受术者侧方，两手掌相对，夹住受术者的腕部，夹持力度松紧适宜，慢慢地将患肢向上向前抬起，同时位于下方的手逐渐翻掌，当患肢前上举到最大限度时，一手呈虎口向下，并握住其腕部，另一手则由腕部沿上肢内侧下滑移至肩关节上部，两手协调用力（即按于肩部的手将肩关节略向下、向前按压，握腕之手则略上提，使肩关节伸展），然后使肩关节向后作大幅度的环转运动。周而复始，两手上下交替，协同操作，连续不断（图5-52）。

（2）临床应用：三种肩关节摇法均用于肩关节活动功能有障碍，如肩周炎、外伤后的肩关节功能康复，依据患者肩关节活动受限程度选用适当的手法，三种手法对于肩关节的活动范围是逐渐加大的。

3.腰部摇法

1）操作：受术者坐于方凳，腰部放松，术者坐于其后，用一手按压其腰部以固定，另一手按压受术者对侧肩部，前臂压于颈项部，两手协同用力，将其腰部作缓慢的环转摇动（图5-53）。

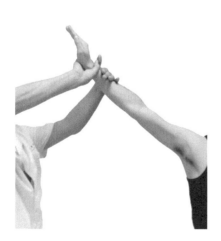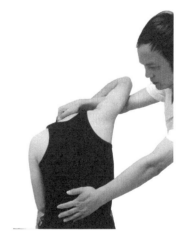

图5-52 大幅度摇肩法　　　　　　　　　　图5-53 腰部摇法

2）临床应用：适应于腰椎关节紊乱、慢性腰肌劳损、急性腰扭伤、腰椎间盘突出症等的治疗。

4. 髋关节摇法

1）操作：受术者仰卧位，屈髋屈膝。术者一手托住患者足跟，另一手扶住膝部，作髋关节环转摇动。动作要缓和，用力要稳（图5-54）。

2）临床应用：应用于排除骨折脱位所致的髋关节僵硬，屈伸不利等症。

5. 膝关节摇法

1）操作：受术者俯卧位，患肢屈膝屈髋，术者站于其侧方，一手扶住足部，另一手握住其小腿下端，两手协同用力，使膝关节屈曲至90°左右，然后作膝关节顺时针或逆时针方向的缓慢环转运动（图5-55）。

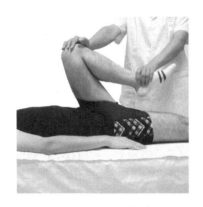 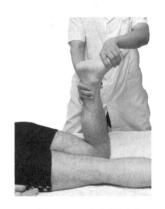

图 5-54 髋关节摇法　　　　　　　　　图 5-55 膝关节摇法

2）临床应用：对于膝关节骨性关节炎、半月板损伤、侧副韧带损伤等出现强硬，屈伸不利有很好疗效。

（二）注意事项

（1）摇转的幅度应控制在人体生理活动范围内，由小到大，逐渐增加。人体各关节的活动度不同，各关节的摇转幅度亦应不同。

（2）摇转的速度宜慢，尤其是在开始操作时，可随摇转次数的增加及受术者的耐受度适当增快速度。

（3）摇转方向可以按顺时针或按逆时针方向。一般情况下是摇动次数顺、逆时针方向各半。

（4）摇动用力要协调、稳定，除被摇关节肢体运动外，其他关节应尽量保持固定。

（5）对习惯性关节脱位、椎动脉型颈椎病及颈部外伤、颈椎骨折以及摇动加重病情等症不适宜使用摇法，尤其是颈部。

二、拔伸法

拔伸法即牵引，牵拉的意思。拔伸法指固定肢体或关节的一端，牵拉另一端的手法。

（一）操作要领

1. 头颈部拔伸法

操作：受术者正坐。术者站在患者背后，用双手拇指顶住两侧枕骨下方，其他手指向上托住两侧下颌角的下方，两前臂下压受术者两肩，两手用力向上，两前臂下压，同时作相反方向用力（图 5-56）。

2. 腰椎拔伸法

操作：受术者俯卧位，双手抓住床头或助手固定其双侧肩部，术者立于其足端以双手分开握住其两下肢足踝部，身体稍后倾，逐渐向其足端拔伸（图 5-57）。

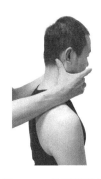 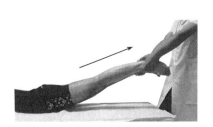

图 5-56　头颈部拔伸法　　　　　　　　　　图 5-57　腰椎拔伸法

3. 肩关节拔伸法

操作：受术者坐位。术者用双手握住患侧腕或肘部，使肩关节外展 45°～60° 位逐渐用力牵拉，同时嘱其身体向对侧倾斜或有助手协助固定其身体上半部，与术者牵拉之力对抗。

4. 髋关节拔伸法

操作：受术者仰卧位，术者立于其患侧方，患肢屈髋屈膝，使患侧足尽量靠近臀部，术者以一手固定按压其髂前上棘，另一上肢屈肘以前臂尺侧按压于膝上大腿前面，双手同时协同用力按压，使其髋关节被动拔伸（图 5-58）。

5. 膝关节拔伸法

操作：受术者仰卧位，术者立其足端，助手以双手握住其一侧膝关节上方以固定，术者以两手握住足踝部和小腿下段，身体后倾，向其足端方向拔伸牵拉膝关节（图 5-59）。

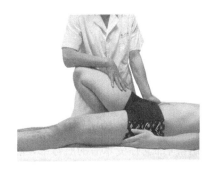 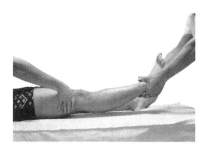

图 5-58　髋关节拔伸法　　　　　　　　　　图 5-59　膝关节拔伸法

6. 踝关节拔伸法

操作：受术者仰卧位，术者立其足端。助手双手握其小腿下段以固定，术者双手握住跖趾部，与助手对抗用力，缓缓持续拔伸踝关节（图 5-60）。

7. 腕关节拔伸法

操作：术者一手握住受术者前臂下端，另一手握住其手部，两手同时作相反方向用力，逐渐牵拉（图 5-61）。

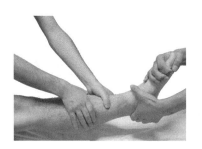

图 5-60 踝关节拔伸法

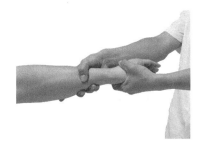

图 5-61 腕关节拔伸法

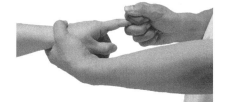

图 5-62 指间关节拔伸法

8. 指间关节拔伸法

操作：术者一手捏住被拔伸关节的近端，另一手捏住其远端，两手同时用力作相反方向牵拉（图 5-62）。

（二）注意事项

（1）动作缓慢、用力均匀，掌握好拔伸的方向和角度。

（2）拔伸开始时，用力要由小到大，逐渐加力。当拔伸到一定程度，就需要一个稳定的持续牵引力。

（3）不可暴力拔伸，以免造成关节牵拉损伤。

（三）临床应用

拔伸法具有滑利关节，理筋整复作用。常用于关节错位，伤筋等症。对关节、筋脉扭伤和移位有整复作用。

三、背法

将受术者背起对腰椎进行牵引和振动的方法，称为背法。

（一）操作

术者和受术者背靠背站立，双脚分开与肩部等宽，用两肘部套住受术者的肘弯部，然后弯腰屈膝，将受术者反背起，使其双脚离地，臀部抵住受术者腰部，利用受术者自身重力，牵拉腰部 1～2 分钟，术者腰部左右摆动，使受术者腰部及下肢也随之作左右摆动（使错位的腰椎小关节和痉挛的肌肉得以松动）。然后屈膝挺臀，抖动臀部，使受术者腰部达到牵拉抖动的作用（图5-63）。

（二）注意事项

用臀部顶住受术者腰部，左右摆动和屈膝挺臀动作要相互协调。让受术者头颈部靠住术者背部，放松自然，受术者肌肉要放松，不可紧张、屏气，若受术者身材过高，术者可站在踏板上操作，使受术者两足离地。

（三）临床应用

使腰脊柱及两侧伸肌过伸，促使错位的小关节复位，腰椎关节紊乱、腰椎间盘突出症常配合本法治疗。

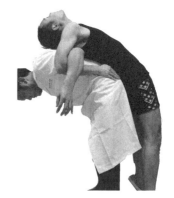

图 5-63 背法

四、扳法

用双手或者肢体的其他部位向关节同一方向或相反方向用力，使关节产生被动旋转、屈曲、或伸展等活动的手法，称为扳法。包括脊柱、全身各关节及某些微动关节扳法。临床上根据使用部位不同主要分为脊柱扳法和四肢关节扳法。

（一）颈椎扳法

操作

（1）颈椎斜扳法：受术者坐位或仰卧位，全身放松，尤其是颈项部放松，背部倚靠于椅背，头略前倾或中立位，术者站立于患者侧后方。以一手扶按其头顶后部或肩部，另一手扶托下颌部，全手掌尽量跨过对侧颞颌关节。两手协同施力，使其头部连同颈部向一侧旋转，当旋转至有阻力时，随即以"轻巧力"做一快速的，恰好能大于患者阻力的、可控制的、稍增加幅度的扳动，常可听到"喀"的弹响声，多数为连续数响，双手缓慢将颈椎回复到中立位（图5-64）。

（2）颈椎旋转定位扳法：受术者坐位，全身放松，尤其是颈项部放松，背部依靠于椅背，头略前倾或中立位，术者站立于患者侧后方，双脚分开站立略与肩同宽，双膝关节微曲。术者以一手拇指顶按住偏歪颈椎棘突旁，另一手肘部托住下颌部，手扶对侧颞部，令其慢慢低头、仰头，至拇指下感到有棘突活动，保持这一前屈幅度，双膝为伸直，稍向上拔伸颈椎，用肘部扳动颈椎，使其头部缓慢旋转，当旋转到稍有阻力时，以"轻巧力"做一快速的，恰好能大于患者阻力的、可控制的、稍增加幅度的扳动。常可听到"喀"的弹响声，同时拇指下亦有棘突弹跳感。肘部缓慢将颈椎回复到中立位（图5-65）。

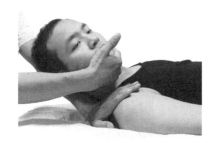

图 5-64 颈椎斜扳法

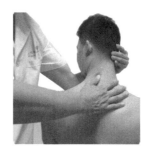

图 5-65 颈椎旋转定位扳法

动作要领　术者要将受术者颈椎固定于稳定位置，另一手作用于关节的远端，然后双手作相反方向或同一方向相互用力，通过颈椎位置变动使用杠杆将扳动之力集中于所需调整颈椎关节；使关节慢慢被动活动至产生阻力位置；做一快速的、稍增大幅度的、有控制的扳动。术者扳动时双手协调用力，发力精准。扳动动作平稳，部位精确，用力要短暂，迅速，发力可控，力度适当，收力及时，中病即止。

注意事项

（1）选择术者体位以最大限度发挥手法的稳定性为宜，受术者体位应以最放松、最舒适为度。

（2）术者用力应稍大于受术者发出阻力，发力应该能控制，扳动要顺应关节的生理功能，不能超出关节的生理功能范围，切忌使用暴力、蛮力，强拉硬扳。

（3）不宜追求弹响，弹响是手法过程中常伴随的现象，不是必需条件。在实际操作中若不能获得这种响声，不要勉强从事，以免使用暴力蛮力，造成不必要的扭伤，带来不良后果。

（4）扳动力度的把握需要长期的训练和临床实践获得，人体练习必须在临床带教老师指导下逐渐学会控制手法力度。

（5）扳法操作前一定要掌握患者详细病情，老年人骨质疏松者慎用，骨关节结核、肿瘤者禁用。

（6）诊断不明确者慎扳，没有影像学诊断者慎扳，50 岁以上患者慎扳。

临床应用　有舒筋通络，滑利关节，纠正解剖位置失常等作用。治疗颈椎病、落枕及颈椎关节紊乱导致的各种类型颈源性疾病。其中椎动脉型颈椎病和脊髓型颈椎病应谨慎使用扳法，恰当掌握手法力度与调整幅度，大多数可以收到理想的临床效果。落枕使用颈部斜扳法配合其他放松手法；椎动脉型颈椎病使用拔伸下颈椎旋转定位扳法调整颈椎关节位置，减轻对椎动脉的压迫。

（二）胸椎扳法

操作

（1）扩胸牵引扳法：受术者低坐位，两手十指交叉扣住并抱于枕后部，术者立于其后方。术者一脚前半部踩住受术者之矮凳上，用足的跖屈调整术者膝关节的高低，以一侧膝部抵住其背部胸椎病变处，两手分别握扶受术者两腋部。配合深呼吸，呼气末待胸椎后仰至最大限度时，双手将两腋部向后上方突然扳动，膝部顶住胸椎保持位置不变，常可听到"喀"的弹响声（图 5-66）。

（2）抬肩扳胸扳法：受术者俯卧位，全身放松，术者立于胸椎侧凸一侧。一手以掌根抵住病变胸椎的棘突旁，另一手扳住对侧肩前上部，将其肩部扳向后上方，两手协调，深呼气末作相对用力错动，当遇到阻力时，施以"巧力"，做快速的、稍增加幅度的、有控制的扳动，同时推胸椎之掌根用力向对侧推动，常可闻及"喀"的弹响声以及体会到掌根下错动感（图 5-67）。

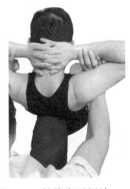

图 5-66　扩胸牵引扳法

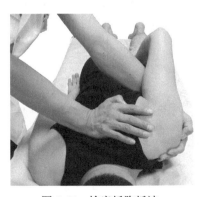

图 5-67　抬肩扳胸扳法

动作要领　配合呼吸，当呼气末期，两手拉开，到达有阻力感，突然加力，做稍增大幅度的扳动。

（3）俯卧胸椎冲压扳法：受术者俯卧，双手放于身体两侧，胸前平卧于薄枕上。术者站于受术者一侧，术者单手或双手重叠，掌根置于隆起的胸椎棘突上，嘱其作深呼吸，在呼气末向下冲压。（图 5-68）。

动作要领　发力在呼气末，术者将上半身体重集中于手掌根部，用有限度的冲压力，可重复 2～4 次，多数可闻及"喀"的弹响声以及体会到掌根下错动感。用力要短暂、迅速，发力可控，力度适当，以患者能耐受为度。收力及时，中病即止。

注意事项

（1）老年人骨质疏松者慎用，骨关节结核、肿瘤者禁用。

（2）膝关节顶推产生疼痛者，可以在病变关节处垫一软垫。

（3）手扳动腋窝产生疼痛时可以让手尽量靠近躯干。

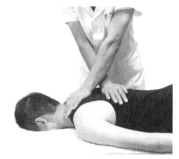

图 5-68　俯卧胸椎冲压扳法

临床应用　有舒筋通络，滑利关节，纠正解剖位置的失常等作用。治疗肩背部酸沉，胸椎关节紊乱导致各种类型的脊源性疾病，如胸闷、心悸等。

（三）腰椎扳法

操作

1. 腰椎斜扳法　受术者侧卧位，在上一侧的下肢屈髋屈膝，在下一侧的下肢自然伸直，两手自然放于腹部及胁肋部。术者以一肘或手抵住其肩前部，另一肘或手抵于臀部。两肘或两手协调相反方向用力，先作数次腰部小幅度的扭转活动。即按于肩部的肘或手同按于臀部的另一肘或手同时施用较小的力使肩部向后下方、臀部向前下方按压，压后即松，使腰部形成连续的小幅度扭转而放松。待腰部完全放松后，再使腰部扭转至有明显阻力位时，施以"巧力"，做一个突发的、稍增大幅度的快速扳动，常可闻及"喀喀"的弹响声（图 5-69）。

2. 腰椎定点旋转扳法　受术者坐于方凳上，腰部放松，两臂自然下垂。以棘突向右侧偏歪为例。助手位于其左前方，用两下肢夹住其膝关节，两手按压于左下肢股部以固定骨盆，术者坐于其后侧偏左方，以左手拇指端顶按于偏歪腰椎的棘突右侧，右手臂从其右腋下穿过并以右掌按于左肩部。右掌缓慢下压，并嘱其做腰部前屈配合，至术者左拇指下感到棘突活动，棘间隙打开时使其腰椎前屈活动停止并保持这一前屈幅度。然后右手臂缓缓地施力，以左手拇指所顶住腰椎偏歪的棘突为支点，使其腰部向右屈至一定幅度后，再使其向右旋转至最大限度，右手继续扳动左肩部，左手拇指则同时用力向对侧拨正偏歪的棘突，两手协调用力，做一增大幅度的快速扳动，常可闻及"喀喀"的弹响声同时拇指下有弹跳感（图 5-70）。

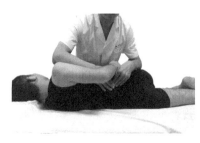

图 5-69　腰椎斜扳法

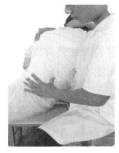

图 5-70　腰椎定点旋转扳法

动作要领

（1）术者要将受术者腰椎固定于稳定位置，另一手作用于所需调整关节的远端，借助杠杆力量，双手作相反方向或同一方向相互用力，通过腰椎位置变动使用杠杆将扳动之力集中于所需调整之关节。

（2）使关节慢慢被动活动至产生阻力位置，作一短促的、稍增大幅度的、有控制的扳动。术者扳动时双手协调用力，发力精准。

注意事项

（1）体位选择：术者体位以最大限度发挥手法的稳定性为宜，受术者体位应以放松舒适为度。

（2）扳动要顺应关节的生理活动，不能超出关节的生理活动范围，切忌使用暴力、蛮力，强拉硬扳。

（3）不宜追求弹响，弹响是手法过程中常伴随的声响，不是必需条件。在实际操作中若不能获得这种响声，不要勉强用力，以免使用暴力蛮力，造成不必要的扭伤，带来不良后果。

（4）扳动力度的把握需要长期的训练和临床实践获得，临床中可借助手之力完成扳动。

（5）扳法操作前一定要掌握患者详细病情，老年人、骨质疏松者慎用，骨关节结核、肿瘤者禁用。

临床应用　有舒筋通络，滑利关节，纠正解剖位置的失常等作用，用于治疗腰椎间盘突出症、急慢性腰肌劳损等，其中腰椎间盘脱出症应谨慎使用扳法。恰当掌握手法力度与调整幅度，大多数可以收到理想的临床效果。

（四）四肢关节扳法

操作

（1）肩关节前屈扳法：以左肩为患侧，受术者坐位，上肢放松自然垂于身体两侧，术者站于患肩前外侧，将患侧上臂放于术者内侧前臂上，右手按压患者肩部，左手连同前臂将患臂缓缓上抬，至肩关节前屈有阻力时，略停片刻，以"巧力"做一增大幅度的快速扳动，随即放下。在作扳动之前，为使肩关节尽量放松，常先使患者肩关节作小幅度的前屈数次或作小范围的环转摇动数次，再作扳动（图5-71）。

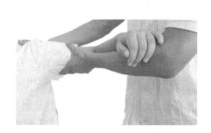

图 5-71　肩关节前屈扳法

（2）肩关节外展扳法：受术者坐位，上肢放松自然垂于体侧，术者膝关节微曲，半蹲于患肩外侧，将患侧上臂的肘关节搭放在术者肩上，双手十指交叉按压患肩，从前后方将患肩扣住。术者缓缓起立，双手臂协调用力，使其肩关节缓慢外展至有阻力时，继续以缓和力量作一肩关节外展位稍稍增大幅度的扳动。

（3）肩关节内收扳法：受术者取端坐位，患侧上肢屈肘紧贴于胸前，手搭扶于对侧肩部。术者立于其身后，术者身体抵住受术者背部，以防受术者后仰，用一手扶按于患侧肩部以固定，另一手托住其患侧肘关节外侧并缓慢向胸前上提，上提时保持肘紧贴胸前，至有阻力时作一稍稍增大幅度的快速扳动（图5-72）。

（4）肩关节旋内扳法：受术者取坐位，将患侧上肢的手和前臂置于腰部后侧。术者立于其身后，用一手按顶推其患侧肩部以固定，另一手握住其腕部将患肢前臂沿其腰背部缓缓上抬，至有阻力作一较快速、有控制、小幅度上抬其前臂的动作（图5-73）。

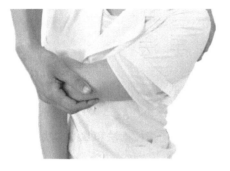

图 5-72 肩关节内收扳法

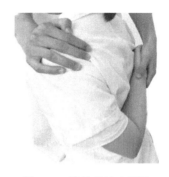

图 5-73 肩关节旋内扳法

（5）肩关节上举扳法：受术者坐位，双上肢放松自然下垂于身体两侧。术者站立于其患侧后方，用一手握住患侧前臂近腕关节处，将其上肢自前屈外展位缓缓上抬，用另一手握住其前臂下段，双手协调用力，向上逐渐牵拉上抬，至有阻力时作一较快速、有控制地向上牵拉扳动（图 5-74）。

（6）肘关节扳法：受术者仰卧位，上肢平放身体一侧。术者站于患侧，用一手托握住其患肘关节上方，另一手握前臂远端，先将肘关节作缓慢地屈伸和摇动，以使肘关节充分放松，然后根据其关节的功能障碍具体情况决定扳法的应用。如肘关节屈曲受限，使肘关节缓慢屈曲，至有明显阻力时，握住前臂的一手持续缓慢用力使肘关节维持屈曲，维持片刻，双手协调用力，作稍快速、小幅度地加压扳动，可以重复 2～3 次，随即松手。如关节伸直受限，则以反方向用力扳法（图 5-75）。

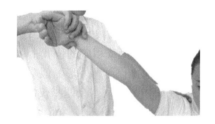

图 5-74 肩关节上举扳法

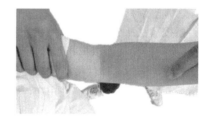

图 5-75 肘关节扳法

动作要领 缓缓用力使关节被动运动至阻力位，瞬间加力实施小幅度、患者可忍受范围内扳动。

注意事项

（1）要顺应、符合关节的各自生理结构特点，不可逾越关节运动的生理活动范围。关节结构虽然大同小异，但其生理功能差异较大，使用扳法应掌握人体各个关节的解剖和生理特点，符合各关节的运动规律。

（2）有下列情况者禁止使用：①诊断不明确的脊柱外伤及有脊髓症状体征者禁用扳法。②有骨质病变者，如骨关节结核、骨肿瘤等禁用扳法。③对于四肢关节外伤，骨折未愈合者禁用扳法。④老年人、有严重骨质增生、骨质疏松症者慎用扳法。

临床应用 具有舒筋通络，滑利关节，纠正解剖位置异常等作用，常用于四肢各关节筋伤及外伤后关节功能障碍等。四肢关节的功能障碍使用四肢关节的扳法，使用何种扳法视具体功能障碍情况而定。

第八节 复 合 手 法

一、按揉法

按揉法是由按法与揉法动作相结合而成的复合手法，包括指按揉法和掌按揉法两种。

（一）动作要领

（1）指按揉法宜悬腕：拇指按揉法可以直腕操作，但多数情况下应悬腕操作。当悬腕角度达 60°左右，前臂与拇指易于发力，同时腕关节容易作出一个小的旋动，余指也易于助力。

（2）单掌按揉法以肘和肩为支点：单掌按揉法发力部位主要在前臂和上臂，所以应以肘关节和肩关节为支点。操作时压力不可过大，过大则手法易僵，应以柔和为主。

（3）双掌按揉法宜巧用身体上半部重量：双掌按揉法是以肩关节为支点，将身体上半部的重量依节律性的前倾后移，通过上、前臂传到手部，忌手臂部单独用力。双掌按揉法操作时身体的前倾后移幅度不可过大，手掌部不可离开施术部位。

（4）按中含揉、揉中寓按：按揉法宜按揉并重，将按法和揉法有机结合，做到按中含揉，揉中寓按，刚柔并济，连绵不绝。

（5）按揉法频率为每分钟 120 次。

（二）操 作

（1）指按揉法：分为单拇指按揉法和双拇指按揉法两种。

1）单拇指按揉法：以拇指螺纹面置于施术部位，余四指置于其对侧或相应的位置上以助力。拇指主动施力，进行节律性按压揉动。单拇指按揉法在四肢及颈项部操作时，外形酷似拿法，但拿法是拇指与其他四指两侧对称性用力，而拇指按揉法的着力点在拇指一侧，其余四指仅起到助力、助动的作用。

2）双拇指按揉法：以双手拇指螺纹面并列或重叠置于施术部位，余指置于对侧或相应的位置以助拇指按揉发力，腕关节屈曲约 60°。双拇指和前臂主动用力，进行节律性按压揉动。双拇指按揉法在操作时，与双手拿法外形相似，其区别在于前者的施力重点在双手拇指，而后者是双拇指与余指均等用力。

（2）掌按揉法：可分为单掌按揉法和双掌按揉法两种。

1）单掌按揉法：以掌根部置于施术部位，余指自然伸直，前臂与上臂主动用力，进行节律性按压揉动。

2）双掌按揉法：双掌并列或重叠，置于施术部位。以掌中部或掌根部着力，以肩关节为支点，身体上半部小幅度节律性前倾后移，于前倾时将身体上半部的重量经肩关节、上臂、前臂传至手部，从而产生节律性按压揉动。

（三）注意事项

（1）按揉法属于刚柔并济手法，操作时既不可偏重于按，又不可偏重于揉。所以按压的力量要适度。

（2）按压和环形移动要协调，按压的节奏性要配合环形揉动的速度，因此揉动时不可过快，也不可过慢，要使手法移动流畅、按压舒适。

（四）临床应用

按揉法主要用于颈椎病、肩周炎、头痛、腰背筋膜劳损、腰肌劳损、腰椎间盘突出症等。单拇指按揉法适于全身各部经络腧穴，尤以颈项部、头面部、上肢部常用；双拇指按揉法适用于颈项部、背部、腰部、臀部和下肢部。单掌按揉法适于背部、下肢后侧和肩部；双掌按揉法适于背部、腰部、臀部、下肢后侧。

二、推摩法

推摩法是由一指禅偏峰推法与指摩法结合而成，即一指禅偏峰推法操作的同时其余四指进行摩法操作，手法难度较高。

（一）动作要领

本法是做一指禅偏峰推法的同时，通过前臂的横向摆动和腕关节协调运动带动四指指腹进行摩法操作，所以一指禅偏峰推法和四指摩法需要协同操作。

腕关节要放松，在前臂的带动下，行被动横向摆动和顺势摆动。如果腕部仅仅是摆动，则只能形成拇指的偏峰推和其余四指的擦动，在增加旋动的情形下才形成四指的摩动。推摩频率为每分钟 120 次。

（二）操作

将拇指桡侧偏峰着力吸定于治疗部位，其余四指自然并拢、掌微屈，将食指、中指、无名指和小指的四指指腹着力于相应的施术部位上，腕关节放松，前臂主动横向摆动用力，使腕关节行旋转运动，同时左右摆动，带动拇指做一指禅偏峰推法，同时其余四指指腹在摆动力带动下，在施术部位行环形的摩动。

（三）注意事项

（1）推摩的速度要均匀，用力宜适当，以手臂的自然压力进行操作。
（2）要注意动作的连贯性、协调性。

（四）临床应用

推摩法主要用于咳嗽、脘腹胀满、消化不良、月经不调等。适用于胸腹部和胁肋部。

第九节　器　械　推　拿

疼痛是疾病的首要症状，而顽固性的疼痛更是困扰人类的大敌。推拿疗法对于缓解软组织损伤所导致的疼痛具有显著的效果，但这种疗效的取得有时也会因某些条件的局限而事倍功半。例如，因施术者身体状态或自身力量的局限；或由于部分患者的身体较一般人更加高大魁梧，或所患病痛陈旧且病灶较深的复杂情况下，以普通手法施治疗效欠佳，以至于许多患者转而寻求小针刀或穴位注射等方式来解除病痛。

推拿器具是手法的延伸。推拿器具的使用可以明显增加刺激强度及施术时间，保护施术者的双手。祖国医学自有砭石及九针的发明之日起，推拿之中就有了器具的加入。本节介绍的枪型推拿器不同于以往的桑枝棒类的健身按摩工具，而是可以直接参与到手法治疗之中，具有明显的治疗作用。

枪型推拿器以硬木制造，较其他材料制造的工具更为安全和舒适，携带方便及使用灵活。枪型推拿器不仅可模仿多种推拿手法，且较普通手法施术时更加具有持久的耐力及超强的渗透效果。

枪型推拿器的使用方法简便易学，不仅可以成为推拿从业者的有力助手，也可成为社会大众养生保健的居家常备之物。

一、使用方法

枪型推拿器可适用于除头部以外的身体大多部位，且运用灵活，可以轻松模仿人手的按摩方式来完成不同的治疗动作。

以目前常用的六类手法来看，枪型按摩器可以轻松完成摆动类、摩擦类、挤压类、叩击类的大部分手法，如㨰法、一指禅推法、揉法、点法、按法、推法、擦法、刮法、叩击法等。同时可以变换器具的角度、手法移动方向或对按摩器具的持握方式来改变刺激方式和强度。

由于患者的患病部位不同，枪型推拿器的使用部位及施术方式亦有相应的变化。根据使用部位的不同，其持握方式大致有三种：

（1）正握法：此握法于治疗时使用部位为枪管的前端（图 5-76）。

（2）反握法：此握法于治疗时的使用部位为枪柄（图 5-77）。

（3）倒握法：此握法于治疗时的使用部位为枪的击锤部位（图 5-78）。

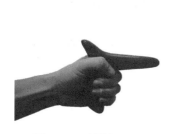 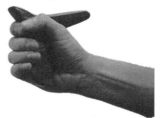 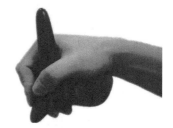

图 5-76　正握法　　　　　　图 5-77　反握法　　　　　　图 5-78　倒握法

二、注意事项

推拿疗法安全舒适，但也有众多的施术禁忌，而推拿器具除同样需要遵守之外，还需更加谨慎。推拿器具的使用者应较学习推拿一般手法更加严格的态度来认真学习推拿器具的施用方法，应首先如练习刺灸法一般地在自身进行受术体验，以明确掌握操作力度与刺激强度的关系。治疗时要实时观察患者表情及局部反应，注意不要毁伤患者皮肤，尤须避免碰撞或刮擦患者骨骼以免引起损伤。实际操作时应以己手遮挡于按摩器与受治部位之外的地方，形成内刚而外柔的施术环境，祛病而不伤正。由于推拿器具的刺激强度明显大于一般手法，因此使用器具推拿时应主要运用于身体健壮的患者之肌肉丰厚部位，或病灶较深且病痛强烈而手力难以企及的久治不愈处。若施术者操作日久，已对枪型推拿器的使用达到随心所欲、"如心使手"的境界时，即可随机应用于普通病患，成为推拿业者的绝佳帮手。

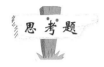

1. 推拿手法的基本要求是什么？
2. 一指禅推法的动作要领包括哪些方面？
3. 推法和抹法的区别是什么？
4. 抖法的临床功效包括哪些？
5. 挤压类手法包括哪些手法？
6. 如何理解拨法临床应用时"以痛为腧，不痛用力"原则？
7. 拍法操作中，如何理解"虚掌"？
8. 摇法操作时的注意事项是什么？
9. 换位思考如何从患者角度考虑在实训课堂练习扳法？
10. 推摩法的动作要领和临床应用有哪些？

第五章课件　　第五章习题　　第五章思维导图　　第五章录课视频　　第五章手法视频

第六章　推拿手法人体操作

第一节　仰卧位手法操作程序

一、头面部手法操作程序

（一）开天门

操作方法　术者坐于受术者头顶前，双手四指扶住其头侧部，双拇指指腹从印堂交替直推到前发际正中（神庭）8~10 次。

动作要领

（1）发力均匀，轻快连续。

（2）以皮肤不发红为佳。

（二）分推前额

操作方法　术者以双拇指指腹或大鱼际从前额正中分推到双侧太阳穴，反复操作。

动作要领

（1）着力部紧贴前额，可沿发际下、中、上 3 条横线分推到双侧太阳穴。

（2）发力均匀深透，动作缓和。

（三）鱼际揉前额

操作方法　术者以一手扶受术者头侧部，另一手以大鱼际着力于前额做鱼际揉法。

动作要领

（1）吸定在体表，不能摩擦或滑动。

（2）发力轻柔，动作持久、均匀，有节律。

（四）大鱼际揉眼眶做"∞"字环绕

操作方法　术者一手扶受术者头侧部，另一手以鱼际着力于眼眶外侧下缘，揉动到印堂穴，再移动到对侧眼眶上缘，自眼外侧下缘揉到印堂穴，最后自同侧眼上缘揉到眼缘外起始点，做周期环绕揉动。

动作要领

（1）着力部位吸定，不能摩擦或滑动。

（2）发力轻柔，均匀有节律。

（3）不要碰触到眼球，以眼周运动为主。

（五）抹双眉

操作方法 术者以双手拇指指腹从眉头（攒竹）沿眉弓抹到双侧眉梢多次。

动作要领

（1）发力均匀，动作缓和。

（2）不可逆向抹动。

（六）抹眼球

操作方法 术者以大拇指螺纹面自受术者眼内角向眼外角做轻微的抹动 5～6 次。

动作要领

（1）以双拇指螺纹面着力为主，指端上翘。

（2）速度均匀，动作缓和。

（3）不可逆向抹动。

（4）发力很轻，一带而过，不可按压眼球。

（七）指按攒竹

操作方法 术者以拇指指端或指腹着力于攒竹穴处，指按 1～2 分钟。

动作要领

操作时不可使用暴力，动作宜平稳，使局部产生较为强烈的酸、麻、胀感。

（八）拇指叠按额天门

操作方法 术者以双拇指指端相互叠按在一起，自印堂穴到上星穴单方向一线按压，3～5 遍。

动作要领

（1）动作宜平稳，不可使用暴力。

（2）使局部产生较为强烈的酸、麻、胀感。

（九）掐鱼腰

操作方法 术者以双手拇指指端着力于双眉弓中点（鱼腰）处，掐 3～5 次。

动作要领

（1）取穴准确。

（2）发力由轻渐重，不可用暴力。

（3）动作要稳，不可滑动以免掐破皮肤。

（十）一指禅偏峰推眼眶

操作方法 受术者双眼微闭。术者一手扶受术者头侧，另一手以一指禅偏峰推法由睛明穴始沿上眼眶向外推到目外眦，再沿下眼眶经目内眦推到对侧睛明穴，沿对侧上眼眶向外推到目外眦，再沿下眼眶返回呈"∞"字形。反复多遍。

动作要领

（1）紧推慢移。

（2）要吸定紧贴眼眶边缘，避免手指碰到眼球。

（3）动作轻快、平稳有节律。

（十一）指揉太阳

操作方法 术者以双拇指或中指指腹着力于受术者双侧太阳穴，做轻柔缓和的揉动 1～2 分钟。
动作要领
（1）吸定在体表，幅度略大，频率稍慢。
（2）用力适中、沉稳而有节律。

（十二）推太阳

操作方法 术者双拇指着力于受术者双侧太阳穴，从前向后下方做推法，3～5 遍。
动作要领
（1）紧贴穴位体表，不能抬离。
（2）用力均匀、深透，动作缓和。
（3）推动的路线略长，中间不要停顿，一推到耳前。

（十三）掐睛明

操作方法 术者以双手拇指指端轻掐受术者双侧睛明穴多次。
动作要领
（1）吸定在体表，动作平稳，不抠动。
（2）操作有酸、麻、胀的感觉，可向眼球内部放射，术后轻松舒适。

（十四）指揉四白

操作方法 术者以双手中指指腹揉双侧四白穴 1～2 分钟。
动作要领
（1）吸定在体表，不可有摩擦。
（2）揉动幅度宜小，频率不宜过快。
（3）用力适中，有酸、麻、胀感。

（十五）指揉迎香

操作方法 术者以双手中指指腹按揉受术者双侧迎香穴 1～2 分钟。
动作要领
（1）吸定在体表，不可摩擦。
（2）揉动幅度宜小，频率不宜过快。

（十六）指揉颧髎

操作方法 术者以双手中指指腹按揉受术者颧髎穴 1～2 分钟。
动作要领
（1）吸定在体表，不可有摩擦。
（2）揉动幅度宜小，不宜过快。

（十七）指揉颊车

操作方法 术者以双手中指或拇指指腹按揉受术者颊车穴 1～2 分钟。

动作要领

（1）吸定在体表，揉动幅度略大，频率稍慢。

（2）用力适中、沉稳有节律。

（3）不可用指甲掐按。

（十八）分抹面颊

操作方法　术者以双手拇指指腹从迎香穴沿上颌下缘经颧髎穴、下关穴分抹到双侧耳门穴。

动作要领

（1）用力适中、均匀，动作缓和。

（2）紧贴体表，拇指指骨间关节不可屈曲。

（十九）指揉下关

操作方法　术者以拇指或中指指腹按揉受术者双侧下关穴1～2分钟。

动作要领

（1）吸定在体表，不宜过快。

（2）用力适中均匀、沉稳节律。

（二十）指揉听宫

操作方法　术者以拇指或中指指腹按揉受术者双侧听宫穴1～2分钟。

动作要领

（1）吸定在体表。

（2）揉动幅度宜小，频率不宜过快。

（二十一）指揉印堂

操作方法　术者以中指或拇指端按揉受术者印堂穴1～2分钟。

动作要领

（1）吸定在体表，频率适中。

（2）用力均匀、沉稳而有节律。

（二十二）掐人中

操作方法　术者一手扶受术者头部，另一手以拇指指甲端掐水沟穴。

动作要领

（1）取准腧穴。

（2）垂直发力掐按，由轻渐重，不能滑动以免掐破皮肤。

（二十三）掐地仓

操作方法　术者以双手拇指指甲端置于地仓穴，双手食、中指扶住下颌角，拇指着力掐按。

动作要领

（1）用力由轻渐重，不能滑动以免掐破皮肤。

（2）以产生酸、麻、胀感为度。

（二十四）搓掌浴面

操作方法 术者双掌相搓至发热，以掌轻抚受术者面部，使面部皮肤变得柔软。双手五指并拢微屈，以指掌部自上而下，抚摩左右面颊 1～2 分钟。

动作要领

（1）以面部的皮肤红润、微热为度。

（2）适中均匀，不宜过重。

（3）配合介质，保护皮肤。

（二十五）揉捏耳垂

操作方法 术者以双手拇指与食指指腹揉捏双耳垂 1～2 分钟。

动作要领

（1）指腹揉捏耳垂，不可用指甲掐压耳垂。

（2）由轻到重，动作灵活、均匀有节律性。

（二十六）扫散侧头部

操作方法 术者以拇指桡侧缘置于太阳穴处，其余四指置于侧头部，五指张开，自前向后沿胆经做单方向的扫散法。

动作要领

（1）方向自前向后，不可逆向。

（2）用力以轻浮为主，动作灵活。

二、胸部手法操作程序

（一）中指揉天突

操作方法 术者站于受术者右侧，腕关节微屈以中指端着力于天突穴揉 1～2 分钟。

动作要领

（1）中指指间关节微屈，不要下压刺激气管、食管。

（2）幅度宜小，频率宜慢。

（二）指揉并分推云门

操作方法 术者站于受术者右侧，以双拇指腹按揉云门穴 1～2 分钟，再以双手拇指指腹从胸锁关节下方沿锁骨下缘分推到三角胸肌间沟凹陷处。

动作要领

（1）术者站稳身体，注意借助身体重心的前后移动。

（2）动作协调，用力均匀。

（三）横擦上胸部

操作方法 术者站于受术者右侧，左手扶其右肩，右手以掌面横擦上胸部。

动作要领

（1）擦动路线尽可能长，速度稍快。

（2）避开受术者乳房。

（四）指揉膻中

操作方法　术者坐于受术者右侧，用中指指腹在膻中穴按揉1～2分钟。
动作要领
（1）禁用暴力按压。
（2）发力要均匀、动作缓慢。

（五）一指禅偏峰推胸部任脉

操作方法　术者坐于受术者右侧，以一指禅偏峰推法从天突穴沿任脉操作到鸠尾穴，操作3～5遍。
动作要领
（1）拇指吸定，紧推慢移。
（2）其余手指不要碰到胸部其他部位。

（六）分推胸部

操作方法　术者站于受术者右侧，以双拇指腹或鱼际部自上而下分推胸部反复5～6遍。
动作要领
（1）术者双足分开面向受术者站立，用以调节身体重心。
（2）发力适度、动作连贯流畅。

（七）搓摩胁肋部

操作方法　术者站于受术者右侧，以双掌附于受术者双胁肋部，交替搓摩上下往返3～5遍。
动作要领
（1）双手发力对称均匀，不宜用力太紧。
（2）搓摩动作稍快，上下移动宜慢。

三、腹部手法操作程序

（一）掌摩腹部

操作方法　术者坐（或站）于受术者右侧，一掌贴于腹部，做顺逆时针方向的环形摩动3～5分钟。
动作要领
（1）紧贴受术体表。
（2）肘关节有屈伸运动。

（二）一指禅推腹部任脉

操作方法　术者坐于受术者右侧，以一指禅推法沿任脉循行部位，自上而下单向或往返操作3～5遍。
动作要领
（1）沉肩、垂肘、悬腕。
（2）拇指吸定，用力不宜过大。

（3）腕放松轻柔有节律。

（三）掌（指）按腹部

操作方法　术者坐于受术者右侧，以右掌由下往上依次按压关元、神阙、中脘等穴 3～5 次。

动作要领

（1）发力由轻到重，平稳持续。

（2）医者配合身体重心的前后移动，进行操作施术。

（四）掌揉腹部

操作方法　术者坐于受术者右侧，以全掌在体表于腹部揉动，并沿腹部顺时针移动，持续 3～5 分钟。

动作要领

（1）腕部放松。

（2）揉动沿顺时针移动，形成螺旋形的运动轨迹。

（五）拿腹部双侧

操作方法　术者站于受术者右侧，双手虎口行轻重交替的捏提或捏揉动作并小幅移动。

动作要领

（1）腕放松，动作灵活，连贯节律。

（2）用力由轻到重，不可突然发力。

（六）掌推腹部

操作方法　以术者站于受术者右侧为例，以左掌从鸠尾穴经中脘穴、气海穴到关元穴，做单向的直线推动 3～5 遍。

动作要领

（1）指尖不要推到耻骨。

（2）推动压力可稍大，用力均匀、动作平稳。

（七）掌振中脘

操作方法　术者站（或坐）于受术者右侧，手掌置于中脘穴，做较高频率的快速颤动，持续 1～3 分钟。

动作要领

（1）贴附于受术体表，不可向下按压。

（2）连贯持续，以有热感向腹内渗透为佳。

（八）指振中脘

操作方法　以术者站（或坐）于受术者右侧为例，中指端置于中脘穴，做较高频率的快速颤动，持续 1～3 分钟。

动作要领

（1）中指端置于体表，不可用力按压不起。

（2）动作连贯持续，以有热感或渗透为佳。

（九）分推腹部

操作方法　术者站于受术者右侧，以双手鱼际自胸骨剑突下方，沿肋弓下缘分推腹部，并上下移动。

动作要领

（1）动作协调，用力均匀，平稳有节律。

（2）双足前后站立，借助下肢蹬地的反作用力带动身体前后运动。

（十）环揉腹部

操作方法　术者站于受术者旁侧，以双手环形动作置于脐周腹部，协同动作行顺时针的环形按揉，持续 1～3 分钟。

动作要领

（1）双手掌尺侧缘贴附于受术体表，有顺序的环形按揉。

（2）动作连贯持续，以腹部有热感为佳。

（3）环揉为顺时针进行，不可反向。

（十一）掌擦少腹部

操作方法　术者站于受术者右侧，面向其下肢，以手掌置于双侧少腹部，沿腹股沟走向斜擦少腹，透热为度。

动作要领

（1）着力部紧贴皮肤，动作连贯、平稳有节律。

（2）压力均匀，不可太大。

（3）可使用适量介质，提高手法效应。

四、上肢部手法操作程序

（一）㨰肩前部和上肢前部

操作方法　受术者左肩外展，掌心向上。术者站于受术者一侧，右手㨰其肩前部、上臂及前臂的前面。

动作要领

（1）作单向或往返㨰动。

（2）避开锁骨等骨性突起部，以免造成疼痛。

（3）肱二头肌部操作宜轻，前臂可略重。

（二）㨰肩前部配合被动运动

操作方法　以左肩为例，术者以右手托受术者肘部，将其上肢外展，医者站于其躯干与上肢之间，用左手㨰肩前部，同时配合肩外展内收被动运动。

动作要领

（1）被动运动幅度由小渐大，不可超过肩关节正常生理活动范围。

（2）腋窝等敏感部位不宜推拿操作。

（三）掌揉肩前部

操作方法 术者立于受术者左侧，左手扶其腕部将其肘关节屈曲 90°，以右手掌根着力于肩前部按揉 1～2 分钟。

动作要领

（1）掌根置于三角胸肌间沟处，不可着力于肱骨头部。

（2）腕放松，动作缓慢均匀平稳。

（四）托揉肱三头肌

操作方法 术者站于受术者一侧，左手握受术者腕部，将其肘屈曲 90°，用四指托揉肱三头肌，并上下往返 3～5 遍。

动作要领

（1）术者四指并拢，以指掌面着力。

（2）宜行逆时针方向揉动，并向肘部移动。

（五）弹拨小海

操作方法 接上法。术者左手握受术者腕部，用右手中指弹拨小海穴。

动作要领

（1）由轻到重，以受术者能忍受为度。

（2）在尺神经沟略下方弹拨，可刺激尺神经。

（六）拔伸肩关节

操作方法 术者站于受术者一侧，握受术者的腕部，在外展、上举、前屈等体位拔伸其肩关节，持续 1～2 分钟。

动作要领

（1）拔伸力度要控制在受术者可承受的范围内。

（2）发力均匀，不可突发力。

（七）摇肩关节

操作方法 术者站于受术者一侧，左手托其左肘，右手握其左肩，行托肘摇肩法。

动作要领

（1）幅度由小到大，限制在关节生理活动范围之内。

（2）速度缓慢均匀，动作平稳。

（八）摇肘关节

操作方法 术者站于受术者一侧，右手托其左肘，左手握其腕，行肘关节双向回旋摇动。

动作要领

（1）幅度由小到大，控制在正常生理活动范围内。

（2）缓慢均匀，不可粗暴发力。

（九）抖上肢

操作方法 术者站于受术者一侧，双手握其左腕部，双拇指置腕背侧，将其上肢外展约 60°，然后行小幅度连续的上下抖动。或术者用左手握住其手掌，以腕的屈伸发力，行小幅度连续的横向抖动。

动作要领

（1）将受术者的上肢稍牵拉，并处于松弛状态。

（2）术者不可屏气。

五、下肢部手法操作程序

（一）按揉足三里

操作方法 术者站于受术者一侧，以拇指指腹按揉足三里穴 1～2 分钟。

动作要领

（1）取穴准确。

（2）可上身前倾增加手法力度。

（3）以局部酸、胀等得气为佳。

（二）一指禅推内外膝眼

操作方法 术者站（或坐）于受术者左侧，先以一指禅推外膝眼穴，再以跪推法推内膝眼穴。

动作要领

（1）指端吸定在体表，不可滑脱。

（2）腕放松，动作平稳。

（三）推挤髌骨

操作方法 术者站于受术者一侧，以双手拇指、食指分别置于髌骨四周，将髌骨前后、左右推挤。也可一手五指抓握受术者髌骨边缘，行各方向推挤，反复 5～6 次。

动作要领

（1）用指腹操作，不可用指甲抓抠。

（2）推挤尽可能大幅度。

（四）摇膝关节

操作方法 术者站于受术者一侧，先将其下肢屈髋屈膝 90°，使大腿与床面垂直，右手按其膝部，左手托其足跟，回旋摇动。

动作要领

（1）摇转幅度限制在关节生理活动范围之内。

（2）平稳缓和，速度宜缓慢。

（五）拿股前部

操作方法 术者站立，双手四指并拢，拿股前部肌群，并移动 3～5 遍。

动作要领

（1）移动时避开股上部内侧的敏感部位。

（2）不可用指端、爪甲抓抠。

（六）摇髋关节

操作方法 术者站位，左手握住受术者小腿远端，右手扶膝部，双向回旋摇动 3～5 次。

动作要领

（1）幅度由小到大，限制在关节正常生理活动范围之内。

（2）平稳缓和，速度宜缓慢。

（七）屈伸髋膝关节

操作方法 受术者仰卧。术者站位，左手从其小腿下穿过，双手抱膝双侧屈膝屈髋，快速地将下肢伸直。反复 3～5 次。

动作要领

（1）伸膝伸髋动作宜快，切忌粗暴发力。

（2）屈膝屈髋的动作宜慢，不可发力下压。

（八）抖下肢

操作方法 术者站于受术者足后方，双手握足踝，向上抬起做小幅度连续的抖动。

动作要领

（1）将受术者的下肢伸直，并略内旋。

（2）频率应由慢到快，不宜过快。

第二节 俯卧位手法操作程序

一、颈肩部手法操作程序

（一）拿揉颈项部

操作方法 受术者俯卧位于胸前垫枕。术者坐于受术者旁侧，以一手拿揉其颈项部，操作 3～5 分钟。

动作要领

（1）动作和缓匀称。

（2）顺颈项做单向或往返，用力由小到大，不可使用蛮力。

（二）滚肩后部和上肢后部

操作方法 受术者左上肢平放于体侧。术者站于受术者左侧，在其冈上窝、冈下窝、三角肌后侧束，沿肱三头肌、前臂伸肌群、掌背到手指，滚法操作 3～5 分钟。

动作要领

（1）受术者掌心向下。

（2）用力由小到大，不可用蛮力。

（三）指压冈上窝

操作方法 术者站于受术者头顶，用双拇指沿肩胛冈上缘由内向外按压到巨骨穴，反复3～5遍。
动作要领
（1）借助身体重心，配合呼吸。
（2）由轻到重加压，再逐渐减压。
（3）不要直接压肩胛冈上，不宜按压过重。

（四）一指禅推巨骨

操作方法 术者站于受术者头顶，用拇指一指禅推左侧或右侧巨骨穴1～2分钟。
动作要领
（1）取穴要准确。
（2）发力均匀，动作柔和、持续有节律。

（五）分推肩背部

操作方法 术者站于受术者头顶，用双拇指倒"八"字分推肩胛脊柱缘、肩胛冈上缘部。
动作要领
（1）下肢用力，身体重心前后运动。
（2）发力均匀，动作协调平稳。

二、腰背部手法操作程序

（一）掌揉腰背部

操作方法 术者站于受术者旁侧，双手交叉重叠，手掌着力于腰背部脊柱双侧，从上而下揉到腰骶部，双侧反复3～5遍。
动作要领
（1）术者略前倾。
（2）发力宜着实，忌用蛮力。

（二）叠掌按胸腰椎

操作方法 术者站于受术者旁侧，叠掌按压胸腰椎，沿脊柱上下移动3～5遍。
动作要领
（1）应配合受术者呼吸，吸气抬起，呼气下压。
（2）用力由轻到重，平稳持续。

（三）擦腰背部

操作方法 术者站于受术者旁侧，擦其腰背部并往返，双侧反复3～5遍。
动作要领
（1）顺肌纤维走向移动。
（2）用力均匀，移动缓慢。

（四）揉腰骶部配合腰骶后伸运动

操作方法 术者站于受术者旁侧，一手揉其腰骶部，同时一手托受术者同侧，引腰骶关节做被动后伸运动，双侧反复3～5次。

动作要领

（1）左右双手配合要协调。

（2）后伸的下肢可直腿也可屈膝。

（五）一指禅推背部膀胱经

操作方法 术者坐于受术者旁侧，以一指禅推背部膀胱经，并单方向或往返3～5遍。

动作要领

（1）拇指垂直，沉肩、垂肘、悬腕。

（2）操作流畅平稳，紧推慢移不能跳动。

（六）指揉胸腰夹脊穴及膀胱经腧穴

操作方法 术者站于受术者旁侧，双拇指指端揉腰背部腧穴，由上而下反复3～5遍。

动作要领

（1）可叠指按揉华佗夹脊穴及膀胱经腧穴。

（2）拇指吸定在体表，余手指自然放松以助力。

（七）指按脊柱中线

操作方法 术者站于受术者旁侧，双手拇指指端重叠置于背部正中线，上下节律性按压棘突，反复3～5遍。

动作要领

（1）于体表垂直施力操作。

（2）由轻到重用力，平稳持续，忌粗暴施力。

（3）术者应配合重心的前后移动。

（八）膊揉腰背部

操作方法 术者站于受术者旁侧，以前臂上1/3尺侧按揉竖脊肌，并上下单向移动。

动作要领

（1）紧贴受术体表着力，不可滑动。

（2）均匀用力，动作平稳。

（3）避开棘突等骨性突起部。

（九）指拨胸腰夹脊穴及膀胱经

操作方法 术者站于受术者旁侧，以一手拇指指腹着力于夹脊穴处，另一手掌根尺侧按于该拇指上，行垂直于肌纤维的来回拨动，并上下反复2～3遍。

动作要领

（1）用力的大小酌情而定，以受术者能忍受为度。

（2）拨动方向与肌纤维方向垂直。

（十）肘点腰部

操作方法　术者站于受术者旁侧，以肘部着力于腰部相应腧穴，逐渐加压，持续 0.5～1 分钟后放松。

动作要领

（1）发力由轻到重，忌用蛮力。

（2）点后继以揉法。

（十一）肘推腰背部

操作方法　术者站于受术者旁侧，用前臂肘尖着力于腰背部侧线，从上往下推动 3～5 遍。

动作要领

（1）紧贴体表。

（2）均匀用力，速度缓慢平稳。

（十二）掌推腰背部

操作方法　术者站于受术者侧前方，以手掌紧贴督脉或膀胱经，从上往下推动 3～5 遍。

动作要领

（1）紧贴体表，用力均匀。

（2）速度缓慢，以背部皮肤不起褶皱为宜。

（十三）刨推腰部

操作方法　术者站于受术者旁方，双手虎口扶住腰胁双侧，由上而下推到髂腰上嵴处并稍作发力下推停留片刻，重复 3～5 遍。

动作要领

（1）虎口发力紧贴受术者腰胁双侧，自上而下推动。

（2）推动速度缓慢，动作平稳。

（十四）拔伸腰部

操作方法　受术者双手抓住床头。术者站于其后，双手握住受术者双踝关节上部，使其小腿抬离床面约 20cm，身体稍仰，逐渐用力向后牵拉，持续 1～2 分钟，再逐渐放松。

动作要领

（1）术者顺势向后倾上身，双臂伸直。

（2）平稳而柔和发力、不可用突发性牵拉。

（十五）后伸摇腰

操作方法　术者站于受术者旁侧，一掌按受术者腰骶部，前臂托起双大腿远端将其下肢后伸，并做由小到大的双向摇动。

动作要领

（1）根据具体情况施加压力。

（2）幅度由小渐大，速度宜慢。

（十六）后伸扳腰

操作方法 术者站于受术者旁侧，掌按压其腰骶部，前臂托起双大腿远端做后伸摇腰法，摇至最高点后，做双手协调相反方向的发力，后伸扳腰椎。

动作要领

（1）协调操作，忌用蛮力、暴力。

（2）后伸幅度因人而异，不要过度后伸。

（3）骨质疏松的患者慎用或禁用本法。

（十七）纵擦腰部

操作方法 术者站于受术者旁侧，以全掌着力于腰部，做上下直线擦动，以透热为度。

动作要领

（1）紧贴受术体表，压力均匀。

（2）直线往返，尽可能拉长路线，动作连续。

（十八）横擦腰部

操作方法 术者站于受术者一侧，以全掌着力于腰部，左右快速擦动，以透热为度。

动作要领 同"纵擦腰部"。

（十九）分推腰背部

操作方法 术者站于受术者一侧，以双手掌根着力于腰背双侧，自内向外分推到腋中线，并上下移动，反复3～5遍。

动作要领

（1）紧贴受术体表，发力均匀。

（2）动作协调流畅，移动缓慢。

（二十）搓腰背部

操作方法 术者站于受术者一侧，双手掌夹其腰背部，快速搓动并做上下移动。

动作要领

（1）虎口张开，掌指、指骨间关节均伸直，紧贴腰部。

（2）发力要对称均匀，动作灵活连贯。

（二十一）捏脊

操作方法 术者站于受术者一侧，以三指或二指捏脊法，从尾骨上方捏移到大椎穴，反复3～5遍。

动作要领

（1）以指腹操作，不可用指端抓抠。

（2）捏提肌肤松紧要适宜，不可拧转。

（3）动作轻巧灵活、连贯而有节律。

（二十二）掌拍背部膀胱经

操作方法　术者站于受术者一侧，以双虚掌交替拍打其背部膀胱经，并上下往返移动。

动作要领

（1）腕关节放松，用力均匀，动作平稳。

（2）整个手掌同时接触受术部位。

（二十三）叩击胸腰椎

操作方法　术者站于受术者一侧，一手握空拳，以拳心平稳地叩击胸椎及腰椎部，并上下移动3～5遍。

动作要领

（1）手握空拳，拳心面平整。

（2）腕放松，不可主动屈伸。

（二十四）叩击腰背部

操作方法　术者站于受术者一侧，双手空拳，以尺侧拳眼有节律地叩击腰背双侧。

动作要领

（1）动作协调而有节律。

（2）幅度宜小，频率稍快。

三、下肢后侧手法操作程序

（一）按揉涌泉等下肢部腧穴

操作方法　术者站于受术者一侧，以右手拇指指腹依次按揉涌泉、承山、委中、承扶等腧穴，各1～2分钟。

动作要领

（1）取穴准确，揉动频率不宜过快。

（2）动作平稳、均匀而有节律。

（3）必要时可借助身体重心增加用力，以局部产生得气感为佳。

（二）㨰下肢后部

操作方法　术者站于受术者一侧，以一手㨰受术者下肢后部，并上下往返3～5遍。

动作要领

（1）吸定体表移动，移动宜慢。

（2）股后部用力可稍重，腘窝和小腿后部宜轻。

（三）㨰臀部外侧和下肢外侧

操作方法　术者站于受术者一侧，受术者髋关节外展旋外，并屈膝。一手㨰其臀部外侧、股外侧以及小腿外侧。

动作要领

（1）可分段操作股外侧和小腿外侧，也可同时㨰股外侧和小腿外侧。

（2）沿下肢纵轴移动，移动宜慢。

（四）揉臀部外侧配合髋关节后伸等被动运动

操作方法 术者站于受术者一侧，一手托受术者大腿远端，使其膝伸直。另一手揉其臀部外侧，同时配合做髋关节外展、内收、后伸等被动运动。

动作要领

（1）动作应协调配合。

（2）被动运动幅度由小到大，重复3～5次。

（五）揉跟腱配合踝关节背伸

操作方法 受术者足部伸出床沿。术者站于受术者一侧，一手揉其跟腱，另一手握住其足掌并下压，引导踝关节背伸。

动作要领

（1）揉跟腱部时，以小鱼际及手掌尺侧接触受术部位。

（2）下压足部以拉长跟腱。

（六）掌揉臀部

操作方法 术者站于受术者一侧，掌揉臀部2～3分钟。

动作要领

（1）单掌或叠掌操作均可。

（2）借助身体重心施力。

（七）叠掌揉股后部

操作方法 术者站于受术者一侧，双手重叠，以掌根着力于股后部，并自上而下揉动，反复3～5遍。

动作要领

（1）发力宜着实，忌用蛮力。

（2）紧揉慢移，动作连贯、灵活而有节律。

（八）掌按股后部

操作方法 术者站于受术者一侧，双掌叠置于其股后，从上往下掌按3～5遍。

动作要领

（1）用力由轻到重，平稳持续。

（2）按而留之，不宜突然松手。

（九）弹拨股外侧部

操作方法 术者站立，拇指做垂直于股部肌纤维的单向拨动，并往返2～3遍。

动作要领

（1）拨的方向与肌纤维垂直。

（2）用力宜轻，以受术者能忍受为度。

（十）拿下肢后部

操作方法　术者站立，双手靠拢拿大腿后部、小腿后部肌群到跟腱反复 2～3 遍。

动作要领

（1）柔和灵活，连贯有节律。

（2）四指指骨间关节伸直，以指面着力，不可抓抠。

（十一）掌推下肢后部

操作方法　术者站于受术者一侧，手掌从臀横纹缓慢推向跟腱，反复 3～5 遍。

动作要领

（1）单向直线推动，速度略慢，不可歪斜。

（2）动作连贯，不可跳动。

（十二）搓拿大腿

操作方法　术者立位，一手虎口扶其小腿远端，并屈膝 90°，一手虎口置于其腘窝处，横向来回搓动，并配合提拿动作。

动作要领

（1）腕关节放松，动作宜轻巧灵活。

（2）术者不可屏气。

（十三）搓小腿

操作方法　受术者屈膝 90°。术者双掌夹住其小腿远端，快速来回搓动。

动作要领

（1）动作轻巧灵活，不可将踝部夹得太紧。

（2）术者不可屏气。

（十四）掌拍下肢后部

操作方法　术者站立，以虚掌交替拍打受术者下肢后部，并上下往返 2～3 遍。

动作要领

（1）动作协调、平稳有节律。

（2）腕放松，用力轻柔均匀。

（十五）叩击下肢后部

操作方法　术者站位，双手握空拳，以拳眼交替叩击下肢后部。

动作要领

（1）叩击起落的幅度不宜太大。

（2）动作协调，轻快柔和。

第三节　坐位手法操作程序

一、头部手法操作程序

（一）一指禅推头顶

操作方法　术者站位，以一指禅推受术者头顶督脉或膀胱经，并做前后往返操作 1～2 分钟。
动作要领
（1）头顶局部可垫治疗巾。
（2）拇指吸定，紧推慢移。

（二）㨰头顶

操作方法　术者站位，一手扶住受术者头部，另一手以指骨间关节㨰其头部，前后移动或环形移动。
动作要领
（1）受术者头顶可垫治疗巾。
（2）受术者调整到适宜的高度坐位以便于操作。

（三）指按百会

操作方法　术者站位，以拇指指腹垂直向下按压百会穴多次。
动作要领
（1）受术者坐于低凳。
（2）垂直按压于受术体表。

（四）推正顶

操作方法　术者站于受术者侧方，一手扶其头部，另一手以拇指指端置于印堂穴处，沿额正中线自下而上做单方向推法到百会穴 3～5 遍。
动作要领
（1）推正顶指腹紧贴于头额正中线。
（2）发力沉稳，单方向直线推动不可歪斜。
（3）推进的速度宜缓慢、均匀。

（五）梳头顶

操作方法　术者站于受术者侧方，一手扶其头部，另一手五指分开弯曲，以指端着力于头额上端，沿头顶自前而后做单方向梳头顶，到头项后 5～6 遍。
动作要领
（1）梳头顶五指要分开弯曲。
（2）发力均匀，单方向梳头，双手可轮流交替进行。
（3）本手法作用于头皮部，可醒神清头，健脑益智。

（六）四指揉头颞部

操作方法　术者站位，双手四指分开置于受术者头颞部，行小幅度的环旋揉动。

动作要领

（1）四指应紧贴头皮，不可摩擦。

（2）揉动幅度宜小，频率稍慢。

（七）抓五经

操作方法　术者站于受术者后方，一手置于额前，另一手五指分开，指端向前置于受术者头顶之上，中指位于督脉之上，其余四指各位于膀胱经及胆经之上，自前向后做抓的动作5～6遍。

动作要领

（1）五指紧贴头皮，以向上抓为特点，不可下按。

（2）发力相对较大，沉稳重着。

（3）方向为单方向自前向后。

（八）扫散颞部

操作方法　术者站位，一手扶其头部，另一手以五指指腹紧贴头皮，扫散受术者一侧头颞部，左右手交替操作。也可双手同时操作。

动作要领

（1）五指紧贴头皮，做由前向后的单向弧线运动。

（2）单手操作时，应避免其头部前后晃动。

（九）抹迎香

操作方法　术者以双手拇指指腹从双侧迎香穴，分抹到双侧耳门穴，反复操作。

动作要领

（1）动作缓和，用力适中、均匀。

（2）着力紧贴体表，拇指不可屈曲。

（十）指击头部

操作方法　术者站位，双手五指微屈，用指端有节律地叩击头部1～2分钟。

动作要领

（1）轻快灵活而有节律。

（2）腕放松，叩击频率较快。

（十一）合掌击侧头部

操作方法　术者站位，双手相合，第四、五指弯曲后用第三指尺侧缘，叩击侧头部1～2分钟。

动作要领

（1）轻快灵活有节律及弹性。

（2）腕放松，叩击频率较快。

（十二）勾揉风池

操作方法 术者站位，以中指指端勾揉双侧风池穴 1～2 分钟。

动作要领

（1）发力沉稳有节律。

（2）指端吸定在穴位上，其余手指扶住于中指以加强力度。

（十三）指拍前额部

操作方法 术者站位，以四指并拢有节律地拍打受术者前额部，左右移动 5～6 遍。

动作要领

（1）动作轻快灵活而有弹性。

（2）腕放松，叩击频率适中。

二、颈项部手法操作程序

（一）一指禅推项部

操作方法 术者站位，以一指禅推法从风池穴到大杼穴往返操作 3～5 分钟。

动作要领

（1）拇指吸定，紧推慢移。

（2）可用一指禅扶持推法。

（二）指揉项部

操作方法 术者站位，以拇指按揉项部双侧肌群，并上下往返移动。

动作要领

（1）动时要带动皮下组织。

（2）操作沉稳，频率不宜过快。

（三）蝴蝶双飞

操作方法 术者站位，以双手拇指做一指禅偏峰推风池，操作 1～2 分钟。

动作要领

（1）要吸定在体表，不可滑脱。

（2）发力方向略向前上。

（四）拿项部

操作方法 术者站位，用拇指和其余手指拿于项部，并上下往返移动。

动作要领

（1）指间关节伸直，不可抓抠。

（2）腕关节放松，动作连贯而有节律。

（五）揉大椎

操作方法 术者站位，用拇指按揉大椎穴 1～2 分钟。

动作要领

（1）用力适中，不可过快。

（2）不可发力按揉棘突尖。

（六）㨰项肩部

操作方法 术者站位，一手扶受术者一侧头部，另一手㨰同侧项肩部3～5分钟。

动作要领

（1）顺肌纤维走向行㨰法。

（2）避开骨性突起部，以免造成疼痛。

（七）㨰颈项部配合颈椎被动运动

操作方法 术者站位，一手扶于受术者头部，另一手㨰其项部，同时配合其颈椎前屈、后伸、左右侧弯及水平旋转等被动运动。

动作要领

（1）双手协调配合，引导颈项作被动运动。

（2）㨰动时避开棘突，以免造成疼痛。

（八）弹拨项部

操作方法 术者站位，一手扶其前额，另一手以拇指指腹在项部做拨动，并上下移动。

动作要领

（1）与项韧带、项部伸肌群的肌纤维走向垂直弹拨。

（2）拇指不可在皮肤表面摩擦移动。

（九）指按项部

操作方法 术者站位，一手扶其前额，另一手拇指指腹按压项部，反复3～5遍。

动作要领

（1）方向垂直于治疗部位。

（2）发力由轻到重，平稳而持续。

（十）推风池

操作方法 术者站位，一手扶其前额，另一手拇指指腹自上而下推风池穴6～8遍。

动作要领

（1）方向自上而下操作，不可反向操作。

（2）操作时发力稍重。

（十一）推桥弓

操作方法 术者站位，用拇指指腹推桥弓穴6～8遍。

动作要领

（1）自上而下单向操作。

（2）单侧操作，左右交替各推50次左右。

（十二）拔伸颈椎

操作方法　术者站位，以一手肘弯部托住受术者下颌部，另一手掌根抵住其枕部，然后双手同时向上拔伸颈椎 1 分钟。

动作要领

（1）受术者下颌置于术者肘弯处。

（2）避免肘部压迫气管和大血管而引起不适。

（十三）摇颈椎

操作方法　术者站位，一手扶其头顶后上部，另一手托其下颌部，双手协同行头部顺逆时针方向转动。

动作要领

（1）摇转宜缓慢，动作平稳。

（2）幅度应由小渐大，且在正常生理范围内。

（十四）斜扳颈椎

操作方法　术者站位，受术者颈部略前屈，医者一手掌托其下颌，另一手扶住其枕部，双手协同做颈椎斜扳法。

动作要领

（1）扳动前放松颈项部。

（2）扳动应在弹性限制位以"寸劲"有控制的操作。

（十五）拿揉项部双侧肌群

操作方法　术者站位，以拇指和其余手指拿揉项部双侧肌群，并自上由下往返 3～5 遍。

动作要领

（1）动作轻柔平稳。

（2）动作连贯有节律，频率不宜过快。

三、肩背部手法操作程序

（一）拿肩井

操作方法　术者站位，双手对称提拿肩井穴。

动作要领

（1）指骨关节伸直，四指并拢。

（2）不可在锁骨表面推挤、摩擦。

（二）拳背击大椎

操作方法　术者站位，握拳以拳背击打大椎穴 2～3 下。

动作要领

（1）实拳击打，富有弹力。

（2）腕关节灵活有力度。

（三）合掌击项肩部

操作方法　术者站位，合掌击受术者双侧项肩部。
动作要领
（1）富有弹性击打。
（2）腕放松，动作灵活有节律。

（四）扣项背

操作方法　术者站位，双手握虚拳用拳眼有节律地击打受术者双侧项肩部。
动作要领
（1）不可握实拳，手握虚拳。
（2）腕放松，动作灵活有节律。

（五）一指禅推肩髃到肩髎

操作方法　术者站位，以一手一指禅推肩髃穴到肩髎穴，并往返操作 3～5 分钟。
动作要领
（1）拇指垂直于受术面，余四指扶住肩部。
（2）吸定体表，紧推慢移持续不断。

（六）揉肩与上肢部

操作方法　术者站位。以一手揉肩前直到前臂内侧。继而术者站于受术者一侧，左腿搁于低凳上，将受术者左上肢放于大腿上。以右手揉肩前及前臂外侧的伸肌群。
动作要领
（1）顺肌纤维往返操作。
（2）避开骨性突起部位，以免造成疼痛。
（3）引导受术者行肩关节小幅度被动运动。

（七）揉肩部配合肩被动运动

操作方法
（1）揉肩部配合肩前屈位内收：术者站位，一手扶受术者屈曲的肘部，另一手揉其肩部，同时配合行肩关节前屈位内收的被动运动。
（2）揉肩部配合肩前屈上举：术者站位，一手从受术者腋下绕到肩上呈勾肩状，另一手揉其肩后部，同时配合行肩关节前屈位上举的被动运动。
（3）揉肩部配合肩外展上举：术者站位，将受术者左上肢外展并屈肘下垂，一手从受术者腋下绕到肩后上方呈勾肩状另一手揉其肩前部，同时配合行肩关节外展上举的被动运动。
（4）揉肩部配合肩关节后弯内收：术者站位，一手握受术者腕部，另一手揉其肩后部，同时引导受术者上肢在后弯（即肩关节后伸并屈肘）位置行内收的被动运动。
动作要领
（1）被动运动幅度由小渐大，速度宜慢，并控制在受术者正常生理活动范围内。
（2）双手配合协调。

（八）指揉肩部

操作方法 术者站位，一手托住受术者肘部，另一手拇指揉其肩前部腧穴或压痛点；然后左右交换。
动作要领

（1）操作时可配合肩关节小幅度的被动运动。

（2）揉动幅度宜小，频率不宜过快。

（九）摇肩关节

操作方法

（1）托肘摇肩：术者站位，一手扶受术者肩上部，另一手托其肘部，并使其前臂自然搭于术者的前臂部，行缓慢的顺逆时针的回旋摇动。

（2）扶肘摇肩：术者站位，一手扶受术者肩上部，另一手握其肘部，行肩关节的回旋摇动。

（3）握手摇肩：术者站位，一手扶受术者肩上部，另一手握其腕，行肩关节顺逆时针的回旋摇动。
动作要领

（1）幅度由小到大，因势利导，并限制在正常关节生理活动范围之内。

（2）速度宜缓慢，平稳连贯。

（十）摇肘关节

操作方法 术者站位，一掌托受术者肘后，另一手轻捏其腕部，将肘关节行双向回旋摇动各 3～5 圈。
动作要领

（1）幅度由小到大，并控制在正常生理活动范围内。

（2）平稳缓慢，不可粗暴发力。

（十一）搓肩与上肢

操作方法 术者站位，用双手夹住受术者肩部，交替环形搓揉，顺势向下搓揉上臂部，移动到腕部，再由腕部向上搓到腋下，往返 3～5 遍。
动作要领

（1）紧搓慢移，沿纵轴移动的速度慢。

（2）动作轻巧灵活，不可夹得太紧。

（3）术者呼吸自然，不可屏气。

（十二）握上肢

操作方法 术者站于受术者旁侧，单手发力握住其上肢部，自上而下握一下移动一下到腕部，并沿上肢上、下、左、右四个方位各握 3～5 遍。
动作要领

（1）紧握慢移，自上而下移动。

（2）握法可疏通上肢经脉，活血通络。

（十三）抖上肢

操作方法 术者站位，双手握受术者腕部将其慢慢地向外侧抬起约 60°，稍发力行连续、小幅度的上下抖动。

动作要领

（1）抖动幅度宜小，频率宜快，动作连续。

（2）术者呼吸自然，不可屏气。

（十四）摇腕关节

操作方法　术者站位，一手握受术者腕关节上端，另一手握住其掌部，略作拔伸，行腕关节顺逆时针方向的回旋摇动；或医者五指分开与受术者五指相扣，使腕关节行双向回旋摇动。

动作要领　同"摇肘关节"。

（十五）劈指缝

操作方法　术者站位，一手握住受术者腕部，令其张开五指，另一手以掌侧击法逐个劈击指缝。

动作要领

（1）术者四指并拢，以手掌尺侧或小指尺侧为施术部位。

（2）有节律地劈击各指缝。

（十六）点劳宫

操作方法　受术者掌心向上。术者双小指、环指张开，分别插入受术者指缝间，将其掌面绷紧，用双拇指点按劳宫穴 3～5 次。

动作要领

（1）受术者拇指、小指掌指关节适度过度背伸。

（2）适度发力，以酸胀为度。

（十七）捻手指

操作方法　术者用拇指与食指指腹相对发力，依次捻搓其五指侧面或上下面。

动作要领

（1）局部肿胀者禁用。

（2）紧捻慢移，即搓捻动作宜快，而移动要慢。

（十八）勒手指

操作方法　术者用屈曲的食、中指两指夹住受术者指根部两侧，向指尖方向做快速的旋转拉动，听到"啪"一声响声。拇指到小指逐一操作。

动作要领

（1）不宜将受术者手指夹持过紧。

（2）滑拉动作宜轻快灵活。

（十九）掐十宣

操作方法　术者用屈曲的食、中指两指钳状夹住受术者指部，用大拇指指甲掐其指节顶端的十宣穴，各 2～3 下。

动作要领

（1）用指甲做掐。

（2）不可太过用力。

（3）防止掐破皮肤。

第四节　手法考核

一、传统手法操作

传统手法操作见表 6-1。

表 6-1　推拿常用手法（㨰法、一指禅推法）　　（共计 100 分）

操作内容	分值	评分细则	分值	系数
㨰法	100	米袋摆放正确（米袋轴线与身体约成 45°）	10	0.50
		站立姿势正确（两足分开，与肩等宽，上身略前倾，左手扶持米袋，右手操作）	10	
		动作要领正确（手形、吸定部位、接触面正确；沉肩，以肘关节为支点，前臂主动摆动，腕关节屈伸和前臂旋转的复合运动）；无前臂过度旋转、拇指翘起、跳动、拖动等错误	40	
		吸定操作，压力、频率、幅度均匀，米袋中央凹陷，周围隆起高度均匀	20	
		动作协调连贯，有节奏感，频率为 120~160 次/分	20	
一指禅推法	100	术者坐姿正确	10	0.50
		动作要领正确（手形、吸定部位、沉肩、垂肘、悬腕，肘略低于腕，前臂主动摆动）；腕、掌、指不可过于勾紧；虎口随摆动自然小幅度开合	50	
		吸定操作，无摩擦或跳动	20	
		动作平稳连贯，有节奏感，频率为 120~160 次/分	20	

注：1. 两个手法均在米袋上操作。2. 每个手法操作时间为 5 分钟。3. 米袋规格（cm）：25×16，内装约 1.75kg 大米。

二、综合手法操作

综合手法操作见表 6-2。

表 6-2　综合手法操作　　（共计 100 分）

		内容	分值	评分细则		系数
必选手法	1	㨰腰背部（俯卧位）	100	选手站于模特左侧，站姿正确，㨰其脊柱两侧；顺肌纤维或经络走向往返移动； 非操作手摆放位置正确，操作熟练，移动缓慢；要求左右手互换。	1. 各操作法之间连接自然，动作协调、娴熟、流畅； 2. 手法操作频率符合要求； 3. 操作时治疗巾使用得当； 4. 推拿整体操作表现力强； 5. 仪态仪表端庄。	0.15
	2	一指禅推肩井部（坐位）	100	选手站于模特身后，站立裆势恰当；穴位定位准确； 沉肩、垂肘、悬腕； 拇指吸定，无摩擦或移动或滑动； 左右手分别作用于两侧肩井穴，左右交替操作。		0.15

续表

内容			分值	评分细则		系数
抽选手法	1	叠掌揉背部（俯卧位）	100	选手站于模特左侧，站姿正确，揉其脊柱两侧； 沿脊柱两侧往返移动，移动缓慢； 动作熟练，有节奏。		0.1
	2	鱼际揉前额（仰卧位）	100	选手坐于模特头顶前方； 沉肩、垂肘、松腕，腕关节呈微屈或水平状，拇指内收，指掌部放松，前臂主动摆动； 操作吸定，无摩擦或滑动； 紧揉慢移。		0.1
	3	一指禅偏峰推眼眶（仰卧位）	100	选手坐于模特头顶前方； 沉肩、垂肘、松腕，腕关节呈微屈或自然伸直状态，前臂主动摆动； 紧贴眼眶边缘移动，移动路线呈“∞”，紧推慢移； 操作吸定，无摩擦或滑动； 动作轻快平稳，有节奏感。		0.1
	4	掌摩腹部（仰卧位）	100	选手站于模特右侧，站姿正确； 单手操作，顺时针或逆时针掌摩均可； 指面和掌面紧贴受术体表，腕关节放松，肘关节有屈伸运动； 力量均匀，动作柔和，有节奏感。	1. 各操作法之间连接自然，动作协调、娴熟、流畅； 2. 手法操作频率符合要求； 3. 操作时治疗巾使用得当； 4. 推拿整体操作表现力强； 5. 仪态仪表端庄。	0.1
	5	指间关节㨰头部（坐位）	100	选手站于模特侧后方，站姿正确； 沿督脉或膀胱经前后移动，或绕头顶环形移动； 接触面正确，腕关节放松，前臂主动摆动； 㨰动均匀。		0.1
	6	托肘摇肩（坐位）	100	选手站于模特侧方，站姿正确； 摇转幅度由小到大，速度缓慢； 动作准确、协调，平稳连贯。		0.1
	7	指按背部膀胱经（俯卧位）	100	选手站于模特左侧，站姿正确； 两拇指分别置于脊柱两侧膀胱经，其余四指张开支撑助力； 垂直于体表施力，力量轻→重→轻，不允许冲击式发力； 配合呼吸及重心的前后移动，动作平稳持续。		0.1
	8	弹拨背部胸腰夹脊或膀胱经第一侧线（俯卧位）	100	选手站于模特左侧，站姿正确； 叠拇指操作，拨动方向与肌纤维走向垂直，沿脊柱方向往返移动； 压力适中，有节奏； 拇指在体表无摩擦移动。		0.1
	9	小鱼际擦督脉/膀胱经（俯卧位）	100	选手站于模特左侧，站姿正确； 直线往返运动，指掌贴实体表，根据受术体表的起伏形状调整手形； 压力均匀，动作平稳连续，毛巾始终平整； 选手呼吸自然，没有屏气。		0.1
	10	双手拿小腿三头肌（俯卧位）	100	选手站于模特左侧，站姿正确； 双手操作，腕关节放松，指间关节伸直，不允许用指端抠掐； 动作柔和，连贯有节奏。		0.1

注：1. 必选手法共计 30 分。2. 抽选手法选 7 个，共计 70 分。3. 两者共计 100 分。

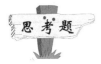

1. 人体推拿手法练习主要有哪三种体位进行操作?

2. 为什么学习推拿手法一定要进行人体的手法操作练习? 意义是什么?

3. 请列举 6~8 项头面部的手法练习操作步骤。

4. 请说出 5~6 项腹部推拿手法的操作练习方法。

5. 人体俯卧位腰部滚法的操作要领是什么?

6. 请说一说腰部拔伸法对体位有何特殊要求,为什么?

7. 请说出 8~10 项坐位的推拿手法操作练习方法。

8. 肩部滚法的操作练习要领是什么?

第六章课件　　　第六章习题　　　第六章思维导图　　　第六章手法视频

第七章　成人推拿常见病治疗

第一节　骨伤科疾病

脊柱相关疾病

落　枕

落枕又称失枕，是指因睡姿不当、劳累、扭挫、牵拉或受寒等原因而引起的以急性颈部肌肉痉挛、强直、酸胀、疼痛为主要临床表现的一种病证。一般轻者 3～5 日可愈，重者可延续数周。成年人若反复发作，常系颈椎病的前驱症状。

（一）病因病机

（1）睡姿不当：多因素体虚弱，加之睡姿不当，或枕头高低不适，使头颈部肌肉处于过伸或过屈状态，以致颈项部的胸锁乳突肌、斜方肌或肩胛提肌发生痉挛。

（2）急性损伤：颈部突然扭转或扛抬重物可引起颈部软组织急性损伤，致使部分肌肉扭伤牵拉而发生肌肉痉挛或颈椎关节突关节滑膜嵌顿等。

（3）外感风寒：风寒之邪侵袭颈部，导致寒凝血滞，肌筋不舒，经络痹阻，不通则痛，故而拘急疼痛。

（二）诊断

（1）颈项疼痛：常发生在起床后，颈项部疼痛，动则痛甚，严重者可放射至头、肩背及上肢。

（2）活动受限：颈项部活动受限，不能自由左右旋转、前屈后伸、左右侧弯等。头常偏向患侧而呈强迫体位，当转动颈部时，通常借助身体代偿转动。被动活动颈部可诱发疼痛或使疼痛加剧。

（3）遇寒加重：由外感风寒所致者，患者恶风怕冷，风寒刺激后症状加重。

（4）颈项部肌肉紧张，常可触及胸锁乳突肌、斜方肌或肩胛提肌的痉挛、压痛点以及条索状肌束。

（5）可触及颈椎棘突偏移，或有棘突间隙的改变。

（6）颈部相关试验检查无神经根性压迫症状。

（7）X 线检查或可见颈椎生理曲度减弱或消失，一般无异常发现。

（三）治疗

1. 治疗原则　舒筋活血，温经通络。

2. 手法　𢱢法、一指禅推法、点法、弹拨法、拿法、摇法、扳法、擦法。

3. 取穴与部位 风池、天柱、肩井、天宗、落枕等穴，及颈肩部肌群。

4. 操作

（1）㨰和一指禅推颈肩部：患者坐位，医者立于患者后侧或患侧，用轻柔的㨰法、一指禅推法于患侧颈项及肩背部治疗，配合颈项屈伸和侧屈被动运动，约 5 分钟。

（2）拇指点穴和弹拨颈肩肌：用拇指点按风池、天柱、肩井、天宗、落枕等穴，每穴约 1 分钟。用弹拨法弹拨痉挛的颈肩肌肉，约 2 分钟，以压痛点为重点。

（3）拿肩颈部肌肉：医者用拇指和其余四指提拿颈项部、肩部肌肉，提拿时手指与肌腹垂直，一提一松，双手或单手交替进行。手法强度以患者感到患处酸胀，微痛为宜，重复操作 5～10 次。

（4）摇颈部：再嘱患者自然放松颈项部肌肉，医者做颈部摇法，使颈项做轻缓的旋转，摇动数次后，在颈部微向前屈位时，迅速向患侧加大旋转幅度行扳法，手法要稳而快，旋转幅度要在患者能忍受的限度内。

（5）整复颈部：伴有棘突偏歪者，可行颈椎旋转定位扳法或颈椎斜扳法整复。

（6）擦颈部：擦法操作于患部，以透热为度。

（四）功能锻炼

颈项部疼痛减轻后，可适当进行功能锻炼。颈项部做前屈、后伸、侧屈、旋转等活动，每个方向 5～10 次。速度不宜过快，幅度可由小渐大，每日早晚各 1 次，每次 10 分钟左右。

（五）其他疗法

（1）中药外用：颈项部可用中药热敷或者外贴膏药。

（2）针刺：可远近配穴。局部穴选用阿是穴、风池、肩井等，远端穴选合谷、后溪、养老、外关等，采用泻法。

（3）拔罐：颈项、肩背部拔罐或走罐。

（六）注意事项

（1）推拿手法宜柔和，切忌粗暴蛮力，被动运动要在生理范围内和患者能忍受的程度下进行。

（2）颈椎旋转扳法操作时要求患者放松配合，不强求弹响声。

（3）严重落枕或半脱位者禁用扳法。

（4）早期可用冷敷减轻局部反应，后期可配合热敷以促进炎症消退。

（5）避免长时间单一姿势伏案工作。睡枕以舒适为宜，并保持良好睡姿。

颈 椎 病

颈椎病是由于颈椎间盘退行性改变、颈椎骨质增生以及颈部损伤等原因引起的脊柱内外平衡失调，刺激或压迫颈神经根、椎动脉、交感神经或脊髓而引起相应临床症状的一组综合征，又称颈椎综合征。为中老年人的常见病、多发病。本病属中医学"项筋急"、"项肩痛"、"眩晕"等范畴。

（一）病因病机

（1）慢性损伤、退变：颈部慢性损伤，如长期伏案工作者，可以导致颈椎退变，颈椎的退变是发生颈椎病的基础。颈椎间盘的退变使得椎间隙变窄，关节囊和前、后韧带松弛，脊椎的稳定性下降，钩椎关节、椎间关节和椎体可发生代偿性增生，当增生刺激或压迫神经根、椎动脉、交感神经、脊髓时，就会产生一系列症状。增生的骨质可直接压迫颈部神经或血管，也可刺激周围组织，使周围组织发生充血、肿胀而产生症状。

（2）急性损伤：各种急性损伤，如扭伤、撞击伤、挥鞭伤等，都可造成椎间盘、韧带或关节囊等组织结构不同程度的损伤，从而使脊椎稳定性下降，促使颈椎发生代偿性增生，增生物直接或间接刺激、压迫神经或血管而产生临床症状。

（3）畸形：某些颈椎先天性畸形，也可导致颈椎病，如颈椎先天性椎管狭窄、椎体融合、齿状突发育不良等。这些畸形或严重的解剖学变异改变了颈椎受力状态，造成相邻椎骨产生应力集中或活动度加大，加速了退变过程。

（4）风寒湿邪：颈项部受风寒湿邪侵袭，经脉阻滞，肌肉、血管痉挛收缩，造成局部循环障碍，加剧刺激或压迫周围组织，从而产生一系列临床症状。

（二）诊断

对颈椎病的诊断，必须根据病史、体征、影像学的改变综合判断。

1. 颈型

（1）颈项部出现肌紧张性疼痛，或反复出现"落枕"现象。多数患者有颈部活动受限。

（2）颈项部广泛压痛，压痛点多在肌腱附着点、筋膜、韧带以及颈椎棘突等处。

（3）臂丛神经牵拉试验和颈椎间孔挤压试验多为阴性。

（4）X线检查颈椎生理曲度改变，有轻度的骨质增生。

2. 神经根型

（1）颈后、肩背或枕后疼痛，可呈持续性隐痛或酸痛，也可出现阵发性剧痛。

（2）可有沿脊神经节段走行方向烧灼样或刀割样疼痛，伴有针刺样或过电样窜麻感。

（3）颈部活动受限、僵硬，可呈强迫体位。

（4）上肢可有发沉、无力、握力减退、持物落地等现象；受累神经支配的部位肌力减弱，重者出现肌肉萎缩。

（5）受累脊神经在相应棘突旁有压痛，并可向上肢放射。

（6）受累神经根参与的腱反射异常，早期亢进，中后期减退或消失。

（7）臂丛神经牵拉试验阳性，颈椎间孔挤压试验阳性。

（8）X线侧位片可见颈椎曲度改变，病变椎间隙变窄、骨质增生，轻度滑脱或项韧带钙化。斜位片可见椎间孔变小，正位片可见钩突变尖增生。

3. 脊髓型

（1）颈部症状轻微或无。

（2）以慢性、进行性四肢瘫痪为特征，早期双侧或单侧下肢麻木、疼痛、僵硬、无力，步态笨拙、走路不稳或有踏棉花感。

（3）后期出现一侧或双侧上肢麻木、酸胀、烧灼、疼痛、发抖或无力感，精细活动失调，握力减退。

（4）严重者可见四肢瘫痪，尿潴留或失禁。查体可见肌张力增高，腱反射亢进，浅反射减弱或消失。

（5）早期霍夫曼（Hoffmann）征阳性率较高，后期可见踝阵挛、髌阵挛及巴宾斯基（Babinski）征阳性。

（6）X 线片可有颈椎退行性改变，CT 或 MRI 可见颈段硬脊膜或脊髓受压变形。

4. 椎动脉型

（1）眩晕：大多数患者出现眩晕，可伴有复视、眼震、耳鸣、耳聋、恶心、呕吐等症状，头部活动到某一位置时诱发或加重。

（2）猝倒：肢体突然失去支撑而猝倒，猝倒时尚能保持头脑清醒。

（3）头痛：多位于枕部、枕顶部或颞部，多呈跳痛。

（4）可有肢体麻木，感觉异常，还可出现失音、声嘶、吞咽困难及霍纳综合征。

（5）颈部肌肉发僵、活动受限及枕部、项韧带部位有压痛，触之常有局部增厚及摩擦感。

（6）椎动脉扭曲试验阳性。

（7）颈椎 X 线正位片可见到钩椎关节骨赘形成，椎间隙变窄；侧位片可见椎间隙变窄，椎体不稳，椎间孔变小；斜位片可见椎间孔变小及钩椎关节退变。椎动脉造影可见椎动脉扭曲、狭窄。TCD（经颅彩色多普勒超声）检查示椎-基底动脉供血不足。

5. 交感神经型

（1）颈肩部酸胀疼痛，头颈部转动或触压不稳定椎体的棘突可诱发或加重交感神经症状。

（2）头痛或偏头痛，头沉或头晕，枕部痛。

（3）心跳加快或缓慢，或有心前区疼痛。

（4）肢体发凉、局部皮温降低，肢体遇冷时刺痒感，继而红肿、疼痛加重，也可出现指端发红、发热、疼痛或痛觉过敏。

（5）伴有耳鸣、耳聋等。

（6）颈 5 椎旁压痛。

（7）X 线片示椎体和钩椎关节骨质增生。

（8）根据临床体征排除其他疾患。

6. 混合型 即以上分型的颈椎病两种或两种以上同时出现。

（三）治疗

1. 治疗原则 舒筋通络，活血化瘀，理筋整复。

2. 手法 滚法、捏拿法、点揉法、弹拨法、拔伸法、扳法。

3. 取穴与部位 风池、太阳、百会、风府、天宗、曲池、合谷、缺盆、极泉、小海等穴，及颈肩部肌群。

4. 操作

（1）滚和捏拿颈肩：患者坐位。医者站其后，先用滚法放松患者颈、肩背部肌肉 3 分钟左右；再用拇指与食中三指拿捏颈项两旁的软组织，由上而下操作 10 遍。

（2）点揉局部穴位：用拇指指腹点揉风池穴 1 分钟，以酸胀感向头顶放散为佳；再点揉太阳、百会、风府、天宗、曲池、合谷等穴，每穴约 1 分钟，以局部酸胀为度。

（3）弹拨局部穴位：弹拨缺盆、极泉、小海等穴，以手指有触电样感为宜。

（4）拔伸伴旋转颈部：医者两前臂尺侧放于患者两肩部并向下用力，双手拇指顶按在风池穴上方，其余四指及手掌托住下颌部，嘱患者身体下沉，医者双手向上用力，前臂与手同时向相反方向用力，把颈牵开，持续 20 秒；接上势，边牵引边使头颈部前屈、后伸及左右旋转，其动度由小逐渐加大，当达到最大限度时结束，反复操作 5 次。

（5）整复颈部：对于伴有棘突偏歪患者，可行颈椎旋转定位扳法或颈椎斜扳法整复。

以上操作适应于各型颈椎病，根据各型特点，进行有针对性的操作，酌加治疗。对神经根型颈椎病，应加强放松颈部肌肉，重点点按病变椎旁压痛点，时间应稍长些；对椎动脉型颈椎病应充分放松颈部肌肉，同时做头部的手法推拿；对脊髓型颈椎病，出现下肢症状，应在腰骶部及患肢的前侧和后侧做充分滚法和按揉法，对下肢功能恢复有很好的治疗作用；对有尿潴留或大小便失禁的，一指禅推法或按揉法操作于关元、气海、三阴交、肾俞、阴陵泉等穴，酌加摩腹。

（四）功能锻炼

（1）颈部前屈后伸法：在功能锻炼前进行深呼吸，吸气时使颈部尽量前屈下颌，接近胸骨柄上缘，然后在呼气时使颈部后伸至最大限度，反复7～8次。

（2）颈部侧屈法：在深呼吸下进行，吸气时头向左偏，呼气时头部还原位，然后吸气时头向右偏，呼气时头部还原位，反复7～8次。

（3）颈部伸展法：在深吸气时，使头颈尽量伸向左前方，呼气时使头颈还原，然后在深吸气时，使头颈尽量伸向右前方，呼气时头颈还原，反复7～8次。

（4）颈部旋转法：头部先向左侧旋转，继而向右侧旋转，反复2～3次，然后使头颈先向左侧旋一次，再向右侧回旋一次。

（5）意念牵引法：站立位，两足略宽于肩，两目平视，两手自然下垂，全身肌肉放松，排除思想杂念。然后两臂前伸上举，两手举过头顶呈十指互相交叉，翻掌缓缓上提，与此同时，随手臂上举，想象有一带子向上提拔头颈部，在意念中自觉颈部向上伸展、拉长，反复20次。

（五）其他疗法

（1）中药内服：神经根型颈椎病用葛根汤加减或芍药甘草汤加减；椎动脉型颈椎病用半夏白术天麻汤加减；交感神经型颈椎病用归脾汤加减；脊髓型颈椎病用血府逐瘀汤加减。

（2）针刺：可针刺风池、颈部夹脊穴、天柱、大椎、后溪等穴，并根据不同类型进行随症加减；采用泻法或平补平泻法。

（3）拔罐：在大椎、大杼、肩井、天宗、肩外俞等穴及肩颈背部疼痛处拔罐或走罐。

（4）理疗：中频、脉冲、电疗并配合中药离子导入。

（六）注意事项

（1）推拿手法要轻柔，尤其在进行被动运动时，应谨慎而行，以免发生意外。

（2）疼痛较甚，颈项不敢转动或脊髓型颈椎病，应选用颈围制动或卧床休息。

（3）脊髓型推拿疗效较差，有手术指征者当及早手术治疗，避免贻误治疗时机。

（4）平时加强颈部的功能锻炼，纠正日常生活中的不良姿势；注意睡眠姿势，选用高低合适的枕头；注意颈肩部的保暖。

项背肌筋膜炎

项背肌筋膜炎又称项背肌纤维组织炎、肌肉风湿症，是指由于项背部筋膜、肌肉、肌腱和韧带等软组织的无菌性炎症，引起项背部疼痛、僵硬、运动受限及出现软弱无力等症状的一种慢性疾病。常累及斜方肌、菱形肌、肩胛提肌等，其发生与寒冷、潮湿、慢性损伤及不良体位等因素有关。本病属中医"筋伤"范畴。

（一）病因病机

（1）外伤劳损：项背部在日常生活和劳动中处于不良体位，尤其是长期屈颈位，引起颈项背部软组织的高张力状态，逐渐出现微小的撕裂样损伤。损伤使肌筋膜组织局部渗出、水肿、粘连、变性，纤维样组织增生，肌筋膜僵硬伴有纤维结节，局部毛细血管及末梢神经受挤压，引起"不通则痛"，导致项背疼痛和功能障碍等症状。

（2）风寒湿邪：项背局部感受风寒湿邪，血运迟滞，瘀结不通，局部血管收缩、缺血，微循环障碍，以致局部纤维渗出、水肿，形成项背肌纤维组织炎而引起疼痛。

（二）诊断

（1）多见于项背部长期不良姿势或感受风寒湿邪者。项背部弥漫性酸胀疼痛、僵硬、并有重着感，与天气变化有关。

（2）晨起、受凉或劳累后疼痛加重，适当休息或活动后则疼痛减轻，常反复发作。

（3）急性期项背部脊柱两侧有放射痛或牵拉痛，项背部活动受限。

（4）项背部、脊柱两侧肌肉、肩胛骨内缘、颈胸段棘突处广泛压痛。按压痛点时，邻近部位可有放射性疼痛感。

（5）皮下可触及变性的肌筋膜或条索状纤维结节。

（6）项背部肌张力增高，肌肉痉挛，活动受限，尤以屈伸颈项为主。

（7）X线检查一般无异常，偶见颈椎生理曲度改变、项韧带钙化。

（三）治疗

1. 治疗原则　舒筋通络，行气活血，解痉止痛。

2. 手法　一指禅推法、滚法、按揉法、点按法、弹拨法、摇法、扳法。

3. 取穴与部位　风池、风府、肩井、风门、夹脊穴、肺俞、心俞、阿是穴等及压痛点。

4. 操作

（1）一指禅推、滚、掌按揉颈肩背部：患者俯卧位。医者先用一指禅推法、滚法、掌按揉法，上下往返操作施治于项背部督脉及膀胱经，约8分钟。

（2）点按揉局部穴位：点压、按揉风池、风府、肩井、风门、夹脊穴、肺俞、心俞、阿是穴等穴，每穴1分钟，以酸胀感为度。

（3）弹拨项背肌肉：以拇指弹拨手法作用于肌痉挛、条索状结节及压痛点处，约3分钟；拿揉项背部肌筋及肩井约3分钟；以掌推法推项背部，约5分钟。

（4）整复颈胸段：患者坐位。先活动颈椎，行屈伸、左右侧屈及旋转等运动，然后采用颈胸椎微调手法，如斜扳、侧扳及胸椎对抗扳法和旋转扳法，力度要求轻巧灵活。

（5）拍背部擦脊椎：患者俯卧位。拍法拍击背部1～3分钟；小鱼际直擦督脉和膀胱经，以透热为度。

（四）功能锻炼

（1）"飞燕式"锻炼：俯卧位，双臂置于身体两侧，双下肢伸直，将头、上肢、下肢同时用力向上抬起，呈"飞燕式"，加强项背肌的锻炼。

（2）耸肩、缩肩、摇肩、扩胸运动：增强项背肌肌力。

（五）其他疗法

（1）中药外用：局部外敷消瘀膏或用骨科洗药熏洗。

（2）针刺：可针刺风池、肩井、风门、夹脊穴、肺俞、心俞、阿是穴等穴；采用平补平泻法。

（3）拔罐：项背部拔罐或走罐。

（六）注意事项

（1）加强项背部功能锻炼，积极参加体育活动，增强项背部肌力和身体素质。

（2）避免过度疲劳，注意局部保暖，防止受风着凉。

（3）避免长期伏案和颈肩单一姿势，预防颈肩部肌肉的静力性收缩。

附　胸椎小关节紊乱症

胸椎小关节紊乱症，是指胸椎小关节在旋转外力作用下发生解剖位置的改变，表现为关节囊滑膜嵌顿而形成的不全脱位，且不能自行复位而导致的疼痛和功能受限等症状的一种病症。临床又称为胸椎小关节错缝、胸椎小关节滑膜嵌顿、胸椎小关节机能紊乱等。本病属中医学"骨错缝"范畴。多发生在第3～7胸椎节段，以青壮年较常见，老年人则少发生。

（一）病因病机

胸椎小关节由关节突关节、肋椎关节和肋横突关节组成。胸段脊柱因有胸廓的其他组织加固，较颈、腰段脊柱稳定，故损伤错位的机会较少。但胸椎间盘及其椎间韧带等组织的退变，可减弱胸段脊柱的稳定性，而增加损伤的机会。如受到强大外力的挤压，用力过猛的扭转，或睡姿不当等，均可造成胸椎关节突关节的移位、肋椎关节的错缝或半脱位，从而破坏脊柱的力平衡和脊柱运动的协调性。同时，各种损伤刺激肋间神经或胸神经后支，出现急性背、胸部疼痛，并反射性引起肌肉痉挛，进而引起关节解剖位置的改变，发生交锁或扭转。久之，这些错位的关节及其周围筋肉组织发生无菌性炎症改变，引起慢性背部疼痛。

（二）诊断

（1）一般有牵拉、过度扭转外伤史。

（2）局部疼痛剧烈，甚则牵掣肩背作痛，俯仰转侧困难，常固定于某一体位，不能随意转动，疼痛随脊柱运动增强而加重，且感胸闷不舒，呼吸不畅，入夜翻身困难。重者可有心烦不安，食欲减退。

（3）部分患者可出现脊柱水平面有关脏腑反射性疼痛，如胆囊、胃区疼痛。

（4）脊柱病变节段可触及偏歪的棘突，表现为一侧偏突，而对侧空虚感。

（5）脊柱病变节段小关节处有明显压痛，多数为一侧，少数为两侧。受损节段椎旁软组织可有痉挛、触痛，触及痛性结节或条索状物。

（6）多数活动无明显障碍，少数可因疼痛导致前屈或侧转时活动幅度减小，牵拉疼痛。

（7）X线检查常无骨质改变，受累椎间隙可变窄，严重者可见脊柱侧弯、患椎棘突偏歪等改变。

（三）治疗

1.治疗原则　舒筋通络，理筋整复。

2.手法　滚法、按法、揉法、弹拨法、推按法、扳法、推擦法。

3. 取穴与部位 胸椎、竖脊肌群、背阔肌群等。

4. 操作

（1）滚、按、揉胸背部：患者俯卧位。医者以滚法、按法、揉法在胸背部交替操作，时间 5～8 分钟。

（2）按揉、弹拨竖脊肌：沿脊柱两侧竖脊肌用按揉法、弹拨法操作，以松解肌痉挛，时间 3～5 分钟；暴露背部皮肤，沿两侧膀胱经行擦法，以透热为度。

（3）推按脊柱：患者俯卧位，自然放松。医者右手掌根按压患椎棘突，左手叠放于右手背上协助施力；嘱患者深呼吸，医者两手掌根随呼气渐用力，于呼气末时，右手掌根向下方给予一小幅度推冲动作，此时常可闻及关节整复的响声。此法适用于中下段胸椎的调整。

（4）扳压胸椎：患者俯卧位。医者站在患侧，一手向上扳动一侧肩部，另一手掌抵压患处棘突，两手同时相对用力扳压。

（5）胸椎对抗复位：患者坐位。医者站于患者身后，采用胸椎对抗复位扳法，以整复关节错缝。

（6）推擦背部：手法对胸椎的调整成功后，可酌情配合推擦法，冬青膏为介质，以皮肤透红，温热为度。

（四）功能锻炼

患者平时适当进行功能锻炼，如上肢肩部的运摇、扩胸、躯干的旋转等。

（五）其他疗法

（1）针刺：可针刺胸段夹脊穴、阿是穴、膀胱经穴、偏歪棘突附近穴位，采用平补平泻法。
（2）拔罐：胸背部拔罐或走罐。

（六）注意事项

（1）整复关节错缝手法宜轻、快、稳、准，勿以关节有无声响为标准。
（2）治疗期间睡硬板床，适当休息，避免劳累。
（3）平常注意动作协调，注意保暖，避免伏案过于劳累。
（4）适当进行功能锻炼，如扩胸锻炼，以加强背肌力量。

骶髂关节损伤

骶髂关节损伤，又称骶髂关节半脱位，是指骶骨与髂骨的耳状关节面，因外力或妇女孕产导致关节错缝造成韧带损伤，以致局部出现充血、水肿、粘连等无菌性炎症，引起局部疼痛和功能障碍。本病临床较为常见，好发于青壮年女性和运动员。若耽误治疗，可引起持久性腰骶部疼痛。本病属中医"骨错缝"范畴。

（一）病因病机

（1）急性损伤：突然滑倒，单侧臀部着地，或弯腰负重时，或单侧下肢负重跳跃及坠跌时，骨盆突然扭闪，使骶髂骨间韧带受到损伤，由于韧带被牵拉，使髂骨滑离与其相对应的髂骨关节面，使关节扭错移位并发生滑膜嵌顿。

（2）慢性劳损：长期弯腰工作、抬举重物或脊柱患病时，可促使骶髂关节退行性变性，久之发生损伤。

（3）分娩损伤：妇女妊娠期韧带松弛和伸长，弯腰和旋转活动可引发本病。胎儿过大的产妇在分娩时扩张骨盆也可能引起骶髂关节扭伤，甚至出现关节半脱位。

（二）诊断

（1）大多数有外伤史，部分女性在产后发病。

（2）下腰部（骶髂关节）疼痛，呈局限性、持续性钝痛，活动及受寒时疼痛加重，可有一侧下肢牵掣样痛。

（3）腰部活动明显受限，患者躯干微向患侧侧屈，患侧髋关节外展和外旋受限。

（4）患侧下肢不能负重，行动缓慢，可出现长短腿或撅臀跛行，不能长时间保持同一坐姿。

（三）治疗

1. 治疗原则 舒筋通络，活血散瘀，松筋通脉，理筋整复。

2. 手法 滚法、点按法、按揉法、扳法、擦法、拔伸法等。

3. 取穴与部位 八髎、环跳、秩边，及骶部、下肢部。

4. 操作

（1）滚腰骶部：患者俯卧位。医者站于一侧，施滚法于骶棘肌和骶髂关节及臀部，3～5分钟。

（2）点按骶部穴位：点按八髎、环跳、秩边等穴，每穴1分钟，以酸胀为度。

（3）按揉弹拨骶部：在患侧骶髂关节处重点施拇指按揉，并弹拨痉挛的条索状物约2分钟；待肌肉痉挛解除后，配合髋关节后伸和外展的被动运动。

（4）扳动髋部：患者健侧卧位，身体靠近床边，健侧下肢伸直，患侧屈膝屈髋。医者面对患者站立，一手扶住患肩向后固定其躯体，另一手按住患侧臀部向前向后向下作最大限度按压，借助杠杆作用，可使骶髂关节扳动而复位。

（5）拔伸下肢：患者仰卧位。医者站于患侧，在作髋膝关节屈曲至最大限度的同时，于屈髋位作快速伸髋伸膝和下肢拔伸动作，反复3～5次。

（6）擦腰骶部：患者俯卧位。医者站于一侧，以小鱼际擦法擦热患侧骶髂部。

（四）功能锻炼

下蹲屈伸法：急性损伤期，卧硬板床休息，1周后可逐渐轻柔缓和地活动双腿并做下蹲活动，缓慢行走和屈伸腰髋膝。

（五）其他疗法

（1）中药内服：内服舒筋丸、三七伤药片等以舒筋活血、消肿止痛。

（2）针刺：可选择八髎、秩边、环跳、委中等穴；平补平泻，可加灸。

（六）注意事项

（1）推拿治疗后一般症状会立即缓解，但因骶髂关节韧带损伤的修复需要一定时间，故在短期内不宜作腰部和下肢的大幅度活动。

（2）治疗期间宜卧床休息，并注意腰骶部保暖。

急性腰扭伤

急性腰扭伤是指因抬举重物不慎或腰部活动不当而引起的腰背、腰骶及骶髂部的软组织急性损伤性疾病，常以腰痛、活动不利为主要临床症状。好发于青壮年和重体力劳动者，男性多见。本病属中医学"腰痛病"、"卒腰痛"等范畴。

（一）病因病机

（1）外因：抬举重物、弯腰做重体力劳动或腰部运动时用力过猛，致使部分肌肉强力迅速收缩，引起肌肉纤维、韧带的撕裂，腰椎关节、肌筋膜等的损伤。

（2）内因：背腰、腰骶、骶髂等先天解剖位置的畸形，改变了腰部平衡状态，破坏了腰部稳定性，从而易引起扭伤。

（3）突然感受暴力如跌扑闪挫，或者由于腰部运动时姿势不当、用力不慎，或抬举重物时肌肉配合不协调，使腰部肌肉、韧带受到剧烈的扭转、牵扯、急剧收缩而受伤。

（二）诊断

（1）有明显的腰部扭伤史，损伤严重者可有撕裂感。

（2）腰部疼痛剧烈：可呈酸胀痛、刺痛或牵扯样痛。绝大部分患者疼痛较局限，压痛点多位于损伤部位，且肌痉挛明显。疼痛多位于脊柱正中、一侧或两侧、骶髂关节部位等，以腰骶部最多见。

（3）腰部活动受限：腰部处于一个被动体位，稍活动即感疼痛加重，腰部不能挺直，弯腰活动困难，严重者甚至不能站立或行走，咳嗽、深呼吸、排便时疼痛加重。

（三）治疗

1. 治疗原则 舒筋通络，活血散瘀，消肿止痛，理筋整复。

2. 手法 滚法、揉法、点按法、扳法、推法、擦法、弹拨法等。

3. 取穴与部位 华佗夹脊穴、肾俞、腰阳关、志室、大肠俞、环跳及阿是穴，及腰部肌群。

4. 操作

（1）滚揉腰部及骶部：患者俯卧位。医者站于一侧，用滚法、揉法、按法、推法等在脊柱两侧腰背肌及腰骶部施以轻柔的手法。操作5分钟。

（2）点按腰部腧穴：点按华佗夹脊穴、肾俞、腰阳关、志室、大肠俞、环跳及阿是穴，配合弹拨法，以患者耐受为度。操作5分钟。

（3）腰部扳法：先施腰椎后伸扳法扳动数次，使小关节牵动复位，然后取侧卧位用腰部斜扳法，可调整后关节紊乱。

（4）掌根推膀胱经：可涂上介质以手掌根部着力沿膀胱经自上而下施推法。时间1分钟。

（5）横擦腰骶：横擦腰骶部，以透热为度。

（四）功能锻炼

（1）飞燕式：俯卧床上，双手后伸，挺胸抬头，使头胸离开床面，同时双下肢用力后伸抬离床面，持续3～5秒，休息3～5秒进行下一个周期锻炼，之后可逐渐延长时间。

（2）拱桥法：亦称"五点支撑"法，取仰卧位，屈膝，双肘部及背部顶住床，腹部及臀部向上抬起，依靠颈肩部、双肘部和双足这五点支撑起整个身体的重量，持续3～5秒，然后腰部肌肉放松，放下臀部休息3～5秒为一个周期。

（五）其他疗法

（1）针刺：可取后溪、中渚行强刺激，边刺激边活动腰部，亦可取肾俞、命门、腰阳关、大肠俞、环跳、委中及阿是穴，可加灸，留针 20 分钟。

（2）拔罐：腰骶部拔罐治疗，留罐 10 分钟。

（3）理疗：红外线灯照射患处，每日 1 次，每次 30 分钟。

（六）注意事项

（1）治疗后应注意休息，减少腰部活动，睡硬板床，可用腰围保护腰部。注意局部保暖。

（2）运用手法要轻柔，不可施用猛力，以免造成更严重损伤。

（3）症状缓解后进行适当的功能锻炼。

腰椎间盘突出症

腰椎间盘突出症是指腰椎间盘变性、劳损，因外力作用而致纤维环破裂，髓核突出或脱出，刺激、压迫相应水平的神经根或马尾神经而出现的一系列腰腿痛、下肢麻木等临床症状和体征的疾病。本病好发于 20～40 岁的人群。本病属中医"腰痛病"范畴。

（一）病因病机

1. 外因

（1）外力是引起本病的重要因素。在弯腰抬举重物时，受各方向力的影响，肌肉和韧带张力增加，髓核产生强大的反抗性张力，使纤维环破裂而髓核向破裂处突出产生症状。

（2）长期从事弯腰、下蹲工作，或腰部长时间劳损，压迫髓核使纤维环缺乏营养供应，腰背部肌肉紧张，致椎间盘内压力升高，使纤维环破裂髓核突出。

（3）长时间受寒冷刺激，腰背部软组织痉挛、收缩，影响血液循环，髓核缺乏营养供应，造成纤维环破裂髓核突出。

2. 内因

（1）腰骶部是人体受力最大的部分，但从第一腰椎平面到第五腰椎平面后纵韧带逐渐变窄，造成了解剖结构上的缺陷，使髓核易向后方的两侧突出。

（2）随着年龄的增长，椎间盘退变，椎间盘受到来自各方向力压迫、牵拉等，容易使椎间盘发生脱水、纤维化、萎缩，致使脊柱平衡失调，加之外因导致纤维环由内向外破裂。这是本病发生的主要原因。

（二）诊断

（1）腰部疼痛：呈放射性、针刺样、触电样疼痛，可向下肢坐骨神经分布区域放射。咳嗽、喷嚏等腹部用力，腹压增高时疼痛加重。

（2）活动不利：腰部前屈、后伸、旋转等活动均不利或受限，以前屈和后伸为甚。麻木、发凉感，久病或神经根受压严重，可出现下肢麻木发凉等感觉。

（3）其他症状：中央型突出严重压迫后方硬脊膜内的脊神经时，出现大小便失禁、鞍区麻木、下肢无力等。

（4）直腿抬高试验、直腿抬高试验加强试验阳性；屈颈试验阳性；挺腹试验阳性。

（5）X 线、CT、MRI 可示病变情况。

（三）治疗

1. 治疗原则　活血止痛，松解粘连，理筋整复，舒筋活络。

2. 手法　㨰法、揉法、点压法、扳法、擦法、弹拨法、擦法等。

3. 取穴与部位　腰阳关、肾俞、居髎、大肠俞、环跳、承扶及阿是穴，及腰部和下肢肌群。

4. 操作

（1）㨰揉腰臀部及下肢：患者俯卧位。医者站于一侧，用一指禅推法、㨰、按、揉手法在患者脊柱两侧膀胱经、臀部、下肢后外侧施术。时间 5 分钟。

（2）点压腰部腧穴：用拇指点压腰阳关、肾俞、居髎、大肠俞、环跳、承扶及阿是穴。时间 5 分钟。

（3）腰部斜扳：患者侧卧位。医者用腰部斜扳法，左右各 1 次。

（4）抱臀卷腰：患者仰卧位。医者做屈髋屈膝抱臀卷腰法，强制性直腿抬高扳法。

（5）弹拨腰臀部：患者俯卧位。用弹拨手法沿患侧腰臀部及坐骨神经分布区操作。时间 3 分钟。

（6）擦膀胱经及腰骶部：最后直擦膀胱经，横擦腰骶部，以透热为度。

（四）功能锻炼

（1）急性期卧床休息，不持重，减少腰部运动。

（2）缓解期适当进行功能锻炼，如飞燕式、拱桥式、悬挂单杠、患肢压腿等，循序渐进，切勿急于求成。

（五）其他疗法

（1）针刺：取肾俞、大肠俞、环跳、承扶、殷门、委中等穴，留针 20 分钟。

（2）腰椎牵引：牵引重量以患者能忍受为限，时间约 30 分钟。

（3）理疗：用 TDP 灯、红外线灯照射，每次 30 分钟。

（六）注意事项

（1）急性期手法不宜过重，以消除炎症水肿，缓解疼痛为主。

（2）缓解期手法可适当加重，以解除神经根粘连，改变突出物与神经的关系，促进髓核回纳为主。

（3）治疗重点在椎间盘突出的相应节段，斜扳法操作的作用力点也要作用于突出节段。

（4）对中央型突出下肢痛麻明显者，推拿应慎重；对脊髓受压明显，保守治疗疗效不明显者，建议手术治疗。

腰椎管狭窄症

腰椎管狭窄症是由于黄韧带肥厚增生、小关节增生内聚、椎间盘膨出突出、骨性退变导致的腰椎中央管、神经根管或侧隐窝狭窄引起其中内容物受压而出现相应的神经功能障碍，在临床上，腰椎管狭窄是引起腰痛或腰腿痛最常见的疾病之一。属中医"腰痛病"、"腰腿痛"范畴。

（一）病因病机

（1）退行性变性：退变的椎间盘纤维环膨出钙化，椎体后缘增生，均可造成狭窄。

（2）发育畸形：发育可造成深而窄的侧隐窝，前后径小，因此发育上就存在狭窄因素。

（3）黄韧带肥厚、腰椎间盘膨出、突出、脱出均可使椎管矢状径变短而狭窄。

（二）诊断

（1）慢性腰痛：常为腰骶部疼痛，有时上腰部疼痛，多为长期腰痛，或有下肢疼痛，症状与体位有关，后伸、站立、行走时加重，前屈、坐位、下蹲或屈膝屈髋时症状减轻。

（2）间歇性跛行：由腰骶部马尾神经受压迫所致，多沿下肢后面、侧面、足背等放射，行走呈间歇性跛行。

（3）腰椎间盘突出症表现：较少有腰椎间盘突出症急性发作时的疼痛，症状同腰椎间盘突出症。

（三）治疗

1.治疗原则　舒筋通络，活血止痛，理筋整复。
2.手法　滚法、揉法、点压法、扳法、擦法等。
3.取穴与部位　腰阳关、肾俞、居髎、大肠俞、环跳、承扶及阿是穴，及腰部和下肢肌群。
4.操作
（1）滚揉腰部：患者俯卧位。医者站于一侧，用轻柔的滚法、揉法作用于腰部，使腰部肌肉放松。时间为5分钟。

（2）点压腰部穴位：用拇指点按压腰阳关、肾俞、居髎、大肠俞、环跳、承扶及阿是穴。时间为5分钟。

（3）斜扳腰部：患者侧卧位。医者用斜扳法以纠正移位。

（4）纠正偏歪棘突：患者俯卧位。医者用手仔细触摸患者腰部，评估腰椎空间序列，尤其注重节段的旋转移位，根据棘突偏歪方向来逐节纠正。

（5）擦腰骶部：接上势，直擦膀胱经，横擦腰骶部。

（四）功能锻炼

（1）急性期卧硬板床休息。
（2）缓解期可加强腰背肌力量锻炼，如飞燕式、拱桥法等。

（五）其他疗法

（1）针刺：取肾俞、大肠俞、环跳、承扶、殷门、委中等穴，留针20分钟。
（2）理疗：用红外线灯照射，每次30分钟。

（六）注意事项

（1）治疗时应判断造成狭窄的类型，推拿手法可调节的狭窄可取得较好效果。
（2）不可改变的狭窄类型需进行外科手术治疗。
（3）推拿手法要轻柔，扳法等更应注意技巧，以免造成突出物更突出。

腰椎退行性骨关节炎

腰椎退行性骨关节炎，又称腰椎退行性骨关节病、退行性脊柱炎、老年性脊柱炎，是指腰椎间盘退变狭窄、椎体边缘退变增生、小关节退变、关节遭受超负荷压力损伤而形成的骨关节病变；本病好发于中老年人，男性多于女性，多见于长期从事体力劳动者。本病属中医学"腰痛病"范畴。

（一）病因病机

（1）内因：随着年龄的增加，骨量逐渐减少，脊柱抗压和抗应力能力下降，加速椎间盘的退变，使椎间盘失去弹性，椎间隙变窄，减弱了椎体对压力的缓冲，椎体和小关节不断受到刺激，逐渐产生了代偿性的骨质增生。

（2）外因：腰椎承受上身重量，负荷较大，由于外伤或劳损，加剧遭受外力损伤，加速退变，使椎体边缘形成骨质增生，或长期风寒湿邪的侵袭，椎间盘变性加速，关节失稳，导致椎体不断受到创伤刺激，日久形成骨质增生。

（二）诊断

（1）腰背酸痛，沉重感，僵硬不适，晨起或久坐起立时症状较重，活动后减轻，疼痛可放射到臀部、大腿，过度运动或劳累后加重，常表现为间歇性。

（2）腰部屈曲、背伸运动或有受限，被动运动基本正常。

（三）治疗

1. 治疗原则　温经活血，舒筋通络。

2. 手法　㨰法、揉法、弹拨法、点按法、扳法、擦法等。

3. 取穴与部位　压痛点、肾俞、命门、腰阳关、腰夹脊、气海俞、关元俞、华佗夹脊穴、委中、承山、阳陵泉、昆仑等穴，及腰部肌群。

4. 操作

（1）㨰揉腰部：患者俯卧位。医者立于一侧，以㨰法和揉法在腰部病变处及两侧骶棘肌处施术。时间为 5 分钟。

（2）弹拨腰部肌肉：在病变处行与肌肉方向垂直的弹拨法，以松解粘连。时间为 5 分钟。

（3）按揉腰部腧穴：按揉压痛点、肾俞、命门、腰阳关、腰夹脊、气海俞、关元俞、华佗夹脊穴等穴。时间为 5 分钟。

（4）腰部斜扳：行腰椎斜扳法，左右各 1 次，以滑利关节。

（5）点按下肢部：有下肢症状者，在疼痛处用推法、擦法操作，然后拿委中、承山，按揉阳陵泉、昆仑等穴。

（6）横擦腰骶部：在腰部及两侧膀胱经涂上介质施直擦法，再横擦腰骶部，以透热为度。

（四）功能锻炼

适当进行腰部功能锻炼，晨起时双手搓热，直擦腰骶部以发热为度，再缓慢运动腰部。

（五）其他疗法

（1）针刺：取华佗夹脊穴、肾俞、关元俞、命门、大椎、身柱、委中等穴位，可加温针灸，留针 30 分钟。

（2）理疗：用红外线灯照射，每次 30 分钟。

（六）注意事项

（1）推拿治疗本病的目的在于缓解症状，减轻病痛，增加腰部活动度。

（2）对骨质疏松明显，有骨桥形成者应手法轻柔，慎用扳法，以免发生意外。

（3）控制体重，防止过于肥胖，减轻对腰部的压力。

（4）平时应卧硬板床，注意腰部保暖。

（5）避免过度劳累，不能做弯腰动作，不宜剧烈运动，发作时用腰围固定。

慢性腰肌劳损

慢性腰肌劳损是指因感受寒湿、慢性劳损而使腰背部肌肉、筋膜、韧带等软组织发生无菌性炎症的慢性损伤，多发于久坐的办公室人员或重体力劳动者。本病属中医学"腰痛病"范畴。

（一）病因病机

（1）腰部慢性劳损或损伤：是引起腰肌劳损的主要原因。多因长期不良的生活、生产习惯，致使腰部肌肉持续紧张而产生过度疲劳引起无菌性炎症，产生持续性腰痛。

（2）长期因素：多因急性损伤后未及时治疗或治疗未愈，导致腰部肌肉软组织未完全修复，从而易引起无菌性炎症，产生疼痛。

（3）寒湿：寒冷与潮湿环境下肌肉处于易疲劳状态，腰背部肌肉、筋膜等软组织易发生无菌性炎症，从而引起劳损性慢性腰痛。

（4）先天发育异常：骶椎隐性裂、腰椎隐性裂、骶椎腰化、腰椎骶化、第5腰椎横突与髂骨形成假关节等，由于上述异常的存在，使得腰椎、腰骶部的平衡易被打破，稳定性降低，导致腰背部肌肉易于疲劳而产生疼痛。

（二）诊断

（1）腰骶部酸胀痛，劳累、阴雨天气、潮湿环境、感受风寒后症状常常加重，休息后减轻，症状时轻时重，常反复发作，不能持续弯腰。

（2）急性发作时，腰痛剧烈，腰部运动受限，可致臀部和大腿后部疼痛。下肢基本无神经压迫现象。

（三）治疗

1. 治疗原则　活血化瘀，温经通络。

2. 手法　滚法、揉法、弹拨法、推法、点按法、扳法、擦法等。

3. 取穴与部位　三焦俞、肾俞、气海俞、大肠俞、关元俞、膀胱俞等穴，及腰部肌群。

4. 操作

（1）滚揉腰骶部：患者俯卧位。医者站于一侧，沿腰椎两侧足太阳膀胱经用滚法、掌根揉法施术，手法宜深沉而缓和。操作5分钟。

（2）点按腰部腧穴：以双手拇指点揉两侧三焦俞、肾俞、气海俞、大肠俞、关元俞、膀胱俞等穴，重者可弹拨紧张的肌肉。操作5分钟。

（3）直推膀胱经：用掌推法沿脊柱两侧膀胱经自上而下直推。操作5分钟。

（4）滚揉下肢：有下肢症状者可在臀部及下肢用滚法、揉法、弹拨法施术，操作5分钟。

（5）腰部斜扳：可使用侧卧位腰部斜扳法，纠正脊柱内外平衡。

（6）横擦腰骶：横擦腰骶部，以透热为度。

（四）功能锻炼

（1）飞燕式：俯卧床上，双手后伸，挺胸抬头，使头胸离开床面，同时双下肢用力后伸抬离床面，持续 3～5 秒，休息 3～5 秒进行下一个周期锻炼，之后可逐渐延长时间。

（2）拱桥法：亦称"五点支撑"法，取仰卧位，屈膝，双肘部及背部顶住床，腹部及臀部向上抬起，依靠颈肩部、双肘部和双脚这五点支撑起整个身体的重量，持续 3～5 秒，然后腰部肌肉放松，臀部着床休息 3～5 秒为一个周期。

（五）其他疗法

（1）针刺：取肾俞、腰阳关、大肠俞、环跳及阿是穴等穴，可用温针灸，留针 20 分钟。
（2）拔罐：取肾俞、腰阳关、大肠俞、环跳及阿是穴拔罐，留罐 10 分钟。
（3）理疗：可使用红外线局部照射，每天 1 次，每次 30 分钟。

（六）注意事项

（1）注意局部保暖，避免坐卧湿地。
（2）纠正不良姿势，避免久坐、长期弯腰，减少重体力劳动。
（3）适当进行腰背肌功能锻炼。

强直性脊柱炎

强直性脊柱炎是一种慢性炎症性疾病，主要侵犯骶髂关节、脊柱骨突、脊柱旁软组织及外周关节，最终导致脊柱畸形和强直。好发于 20～40 岁青壮年，多见于男性，女性发病缓慢且病情较轻。本病属中医"骨痹"范畴。

（一）病因病机

强直性脊柱炎的病因尚不明确。从流行病学调查发现，与遗传和环境因素密切相关。强直性脊柱炎的发病和人类白细胞抗原（HLA-B27）密切相关，并有明显家族聚集倾向。健康人群的 HLA-B27 阳性率因种族和地区不同差别很大，如欧洲的白种人为 4%～13%，我国为 2%～7%，强直性脊柱炎患者的 HLA-B27 的阳性率在我国患者高达 90%左右。有报道显示，强直性脊柱炎 85%的患者有前列腺炎及膀胱炎，故本病与泌尿系统感染也有密切关系。强直性脊柱炎的病理性标志和早期表现之一为骶髂关节炎，渐进性向上发展，腰骶关节、腰椎、胸椎、下段颈椎依次受累。脊柱受累晚期出现骨性融合，典型表现为"竹节样改变"。外周关节的滑膜炎在组织学上与类风湿关节炎难以区别。

（二）诊断

（1）本病发病隐袭。患者持续渐进性的出现腰背部或骶髂部疼痛和（或）晨僵现象，半夜痛醒，翻身困难，晨起或久坐起立时腰部僵硬明显，但活动后减轻。
（2）棘突、骶髂关节等处有明显的压痛和叩击痛。部分患者有臀部钝痛或骶髂部剧痛。
（3）早期臀部疼痛多为一侧，呈间歇性或双侧交替性疼痛，数月后疼痛多为双侧呈持续性。多数患者随病情进展，疼痛和发僵由腰椎向胸、颈段脊椎发展。晚期脊柱间多形成骨桥。
（4）部分强直性脊柱炎患者在病初或病程中出现髋关节和外周关节病变，其中膝、踝和肩关节居多，肘及手、足小关节偶有受累。表现为局部疼痛、活动受限、屈曲挛缩及关节强直。少数患者在病程中发生眼色素膜炎，单侧或双侧交替，可反复发作甚至可致视力障碍。

（5）全身表现轻微，少数重症者有发热、疲倦、消瘦、贫血或其他器官受累。跖底筋膜炎、跟腱炎和其他部位的肌腱端病症在本病中常见，可并发 IgA 肾病和淀粉样变性。

（三）治疗

1. 治疗原则　活血化瘀，舒筋通络，理筋整复。
2. 手法　按压法、滚法、按揉法、肘压法、擦法、俯仰法等手法。
3. 取穴与部位　秩边、环跳、居髎，及脊椎和髋关节部位。
4. 操作

（1）按压膀胱经：患者俯卧位，医者用指按法按压脊柱两侧膀胱经及臀部秩边、环跳、居髎。时间 3～5 分钟。

（2）滚髋部：患者仰卧位，医者用滚法治疗髋关节前部，配合髋关节的外展、外旋被动活动；再拿大腿内侧肌肉和搓大腿 5～8 分钟。

（3）滚按揉颈部：患者坐位。医者站于后方，用滚法施于颈项两侧及肩胛部，同时配合颈部左右旋转及俯仰活动；然后按揉或一指禅推颈椎两侧，上下往返数次；再拿风池及颈椎两侧到肩井 8～10 遍。

（4）俯仰扩胸：接上势，嘱患者两肘屈曲，抱于后脑枕部，两手指交叉握紧。医者站于背后，以膝部抵住患者背部，再以两手握住患者两肘，作向后牵引及向前俯的扩胸俯仰动作；在进行这种被动活动时，患者要配合呼吸运动（前俯时呼气，后仰时吸气），俯仰 5～8 次。

（5）肘压脊椎两旁：患者坐位，将腰背暴露，上身前俯。医者站于旁，用肘压法施于脊椎两旁；再直擦背部督脉及两侧膀胱经、横擦腰骶部，均以透热为度，可加用热敷。

（四）功能锻炼

（1）指导患者根据病情情况，选择少林内功、气功、太极拳、健身操等传统功法自我锻炼以增强体质。

（2）常作深呼吸、扩胸、下蹲等运动，锻炼应持之以恒，但不宜过度疲劳。

（五）其他疗法

（1）中药：内服六味地黄丸、金匮肾气丸等。
（2）理疗：高频电疗、音频电疗、红外线和水疗等。

（六）注意事项

由于强直性脊柱炎晚期出现脊柱融合，在进行手法操作时应注意禁止大力按压及旋转脊柱，防止造成骨折或骨赘脱落，引发更严重的后果。推拿不能根治强直性脊柱炎，但可有效改善症状。

外伤性截瘫

外伤性截瘫为胸腰段脊柱脊髓受外力损伤而导致损伤部位以下肢体发生运动、感觉、排便等功能障碍的病症，多由脊柱骨折造成。脊柱骨折并发脊髓损伤后，引起脊髓结构、功能的损害，损伤水平以下正常运动、感觉、自主功能的改变，或可引起马尾神经损伤。胸腰段脊柱骨折最为常见，多发生于 $T_{10\sim12}$，损伤程度与暴力大小成正比。本病属中医"痿病"范畴。

（一）病因病机

直接或间接暴力造成脊柱损伤的同时，常伴有脊髓损伤。脊髓损伤的程度包括脊髓震荡、不完全性损伤和完全性损伤；按损伤水平分颈、胸、腰、骶各神经节段，部位有脊髓前束、后束、中央管及左右侧等。不同程度、神经节段和部位引起的生理功能丧失情况也不同。胸腰段脊髓损伤可致双下肢功能障碍，完全性损伤可造成终身截瘫。脊髓前束损伤，损伤平面以下出现不同程度的运动和痛温觉障碍，而本体感觉存在；后束损伤，运动和温痛觉存在，受损平面以下本体感觉障碍；中央束损伤，上肢运动障碍比下肢运动障碍严重，运动障碍比感觉障碍严重，鞍区感觉有残留等。

（二）诊断

（1）严重的外伤病史。

（2）受损伤段脊柱叩击痛，两侧肌肉压痛明显。

（3）受损节段平面以下深、浅感觉迟钝或消失。下肢肌张力增高或弛缓，肌力减弱，反射亢进或消失。脊柱可有侧弯或后凸畸形。

（4）排便功能障碍。

（三）治疗

1.治疗原则 补肾助阳，温经通络。

2.手法 推法、揉法、点法、搓法、按法、拿法、摩法。

3.取穴与部位 胸夹脊穴、腰夹脊穴、肺俞、心俞、督俞、膈俞、肝俞、脾俞、三焦俞、肾俞、气海俞、关元俞、膀胱俞、环跳、承扶、殷门、委中、承筋、承山、中脘、天枢、气海、关元、足三里、阳陵泉、解溪、气冲等穴。

4.操作

（1）揉按夹脊和膀胱经：患者俯卧位，医者用手掌或拇指自上而下推揉胸腰段损伤部位两侧夹脊穴及膀胱经内侧线 8～10 遍。

（2）点揉搓督脉、夹脊、膀胱经：用拇指点揉督脉路线和两侧相应的夹脊穴及膀胱经内侧线腧穴 8～10 遍。通过刺激脊神经后支，达到刺激损伤段脊髓神经的作用；再用一手掌搓揉患者腰骶部以透热为度。

（3）按揉下肢：按揉下肢瘫痪肌群 3～5 分钟，以促进血液循环，使萎缩的肌纤维增粗，恢复肌力。

（4）点揉穴位：再用拇指点揉环跳、承扶、殷门、委中、承筋、承山等穴。每穴 1 分钟。

（5）拿揉拨下肢：拿揉患者股四头肌，用拇指揉拨足三里、阳陵泉、解溪 3～5 分钟。

（6）屈伸运摇下肢：然后缓缓屈伸、旋转活动瘫痪的肢体；再压放气冲穴结束。

（7）掌摩腹部：若患者大小便失常，应在其腹部加用手掌顺时针方向摩腹 3～5 分钟。

（8）点揉腹部穴位：点揉中脘、天枢、气海、关元等穴。每穴 1 分钟。

（四）功能锻炼

（1）在肌肉无主动活动阶段，可被动活动瘫痪以上肢体，利用反射做练功动作；可使用支架或轮椅辅助练功。

（2）在肌肉有轻微主动活动阶段，可进行站立训练、肌力训练、行走训练等。

（3）在肌肉有抗阻力阶段，可进行平衡训练和实用功能训练。

（五）其他疗法

（1）针刺：选取脾俞、胃俞、肾俞、环跳、足三里、阳陵泉、阴陵泉、委中、承山、三阴交、伏兔、膝眼、解溪等穴，补泻兼施。也可使用脉冲电刺激法。

（2）中药：内服健脾胃、通气血、补肝肾、壮筋骨的药物。

（3）理疗：脉冲电刺激。

（六）注意事项

（1）手法应用力适当，避免诱发下肢痉挛。

（2）患者要配合坚持主动或被动运动。

（3）未手术的脊柱骨折早期患者，禁用推拿治疗，避免骨折发生移位，进一步损伤脊髓。

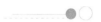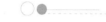

四 肢 疾 病

冈上肌肌腱炎

冈上肌肌腱炎系由局部外伤、劳损或感受风寒湿邪，使局部产生无菌性炎症，从而引起局部疼痛及活动受限的病症。由于肩部外展时疼痛加剧，故又称为"肩外展综合征"。本病好发于中年以上的体力劳动者、家庭妇女和运动员。属于中医学"痹证"范畴。

（一）病因病机

（1）损伤与劳损：冈上肌起于肩胛冈上窝，肌腱在喙肩韧带及肩峰下囊之下、肩关节囊之上通过，止于肱骨大结节。冈上肌被斜方肌和三角肌覆盖，其肌腱与冈下肌、肩胛下肌、小圆肌共同组成肩袖。冈上肌居肩袖中央受力于四方，是肩部力量集中的交叉点，因此比较容易损伤或劳损，尤其在肩部外展时，冈上肌肌腱必须穿过肩峰下面和肱骨头上面的狭小间隙，因受到喙肩韧带和肩峰的摩擦，容易挤压摩擦损伤而产生肌腱无菌性炎症。

（2）退行性改变：随着年龄的增长，肌腱本身也可发生退行性改变，当冈上肌肌腱损伤后，可进一步促使冈上肌肌腱的退行性改变。冈上肌肌腱产生无菌性炎症后，肌腱很容易发生钙化，使肌腱变得很脆弱，在跌倒或肌肉突然收缩时，可引起肌腱完全或不完全性断裂。

（3）年老体弱，肝肾亏虚：年老体弱，导致肝肾精气衰退，气血不足，经脉失养，冈上肌肌腱失去濡养，日久产生疼痛。

（4）外邪侵袭：风寒湿邪侵袭肩部，使冈上肌肌腱血运迟缓，瘀结不通，不通则痛而发病。

（二）诊断

（1）疼痛：肩部外侧疼痛，并扩散到三角肌附着点附近。有时疼痛可向上放射至颈部，向下放射至肘部及前臂。

（2）活动受限：肩关节外展活动受限，尤以肩关节外展60°～120°时受限明显，即见疼痛弧，当小于或大于这一范围时及肩关节其他活动不受限制。

（3）压痛：常位于冈上肌肌腱的止点，即肱骨大结节之顶部和肩峰下滑囊区、三角肌的止端，同时可触及该肌腱增粗、变硬等。

（4）肩外展试验阳性：即患肢肩外展60°～120°时疼痛加剧。这是由于肩外展60°～120°时，肩峰与肱骨大结节之间的间隙减小，冈上肌止端在其间受肩峰与肱骨大结节的挤压所致。

（5）影像学检查：X 线片一般无异常，少数患者出现冈上肌肌腱钙化。

（三）治疗

1. 治疗原则 舒筋通络，活血止痛。

2. 手法 按揉法、㨰法、弹拨法、拿法、摇法、搓抖法、擦法。

3. 取穴与部位 阿是穴、肩井、肩贞、肩髃、肩髎、天宗、曲池，及肩前、肩外、肩后部。

4. 操作

（1）按揉穴位：患者坐位，医者先用拇指按揉患者阿是穴、肩井、肩贞、肩髃、肩髎、天宗、曲池等穴各 1 分钟，以局部产生酸胀感为度。

（2）㨰肩部：医者采用㨰法在患者肩前、肩外、肩后部操作，同时配合肩关节的内收、外展被动活动，时间约 5 分钟。

（3）弹拨痛点：医者以拇指弹拨患者肩部痛点 2～3 分钟，以患者能忍受为度。

（4）拿肩井及三角肌：医者拿患者患侧肩井及三角肌约 3 分钟。

（5）摇肩关节：医者摇患者患侧肩关节 6～8 次，幅度由小到大。

（6）搓抖上肢：医者搓、抖患者上肢各 1 分钟。

（7）擦肩部：最后医者用大鱼际擦患者肩外侧，以透热为度。

（四）功能锻炼

慢性期患者宜加强患肩功能锻炼，以肩关节外展活动为主。

（1）可选择左右摆臂法：两腿直立，两足分开与肩同宽，弯腰，患侧上肢放松，肘关节伸直，行由内收到外展方向的自由摆动。

（2）疼痛减轻后，开始做肩关节前屈、后伸、外展、内收及内外旋转动作，力量由轻到重，范围由小到大，循序渐进，不可操之过急。

（五）其他疗法

（1）针刺：可针刺肩井、秉风、天宗、肩髎、肩贞、肩髃、曲池等穴，采用平补平泻法，可加灸。

（2）理疗：红外线照射患处，每日 1 次，每次 30 分钟。

（六）注意事项

（1）急性损伤，手法宜柔和舒适，适当限制肩部活动。

（2）慢性损伤，手法宜深透，同时适当配合肩部功能锻炼。

（3）注意局部保暖，防止受风着凉。

（4）疼痛缓解后应加强自我功能锻炼。

肩关节周围炎

肩关节周围炎是指肩关节囊和关节周围软组织损伤、退变而引起的一种慢性无菌性炎症，以肩部疼痛和肩关节运动功能障碍为主要症状的疾病。是临床上常见病、多发病，又称"五十肩"、"漏肩风"、"冻结肩"和"肩凝症"。本病以体力劳动者多见，好发年龄在 50 岁左右，女性发病率高于男性，单侧发病多见，偶见双侧同病。

（一）病因病机

1. 外因

（1）感受风寒湿邪：因汗出当风，睡卧露肩，感受风寒湿邪，邪阻经脉，不通则痛，痛则不动。

（2）慢性劳损：长期慢性劳损导致肩部退行性变性。

（3）外伤：如外伤造成肱骨外髁颈骨折、肩关节脱位，因固定时间太长，或在固定期间不注意肩关节的功能锻炼，而引起气血瘀滞。

2. 内因　五旬之人，肝肾亏虚，气血不足，血不荣筋，筋失所养，久而久之，则筋脉拘急而不用。

（二）诊断

本病有感受风寒的病史，好发于 50 岁左右的妇女，可分为早、中、晚三期。

早期：患者仅有肩部酸痛或轻度的僵硬感觉，运动功能良好，遇热减轻，遇寒加重。

中期：肩部疼痛逐渐加剧，为针刺或刀割样痛，或为冷痛，夜间为甚。多数患者常诉后半夜痛醒，不能向患侧侧卧，翻身困难。疼痛可累及整个肩部，并向颈背、上肢放散，关节各方向活动均受限，尤以外展、上举和后伸明显。

晚期：由于关节囊及肩周软组织的粘连，肩关节各方向的主动和被动活动均受限，肩关节外展时出现典型的"扛肩"现象，导致梳头、穿脱衣服、洗脸、搔痒、叉腰等动作均难以完成，严重影响日常生活。病情较久者，患肩出现肩臂肌肉萎缩，僵硬，肩峰突起。肌肉萎缩尤以三角肌、冈上肌明显。

（三）治疗

1. 治疗原则　舒通经络，活血止痛，松解粘连，滑利关节。

2. 手法　㨰法、按揉法、拿法、弹拨法、摇法、扳法、搓抖法、擦法等。

3. 取穴和部位　阿是穴、肩井、天宗、秉风、肩髃、肩贞、肩髎、曲池、手三里、合谷、极泉、肩及上肢肌肉。

4. 操作

（1）㨰肩拿腋：患者取坐位，医者一手㨰患肢肩前部，重点治疗部位在结节间沟及三角肌前束，另一手托患肘，配合肩关节上举、外展、内旋、外旋等被动运动；一手㨰肩外侧，重点在肱骨大结节、三角肌粗隆处，另一手握住患肢上臂，配合肩关节上举、外展、内收；按压天宗穴、拿腋后壁。时间 10 分钟。

（2）按揉穴位：医者按揉患者阿是穴、肩井、天宗、秉风、肩髃、肩贞、肩髎、曲池、手三里、合谷各穴，每穴 1 分钟。

（3）拿肩及上肢：医者拿患者肩井穴、极泉穴、肩及上肢肌肉。

（4）弹拨阿是穴：医者弹拨患者阿是穴，时间 2 分钟。

（5）摇肩关节：医者摇患者肩关节，顺、逆时针各摇 5 遍，幅度由小到大。

（6）扳肩关节：医者扳患者肩关节，内收、前屈、外展、后伸各方向均扳 5 次，幅度由小到大，以患者能忍受为度。

（7）搓抖上肢：医者搓患者肩部及上肢，上下往返 3 遍；抖上肢 1 分钟。

（8）擦肩部：医者擦患者肩部，以局部透热为度。

（四）功能锻炼

（1）壁虎爬墙法：患者面对墙壁用双手或患侧单手沿墙壁缓慢向上摸高爬动，使患肢尽量上举，然后再缓慢向下回到原处，反复进行，循序渐进，不断提高爬墙高度。也可让患者站在单杠下用单手或双手握住单杠对肩关节进行牵拉，以解除粘连。

（2）臂环转运动法：患者站立，单臂或双臂由前向后数次，再由后向前数次，做环转活动。

（3）上肢背伸法：患者双手向后背伸，用健手拉住患肢腕部，逐渐向上提拉，反复进行。

（4）外旋运动法：患者背部紧靠墙壁而立，上臂紧贴身体两侧，屈肘 90° 握拳，做肩关节外旋动作，幅度逐渐增大，至最大活动范围，反复进行。

（五）其他疗法

（1）针刺：针刺肩井、秉风、天宗、肩内陵、肩贞、肩髃等穴，采用平补平泻法，可加灸。

（2）拔罐：在患部拔罐或走罐。

（3）理疗：红外线照射患处，每日 1 次，每次 30 分钟。

（六）注意事项

（1）运用手法要轻柔，不可施用猛力，以免造成骨折或脱位等严重损伤。

（2）注意局部保暖，防止感受风寒受凉，以免加重病情，影响治疗效果。

（3）进行适当的肩部功能锻炼，并要持之以恒，循序渐进。

肱骨外上髁炎

肱骨外上髁炎是指因急慢性损伤而导致肱骨外上髁周围软组织无菌性炎症，而引起的肘关节外侧疼痛及旋前功能受限的病症。本病名称较多，如肱桡关节滑囊炎、前臂伸肌总腱炎、桡侧伸腕肌与环状韧带纤维组织炎等，因好发于网球运动员，故又名"网球肘"。

（一）病因病机

本病可因急性扭伤或拉伤引起，但多数患者起病缓慢，一般无明显外伤史。本病与职业关系密切，从事网球、木工、钳工、泥瓦工的成年人发病率较高，好发于右侧。肱骨外上髁为肱桡肌及前臂伸肌总腱的附着部，当某种职业需要经常用力屈伸腕关节，尤其需要使前臂反复行旋前、旋后动作，使前臂伸肌群联合总腱在肱骨外上髁附着部受到损伤而引起本病。

（1）由于反复损伤，造成前臂伸肌总腱附着点骨膜下出血，形成小血肿，血肿逐渐机化，导致骨膜炎。

（2）前臂伸肌总腱附着点发生撕裂。

（3）桡骨环状韧带的创伤性炎症或纤维组织炎。

（4）肱桡关节外的滑囊炎或肱桡关节滑膜被肱骨与桡骨小头嵌挤引起的炎症。

（二）诊断

（1）以肘后外侧酸痛为主，多起病缓慢，其疼痛在上肢旋转、背伸、提拉、端、推等动作时加重，如拧衣、扫地、端茶壶、倒水等，同时沿伸腕肌向下放射。轻者，疼痛时隐时现，有的经数日数月自然痊愈。重者，可反复发作，疼痛可为持续性，前臂旋转及握物无力，甚至不能写字、端碗，局部可呈轻微肿胀。

（2）肱骨外上髁处及肱桡关节处明显压痛，以及沿伸腕肌走行方向广泛压痛；Mills 试验阳性，前臂抗阻试验阳性。

（3）X 线摄片多无异常，有的可见外上髁处钙化阴影或外上髁粗糙。

（三）治疗

1. 治疗原则　舒筋活血，通络止痛。

2. 手法　㨰法、按揉法、拿法、弹拨法、屈伸法、擦法等。

3. 取穴与部位　曲池、手三里、尺泽、小海、少海，及上肢肌群。

4. 操作

（1）㨰肘部及前臂：患者坐位或仰卧位，医者站于或坐于病侧，用轻柔的㨰法从患者肘部沿前臂背侧治疗，往返 10 次左右，以舒筋通络。

（2）按揉穴位：医者用拇指按揉患者曲池、手三里、尺泽、小海、少海等穴，手法宜缓和，每穴 1 分钟。

（3）拿伸腕肌：医者沿患者伸腕肌用拿法往返操作 3 分钟。

（4）弹拨伸肌总腱附着点：医者用拇指弹拨患者肘部桡侧腕长、短伸肌及附着点处约 2 分钟。

（5）屈伸旋转肘关节：医者屈伸患者肘关节、前臂旋前旋后 2 分钟。

（6）擦伸肌总腱附着点：医者在患者前臂伸肌总腱附着点施以擦法，以透热为度。

（四）功能锻炼

（1）患者腕关节尽量掌屈，前臂充分旋前，然后用力迅速伸直肘关节，如此反复多次。本动作可使肘关节外侧伸肌总腱附着处粘连拉开，当伸肌总腱附着处松解后，疼痛随之减轻或消失。

（2）患者也可用健侧拇指自行按揉肱骨外上髁的痛点处。

（五）其他疗法

（1）针刺：可针刺曲池、手三里、少海、合谷、阿是穴等，采用平补平泻法，可加灸。

（2）封闭：醋酸泼尼松龙 0.5ml，2% 普鲁卡因 4ml，痛点注射，每周 1 次，3 次为 1 个疗程。

（六）注意事项

（1）本病可因附着于肱骨外上髁的肌腱纤维部分断裂导致，因此推拿治疗中不宜手法太重，以免产生医源性损伤。

（2）因从事劳动而引起本病的患者，应根据情况改变原有的劳动姿势，有益于本病的康复。

（3）局部应注意保暖，防止寒冷刺激。

腕管综合征

腕管综合征是指因腕管内组织增生或移位，腕管狭窄，压力增高，使正中神经在腕管内受压而引起桡侧三个半手指麻木、疼痛等的病症。又称"正中神经挤压征"。本病好发于女性，一般为单侧发病，偶可双侧发病。

（一）病因病机

腕关节掌侧有腕横韧带，该韧带与腕骨构成一个骨纤维管道，称之为腕管，有一定的容积，管内有正中神经和 9 条指屈肌腱通过。正常情况下，正中神经不会受影响。如果腕部外伤（骨折、脱位），改变了腕管的形状，减少了腕管原有的容积；或者腕管内各种炎症、渗出、增生、肿物使腕管内容物增加，造成腕管内压力增高，正中神经受压而产生神经功能障碍。

（二）诊断

（1）初期：主要出现正中神经受压症状，患手桡侧三个半手指有感觉异样，如麻木、刺痛。一般夜间较重，当手部温度增高时或劳累后症状也加重。甩动手指，症状可缓解。有时可放射到臂、肩部。患肢可出现发冷、发绀、活动不利。

（2）后期：患者多出现鱼际肌、拇展肌、拇对掌肌萎缩、麻痹及肌力减弱，拇指外展对掌无力，握力减弱；拇指、食指、中指及环指桡侧一半的感觉消失；拇指处于手掌的一侧，不能掌侧外展。肌萎缩程度与病程长短有关，一般在病程 4 个月以后逐渐出现。

（3）屈腕试验阳性。

（4）X 线检查多未见异常。

（三）治疗

1. 治疗原则 舒筋通络，活血化瘀。

2. 手法 一指禅推法、按揉法、点按法、弹拨法、拔伸法、摇法、搓法、擦法等。

3. 取穴与部位 曲泽、内关、大陵、鱼际、劳宫，及腕关节部肌群。

4. 操作

（1）一指禅推心包经：医者用一指禅推法推患者前臂，沿手厥阴心包经往返操作，重点在腕管及大鱼际处，手法应先轻后重，时间约 5 分钟。

（2）按揉腕管：医者用按揉法在患者腕管部操作 2~3 分钟。

（3）点按穴位：医者在患者曲泽、内关、大陵、鱼际、劳宫各穴点按操作，每穴 1 分钟。

（4）弹拨腕管：医者用拨法轻柔地拨动患者腕管的肌腱，时间约 1 分钟。

（5）拔伸腕关节：医者拔伸患者腕关节 1~2 分钟。

（6）摇腕关节：医者摇患者腕关节 1 分钟。

（7）搓腕关节：医者搓患者腕关节 1 分钟。

（8）掌擦腕管：医者从患者腕管至前臂用掌擦法操作，以透热为度。

（四）功能锻炼

（1）经常进行腕关节背伸、掌屈及旋转活动锻炼。

（2）平时可加强用健手牵拉患侧手指，动作由轻到重。

（五）其他疗法

（1）针刺：可针刺曲泽、内关、大陵、鱼际、劳宫、阳溪等穴，采用平补平泻法，可加灸。

（2）小针刀：手法治疗无效或有大鱼际萎缩者，可采取小针刀松解治疗。

（六）注意事项

（1）因外伤导致骨折、脱位而引起本病者，应在骨折愈合及关节复位后，再考虑推拿治疗。

（2）术后可用活血化瘀、舒筋通络类中药熏洗腕部。

（3）手法操作中切忌暴力，以免发生新的损伤。

屈指肌腱腱鞘炎

屈指肌腱腱鞘炎是指由于屈指肌腱与掌指关节处的屈指肌腱纤维鞘反复摩擦，产生慢性无菌性炎症反应，阻碍了肌腱在该处的滑动而引起手掌部疼痛、压痛和患指伸屈活动受限的病症。当肿大的肌腱通过狭窄鞘管隧道时，可发生弹跳动作和响声，故又称为"扳机指"或"弹响指"。本病多见于妇女及手工操作者，好发于拇指及中指。

（一）病因病机

本病大多由于手指长期快速活动或手指长期用力活动，如织毛衣，打字等。肌腱与腱鞘间反复摩擦，使肌腱与腱鞘损伤，产生慢性无菌性炎症反应，局部出现渗出、水肿、增生。腱鞘逐渐增厚，形成环状狭窄，肌腱局部变粗，渐成葫芦状肿大，阻碍肌腱的通过。当肿大的肌腱通过鞘管的狭窄部时，则产生扳机样动作及弹响。当肿大的肌腱不能通过时，则手指不能伸屈，而发生闭锁状现象。

（二）诊断

（1）患者手掌局部酸痛无力，患指伸屈受限，有弹响及"扳机指"现象，晨起活动时疼痛较剧，稍活动反而好转。严重时手指常交锁在屈曲或伸直位。

（2）检查时可在患指的掌指关节近侧触及皮下有局限性硬结节，手指屈伸时结节可随之稍活动，并有弹动感，局部压痛明显。

（3）X线检查多无异常。

（三）治疗

1. 治疗原则　舒筋通络，活血化瘀。

2. 手法　捻法、抒法、屈伸、牵引法等。

3. 取穴与部位　掌指关节部位。

4. 操作

（1）捻抒掌指关节：医者用捻法和抒法在患指的掌指关节周围施术，以舒筋活血。

（2）牵推挤压腱鞘：患者坐位，掌面向上，医者一手捏住患指的掌骨进行固定，另一手的拇指端抵住患指掌侧的腱鞘狭窄部，两手做对抗牵引，牵引时屈曲患指的掌指关节，同时用拇指指端用力向尺侧推挤腱鞘的狭窄部，可有撕裂感。

（3）屈伸掌指关节：医者屈伸患指的掌指关节6～8次。

（四）功能锻炼

手指屈伸法：经常做手指的主动伸屈功能锻炼，可防止肌腱和腱鞘的粘连。

（五）其他疗法

（1）针刺：可针刺列缺、合谷、阳溪、阿是穴等，采用平补平泻法。

（2）小针刀：可采用小针刀松解治疗。

（六）注意事项

（1）注意局部保暖，避免寒凉刺激。

（2）以上手法每日或隔日一次，通过手法起到减少和预防粘连、消肿、扩张狭窄部及撕裂狭窄部病变组织的作用。

（3）封闭和小针刀对本病有一定疗效，必要时手术。

膝关节退行性骨关节炎

膝关节退行性骨关节炎是由于膝关节的退行性改变和慢性积累性关节磨损，引起膝部关节软骨变性，关节软骨面反应性增生，骨刺形成，导致膝关节疼痛、活动受限并伴有关节活动弹响及摩擦音的一种病症。临床上以中老年人多见，女性多于男性。本病属中医"骨痹"范畴。

（一）病因病机

（1）内因：膝关节退行性改变是发生本病的主要原因。中老年人的内分泌系统功能减弱，骨性关节系统随之逐渐衰退，营养关节软骨的滑液分泌减少。另外，由于衰老或女性雌激素水平下降，开始出现骨质疏松，关节软骨的支撑能力下降，更容易形成关节软骨的损伤。损伤后使关节软骨面出现反应性软骨增生，经骨化形成骨刺或骨赘。

（2）外因：本病与膝关节积累性机械损伤有关。膝关节超负荷反复持久的刺激导致关节软骨面和相邻软组织的慢性积累性损伤，同时使关节内容物耐受力降低；当持久行走或跑跳时在关节应力集中的部位受到过度的磨损，使膝关节腔逐渐变窄，关节腔内容物相互摩擦，产生炎性改变，关节腔内压力增高。异常的腔内压刺激局部血管、神经，使之反射性地调节减弱，应力下降，形成作用于关节的应力和对抗应力的组织性能失调。

（二）诊断

1. 症状　本病患者主要表现为发病缓慢，多见于中老年肥胖女性，往往有劳损史；膝关节活动时疼痛，其特点是初起疼痛为发作性，后为持续性，劳累后加重，上下楼梯时疼痛明显；膝关节活动受限，跑跳跪蹲时尤为明显，甚则跛行，但无强直；关节活动时可有弹响、摩擦音，部分患者可出现关节肿胀，股四头肌萎缩，膝关节周围有压痛，活动髌骨时关节有疼痛感。个别患者可出现膝内翻或膝外翻；关节内有游离体时可在行走时突然出现交锁现象，稍活动后又可消失。

2. 检查

（1）X线片检查：正位片显示关节间隙变窄，关节边缘硬化，有不同程度的骨赘形成。侧位片可见股骨内侧髁和外侧髁粗糙，胫骨髁间棘变尖，呈象牙状，胫股关节面模糊，髌股关节间隙变窄，髌骨边缘骨质增生及髌韧带钙化。

（2）实验室检查：血、尿常规化验均正常。红细胞沉降率正常，抗链球菌溶血素"O"及类风湿因子阴性，关节液为非炎性。

（三）治疗

1. 治疗原则　舒筋通络，活血止痛，滑利关节。

2. 手法　㨰法、点揉法、按揉法、推挤法、摇法、擦法等。

3. 取穴与部位　内外膝眼、梁丘、血海、阴陵泉、阳陵泉、足三里、委中，及股四头肌及髌骨周围、大腿后侧、腘窝及小腿后侧。

4. 操作

（1）㨰股四头肌及髌骨周围：患者仰卧位，医者以㨰法作用于患者股四头肌，重点在髌骨上部操作，时间约 5 分钟。

（2）点揉穴位：医者点揉患者内外膝眼、梁丘、血海、阴陵泉、阳陵泉、足三里、委中等穴，每穴 1 分钟。

（3）擦下肢后侧：患者俯卧位，医者以擦法作用于患者大腿后侧、腘窝及小腿后侧约 3 分钟，重点在腘窝部操作。

（4）按揉髌骨下缘：患者仰卧位，医者用单手掌根部按揉患者髌骨下缘 3 分钟。

（5）推挤髌骨：医者用双拇指将患者髌骨向内推挤，然后按压髌骨边缘压痛点，力量由轻渐重，时间约 2 分钟。

（6）摇膝关节：患者仰卧位，医者做膝关节摇法，同时配合膝关节屈伸、内旋、外旋的被动活动，反复 5 次。

（7）擦膝关节：医者在患者膝关节周围行擦法，以透热为度。

（四）功能锻炼

锻炼膝关节的屈伸活动，以改进膝关节活动范围及增加股四头肌力量。

（五）其他疗法

（1）针刺：可针刺鹤顶、内外膝眼、阴陵泉、阳陵泉、梁丘、血海、委中、承山等穴，采用平补平泻法，可加灸。

（2）中药熏洗：膝痛熏洗方熏洗患膝。

（六）注意事项

（1）膝关节肿痛严重者应卧床休息，避免超负荷的活动与劳动，以减轻膝关节的负担。

（2）患者应主动进行膝关节功能锻炼，如膝关节伸屈活动。

（3）肥胖患者应注意节食减重，以减轻膝关节负担。

踝关节扭伤

踝关节扭伤是临床上常见的损伤之一，多由于行走时不慎，踏在不平物体上或腾空后足距屈落地，足部受力不均，致踝关节突然内翻或外翻而造成踝部软组织损伤的病症。中医称为"踝缝伤筋"。任何年龄均可发生本病，尤以青壮年更多见。

（一）病因病机

踝关节扭伤多是由于行走时不慎而致踝关节突然过度内翻或外翻而造成踝关节扭伤。根据踝部扭伤时足所处位置的不同，可以分为内翻损伤和外翻损伤两种，其中尤以距屈内翻位损伤最多见。内翻位扭伤时，多造成踝部外侧的距腓前韧带和跟腓韧带损伤，距腓后韧带损伤则少见。外翻位扭伤时，由于三角韧带较坚韧，一般不易造成韧带的损伤，但常常发生内踝的撕脱骨折。当踝关节的内、外翻及旋转活动超过了踝关节的正常活动范围及韧带的维系能力时，则首先造成韧带的撕裂伤或韧带附着部位的撕脱骨折。如果将关节附近的脂肪组织及断裂的韧带嵌入关节间隙中，则使关节腔内及皮下发生瘀血，韧带全部断裂时可合并踝关节的脱位。

（二）诊断

1. 疼痛　是踝关节扭伤通常会引起的症状。发生的位置一般是在受伤组织局部，如内翻损伤，则疼痛多在腓骨下方，踝关节的外侧。

2. 肿胀及瘀斑 轻者可见局部肿胀，重者则整个踝关节肿胀。踝部的软组织较少，损伤后常可引起局部血管破裂，出现皮下瘀血，在伤后 2～3 天，皮下瘀血青紫更为明显，尤其是严重的踝关节扭伤。

3. 运动受限及不稳定 主要表现为跛行，走路时患足不敢用力着地，踝关节活动时损伤部位疼痛而致关节活动受限。不稳定是由于韧带断裂造成的，尤其是在不平坦的地面上行走时，可能会出现这种感觉。如果是在需要踝关节负重、扭转的运动中，则可能会更加明显。

4. 检查

（1）踝关节被动内、外翻并跖屈时，局部疼痛剧烈。如足内翻跖屈时，外踝前下方发生疼痛，且有明显局部压痛。

（2）X 线片检查，可排除踝部的撕脱骨折、脱位等。被动强力使足内翻或外翻位，在此应力下拍摄 X 线片，可见踝关节间隙明显不等宽或距骨脱位的征象，则提示韧带部分或完全断裂。

（三）治疗

1. 治疗原则 疏经通络，活血化瘀。

2. 手法 按揉法、捏拿法、一指禅推法、拔伸法、摇法、擦法等。

3. 取穴与部位 太溪、丘墟、昆仑、三阴交、阳陵泉各穴，及踝关节周围组织。

4. 操作

（1）按揉穴位：患者仰卧位，医者用拇指按揉太溪、丘墟、昆仑、三阴交、阳陵泉等穴，每穴 1 分钟。

（2）捏拿按揉小腿：医者用捏法、拿法、按揉法在患肢小腿内外侧下端施术 3～5 分钟。

（3）一指禅推痛处：医者以一指禅推法作用于患者痛处 3 分钟。

（4）拔伸踝关节：医者拔伸患者踝关节数次，并做小幅度内外旋动。

（5）摇踝关节：医者摇患者踝关节 5～6 次。

（6）擦足背：医者以小鱼际擦法擦患者足背部，以透热为度。

（四）功能锻炼

一般伤后 5～7 天肿痛减轻，此时开始做踝关节被动活动，循序渐进，逐渐增大活动范围。

（五）其他疗法

（1）中药熏洗：可选用舒筋活血汤熏洗患踝。

（2）针刺：可针刺申脉、照海、昆仑、然谷、丘墟、悬钟、阳陵泉等穴，采用平补平泻法，可加灸。

（六）注意事项

（1）推拿治疗前，应排除踝部骨折、脱位及韧带完全断裂。

（2）急性损伤患者，24 小时内宜冰敷压迫，止血止痛，24 小时后再行推拿治疗。

（3）踝关节韧带损伤轻者可用绷带或胶布将踝关节固定于韧带松弛位，即外侧副韧带损伤将足外翻位固定，内侧副韧带损伤将足内翻位固定。韧带撕裂严重者，也可采用石膏托按上述方法固定之，3 周左右拆除外固定即可。

（4）外固定期间，应练习足趾的屈伸活动和小腿肌肉收缩活动。拆除外固定后，要逐渐练习踝关节的内、外翻及跖屈、背伸活动，以预防粘连，恢复踝关节的功能。

（5）注意踝部保暖，避免重复扭伤。

跟 痛 症

跟痛症是以足跟部疼痛而命名的疾病，是指跟骨结节周围由慢性劳损所引起的以跟骨下肿胀、疼痛及足跟部不能着地行走为主要特征的病症，常伴有跟骨结节部骨赘形成。本病多见于中老年人，尤其体型肥胖的妇女易患此症。

（一）病因病机

足跟部的疼痛主要由以下 2 种疾病造成。

（1）跟腱止点滑囊炎：主要因穿鞋摩擦所致，尤其是女性经常穿高跟鞋，鞋的后面与跟骨结节之间反复摩擦，导致跟骨结节处滑囊发生慢性无菌性炎症，使滑囊增大，囊壁增厚，发生本病。

（2）跖筋膜炎：长期站立在硬地面工作，或因扁平足，使跖腱膜长期处于紧张状态，在其起点处因反复牵拉发生充血、渗出，日久则骨质增生，形成骨刺。

（二）诊断

（1）跟腱止点滑囊炎：在跟腱附着处肿胀、压痛。走路多时可因鞋的摩擦而产生疼痛。冬天比夏天严重，疼痛与天气变化有关。在跟骨后上方有软骨样隆起。表面皮肤增厚，皮色略红，肿块触之有囊性感及压痛。

（2）跖筋膜炎：站立或走路时，跟骨下面疼痛，疼痛可沿跟骨内侧向前扩展到足底，尤其在早晨起床以后或休息后刚开始走路时疼痛明显，行走一段时间后疼痛反而减轻。

（三）治疗

1.治疗原则　舒筋通络，活血止痛。

2.手法　点按法、侧击法、擦法、推法等。

3.取穴与部位　三阴交、金门、然谷、照海、昆仑、申脉、涌泉，及踝关节、跖筋膜部位。

4.操作

（1）跟腱止点滑囊炎

1）点按诸穴：患者仰卧位，下肢伸直。医者先用点按法点按三阴交、金门、然谷、照海、昆仑、申脉、涌泉诸穴约 3 分钟。

2）侧击滑囊：患者俯卧，患肢膝关节屈曲60°，医者一手拿住患足作背伸固定，使跟腱紧张，另一手用小鱼际处，对准滑囊用力侧击 10 次。

（2）跖筋膜炎

1）点按经穴：患者仰卧位，下肢伸直。医者先用点按法点按三阴交、金门、然谷、照海、昆仑、申脉、涌泉诸穴约 3 分钟；然后以拇指点按、揉捻痛点 1 分钟，以患者能忍受为度。

2）推擦跖筋膜：再以擦法及捋顺法沿跖筋膜走行方向进行推擦及捋约 2 分钟，并使足底发热。

（四）其他疗法

（1）针刺：选择三阴交、金门、然谷、太冲、照海、昆仑、申脉等穴；采用平补平泻法，可加灸。

（2）小针刀：沿跖筋膜走行方向作纵行划割。

（五）注意事项

（1）急性期宜休息，减少承重所致疼痛；症状缓解后，应减少站立和步行。

（2）宜穿软底鞋或在患足鞋内放置海绵垫。避免穿软的薄底鞋，在足跟部应用厚的软垫保护，也可以应用中空的跟痛垫空置骨刺部位。

梨状肌综合征

梨状肌综合征又称"梨状肌损伤"、"梨状肌孔狭窄综合征"或"坐骨神经出口综合征"，是引起急、慢性坐骨神经痛的常见病因。本症由于间接外力，如闪、扭、下蹲、跨越等，使梨状肌受到牵拉损伤，发生充血、水肿、痉挛、粘连和挛缩等变化，使得走行于梨状肌其内或相邻的坐骨神经及臀部血管遭受刺激、牵拉或压迫，从而产生相应的临床症状。本病多见于中老年人，属中医学"痹证"、"筋痹"等范畴。

（一）病因病机

（1）损伤：多由间接外力所致，如闪扭、跨越或下蹲等，尤其在负重时，髋关节过度外展、外旋或下蹲猛然直立用力；或腰前屈伸直时，骨盆发生旋转，使梨状肌受到过度牵拉而致伤。梨状肌损伤后，局部充血、水肿、渗出，肌肉呈保护性痉挛。日久，局部粘连，若损伤经久不愈，刺激或压迫坐骨神经而出现下肢放射性疼痛、麻木。

（2）变异：梨状肌与坐骨神经的关系有两种变异类型，一为坐骨神经从梨状肌肌腹中穿出；另一类是指坐骨神经高位分支，即坐骨神经在梨状肌处就分为腓总神经和胫神经，胫神经在梨状肌下穿出，而腓总神经从梨状肌肌腹中穿出。当感受风寒湿邪，或骶髂关节发生炎症，或妇科疾患如盆腔卵巢或附件炎症等，可造成梨状肌痉挛、增粗，局部充血、水肿，引起无菌性炎症，使局部张力增高，刺激或压迫穿越其肌腹的血管和坐骨神经而产生一系列临床症状。

（二）诊断

（1）多有臀部急、慢性损伤史或受凉史，少数病例与邻近组织器官的损伤或炎症有关。

（2）典型症状是臀部疼痛伴同侧坐骨神经痛。轻者臀部有深在性的疼痛、不适或酸胀感。重者出现烧灼样、刀割样痛或跳痛，且有紧缩感，并逐渐沿坐骨神经分布区域出现下肢放射痛，偶有小腿外侧麻木，会阴部下坠不适。

（3）患侧下肢不能伸直，自觉下肢短缩，步履跛行，或呈鸭步移行。髋关节外展、外旋活动受限。

（4）在梨状肌处可触及条索样改变或弥漫性肿胀的肌束隆起，日久可出现臀肌松弛、无力，重者可出现萎缩。

（5）患侧下肢直腿抬高试验，在60°以前疼痛明显，超过60°时，疼痛反而减轻；梨状肌紧张试验阳性。

（三）治疗

1.治疗原则 舒筋活血，通络止痛。
2.手法 滚法、弹拨法、按法、推法、摇法等。
3.取穴与部位 环跳、承扶、阳陵泉、委中、承山，及臀部、大腿后部肌群。

4.操作

（1）擦揉臀部及大腿后外侧：患者俯卧位，医者站于患侧，先用柔和而深沉的滚法沿梨状肌体表投影反复施术 3～5 分钟，然后施掌按揉法于患处 2～3 分钟，再在患侧大腿后外侧施滚法和拿揉法，充分使臀部及大腿后外侧肌肉放松。

（2）弹拨梨状肌肌腹：用拇指弹拨法于梨状肌肌腹呈垂直方向弹拨 10 次，并点按环跳、承扶、阳陵泉、委中、承山等穴，以酸胀为度，以达通络止痛之目的。

（3）推按梨状肌：施掌推法或深按压法，顺肌纤维方向反复推压 5～8 次，力达深层，再以肘尖深压梨状肌 2～3 分钟，以达理筋整复目的。

（4）摇髋关节：医者一手扶按髋臀部，一手托扶患侧下肢，作患髋后伸、外展及外旋等被动运动，反复数次，使之滑利关节，松解粘连，最后施擦法擦热局部。

（四）功能锻炼

（1）患者站立，两手叉腰，患侧下肢作向内踢毽子动作，连踢 20 次左右，要求空踢力逐步增加。

（2）患者双手攀于肋木或单杠上，足离地，悬垂片刻后，使髋部向两侧摆动 10 次左右。

（五）其他疗法

（1）针刺：毫针刺环跳、承扶、阳陵泉、委中、承山等穴及臀部阿是穴，采用平补平泻法。

（2）拔罐：在患部拔罐或走罐。

（六）注意事项

（1）梨状肌位置过深，治疗时不可因位置深而用暴力，避免造成新的损伤。

（2）急性损伤期，应卧床休息 1～2 周，以利损伤组织的修复。

（3）注意局部保暖，免受风寒刺激。

（4）避免重体力劳动，尤其是应避免搬重物或弯腰捡东西的动作。

臀上皮神经损伤

臀上皮神经损伤是指臀上皮神经在腰臀部的腰背筋膜和臀筋膜交汇处受到长期挤压牵拉、压迫和摩擦，导致腰臀痛为主要临床特征的疾病，又称"臀上皮神经嵌压综合征"，是临床常见的腰臀痛的病症。本病属中医学"筋伤"、"筋出槽"范畴。

（一）病因病机

（1）各种急性外力因素如碰撞、挤压、扭转、牵拉激惹到臀上皮神经，使其在出入肌肉、筋膜、皮下组织等组织结构处的解剖位置发生细微异常，即偏离原位；或周围的肌肉、筋膜、皮下组织等细微撕裂出血、水肿、炎性改变，最终瘢痕组织形成，对臀上皮神经形成嵌压，从而产生疼痛。

（2）各种原因致腰骶部肌肉长期处于僵硬状态，腰骶及髂嵴经常受扭转、牵拉和摩擦等外力的刺激，久之则对臀上皮神经形成慢性损害。

（3）若患者髂嵴发育异常，较正常人高且外翻，使臀上皮神经在越过髂嵴时经常受到牵张刺激。肥胖的中老年女性更易发生骶髂脂肪疝嵌顿，压迫臀上皮神经。

（二）诊断

（1）多数患者有腰骶部闪挫或扭伤史，也有外伤不明显者或仅在臀部受凉后呈慢性发病。

（2）行走不便，弯腰受限，坐或起立困难，尤以改变体位时，疼痛加重。

（3）急性损伤者患侧腰臀部疼痛较为剧烈，呈刺痛、酸痛或刀割样、撕裂样疼痛，患侧大腿后侧可有牵掣样痛，但多不过膝。腰部各方向活动明显受限。

（4）慢性损伤的患者表现为腰腿臀酸软无力、胀痛、钝痛等，个别患者在臀上皮神经分布区域出现感觉麻木、迟钝等。

（5）触诊检查时在髂嵴最高点内侧下两横指处可触及隆起、滑动的条索状筋结物，推之可移动，触压时疼痛，酸、麻、胀、刺痛难忍。

（6）腰部活动受限，急性期直腿抬高试验受限，少数患者可出现阳性，但无神经根刺激征。慢性期直腿抬高试验多呈阴性。

（7）下蹲时，患者双膝不能并拢，即膝下蹲试验阳性。

（三）治疗

1. 治疗原则　舒筋散结，活血通络。

2. 手法　滚法、按揉法、点按法、弹拨法、屈伸法。

3. 取穴与部位　阿是穴、八髎、秩边、肾俞、环跳、风市、委中，及腰骶部、臀部肌群。

4. 操作

（1）滚和按揉腰骶部：患者俯卧位。医者立于患侧，滚、按揉、四指推腰骶、臀部直至大腿后侧，时间 10 分钟。

（2）擦臀部：擦患侧臀部（压痛点为中心），以透热为度。

（3）点按穴位：拇指点按阿是穴、八髎、秩边、肾俞、环跳、风市、委中，每穴约 1 分钟。

（4）弹拨骶部条索：拇指弹拨髂嵴处条索样痛点 5 分钟。

（5）屈伸下肢：患者仰卧于床边，屈髋屈膝。医者行弓步立于床边，身体作主动前后摆动，用一手及大腿带动患侧大腿使髋关节作被动屈伸运动，另一手擦阿是穴处。

（6）滚揉拍打腰臀：轻用滚法、按揉法放松肌肉，拍打腰臀部。

（四）注意事项

（1）手法忌粗暴，力量宜轻柔缓和，以防造成新的损伤。

（2）治疗期间，患者宜卧床休息，减少腰臀部活动，局部保暖，避免寒湿侵袭。

（3）急性期如疼痛明显，可配合局部封闭治疗。

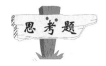

1. 简述落枕的病因病机和推拿治疗。

2. 简述颈椎病临床分型及注意事项。

3. 简述项背肌筋膜炎推拿治疗要点。

4. 简述冈上肌肌腱炎的病因病机。

5. 推拿如何治疗肩关节周围炎？

6. 简述肱骨外上髁炎的诊断要点。

7. 简述腕管综合征的病因病机。

8. 试述屈指肌腱腱鞘炎的发病机理。

9. 简述膝关节退行性骨关节炎的临床表现。

10. 推拿如何治疗踝关节扭伤？

11. 简述跟痛症的推拿治疗要点。

12. 简述梨状肌综合征诊断要点。

13. 简述臀上皮神经损伤的病因病机。

14. 简述骶髂关节损伤推拿治疗。

15. 简述急性腰扭伤推拿治疗及注意事项。

16. 试述腰椎间盘突出症诊断要点及推拿治疗。

17. 简述腰椎管狭窄症诊断要点和治疗方法。

18. 简述腰椎退行性骨关节炎病因病机。

19. 试述慢性腰肌劳损推拿治疗方案。

20. 简述强直性脊柱炎病因病机及诊断要点。

21. 试述外伤性截瘫推拿治疗及居家康复。

第二节　内、妇科疾病

头　痛

头痛是临床常见的症状之一，可单独出现，也可作为兼症见于各种急、慢性疾病中，本节所述系指外感或内伤杂病引起的头痛。对于外感或内伤引起的头痛，推拿治疗一般均有效，尤以感冒头痛、偏头痛、高血压头痛、肌收缩性头痛疗效显著。

（一）病因病机

头为诸阳之会，凡外感诸邪，或内伤诸因皆能引起气血不利，经脉不调，清阳不疏而发生头痛。太阳头痛，多为头后部痛，下连项背；阳明头痛，痛在前额及眉棱骨处；少阳头痛，多在头之两侧，并累及两耳；厥阴头痛，痛在巅顶部或连及目系。

（1）外感头痛：多因起居不慎，外感风寒，邪袭上扰络脉，气血不和，络脉瘀滞不通而痛；或多感风热，风夹热邪，火炽上炎，侵扰清窍，气血逆乱而痛；或感风湿，风夹湿邪，蒙蔽清阳，清阳不升，浊阴不降而致头痛。

（2）内伤头痛：多与肝、肾、脾三脏有关。恼怒冲动，肝胆之风上扰清窍；或情志不和，肝失疏泄，郁而化火，上扰清窍而致头痛；或髓海精气不足，肾阳衰微，清阳不展而致头痛；或火盛伤阴，肝失濡养，或肾阴虚亏，水不涵木，肝阳上亢，上扰清窍而头痛；因于脾者，多因操劳，思虑过度，或病后体虚，脾虚生化不足，营血亏虚，不能上荣脑髓脉络而致头痛；或脾失健运，痰湿内生，痰浊上扰而致头痛。

（二）诊断

1. 外感头痛

（1）风寒头痛：头痛连及项背，恶风畏寒，常喜裹头，口不渴，苔薄白，脉浮或浮紧。

（2）风热头痛：头胀痛，甚则如裂，发热或恶风，面红目赤，口渴喜饮，大便不畅或便秘，溲赤，苔黄，脉浮数。

（3）风湿头痛：头痛如裹，肢体困重，胸闷纳呆，小便不利，大便溏薄，苔白腻，脉濡。

2. 内伤头痛

（1）肝阳头痛：头痛而眩，时作筋掣，两侧为重，心烦易怒，夜寐不安，面红口苦，或兼胁痛，舌红，苔薄黄，脉弦有力。

（2）血虚头痛：头痛而晕，面色少华，心悸不宁，神疲乏力，舌质淡，苔薄白，脉细弱。

（3）痰浊头痛：头痛昏蒙，胸脘痞闷，纳呆呕恶，苔白腻，脉滑或弦滑。

（4）肾虚头痛：头痛且空，眩晕耳鸣，少寐多梦，腰膝酸软，神疲乏力，遗精带下，舌红，少苔，脉细无力。

（5）瘀血头痛：头痛经久不愈，痛处固定不移，如刺如锥，或有头部外伤史，舌有瘀斑，脉细或细涩。

（三）治疗

1. 治疗原则　疏经通络，调理脏腑，理气止痛。

2. 手法操作

（1）头面部操作：患者坐位或俯卧位。医者先用一指禅推法从印堂开始向上沿发际至头维、太阳，往返 5～6 遍；再用拇指分推法从印堂开始经鱼腰、太阳至耳前，反复分推 3～5 遍；然后指按揉印堂、攒竹、鱼腰、阳白、太阳、百会、四神聪各穴，每穴约 1 分钟；用指尖击法从前额部向后颈部反复叩击 1～2 分钟；用五指拿法从前额发际处拿至风池处，反复操作约 3 分钟；用梳法从前额发际至后颈发际处，反复操作约 1 分钟。

（2）颈肩部操作：用拿法从风池拿至大椎两侧，反复操作 3 分钟左右；用一指禅推法沿颈部两侧膀胱经、督脉上下往返治疗 3 分钟左右；拿风池、肩井各约 1 分钟。

（3）辨证加减

1）风寒头痛：用擦法在项背部施术，约 3 分钟；指按揉肺俞、风门，每穴约 2 分钟；直擦背部两侧膀胱经，以透热为度。

2）风热头痛：指按揉大椎、肺俞、风门，每穴约 1 分钟；拿曲池、合谷，每穴约 1 分钟；用拍法拍击背部两侧膀胱经，以皮肤微红为度。

3）风湿头痛：指按揉大椎、合谷，每穴约 1 分钟；提捏印堂及项部皮肤，以皮肤透红为度；再拍击背部两侧膀胱经，以皮肤微红为度。

4）肝阳头痛：指按揉肝俞、阳陵泉、太冲、行间，每穴约 1 分钟；推桥弓，从上而下每侧各推 30 次左右，两侧交替进行；用扫散法在头两侧胆经循行部位交替操作，各操作 20 次。

5）血虚头痛：指按揉中脘、气海、关元、足三里、三阴交、膈俞，每穴约 1 分钟；掌摩腹部 5 分钟左右；直擦背部督脉，以透热为度。

6）痰浊头痛：用一指禅推法推中脘、天枢，每穴约 2 分钟；用掌摩法摩腹部 5 分钟左右；指按揉脾俞、胃俞、大肠俞、足三里、丰隆，每穴约 1 分钟。

7）肾虚头痛：指按揉肾俞、命门、腰阳关、气海、关元、太溪，每穴 1～2 分钟；直擦背部督脉，横擦腰骶部，均以透热为度。

8）瘀血头痛：分抹前额 1～2 分钟；指按揉攒竹、太阳，每穴约 2 分钟；指按揉合谷、血海、太冲，每穴约 1 分钟；擦前额部，以透热为度。

（四）功能锻炼

（1）局部操作可多做手指梳头、干洗头、按揉风池等保健操作。

（2）练八段锦或易筋经以疏通经络。

（3）以静坐或放松功调理脏腑。

（五）其他疗法

（1）针刺：取头部穴位为主穴，按经络辨证治疗。

（2）刮痧：取头部、颈项部为主要部位，做刮痧治疗。

（3）以项部为重点进行整脊疗法。

（六）注意事项

（1）推拿治疗头痛，必须首先排除脑血管疾病急性期、颅内占位性病变、脑挫裂伤、外伤性颅内血肿等颅内器质性疾病，明确诊断后施以手法治疗。

（2）适当参加体育锻炼，增强体质，并注意平时保暖，以抵御外邪侵袭；保持心情舒畅，避免不良情绪刺激。

（3）宜清淡饮食，勿食肥甘之品，戒烟戒酒。

（4）对头痛剧烈或进行性加剧，伴恶心、呕吐者，应考虑其他病变，须进一步检查。

眩　晕

眩晕为目眩、头晕之合称，两者常同时并见，故统称眩晕。轻者闭目即止，重者可伴有恶心、呕吐、汗出，甚则昏倒等症状。本病在现代医学中，包括内耳性眩晕、脑动脉硬化、高血压、颈椎病、贫血、神经衰弱、脑震荡后遗症以及某些脑部疾患等。

（一）病因病机

眩晕发生的原因有肝阳上亢、气血亏虚、痰浊中阻、肾精不足、瘀血内阻，其中以肝阳上亢、气血亏虚多见。

（1）肝阳上亢：平素阳盛之体，肝阳上亢，发为眩晕；或因情志不舒，长期忧郁恼怒，气郁化火，使肝阴暗耗，风阳升动，上扰清空，发为眩晕；或肾阴不足，不能养肝，水不涵木，阴不维阳，肝阳上亢，发为眩晕。

（2）气血亏虚：久病不愈，耗损气血，或失血之后，虚而不复，或脾胃虚弱，不能健运水谷而生化气血，以致气血两虚，气虚则清阳不展，血虚则脑失所养，皆能发生眩晕。

（3）痰浊中阻：恣食肥甘，伤于脾胃，健运失司，以致水谷不化精微，聚湿生痰，痰湿交阻，则清阳不升，浊阴不降，发为眩晕。

（4）肾精不足：先天不足，或劳伤过度，均能导致肾精亏耗，生髓不足，不能上充于脑。脑为髓之海，因髓海不足而发生眩晕。

（5）瘀血内阻：跌仆坠损，头脑部外伤，瘀血内留，阻于经脉，以致气血不能荣于头目；或瘀停胸中，迷闭心窍，心神飘摇不定；或妇人产时感寒，恶露不下，血瘀气逆，并走于上，迫乱心神，干扰清空，皆可发为眩晕。

（二）诊断

（1）肝阳上亢：眩晕耳鸣，头痛且胀，每因烦劳或恼怒而头晕，头痛增剧，面色潮红，急躁易怒，少寐多梦，口苦，舌红、苔薄黄，脉弦。

（2）气血亏虚：头晕眼花，动则加剧，面色苍白，唇甲不华，心悸失眠，神疲懒言，饮食减少，舌质淡，脉细弱。

（3）痰浊中阻：眩晕，头重，胸脘痞闷，欲呕，少食多寐，舌苔白腻，脉濡滑。

（4）肾精不足：眩晕，神疲健忘，腰膝酸软，遗精耳鸣，失眠多梦；或四肢不温，舌质淡，脉沉细；或五心烦热，舌质红，脉弦细。

（5）瘀血内阻：眩晕，头痛，或兼见健忘，失眠，心悸，精神不振，面或唇色紫黯，舌有紫斑或瘀点，脉弦涩或细弦。

（三）治疗

1. 治疗原则　疏经通络，调理脏腑，调整阴阳。

2. 手法操作

（1）头面及颈部操作：按揉睛明、攒竹、太阳、鱼腰、四白，每穴1~2分钟；推印堂至发际，分推额部、眼眶部，抹太阳至颞侧5~8遍；抹督脉（项部），拿风池、风府，3~5分钟。

（2）腰背部操作：横擦五脏俞及膈俞，以透热为度；直推背部膀胱经5~10遍。

（3）四肢部操作：按揉曲池、神门、阳陵泉，擦涌泉，操作8~10分钟。拿上肢，屈侧力量重，伸侧宜轻。按揉下肢内侧3~5分钟。

（4）辨证加减

1）肝阳上亢：重推心俞、肝俞、肾俞、命门；拿曲池，按揉三阴交；拇指推桥弓，左右各10~20遍。

2）气血亏虚：推中脘，摩腹，按揉血海、足三里；推心俞、脾俞、胃俞，3~5分钟。

3）痰浊中阻：推摩膻中、中府、云门；推揉中脘，按揉足三里、丰隆，推脾俞、胃俞，每穴1~2分钟。

4）肾精不足：推大椎，按揉翳风；重推肾俞、命门，按揉大肠俞，拿承山5~10遍。

5）瘀血内阻：揉中脘、章门、期门、云门；患者膝关节屈曲，拿承山5~10遍。

（四）功能锻炼

（1）局部操作可多做手指梳头、干洗头、按揉风池等保健操作。

（2）练八段锦或易筋经以疏通经络。

（3）以静坐或放松功调理脏腑。

（五）其他疗法

（1）针刺：取风池、悬钟、百会、太阳为主穴，辨证加减治疗。

（2）刮痧：取头部、颈项部为主要部位，做刮痧治疗。

（3）以项部为重点进行整脊疗法。

（六）注意事项

（1）头部推拿治疗时，应固定患者头部，使其不晃动，防止头晕加重。

（2）颈部扳法不当可引起昏厥，要慎用扳法。

（3）注意劳逸结合，保证睡眠充足；心情舒畅，防止七情内伤。

（4）对肾精不足者，要节制房事，忌纵欲过度。

（5）痰浊中阻者，应忌食肥甘厚味之物；素体阳盛者，忌食辛燥之品。

不　寐

不寐又称"失眠"、"不得眠"，是指以经常不能获得正常睡眠为特征的一种病证。轻者难以入寐，或睡中易醒，醒后不能再寐，或时寐时醒；重者可彻夜不能入寐。本病可单独出现，也可以与头痛、健忘、眩晕、心悸等症同时出现。不寐多见于现代医学的神经衰弱、围绝经期综合征等病症。

（一）病因病机

（1）心脾两虚：思虑劳倦过度，伤及心脾，脾伤则生化之源不足，营血亏虚，心伤则阴血暗耗，血虚不能养心，以致心神不安而不寐。

（2）阴虚火旺：禀赋不足，或病后体虚，或房劳过度，肾阴亏损，心肾不交，水不制火，心火独亢，神志不宁而致不寐。

（3）痰热内扰：饮食不节，伤及脾胃，宿食停滞，痰热内生，壅遏于中，痰热上扰，以致不寐。

（4）肝郁化火：情志所伤，肝失条达，郁而化火，扰动心神，以致不寐。

本病的形成与心、脾、肝、肾及阴血不足有密切关系，其病理变化为阳盛阴衰，阴阳失调。

（二）诊断

（1）心脾两虚：多梦易醒，面色不华，头晕目眩，心悸健忘，神疲肢倦，饮食无味，舌质淡，苔薄，脉细弱。

（2）阴虚火旺：心烦不寐，头晕耳鸣，心悸健忘，面红潮热，口干少津，手足心热，腰膝酸软，舌质红，少苔，脉细数。

（3）肝郁化火：心烦不能入寐，急躁易怒，头痛面红，目赤口苦，胸闷胁痛，不思饮食，口渴喜饮，便秘尿黄，舌质红，苔黄，脉弦数。

（4）痰热内扰：不寐多梦，头重心烦，头晕目眩，口苦痰多，胸闷脘痞，纳差，舌质红，苔黄腻，脉滑数。

（三）治疗

1. 治疗原则　疏经通络，调理脏腑，镇静安神。

2. 手法操作

（1）头面及颈肩部操作：患者坐位。医者用一指禅推法从印堂向上推至神庭，往返 5～6 遍；再从印堂向两侧沿眉弓推至太阳，往返 5～6 遍；然后从印堂开始沿眼眶周围治疗，往返 3～4 遍。沿上述部位用双手抹法治疗 5～6 遍。指按揉印堂、攒竹、睛明、鱼腰、太阳、神庭、角孙、百会各穴，每穴 1～2 分钟。用扫散法在头两侧胆经循行部位治疗，每侧 20～30 次。拿五经、拿风池、拿肩井，2～3 分钟。

（2）腹部操作：患者仰卧位。医者用掌摩法先顺时针方向摩腹，再逆时针方向摩腹，约 3 分钟。指按揉中脘、气海、关元，每穴 1～2 分钟。

（3）腰背部操作：患者俯卧位。医者用㨰法在患者背部、腰部施术，重点在心俞、肝俞、脾俞、胃俞、肾俞、命门等部位，时间约 5 分钟；用掌推法从背部沿脊柱自上而下推至腰骶部，反复操作

3～4 遍。

（4）辨证加减

1）心脾两虚：指按揉神门、天枢、足三里、三阴交，每穴 1～2 分钟；直擦背部督脉，以透热为度。

2）阴虚火旺：推桥弓，先推一侧，再推另一侧，各 20 次；擦两侧涌泉，以透热为度。

3）肝郁化火：指按揉肝俞、胆俞、期门、章门、太冲，每穴 1～2 分钟；搓两胁，约 1 分钟。

4）痰热内扰：指按揉神门、内关、丰隆、足三里，每穴 1～2 分钟；横擦脾俞、胃俞，以透热为度。

（四）功能锻炼

（1）局部操作做手指梳头、干洗头、按揉风池、浴面、揉太阳等。

（2）以八段锦或易筋经疏通经络。

（3）以静坐或放松功调理脏腑。

（4）睡前做摩腹操作。

（五）其他疗法

（1）针刺：取四神聪、神门、安眠、太溪、照海为主穴，辨证加减治疗。

（2）艾灸：取百会、三阴交、神门等穴位，做艾灸治疗，每穴 10 分钟，每三日一次。

（3）整脊疗法。

（六）注意事项

（1）睡前不吸烟、不饮酒、不喝茶或咖啡，避免看有刺激性的书和电视、电影，每日用温水洗脚。

（2）适当参加体力劳动和体育锻炼，增强体质；注意劳逸结合，节制房事。

（3）生活起居有规律，早睡早起。

（4）避烦恼，解顾虑，避免情绪波动。

高 血 压

根据世界卫生组织建议的标准凡安静状态下血压超过 18.6/12.0kPa（140/90mmHg）即为高血压。高血压常见于中老年人，全球患病率在 10% 左右，我国以北方多见。高血压分为原发性和继发性两类，原发性高血压是指以血压升高为主要表现而病因尚未明确的一种独立疾病，约占高血压的 80% 以上；继发性高血压又称症状性高血压，其血压升高仅是某些疾病的表现之一，占高血压的 10%～20%。引起高血压的主要疾病有慢性肾炎、肾动脉狭窄、嗜铬细胞瘤等。

（一）病因病机

现代医学认为本病病因未明，其主要发病因素有：

（1）遗传因素：流行病学调查与动物实验提示本病有显著遗传倾向。

（2）年龄与性别：40 岁后患病率明显上升，无显著性别差异，女性绝经后患病率升高。

（3）饮食因素：如高钠饮食、脂肪酸、氨基酸缺乏等。

（4）职业与环境因素：精神紧张、噪声污染等环境因素参与发病。

（5）其他因素：如吸烟、大量饮酒、肥胖、少动者患病率高。

一般认为，本病系以中枢神经系统功能紊乱为主导，有遗传、体液、内分泌、肾脏等因素参与的病理过程，目前有多种学说来解释发病机制。

中医学虽无高血压的病名，但对高血压所具有的各种症状，如眩晕、头痛、心悸、失眠等在历代文献中均有详细论述。根据中医学理论，本病的发生，是因肝、肾、心三脏阴阳消长失衡所致。情志失调，肝阳上亢；肝肾阴亏，阴不维阳，肝火上炎；过食肥甘油腻，脾胃受损，痰湿内生等均可引发高血压。诸多不良因素酿成风、火、痰、瘀，损及脏腑气血而致头晕、头痛、心脑肾病变，甚者中风偏枯。

（二）诊断

（1）肝阳上亢：头痛，目胀畏光，急躁易怒，每因烦劳或情绪刺激而加剧，面红目赤，口苦咽干，大便秘结，小溲黄赤，舌红，脉弦大或弦数。

（2）痰浊壅盛：头重如蒙，胸闷恶心，纳少，体胖，多痰，肢体麻木或浮肿，苔厚腻或黄腻，脉濡滑。

（三）治疗

1. 治疗原则　平肝潜阳，滋阴降火，健脾化痰。

2. 手法操作

（1）头面部操作：患者仰卧位。医者坐于患者头侧，面向患者，双拇指经印堂向前发际方向交替施以指推法；自印堂沿眉弓向外侧分推；前额部大鱼际揉法，双手拇指指腹在前额部先向外侧分推，再向内侧合推；双手托起患者头部，并以两中指指腹按揉其双侧风池，按揉双侧太阳；患者坐位，医者面向患者站立，在双侧头部施以扫散法；医者立于患者侧后，拿五经往返操作。

（2）躯干部操作：患者仰卧位。医者坐于患者右侧，面向患者，以一指禅推法在双侧的期门穴操作，并沿任脉自天突穴至鸠尾穴往返操作；点揉双侧的太冲、阳陵泉、肝俞，各1分钟。

（3）辨证加减

1）肝阳上亢：重拿风池2~3分钟，掐太冲、行间，各2~3分钟；摩揉肝俞、肾俞、涌泉，以透热为度。

2）痰浊壅盛：一指禅推法结合拇指按揉丰隆、解溪；推、擦足三里，摩中脘。

（四）功能锻炼

（1）头部操作可多做按揉风池、揉太阳等保健操作。

（2）习练八段锦或易筋经以疏通经络。

（3）以静坐或放松功调理脏腑。

（五）其他疗法

（1）针刺：取风池、内关、合谷、太溪为主穴，辨证加减治疗。

（2）刮痧：取颈项及背部为主要部位进行刮痧治疗。

（3）整脊疗法。

（六）注意事项

（1）对有高血压危象或中风先兆者应迅速采取综合治疗，并注意保持患者情绪稳定。

（2）以上所述推拿疗法主要针对原发性高血压的治疗，对于继发性高血压以治疗原发疾病为主，在此基础上可结合使用本法以控制血压。

（3）推拿治疗高血压疗效肯定，为使疗效持久巩固，必须坚持长时间治疗方可治愈。

（4）对急进型高血压的治疗，本法可辅助进行，仍当结合其他多种疗法综合进行，因急进型高血压多有器质性病变，单一保守治疗取效很难。

（5）避免过度紧张，保持性格开朗、乐观，睡眠充足。科学锻炼，运动量适当，防止体重超重与肥胖；戒烟酒；低脂、低盐清淡饮食。

感 冒

感冒，俗称"伤风"，是由外邪侵袭人体所致。本病四季皆有，一般数天即愈。如病情较重，引起广泛流行者，又称为时行感冒。现代医学中流行性感冒、上呼吸道感染，可参照本病辨证治疗。

（一）病因病机

感冒多发于气候突变、寒暖失常之时。也有因起居不慎、冷热不调、雨淋、疲劳等使人体腠理疏懈，卫气不固，外邪乘虚侵袭而致病。在不同的季节中，外邪往往随着时气而侵入，如冬季多属风寒；春季多属风热；夏季多夹暑湿；秋季多兼燥气；梅雨季节多夹湿邪。而在四时之中，又有气候异常的情况，如春应温而反寒、冬应寒而反温等情况，即所谓"非其时而有其气"。因此，引起感冒虽以感受风邪为主，但并不是单纯的风邪，多兼夹时气。

（二）诊断

（1）风寒感冒：鼻塞声重，喷嚏、流清涕，喉痒咳嗽，或痰多稀薄，甚则头痛，恶寒发热，舌苔薄白，脉浮或紧。

若风寒夹湿，兼见头重身倦，胸闷泛恶，纳呆或腹泻，口淡，舌苔白腻。

若阳气不足，重感风寒，症见恶寒较甚，无汗，神倦，苔白，脉沉。

（2）风热感冒：发热，微恶风寒，或有汗出，头痛，鼻塞，或有少量稠涕，咽喉红肿疼痛，咳嗽痰稠，舌苔薄黄，脉浮数。

若风热夹湿，兼见头重身倦，胸闷，泛恶，小便黄，舌苔黄腻。若夹暑湿，则表现为发热较高，有汗而热不解，身重倦怠，口渴，小便黄赤，舌红苔黄。

（三）治疗

1. 治疗原则 以疏经通络，祛风解表为主。

2. 手法操作

（1）头面及项部操作：患者坐位。医者立于患者前侧，推印堂8～10遍；按揉双侧太阳、攒竹、迎香，每对穴位同时操作半分钟；用抹法在头两侧分别操作，每侧0.5～1分钟。

用分推法在前额、目眶上下及两侧鼻翼，反复推5～8遍。

患者取坐位。医者立于后侧方，用拇、食两指指面在风池上作拿法，再缓慢向下移动拿揉颈项两侧直至颈项根部，由上自下反复8～10遍；从前发际开始到后发际处用五指拿法，反复5～8遍。

（2）背部操作：按揉双侧肺俞，每侧1分钟；擦大椎，擦背部膀胱经（重点擦大杼至膈俞部位），透热为度；拿双侧肩井，稍用力以酸胀为度。

（3）上肢部操作：一指禅推合谷、外关，按揉鱼际、外关，每穴0.5～1分钟；可用掌推法推抹上肢伸侧手三阳经2～3分钟。

（4）辨证加减

1）风寒型：按揉风府、风门两穴，每穴 2 分钟，使项背部有轻松感为度；患者俯卧位。医者位于患者右侧，用推法、擦法沿足太阳膀胱经背部两条侧线操作 3～5 分钟，以透热为度。

2）风热型：一指禅推法沿督脉自印堂推至上星，反复操作 5 分钟；按揉百会、曲池，每穴 1～2 分钟。

3）兼夹暑湿：按揉法在心俞、脾俞、胃俞穴操作 2 分钟；摩揉腹部 5 分钟；拿三阴交 1～2 分钟。

4）阳气不足：按揉肾俞、命门、足三里，每穴 2 分钟；重按合谷、太阳、肺俞，点按足三里。

（四）功能锻炼

（1）习练八段锦或易筋经以疏通经络。

（2）以静坐或放松功调理脏腑，培补正气。

（五）其他疗法

（1）针刺：取风池、大椎、外关、合谷、列缺为主穴，辨证加减治疗。

（2）拔罐：取大椎、肺俞及背部，做拔罐治疗。

（六）注意事项

注意休息，多饮温开水。

咳　嗽

咳嗽是肺脏疾患的主要病证之一。有声无痰谓之咳，有痰无声谓之嗽，有声有痰为咳嗽。本证有急慢性之分，前者为外感，后者属内伤。外感咳嗽调治失当，可转为慢性咳嗽。内伤咳嗽感受外邪，亦可急性发作。慢性咳嗽迁延日久，或年老体弱，脏气大伤，则可并发喘息，成为"咳喘"。

咳嗽常见于现代医学的感冒、上呼吸道感染、急慢性支气管炎等疾病，临证可参考本节辨证治疗。

（一）病因病机

咳嗽的病因，一是外邪袭肺：外感六淫之邪，从口鼻或皮毛而入，伤及肺卫，肺失肃降。风为六淫之首，其他外邪多随风邪侵袭人体，所以外感咳嗽常以风为先导，或夹寒，或夹热，或夹燥，其中尤以风邪夹寒者居多；二是肝脾肺三脏功能失调，引起肺气不清，失于宣肃，肺气上逆而作咳。

咳嗽无论外感或内伤，均为肺气失于宣肃，外感咳嗽与内伤咳嗽还可相互影响为病。

（二）诊断

1. 外感咳嗽

（1）风寒证：咳嗽有力，喉痒，痰液稀白，咯吐不畅，伴有恶寒发热，无汗，肢体酸楚，头痛，鼻塞流涕，舌苔薄白，脉浮或紧。

（2）风热证：咳嗽频剧，气粗，咽痛口干，咯痰不爽，痰黄质黏，头痛，身热恶风，有汗不畅，口渴，舌苔薄黄，脉象浮数。

2. 内伤咳嗽

（1）痰湿证：晨起咳嗽较重，咳声重浊，痰多黏稠，痰色稀白或灰暗，初发时痰不易咳出，缓解时咯吐滑利，伴有胸闷、脘痞、食少、肢倦，舌苔白腻，脉濡或滑。

（2）痰火证：咳嗽阵作，痰少质黏，气逆作咳，咳时胸胁引痛，面颊略红，咽喉干痒，口苦，舌尖偏红，舌苔薄黄，脉象弦数。

（三）治疗

1. 治疗原则 外感咳嗽，多为实证，治以祛邪利肺。内伤咳嗽，多属邪实正虚，治以祛邪止咳，扶正补虚，标本兼顾。

2. 手法操作

（1）胸背部操作：患者仰卧位。医者以中指揉天突、膻中、中府，每穴1分钟；再以两拇指由胸骨剑突沿肋弓分推两胁肋部5～10遍。患者俯卧位，用一指禅推法推大杼、风门、身柱、肺俞，每穴1分钟。

（2）四肢部操作：患者坐位。医者先用一指禅推法推尺泽、太渊2～3分钟，然后按揉列缺、外关、合谷，每穴1～2分钟。

（3）辨证加减

1）风寒咳嗽：用拇指点按风池、风府两穴，每穴操作2～3分钟，以局部酸胀向周围扩散为宜；擦背部膀胱经，以透热为度；拿肩井3分钟，使头部、胸部有轻快感为宜。

2）风热咳嗽：用手掌小鱼际推、搓大椎、肺俞及背部压痛点各3分钟；用按揉法在曲池、合谷两穴操作3分钟；拿肩井2分钟。

3）痰湿咳嗽：重点在手三里、丰隆两穴按揉，每穴3分钟；用推、抹法施术于前胸与胁肋部2～3分钟，然后在章门按揉2分钟。

4）痰火咳嗽：用一指禅推法在身柱、肩井处操作各1分钟；重按太冲、行间、三阴交各1分钟。

（四）功能锻炼

（1）习练八段锦或易筋经以疏通经络，调理气血，防病保健。

（2）以静坐或放松功调理脏腑，培补正气。

（五）其他疗法

（1）针刺：取肺俞、膻中、天突、列缺为主穴，辨证加减治疗。

（2）耳针：取神门、肺、支气管、交感等穴，行毫针刺。

（3）拔罐：取大椎、肺俞及背部，做拔罐治疗。

（六）注意事项

（1）咳嗽可见于多种疾病，应准确辨证。外感咳嗽推拿取穴以肺经为主，手法宜重。内伤咳嗽非急性期手法宜轻，从缓图治。

（2）注意休息，加强锻炼，增强免疫力。注意改善环境卫生，减少空气污染，戒烟。

胃脘痛

胃脘痛是一种以上腹部发生疼痛为主症的脾胃系病证，常因饮食不节或情志不畅而引发。本病可包括现代医学的急慢性胃炎、胃十二指肠溃疡、胃神经官能症、胃痉挛等消化道疾患。

（一）病因病机

脾胃的升降、运化功能，有赖于肝的正常疏泄及肾阳的温煦推动。如肝的疏泄功能失调，则会出现肝胃不和的病理变化；如肾阳不足，则会出现脾胃虚寒的病理变化。因此脾胃与肝肾是有密切关系的。

（1）病邪犯胃：外感寒邪，邪犯于胃或过食生冷，寒积于中，皆使胃寒而痛，如饮食不节，过食肥甘，内生湿热，可以发生热痛或食积痛。此外，虫积也可导致胃脘疼痛。

（2）肝气郁结：忧郁、恼怒伤肝，肝气失于疏泄，横逆犯胃而致胃脘痛；肝气郁结，进而化火，火邪又可伤阴，均可使疼痛加重或使病程缠绵。

（3）脾胃虚寒：脾阳衰微，或劳倦过度，饥饱失常，均可损伤脾胃，使中气虚寒而痛。

（二）诊断

1. 病邪阻滞

（1）寒邪犯胃：胃脘疼痛暴作，畏寒喜暖，得温痛减，口不渴或喜热饮，苔白，脉紧。

（2）饮食积滞：胃脘胀闷疼痛，嗳腐吞酸，呕吐不消化食物，吐后痛减，大便不爽，苔厚腻，脉滑。

2. 脏腑失调

（1）肝气犯胃：胃脘胀满作痛，连及两胁，嗳气，大便不畅，苔薄白，脉弦。

（2）脾胃虚寒：胃痛隐隐，泛吐清水，喜温喜按，纳食减少，手足不温，大便溏薄，舌淡，苔白，脉沉细。

（三）治疗

1. 治疗原则 理气止痛。

2. 手法操作

（1）胃脘部操作：患者仰卧位。医者坐于患者右侧，先用轻快的一指禅推法、摩法在胃脘部治疗，使热量渗透于胃腑；然后按揉中脘、气海、天枢等穴，同时配合按揉足三里。时间约10分钟。

（2）背部操作：患者俯卧位。医者用一指禅推法，从背部沿膀胱经自上而下推4～5次；然后用较重的按揉法按揉膈俞、肝俞、脾俞、胃俞、三焦俞，时间约5分钟；在背部沿膀胱经施擦法，以透热为度。

（3）肩臂及胁肋部操作：患者取坐位。拿肩井循臂肘而下，在手三里、内关、合谷等穴作较强的揉按刺激。然后搓肩臂及上肢部，再搓抹其两胁，由上而下往返数次。

（4）辨证加减

1）寒邪犯胃：用较重的点、按法作用于脾俞、胃俞，时间约2分钟；用擦法在左侧背部治疗（T_7～T_{12}），以透热为度。

2）饮食积滞：用顺时针方向摩腹，重点在中脘、天枢；按揉脾俞、胃俞、大肠俞、八髎、足三里。

3）肝气犯胃：用柔和的一指禅推或指揉法，自天突向下至中脘治疗，重点在膻中，然后轻柔地按揉两侧章门、期门，时间约 3 分钟；用较重的手法按揉背部肝俞、胆俞、膈俞，时间约 3 分钟。

4）脾胃虚寒：用轻柔的按揉法在气海、关元、足三里治疗，每穴约 2 分钟，气海治疗时间可适当延长；直擦背部督脉、横擦左侧背部（$T_7 \sim T_{12}$）及腰部肾俞、命门，以透热为度。

疼痛剧烈者：先在背部脾俞、胃俞附近压痛点，用较重的点按法，连续刺激 2 分钟左右，待疼痛缓解后，再辨证治疗；按揉合谷、梁丘、足三里，手法要重，每穴 2～3 分钟。

（四）功能锻炼

（1）习练八段锦或易筋经以疏通经络。

（2）以静坐或放松功调理脏腑，培补正气。

（五）其他疗法

（1）针刺：取中脘、足三里为主穴，辨证加减治疗。

（2）艾灸：取神阙、天枢、中脘为主穴，做艾灸治疗。

（六）注意事项

（1）胃脘痛多与情志不遂、饮食不节有关，要重视情志与饮食的调摄。

（2）保持心情舒畅，忌暴饮暴食，或饥饱不匀，可少食多餐，以清淡易消化的食物为宜，忌食烈酒及辛辣刺激性食物。胃痛持续不已者，应在一定时间内进流质或半流质食物。

胃 下 垂

胃下垂是指由于胃肌层张力低下及胃周围组织迟缓无力而使胃小弯弧线最低点下降至髂嵴连线以下或十二指肠球部向左偏移的一种疾患。

（一）病因病机

脾胃为后天之本，是消化系统的重要组成部分。若经常暴饮暴食或饭后剧烈运动，脾胃损伤；或七情所伤，肝气郁结，横逆犯胃，进而生化之源不足，日久导致元气亏损，中气下陷，升举无力，形成本病。也可因病后、产后耗伤元气，气血亏损，脾胃虚弱而致。

腹腔内脏的正常位置，主要靠三个原因维持：一是横膈的位置和膈肌的活动力；二是邻近脏器及韧带的固定作用；三是腹内压，其中特别是腹肌和腹壁脂肪层的结构。由于体质虚弱，体形瘦长及内分泌等因素使膈肌悬吊乏力，胃膈韧带、胃肝韧带、胃脾韧带和腹肌松弛以及腹内压下降而导致胃下垂。

（二）诊断

胃下垂患者多为瘦长体型。轻度一般无明显症状；较重者可见脘部凹陷，腹部突出，有慢性腹痛病史。患者食后即有胀感，自觉胃下垂和肠鸣作声；偶见便秘、腹泻，或便秘、腹泻交替出现；可伴有眩晕、乏力、心悸、失眠以及直立性低血糖等症状；严重者，可有多个内脏下垂的表现。

（三）治疗

1.治疗原则 补中益气，健脾和胃，升举阳气。

2. 手法操作

（1）腹部操作：患者仰卧位。医者坐于其右侧，用轻柔的一指禅推法、揉法在腹部及鸠尾、中脘为重点治疗，然后循序往下至腹部及少腹部，以脐周围及天枢、气海、关元为重点治疗，约 10 分钟；用托法，即医生将四指并拢，以螺纹着力，根据胃下垂的不同程度，从胃下缘自下而上循逆时针方向托之；指振中脘和掌振上腹；逆时针方向摩腹，约 15 分钟。

（2）背部操作：患者俯卧位。用一指禅推法施于背部两侧膀胱经，往返操作约 5 分钟；按揉肝俞、脾俞、胃俞、气海俞、关元俞，每穴约 1 分钟。患者坐位，再用插法（右手四指并拢，掌心向后上，指间由左肩胛骨内下缘，向斜上方插入肩胛骨与肋骨间 2～3 寸，同时左手掌顶住患者左肩部，两手呈合拢之势）治疗，每次持续 1～2 分钟，患者时有胃上提之感，随后缓缓将右手收回，插 2～3 次；然后再予同法左手插入右肩胛内下缘。

（3）辨证加减

1）肝气郁结：按揉章门、期门及肝俞、太冲，每穴 1～2 分钟；擦两胁肋，以透热为度。

2）气血不足：直擦背部督脉，横擦左侧背部，均以透热为度；按揉两侧足三里各约 2 分钟。

（四）功能锻炼

（1）以八段锦或易筋经疏通经络。

（2）以静坐或放松功调理脏腑，培补正气。

（五）其他疗法

（1）针刺：取中脘、关元、足三里为主穴，辨证加减治疗。

（2）艾灸：取中脘、关元、足三里为主穴，做艾灸治疗。

（3）整脊疗法。

（六）注意事项

（1）平素应加强胸、腹部肌肉的锻炼，提高肌肉、韧带的强度，改善症状。

（2）同时注意饮食调养，以易于消化的食物为宜，进餐要有规律性，每餐不可过饱，应禁食刺激性强的食物。

（3）平时要精神放松，心情舒畅，不可用脑过度。

（4）治疗胃下垂患者的推拿手法，宜和缓从容，轻快熟练，力量由轻渐重，逐渐增加。

胁　痛

胁痛是以一侧或两侧胁肋疼痛为主要临床表现的病证，是临床多见的一种自觉症状。胁痛的发生主要和肝胆疾病有关，女性多于男性，四季均可发生。本病多见于现代医学的急、慢性肝炎，肝硬化，急、慢性胆囊炎，肋间神经痛，胆道蛔虫症，肝脓肿等病。

（一）病因病机

（1）肝气郁结：情志抑郁，或暴怒伤肝，皆能使肝失条达，疏泄不利，而致胁痛。

（2）瘀血阻络：气郁日久，血流不畅，瘀血停积，脉络痹阻，而致胁痛。或因外伤，或强力负重，胁肋受伤，瘀血停留，阻塞胁络，而致胁痛。

（3）肝胆湿热：或饮食所伤，脾失健运，痰湿中阻，气郁化热，肝胆失其疏泄条达，而致胁痛。

（4）肝阴不足：久病体虚，劳欲过度，或由于各种原因引起的失血，均能导致精血亏损，肝阴不足，血虚不能养肝，脉络失养，而发生胁痛。

本病除气滞血瘀直伤肝胆外，还与脾胃、肾有密切关系。实证以气滞、血瘀、湿热为主，三者又以气滞为先；虚证多属阴血亏损，肝失所养。

（二）诊断

（1）肝气郁结：胁肋胀痛，走窜不定，疼痛每因情志变化而增减，胸闷气短，饮食减少，嗳气频作，苔薄，脉弦。

（2）瘀血阻络：胁肋刺痛，痛有定处，入夜更甚，胁肋下或见癥块，舌质紫暗，脉沉涩。

（3）肝胆湿热：胁痛口苦，目赤或目黄、身黄，胸闷纳呆，恶心呕吐，小便黄赤，或发热恶寒，舌质红，苔黄腻，脉弦数或浮数。

（4）肝阴不足：胁肋隐痛，绵绵不休，遇劳加重，头晕目眩，口干咽燥，心中烦热，舌质红，少苔，脉细弦而数。

（三）治疗

1. 治疗原则 疏肝利胆，行气止痛。

2. 手法操作

（1）背部操作：患者坐位或俯卧位。医者用点、按法在患者背部膈俞、肝俞、胆俞及压痛点处施术，刺激要强，每穴约 3 分钟；用一指禅推法在背部膀胱经施术，约 3 分钟；用擦法在背部膀胱经施术，以透热为度。

（2）胁肋部操作：患者坐位。医者用拇指按揉章门、期门，每穴约 1 分钟；用擦法施于患者两侧胁肋部，以透热为度。

（3）四肢部操作：患者坐位或仰卧位。医者用点法或按法在阴陵泉、胆囊、太冲、行间施术，每穴约 1 分钟。

（4）辨证加减

1）肝气郁结：按揉章门、期门的时间可延长；点按厥阴俞、脾俞，每穴约 1 分钟；搓两胁，约 1 分钟。

2）瘀血阻络：患者仰卧位，掌摩胁肋部，约 3 分钟；指摩右上腹及剑突下，约 2 分钟。

3）肝胆湿热：用点法或按法点按脾俞、胃俞，每穴约 2 分钟；一指禅推或指按揉中脘、天枢、大横，每穴约 2 分钟。

4）肝阴不足：患者俯卧位，指摩气海俞、关元俞，每穴约 2 分钟；拇指按揉三阴交、太溪，每穴约 2 分钟。

（四）功能锻炼

（1）习练八段锦或易筋经以疏通经络。

（2）以静坐或放松功调理脏腑，培补正气。

（3）局部做搓摩胁肋等保健功。

（五）其他疗法

（1）针刺：取期门、支沟、阳陵泉、足三里为主穴，辨证加减治疗。

（2）梅花针叩刺：取胁肋部及相关背俞穴，并配合拔罐治疗。

（六）注意事项

（1）保持心情舒畅，避免不良情绪的刺激。

（2）适当进行体育锻炼，以增强体质。

（3）饮食有节，避免暴饮暴食，控制进食高脂肪、高胆固醇的食物。

（4）养成良好的大便习惯，保持胃肠道的正常生理功能。

呃　逆

呃逆是指气逆上冲，喉间呃呃连声，声短而频，不能自制的一种症状。可不治而愈。本节所述是属于持续不已的呃逆。其症若在其他急慢性疾病过程中出现，则为病势转向危重的一种预兆。

（一）病因病机

呃逆因胃气上逆所致。胃主纳谷，以降为顺，而体虚邪实均可影响胃气下降。

（1）饮食不节：如过食生冷或寒凉药物，则寒气蕴蓄于胃，并循手太阴之脉上膈、袭肺，胃气失于和降，气逆而上，复因膈间不利，故呃逆声短而频，不能自制；若过食辛热煎炒之品，或过用温涩之剂，燥热内盛，阳明腑实，气不顺行，亦可动膈而发生呃逆。

（2）情志不和：恼怒抑郁，气机不利，则津液失布而滋生痰浊，若肝气乘肺胃，导致胃气夹痰上逆，亦能动膈而发生呃逆。

（3）正气亏虚：重病、久病之后，或误用吐、下之剂，耗伤中气，或损及胃阴，均可使胃失和降而发生呃逆。

（二）诊断

（1）胃中寒冷：呃声沉缓有力，胃脘不舒，得热则减，得寒则甚，饮食减少，口不渴，舌苔白润，脉迟缓。

（2）胃火上逆：呃声洪亮，连续有力，冲逆而出，口臭烦渴，喜冷饮，面赤，舌苔黄，脉滑数。

（3）气郁痰阻：呃逆连声，胸胁胀闷，由抑郁恼怒而发作，情志转舒则稍缓，或时有恶气，饮食不下，头目昏眩，舌苔薄腻，脉弦而滑。

（4）正气虚亏：呃声低沉无力，气不得缓，面色苍白，手足不温，食少困怠，舌淡苔白，脉细弱无力。

（三）治疗

1. 治疗原则　和胃降逆。

2. 手法操作

（1）胸腹部操作：患者仰卧位。医者坐于右侧，按揉缺盆，以酸胀为度，每侧半分钟，然后按揉膻中半分钟；用摩法在腹部做顺时针方向推摩，以中脘为重点，时间6～8分钟。

（2）背部操作：患者俯卧位。医者坐于右侧，用一指禅推法，自上而下在背部膀胱经治疗3～4遍，重点在膈俞、胃俞，时间约6分钟；按揉膈俞、胃俞，以酸胀为度；搓背部及两胁，使之有温热感。

（3）辨证加减

1）胃中寒冷：摩腹时加按揉气海，时间2分钟；掌擦左侧背部，以透热为度。

2）胃火上逆：横擦八髎以透热为度；按揉足三里、大肠俞以酸胀为度。

3）气郁痰阻：按揉胸腹部的中府、云门、膻中、章门、期门；背部的肺俞、肝俞、膈俞、胃俞，均以酸胀为度，不宜刺激太重；横擦胸上部，以透热为度；斜擦两胁，以微有热感为度；按揉内关、足三里、丰隆，以酸胀为度，每穴均半分钟。

4）正气亏虚：横擦左侧背部脾胃区域，直擦督脉，均以透热为度；按揉足三里、内关半分钟。

（四）功能锻炼

（1）习练八段锦或易筋经以疏通经络。
（2）以静坐或放松功调理脏腑，培补正气。
（3）局部做摩腹保健功。

（五）其他疗法

（1）针刺：取膈俞、内关、膻中、足三里为主穴，辨证加减治疗。
（2）整脊疗法。

（六）注意事项

（1）呃逆一证，轻重差别极为明显，轻者不治自愈，若呃呃连声，不能自制者，可先简易止呃法试治。
（2）若见危重疾病出现频频呃逆，推拿效果不佳，预后亦较差。

腹　泻

腹泻又称泄泻，是指以排便次数增多，粪便稀溏，甚至泻出如水样为主症的一种病证。本病一年四季均可发生，但以夏秋两季较为多见。

腹泻常见于现代医学的急慢性肠炎、肠功能紊乱、过敏性肠炎、溃疡性结肠炎、肠易激综合征及肠结核等疾病。当这些疾病出现泄泻的症状时，均可参照本节辨证论治。

（一）病因病机

引起腹泻的原因有外因和内因两大类。外因为感受外邪、饮食积滞，内因为肝气郁结、脾胃虚弱、脾肾阳虚，均可导致脾失健运，脾胃升降失司，清浊不分，水谷并走肠道而成腹泻。一般外因导致急性腹泻发作，内因常引起慢性腹泻。

（1）感受外邪：感受湿、寒、暑、热外邪，客于肠胃，导致脾胃功能受损，升降失司，水谷不化，下注于肠，发为泄泻。由于脾喜燥恶湿，故以湿邪致泻最为多见，故有"无湿不成泻"之说。湿邪常兼夹寒、暑、热邪入侵，导致腹泻。

（2）饮食所伤：饮食不节或过食肥甘，致使宿食不化，内停肠胃，影响脾胃运化，传导失司，出现腹泻。

（3）肝气郁结：忧思恼怒，肝气郁结，横逆犯脾，脾失健运，升降失司，而成腹泻。

（4）脾胃虚弱：素体脾胃虚弱，或劳倦太过，或久病体虚，或长期饮食不节、饥饱失常，引起脾胃受损，健运失司，以致水谷精粕混杂而下，遂成腹泻。

（5）脾肾阳虚：泄泻日久不愈，或年老体衰，肾阳不足，命门火衰，则脾阳受其影响，不能腐熟水谷，而成腹泻。

（二）诊断

1. 急性泄泻

（1）感受湿邪：发病急骤，便次与便量明显增多，每日数次或 10 余次，大便稀薄或夹黏液，腹痛肠鸣，舌苔白腻或黄腻，脉濡或滑数。

（2）饮食所伤：有暴饮暴食或不洁饮食史。突然发病，脘腹胀痛，粪便臭如败卵，泻后痛减，嗳腐吞酸，舌苔垢腻，脉滑。

2. 慢性泄泻

（1）脾胃虚弱：大便时溏时泄，完谷不化，反复发作，稍食油腻则大便次数增多，食欲不振，面色不华，舌淡，苔白，脉缓弱。

（2）脾肾阳虚：腹泻多于黎明前发作。脐周疼痛，肠鸣即泻，泻后痛减，畏寒肢冷，腰膝酸软，舌淡胖，苔白，脉沉细。

（3）肝气郁结：腹泻每因精神紧张，情绪波动而诱发。平时可有胸胁痞闷，腹痛肠鸣，嗳气食少，心烦少寐，舌淡，苔薄，脉弦细。

（三）治疗

1. 治疗原则　健脾利湿，和胃止泻。感受湿邪者，治以利湿止泻；饮食积滞者，治以消食导滞；脾胃虚弱者，治以补益脾胃；脾肾阳虚者，治以温阳固涩；肝气郁结者，治以疏肝解郁。

2. 手法操作

（1）基本操作：患者仰卧位。用沉着缓慢的一指禅推法、摩法，自中脘缓慢向下移动至气海、关元，往返 5～8 遍；然后按揉中脘、天枢、气海、足三里，每穴约 1 分钟。

患者俯卧位。用一指禅推法沿脊柱两旁，从脾俞推到大肠俞，重点推脾俞、胃俞、肾俞、大肠俞、次髎，每穴约 1 分钟；再按揉以上腧穴，每穴约 1 分钟；由下向上捏脊 3～5 遍；最后横擦大肠俞、八髎，以透热为度。

（2）辨证加减

1）脾胃虚弱证：轻按揉中脘、天枢、气海、关元、足三里，每穴 2 分钟，以微酸胀为度。摩胃脘及下腹部各 5 分钟，使其有温热感。横擦脾俞、胃俞、大肠俞，以透热为度。

2）脾肾阳虚证：轻按揉气海、关元，每穴 3 分钟，以微酸胀为度；横擦腹部气海、关元，直擦背部督脉，横擦腰部肾俞、命门及骶部八髎，直擦足底涌泉，均以透热为度。

3）肝气郁结证：轻揉章门、期门，每穴 2 分钟；按揉肝俞、胆俞、大肠俞、太冲、行间，各穴约 1 分钟；以酸胀为度；斜擦两胁，以两胁微透热为度。

4）饮食停滞证：以顺时针方向摩脘腹部 10～20 分钟，重按足三里约 2 分钟，以酸胀为度。

5）感受湿邪证：揉神阙、气海，以腹内有温热感为度；按揉足三里、内关，每穴 1 分钟，以酸胀为度；横擦背部脾俞、胃俞，横擦骶部八髎，以透热为度。

（四）功能锻炼

（1）摩腹法：自然站立，呼吸自然，全身放松，或取仰卧位，用双手叠掌摩法顺时针、逆时针交替摩小腹，至小腹内有温热感为度。

（2）打太极、八段锦：能刺激到人体各部位的经穴，对本病有较好的调节作用。

（五）其他疗法

（1）针刺：针刺上巨虚、天枢、足三里等穴。
（2）艾灸：灸上脘、天枢、关元、足三里等穴。

（六）注意事项

（1）注意饮食卫生，腹泻期间忌食生冷、油腻及刺激性食物。
（2）避免寒湿，注意保暖。调节情志，心情舒畅。劳逸结合，忌劳累。
（3）肠结核、肿瘤等引起的泄泻，不宜推拿治疗。

便 秘

便秘是指大便秘结不通，排便周期延长，或周期不长，但粪质干结，排出艰难，或粪质不硬，虽有便意，但排便艰涩不畅的一种病证。便秘虽属大肠传导失常，但与脾胃肝肾关系密切，多见于各种急慢性病中。现代医学的功能性便秘、肠炎恢复期、直肠及肛门疾病、内分泌及代谢性疾病、药物性便秘等疾病，可参考本节辨证治疗。

（一）病因病机

饮食入胃，经过脾胃运化，吸收其精微，排除其糟粕而成大便。当胃肠燥热、气机郁滞、气血亏虚、阴寒凝结，导致胃肠传导失职，糟粕内停，而成便秘。

（1）胃肠燥热：素体阳盛，或饮酒过度、过食辛热厚味，导致胃肠积热；或热病之后，津液耗伤，以致肠道燥热，津液失于输布，大便燥结，难于排出，而致便秘。

（2）气机郁滞：忧虑过度，或情志不畅，或久坐少动，导致肝气郁结，脾气不舒，肠胃失于通降；肺气不足或壅滞，则肃降无力，致使大肠传导失司，糟粕内停，不得下行，出现便秘。

（3）气血亏损：劳倦内伤，或病后、产后，或年老体弱，气血亏虚，气虚则大肠传送无力，血虚则津亏肠燥，导致大便干结，甚至不通。

（4）阴寒凝结：年老体衰或阳气不足，温煦无权，寒自内生，留于肠胃，津液不行，大肠传导失司，导致便秘。

（二）诊断

（1）胃肠燥热：大便干结，小便短赤，面红身热，腹胀腹痛，口干心烦，舌红，苔黄或黄燥，脉滑数。

（2）气机郁滞：大便秘结，欲便不得出，肠鸣矢气，嗳气频作，胁腹痞满，甚则腹中胀痛，纳食减少，苔薄腻，脉弦。

（3）气血亏虚：气虚便秘则虽有便意，大便不畅，临便努挣乏力，挣则汗出短气，便下并不干硬，舌淡，苔薄白，脉虚。血虚便秘则大便秘结，面色无华，头晕目眩，心悸，失眠多梦，唇舌淡，脉细涩。

（4）阴寒凝结：大便艰涩，排出困难，小便清长，四肢不温，喜热畏寒，腹中冷痛，腰脊酸冷，舌淡，苔白，脉沉迟。

（三）治疗

1. 治疗原则 和肠通便。胃肠燥热者，治以清热润肠；气机郁滞者，治以顺气导滞；气血亏损者，治以补益气血；阴寒凝结者，治以温阳通便。

2. 手法操作

（1）基本操作：患者仰卧位。用一指禅推法推中脘、天枢、大横、关元，每穴 1 分钟；用掌摩法或掌揉法顺时针摩腹或揉腹，约 5 分钟；拇指按揉足三里约 2 分钟。

患者俯卧位。用一指禅推法推背部的肝俞、脾俞、胃俞、肾俞、大肠俞、八髎，每穴 1 分钟；擦背部膀胱经约 5 分钟，从肝俞水平向下至八髎为止；用拇指按长强约 1 分钟，以酸胀为度；掌横擦八髎，以透热为度。

（2）辨证加减

1）胃肠燥热证：用拇指按揉上巨虚、支沟、曲池，每穴 1 分钟，以酸胀为度；拇指平推足三里至下巨虚，约 2 分钟，以透热为度。

2）气机郁滞证：用拇指按揉章门、期门、肺俞、肝俞，每穴 1 分钟，以酸胀为度；掌擦两胁，以透热为度。

3）气血亏虚证：用拇指按揉内关、支沟、心俞、肺俞，每穴 1 分钟，以酸胀为度；掌横擦腰骶部，以透热为度。

4）阴寒凝结证：掌横擦肩背部及腰骶部，均以透热为度；用小鱼际直擦背部督脉，以透热为度。

（四）功能锻炼

（1）摩腹法：自然站立，呼吸自然，全身放松，或取仰卧位，用双手叠掌摩法顺时针、逆时针交替摩小腹，至其小腹内有温热感为度，促进胃肠蠕动。

（2）打太极、八段锦：能刺激到人体各部位的经穴，对本病有较好的调节作用。

（3）慢跑：属于有氧运动，可以改善呼吸，顺畅气血。

（五）其他疗法

（1）针刺：针刺天枢、上巨虚等穴。

（2）中药敷脐：可采用大承气加术散调醋敷脐治疗。

（六）注意事项

（1）保持心情舒畅，养成定时排便习惯，适当进行身体锻炼，不宜久坐。

（2）合理膳食，多食蔬菜、水果、粗纤维食物，忌食辛辣刺激性食品。

（3）必要时进行相应的西医检查，以明确诊断。

肥　胖

肥胖是指由于能量摄入超过消耗，人体脂肪积累过多，导致体重超过标准体重 20%以上，或体重指数≥28kg/m^2，或脂肪百分率超过 30%的病理状态。肥胖分为单纯性肥胖和继发性肥胖两类。单纯性肥胖占肥胖者的 95%以上，不伴有明显的神经或内分泌系统功能变化；继发性肥胖继发于神经、内分泌和代谢性疾病，严重危害健康，或与遗传、药物有关。本节主要介绍单纯性肥胖症。

（一）病因病机

中医认为，肥胖多与禀赋、暴饮暴食、过食肥甘、安逸少动、情志不舒等因素有关。本病与脾、胃、肠、肝、胆、肾关系密切。以脾失健运，生湿生痰为主要病机，辨证论治应紧扣脾、胃、肾、肝与气血的关系。其主要发病机制为：

（1）禀赋体丰：有的肥胖患者与先天禀赋有关，常自幼就显肥胖身型，或有明显家族史。特别是随着生活水平不断提高，先天之精与后天之精的充盛与濡养过度，此类肥胖越来越多。

（2）饮食不节：过食肥甘、膏粱厚味之品，导致气血过于充盛，多余部分化为膏脂，使人肥胖。过食肥甘厚味，还可影响脾胃运化功能，水谷精微不能正常运化，水湿停聚，湿从内生，聚湿生痰，造成肌肉减少而脂肪增加，停留肌肤、脏腑而发为肥胖。

（3）安逸少劳："久卧伤气"、"久坐伤肉"，气伤则虚，肉伤损脾，气虚脾损则运化失司，代谢失调，脂膏痰浊内聚发为肥胖。久卧久坐，活动过少，导致气机不畅，血行迟缓，使体内营养精微不能消耗，日久则水谷精微化为痰浊脂，蓄积形体而致肥胖。深居简出，四体不勤可导致肥满。

（4）肝失疏泄：肝之疏泄功能失常，气机郁结横逆犯胃，影响脾胃运化水谷及水液功能；或肝胆气机不畅影响胆汁的分泌与排泄，浊脂不能运化，蓄积形体而致肥胖。

（5）脾肾阳虚：脾阳虚不能正常化生精血，聚而化生痰湿浊脂，导致肥胖；肾阳虚不能化气行水，不能温煦助脾胃运化，使湿浊内停，从而产生肥胖。

（6）年高气衰：随着年龄的增长，肾气渐衰，容易出现脏腑气血失调，肥胖发生的概率也随之增大。中年以后，脾胃运化功能逐渐减退，对肥甘厚味的转化功能逐渐减弱，饮食水谷不能正常转输，聚而成痰湿浊脂，加上年高好静少动，形体逐渐肥胖。

（二）诊断

（1）脾虚痰湿：形体臃肿肥胖，伴神疲乏力，肢体困重，痰多，脘腹胀满，舌苔薄腻，舌质淡红，脉滑或濡缓。

（2）胃热湿阻：形体臃肿肥胖，伴头胀，眩晕，脘腹痞满，嘈杂泛酸，肢体困重，口臭口渴，喜饮，舌苔腻微黄，舌质红，脉滑数或濡数。

（3）肝郁气滞：形体臃肿肥胖，伴胸胁苦满，急躁易怒，胃脘痞满，口苦咽干，失眠多梦，妇女可见乳房胀痛或少腹胀痛，月经不调，闭经，苔白或薄腻，舌质暗红，脉弦细。

（4）脾胃气虚：形体臃肿肥胖，伴面色苍白或萎黄，神疲乏力，气短懒言，口淡，饭后饱胀感，或四肢浮肿，便溏泄泻，舌淡苔白，脉濡缓。

（5）脾肾阳虚：形体臃肿肥胖，以腰腹下肢为甚。伴颜面虚浮，神疲乏力，面色㿠白，形寒肢冷，或五更泻，下利清谷，腰酸腿软，小便清长，舌质淡红，苔白，脉沉细无力。

（三）治疗

1.治疗原则　健脾化痰，疏肝理气，补肾益精，祛浊消脂。

2.手法操作

（1）基本操作

1）腹部操作：患者仰卧位。先用掌根按揉神阙，做顺时针方向揉动，腹部脂肪厚的可将左手置于右手上加力运转，反复揉动15圈，手法宜柔和深沉；然后用双手平掌贴于患者腹部两侧，以顺时针方向摩腹15圈；再用指腹按揉关元、中脘，每穴各约2分钟；最后掌振腹部3分钟。

2）腰背部操作：患者俯卧位。先用擦法直擦背部督脉和膀胱经，以潮红为度，重点按揉脾俞、肝俞、胃俞、大肠俞、肾俞等穴，在微感酸胀得气后，每穴持续按揉2分钟；以大椎为中心，按揉天宗、肩井、风池等穴位，每穴2分钟；横擦背部、肩胛骨之间。

3）下肢部操作：患者取俯卧位。以掌推大腿内、后侧脂肪组织，按揉承扶、殷门、风市、委中、承山，每穴约1分钟；患者改仰卧位，拿患者大腿外侧、前侧脂肪组织，按揉梁丘、伏兔、足三里、丰隆，每穴约1分钟。

（2）辨证加减

1）脾虚痰湿：指按脾俞、胃俞、阴陵泉、丰隆、三阴交，每穴约5分钟。

2）胃热湿阻：分别以中脘、神阙、关元为中心，先自上而下顺时针急速不停的摩擦2~3分钟；最后再以掌根或小鱼际将胃向上托提，并停留1分钟，最终使患者产生一种胀饱感。

3）肝郁气滞：按揉章门、期门、合谷、太冲，每穴约1分钟；斜擦两胁，时间约2分钟，手法宜轻柔。

4）脾胃气虚：按揉脾俞、中脘、内关、足三里，每穴约1分钟；直擦背部督脉约2分钟。

5）脾肾阳虚：在足少阴经的足内侧由上而下推擦5遍；一指禅推或按揉肾俞、命门、太溪，每穴约1分钟；横擦背部肾俞、命门及直擦背部督脉约2分钟。

（四）功能锻炼

（1）摩腹法：自然站立，呼吸自然，全身放松，或取仰卧位，用双手叠掌摩法顺时针、逆时针交替摩小腹，以小腹有温热感为度，可改善消化，去脂。

（2）打太极、八段锦：能刺激到人体各部位的经穴，对本病有较好的调节作用。

（3）慢跑、散步：属于有氧运动，可以改善呼吸，顺畅气血、消耗脂肪。

（五）其他疗法

（1）针刺：针刺中脘、天枢、曲池、阴陵泉、丰隆、太冲等穴。

（2）耳针：口、胃、脾、肺、三焦、内分泌、皮质下，每次选用3~5穴，毫针刺或压丸法。

（3）皮肤针叩刺：在上述穴位或肥胖局部皮肤针叩刺。

（六）注意事项

（1）采用合理的饮食方法和饮食习惯，睡觉前3小时避免进餐，控制摄入的饮食量，多吃富含蛋白质的食物，少吃含大量脂肪和碳水化合物的食品，戒烟酒。

（2）加强体育锻炼和户外活动，以增加能量消耗，有利于脂肪消耗。

（3）克服不良的习惯和嗜好，避免暴饮暴食和过度睡眠。

（4）保持身心愉快，使机体各项生理功能正常运行。

阳　痿

阳痿是指男子在性生活中阴茎萎软不举，不能勃起，或勃起不坚，或坚而不久，不能完成正常房事的一种病症。西医学男子性功能障碍和某些慢性疾病表现以阳痿为主者，可参考本节内容辨证论治。

（一）病因病机

阳痿的病因比较复杂，以房劳太过，频犯手淫为多见。病位在肾，并与心、脾、肝关系密切。

（1）命门火衰：房劳过度，或少年误犯手淫，或早婚，以致精气亏虚，命门火衰，而致阳事不举。

（2）心脾两虚：思虑过度，心脾耗损，气血两虚，宗筋失养，而致阳痿。

（3）恐惧伤肾：胆小多虑，大惊卒恐，久而伤肾，渐致阳痿不振，举而不坚。

（4）湿热下注：醇酒厚味，损伤脾胃，湿浊内生，蕴而化热，湿热下注，宗筋弛缓，而致阳痿。其中以命门火衰较为多见，而湿热下注较少。

（二）诊断

（1）命门火衰：阳事不举，精薄清冷，阴囊阴茎冰凉冷缩，或局部冷湿，腰酸足软，头晕目眩，畏寒肢冷，小便清长，精神萎靡，舌淡，苔薄白，脉沉细，右尺尤甚。

（2）心脾两虚：阳事不举，精神不振，夜寐不安，纳呆健忘，伴有面色萎黄，精神不振，周身肢体酸软无力等症状，舌淡，舌边缘或见有齿痕，苔薄白，脉细。

（3）恐惧伤肾：阳痿不举，或举而不坚，精神苦闷，胆小多虚，心悸失眠，睡后易醒，精神易紧张等，苔薄白，脉弦细。

（4）湿热下注：阴茎痿软，阴囊湿痒臊臭，肢体困重，身热不扬，小便黄赤，苔黄腻，脉濡数。

（三）治疗

1. 治疗原则　益肾壮阳，理筋挺坚。命门火衰者温肾壮阳；心脾亏虚者健脾益气，宁心安神；恐惧伤肾者安神宁心；湿热下注者清利湿热。

2. 手法操作

（1）基本操作

1）腹部操作：患者仰卧位。掌根按揉神阙，手法宜柔和而深沉，时间约 3 分钟；指腹按揉气海、关元、中极，每穴约 2 分钟；掌摩气海、关元约 3 分钟；以掌振法在下腹部治疗约 3 分钟。

2）腰背部操作：患者俯卧位。按揉肾俞、命门，手法不宜过重，每穴持续按揉 2 分钟；点按八髎，时间约 2 分钟；横擦腰阳关以及腰骶部，时间约 5 分钟。

（2）辨证加减

1）命门火衰：指按肾俞、命门，每穴约 3 分钟；用掌擦法直擦背部督脉及脊柱两侧膀胱经，横擦背部肾俞、命门、腰阳关、八髎，每部位约 2 分钟。

2）心脾两虚：摩腹 5 分钟；按揉背部心俞、脾俞、膈俞、三焦俞，每穴约 1 分钟；横擦左侧背部脾胃在体表的反射区 2 分钟。

3）恐惧伤肾：分推前额 10 次；按揉太阳 1 分钟；自上而下按揉颈夹脊穴 6 遍；一指禅推法按摩颈夹脊穴约 4 分钟。

4）湿热下注：指按揉阴陵泉、丰隆、大肠俞、膀胱俞、足三里，每穴约 2 分钟；掌摩下腹部 5 分钟。

（四）其他疗法

（1）针刺：针刺关元、肾俞、太溪、三阴交等穴。

（2）耳针：取外生殖器、内生殖器、内分泌、肾、神门、皮质下等穴位，每次选用 3～5 穴，毫针刺或压丸法。

（五）注意事项

（1）阳痿多数属功能性，在治疗时要进行解释工作，消除患者顾虑。

（2）推拿治疗阳痿疗效尚佳，但恢复后要注意养成良好的生活方式，适当增加营养或注意劳逸结合，节制性欲，清心寡欲，戒除手淫。

（3）配合心理治疗，予以精神疏导，树立战胜疾病的信心，增强体育锻炼，夫妻暂时分床和相互关怀体贴，均有辅助治疗作用。

中风后遗症

中风后遗症是指脑血管意外后遗留下的以半身不遂，肢体麻木不仁，口舌喝斜，言语不利为主要表现的疾病。

（一）病因病机

中风的发生，主要为阴阳失调，气血逆乱，致痰浊、瘀血内生，加之劳倦内伤、忧思恼怒、饮酒饱食、用力过度、气候骤变等诱因，而致瘀血阻滞、痰热内蕴，或阳化风动、血随气逆，导致脑脉痹阻或血溢脉外，引起昏仆不遂。中风之后，脏腑虚损，功能失调。

（1）积损正衰："年四十而阴气自半，起居衰矣"，年老体弱，久病气血元气耗伤，脑脉失养。气虚则运血无力，血流不畅，而致脑脉瘀滞不通；阴血亏虚则不制阳，内风动越，携痰浊、瘀血上扰清窍，突发本病。

（2）劳倦内伤：烦劳过度，伤耗阴精，阴虚而火旺，易使阳气贲张，引动风阳旋动，气火俱浮，或兼夹痰浊、瘀血上壅清窍脉络。

（3）饮食不节：过食肥甘醇酒，致使脾胃受伤，脾失运化，痰浊内生，郁久化热，痰热互结，壅滞经脉，上蒙清窍发为本病。

（4）情志失调：七情失调，肝失条达，气机郁滞，血行不畅，瘀结脑脉；暴怒伤肝，则肝阳暴张而发病；或心火暴盛，风火相煽，血随气逆，上冲犯脑而发为中风。尤以暴怒引发本病者最为多见。

（二）诊断

（1）痰瘀阻络：口眼喝斜，舌强语謇或失语，半身不遂，肢体麻木，舌紫暗或有瘀斑，苔滑腻，脉弦滑或涩。

（2）气虚血瘀：偏枯不用，肢软无力，面色萎黄，舌质淡紫或有瘀斑，苔薄白，脉细涩或细弱。

（3）肝肾亏虚：半身不遂，患肢僵硬拘挛变形，舌强不语，或偏瘫，肢体肌肉萎缩，舌红脉细，或沉细。

（三）治疗

1. 治疗原则 疏经通络，行气活血，滑利关节。

2. 手法操作

（1）基本操作：患者俯卧位。推督脉和膀胱经至腰骶部，自上而下 2～3 次；随后以滚法作用于背部脊柱两侧华佗夹脊穴 5～8 分钟；在滚腰骶部的同时，配合腰后伸和患侧髋关节后伸的被动活动，时间约 5 分钟；按臀部及下肢后侧及跟腱，时间约 3 分钟；在滚臀部的同时配合髋外展被动运动；然后按揉大椎、膈俞、肾俞、命门、大肠俞、环跳、委中、居髎、风市、承山，每穴约半分钟；横擦腰骶部约 5 分钟。

患者仰卧位。医者施滚法、拿法于患侧大腿足阳明胃经循行部位进行治疗；同时配合髋关节、膝关节、距小腿关节的被动屈伸运动和整个下肢的内旋动作；摇的同时膝关节作极度屈曲，足部踏床的姿势下按足背部；然后按揉伏兔、梁丘、两膝眼、足三里、丘墟、解溪、太冲、阳陵泉，每穴约半分钟。

患者坐位。医者施滚法于手阳明大肠经循行部位约 5 分钟；在滚肩前缘时结合做肩关节摇法，被动运动肩关节，使之完成上举、外展等运动；按揉尺泽、曲池、手三里、合谷，同时配合腕关节及指间关节屈伸的被动活动，手指关节可以配合捻法，时间约 5 分钟。

患者坐位。按、揉下关、颊车、地仓、人中、承浆，每穴约半分钟；以拇指指腹分推前额约 3 分钟；再用扫散法在头侧胆经部位自前上方向后下方操作，每侧 20～30 次，配合按揉角孙，时间约 2 分钟；拿两侧风池、肩井结束治疗。

（2）辨证加减

1）积损正衰：加摩揉气海、关元各 1 分钟。

2）劳倦内伤：加揉脾俞、肾俞、三阴交各 1 分钟。

3）脾失健运：加揉脾俞、胃俞、足三里、丰隆各 1 分钟。

4）情志失调：肝火偏盛者加揉太冲、行间；心火旺者加揉心俞、劳宫。

（3）对症治疗

1）语言謇涩：按揉廉泉、通里、风府、哑门各 1 分钟。

2）口眼㖞斜：抹瘫痪一侧面部，轻轻推抹 5 分钟；重按颧髎、下关、瞳子髎各 1 分钟。

3）口角流涎：拇指按揉面部一侧及口角部 3 分钟。

（四）功能锻炼

做适当的肢体锻炼。

（五）其他疗法

（1）针刺：选取上述穴位或病变局部取穴针刺治疗。

（2）穴位注射：选上述四肢穴位 2～4 穴，丹参注射液或复方当归注射液，每穴 1ml，隔日 1 次。

（六）注意事项

（1）情绪安定，生活规律，忌烟酒，忌食刺激性物品和动物脂肪过多的食物。

（2）保持身体清洁，经常洗擦。

（3）当病情好转即可进行适当锻炼，促进肢体功能的恢复，但不宜过度。

附　面瘫

面瘫是以口角向一侧歪斜、眼睑闭合不全为主症的一种病证，又称为“口眼歪斜”。本病可发生于任何年龄，无明显的季节性。分周围性和中枢性两种，周围性面瘫多因面神经在茎乳突孔内急性非化脓性炎症引起，中枢性面瘫多因颅内病变而发生。本病相当于现代医学的面神经麻痹症。

（一）病因病机

本病多由正气不足，脉络空虚，卫外不固，感受风寒邪气，入中经络，导致气血痹阻，面部少阳脉络、阳明经筋失于濡养，以致肌肉纵缓不收而发。或中风后遗症血不养筋，肌肉纵缓不收而发病。

（二）诊断

急性发作，突然一侧面部表情肌麻痹，额纹全部或部分消失，眼裂变大，露睛流泪，鼻唇沟变浅，口角歪向健侧，病侧不能作皱眉、蹙额、闭目、露齿、鼓颊和噘嘴等动作，部分患者初起时有耳后、耳下疼痛，还可出现患侧舌前 2/3 味觉减退或消失，听觉过敏等症。病程延久，可因瘫痪肌肉萎缩，口角反牵向患侧，形成“倒错”现象。

（三）治疗

1. 治疗原则 疏经通络，活血化瘀。

2. 手法操作 以患侧颜面部为主，健侧作辅助治疗。

（1）患者仰卧位。医者在患者一侧，用一指禅推法自印堂开始，经阳白、太阳、四白、睛明、迎香、地仓、下关至颊车，往返治疗；用抹法自印堂交替向上抹至神庭，从印堂向左右抹至太阳，从印堂向左右抹上下眼眶，自睛明沿两侧颧骨抹向听宫，从迎香沿两侧颧骨抹向听宫，并可用揉法或按法先患侧后健侧，配合擦法治疗，时间约 3 分钟。面部操作时应注意动作轻巧，避免损伤皮肤。

（2）患者取坐位。医者站于患者背后，用一指禅推法施于风池及项部，按揉牵正、翳风，每穴约 2 分钟；随后拿风池、合谷各 5 分钟，结束治疗。

（四）功能锻炼

（1）做皱眉、蹙额、闭目、露齿、鼓颊和噘嘴等动作。

（2）做面部自我按摩，如干洗脸等。

（五）其他疗法

（1）针刺：针刺太阳、四白、阳白、地仓、颊车、翳风、合谷等穴。

（2）穴位贴敷：用马钱子锉成粉末状 1～2 分，撒于胶布上，然后贴于上述穴位处，5～7 日换药 1 次。

（六）注意事项

（1）手法不应太重，时间不应太长，一般以 20 分钟左右为宜，以免损伤皮肤或导致肌肉疲劳。

（2）避风寒，慎起居，注意局部保暖。配合滴眼药水防止眼部感染。

（3）本病应早期及时治疗，迁延半年未恢复者，常留下后遗症。少数面神经功能不能恢复者，可考虑手术。

消　渴

消渴是以多饮、多食、多尿、身体消瘦或尿有甜味为特征的病证。本节之消渴与西医学的糖尿病基本一致，是一种比较常见的内分泌代谢疾病。

（一）病因病机

本病主要在于阴津亏损，燥热偏盛，而以阴虚为本，燥热为标，但阴虚与燥热往往互为因果，由于阴虚而热甚，热甚则更伤阴，其始则异，其终则同。本病病变的脏腑主要在肺、胃、肾，尤以肾为关键。

（1）禀赋不足：先天不足或烦劳过度，以及大病伤阴，阴亏火旺，发为本病。

（2）饮食不节：恣食肥甘、醇酒厚味，损伤脾胃，蕴热化燥，伤津耗液，发为消渴。

（3）情志失调：忧思恼怒，情志不舒，肝气郁结，郁久化火，消烁肺胃之阴而见肺燥、胃热，发为本病。

（4）劳欲过度：房室不节，劳欲过度，肾精亏损，虚火内生，肾虚肺燥，发为消渴。

（二）诊断

消渴有三多症状，即多饮、多食、多尿，三者往往同时存在，病位不同又分为上、中、下三消。

（1）上消（肺热津伤）：烦渴多饮，口干舌燥，尿频量多，舌边尖红，苔薄黄，脉数。

（2）中消（胃热炽盛）：多食易饥，口渴，尿多，形体消瘦，大便干燥，苔黄，脉滑实有力。

（3）下消（肾阴亏虚）：尿频量多，混浊如膏，或尿甜，腰膝酸软，乏力，头晕耳鸣，视物模糊，口干唇燥，心烦失眠，舌红，苔淡白而干，脉沉细无力。

（三）治疗

1. 治疗原则 养阴清热，益气补肾。

2. 手法操作

（1）基本操作：患者俯卧位。用一指禅推法沿背部膀胱经自膈俞到脾俞上下往返治疗，重点在膈俞，时间约 1 分钟；然后按揉膈俞、肝俞、胆俞、肾俞、三阴交等穴，其中膈俞、三阴交各按揉 3 分钟，肝俞、胆俞、肾俞各按揉 1 分钟；最后直擦督脉及足底涌泉，横擦腰部肾俞和骶部八髎，每部位时间约 3 分钟。

（2）辨证加减

1）上消明显者：指按揉心俞、肺俞、中府、云门、手三里、阳陵泉，每穴约 1 分钟；掐少商，约 1 分钟；拿手阳明大肠经 5 分钟。

2）中消明显者：指按揉肝俞、天枢、期门、章门、血海，每穴约 1 分钟；搓胁肋 2 分钟左右。

3）下消明显者：指按揉肝俞、志室、水分、中极、太溪，每穴约 1 分钟；横擦腰骶部，时间约 3 分钟。

4）三消并存者：在基本治法后，用指按揉法按揉上述上、中、下三消所加用的全部或部分穴位。

（四）功能锻炼

（1）摩腹法：自然站立，呼吸自然，全身放松，或取仰卧位，自行用双手叠掌摩法顺时针、逆时针交替摩小腹，至其腹内有温热感为度。

（2）打太极、八段锦：能刺激到人体各部位的经穴，对本病有较好的调节作用。

（3）慢跑、散步：属于有氧运动，可以改善症状，顺畅气血。

（五）其他疗法

（1）针刺：以肺俞、脾俞、胃俞、肾俞、足三里、三阴交、太溪等穴位为基础方，辨证加减治疗。

（2）耳针：取胰、内分泌、肾、三焦、心、肝、神门等，毫针刺法或压丸法。

（六）注意事项

（1）推拿对糖尿病的治疗目前主要应用于Ⅱ型糖尿病。治疗前患者如已用药物治疗，应继续使用，同时密切注意血糖、尿糖和临床体征的变化，根据症情减轻的程度，逐渐减少用药量。

（2）患者要进行适当的体育锻炼，控制饮食。

（3）糖尿病酮症酸中毒患者应按急症对症处理。

郁　　证

郁证是由于情志不舒，气机郁滞而致病，以心情抑郁，情绪不宁，胸部满闷，胁肋胀痛，或易怒易哭，或咽中如有异物梗阻等为主要临床表现的一类病症。西医学的焦虑症、抑郁症、癔症、神经衰弱、更年期综合征及反应性精神病等，出现郁证的临床表现时，可参考本节辨证论治。

（一）病因病机

情志内伤是郁证的主要原因。病位主要在肝，与心、脾、肾关系密切。初起以六郁邪实为主，日久转虚或虚实夹杂。

（1）肝气郁结：肝失条达，气失疏泄，肝气郁结。
（2）气郁化火：肝郁日久化火，则肝火上炎，而成火郁。
（3）气滞痰郁：忧思伤脾，思则气结，导致气郁生痰，痰气郁结，停聚于脏腑、经络，则成痰郁。
（4）忧郁伤神：肝郁化火，可致心火偏亢，火郁伤阴，心失所养，心神失守，以致精神惑乱。
（5）心脾两虚：忧愁思虑，脾失健运，气血生化乏源，则致心脾两虚。
（6）阴虚火旺：肝郁日久，化热化火，耗伤阴血，肾阴被耗，而致阴虚火旺。

（二）诊断

（1）肝气郁结：精神抑郁，情绪不宁，胁肋胀痛，痛无定处，脘闷嗳气，善太息，苔薄腻，脉弦。
（2）气郁化火：性情急躁易怒，胸胁胀满，口苦而干，或头痛，目赤，耳鸣，大便秘结，舌红，苔黄，脉弦数。
（3）气滞痰郁：精神抑郁，胸部闷塞，咽中不适，如有物梗阻，咯之不出，咽之不下，苔白腻，脉弦滑。
（4）忧郁伤神：精神恍惚，心神不宁，悲忧善哭，舌质淡，苔薄白，脉弦细。
（5）心脾两虚：头晕神疲，失眠健忘，食少纳呆，面色不华，舌质淡，苔薄白，脉细。
（6）阴虚火旺：病久虚烦，心悸眩晕，少寐多梦，心烦易怒，口干咽燥，颧红盗汗，手足心热，或腰膝酸软，妇女月经不调，舌质红，脉弦细而数。

（三）治疗

1. 治疗原则　疏调气机。肝气郁结者疏肝理气；气郁化火者清肝泻火；气滞痰郁者化痰利气；忧郁伤神者养心安神；心脾两虚者益气补血；阴虚火旺者滋阴清热。

2. 手法操作

（1）基本操作

1）背腰部操作：患者俯卧位。医者用㨰法在背腰部脊柱两侧施术，时间5分钟；一指禅推或指按揉法在脊柱两侧膀胱经肝俞、脾俞、胃俞施术，每穴2分钟。

2）胁、腹部操作：患者仰卧位。医者指按揉章门、期门，每穴2分钟；指摩胁肋部3分钟；掌摩腹3分钟。

（2）辨证加减

1）肝郁气滞：点按合谷、太冲、行间，每穴1分钟；搓胁肋2分钟。

2）气郁化火：点法或按法在胆俞、三焦俞处施术，每穴1分钟。

3）气滞痰郁：点按天突、肺俞、胆俞、丰隆，每穴1分钟；掌揉中脘2分钟。

4）忧郁伤神：指按揉百会、神门、心俞，每穴1分钟；拿下肢内侧和前侧的肌肉，约3分钟。

5）心脾两虚：指按揉心俞、膈俞、内关、外关、足三里，每穴1分钟；掌揉中脘2分钟。

6）阴虚火旺：指按揉肾俞、三阴交、太溪，每穴1分钟；掌擦涌泉，以透热为度。

（四）功能锻炼

（1）打太极、八段锦：能刺激到人体各部位的经穴，对本病有较好的调节作用。

（2）游泳、慢跑：属于有氧运动，可以改善呼吸，顺畅气血。

（五）其他疗法

（1）针刺：以期门、内关、神门、心俞、合谷、太冲为基础方，辨证加减治疗。

（2）耳针：取心、皮质下、脑、肝、内分泌、神门、交感，压丸法治疗。

（六）注意事项

（1）调整好心态，积极配合治疗。

（2）适当参加体力劳动和体育运动，劳逸结合。

（3）规律个人生活习惯，保证充足睡眠，注意饮食调养。

慢性疲劳综合征

慢性疲劳综合征是以长期极度疲劳为主要表现的全身性综合征，属于中医学"虚劳"、"五劳"等范畴。常伴有头痛、咽痛、肌肉关节疼痛、失眠、抑郁等症状。其基本特点是持续性或反复发作的虚弱性疲劳，卧床休息不能缓解，而各项检查均无异常表现，严重影响患者的工作和生活。

（一）病因病机

本病属于亚健康范畴，涉及五脏六腑功能失常，主要以脾、肝、肾三脏为主。

（1）心脾两虚：饮食不节或思虑过度，伤及脾胃，脾失健运，则气血生化乏源，脏腑、经络、四肢、筋肉无以滋养。

（2）肝郁气滞：情志不遂，肝气郁结，气机不畅，筋脉失养，引发疲劳。或肝气犯脾，脾虚湿困，湿聚为痰，痰蒙清窍，内阻经络，出现身重，神疲等。

（3）肾精亏虚：禀赋不足，或房劳过度，或大病体虚，耗损阴精，清窍失养，引起心神不宁、困乏等。

（二）诊断

（1）心脾两虚：疲乏无力，动则加剧，多梦易醒，心悸健忘，头晕目眩，肢倦神疲，少气懒言，面色少华，舌质淡，苔薄，脉细弱。

（2）肝郁气滞：疲乏无力，头晕目眩，耳鸣健忘，口苦，胁痛，急躁易怒，或悲伤欲哭，或精神紧张，舌暗红，苔薄黄，脉弦涩。

（3）肾精亏虚：疲乏无力，心烦不宁，健忘多梦，五心烦热，咽干颧红，腰膝酸软，甚或遗精，舌红少苔，脉细弱或细数。

（三）治疗

1. 治疗原则　通调气血，调补五脏。心脾两虚者，治以补益心脾，养血安神；肝郁气滞证者，治以疏肝理气解郁；肝郁脾虚者，治以疏肝解郁，健脾养血；肾精不足者，治以益肾填精。

2. 手法操作

（1）基本操作

1）头面及项部操作：患者坐位。医者双手拇指交替分推前额部，往返2~3遍；点按百会半分钟；用五指拿法从前发际拿至枕部3~6遍；推桥弓15遍；扫散头部两侧胆经循行区10遍。

2）躯干部操作：患者仰卧位，术者平推前胸部和两季胁部，反复3~6遍；患者俯卧，术者用掌根或拇指推患者背部督脉和两侧膀胱经3~5遍；在膀胱经两侧的肝俞、脾俞、肾俞各按揉1分钟；掌横擦腰骶部，时间2分钟。

3）四肢部操作：术者以一指禅推法顺着肝、脾、肾三经循行的方向推3~5遍；按揉太冲、太白、太溪，每穴1分钟。

（2）辨证加减

1）心脾两虚：摩腹5分钟；按揉足三里、中脘、心俞、脾俞、阴陵泉，每穴1分钟。

2）肝郁气滞：按揉足三里、行间、太冲、阳陵泉，每穴1分钟；斜擦季胁部，时间2分钟。

3）肾精亏虚：按揉三阴交、肾俞、命门、太溪，每穴1分钟；横擦腰骶部，以透热为度；直擦督脉、膀胱经，时间2分钟。

（四）功能锻炼

（1）摩腹法：自然站立，呼吸自然，全身放松，或取仰卧位，自行用双手叠掌摩法顺时针、逆时针交替摩小腹，至其腹内有温热感为度。

（2）打太极：太极能刺激到人体各部位的经穴，对本病有较好的调节作用。

（3）慢跑：属于有氧运动，可以改善呼吸，顺畅气血。

（五）其他疗法

针灸、运动康复疗法、拔罐、耳针、刮痧等。

（六）注意事项

（1）注意劳逸结合，保证睡眠充足。

（2）用积极的态度面对各种精神压力，提高自身心理素质。

（3）合理膳食，适当进行药物治疗。

（4）可进行温水浴，有利消除疲劳。

痛　　经

妇女在经期或经行前后，出现周期性小腹部疼痛，或痛引腰骶，甚至痛剧晕厥者为痛经，亦称"经行腹痛"。常伴有面色苍白、头面冷汗淋漓、手足厥冷、泛恶呕吐等症状。痛经分为原发性痛经和继发性痛经。

（一）病因病机

本病病位在子宫、冲任，其病机有"不通则痛"和"不荣则痛"两种。

（1）气滞血瘀：情志失调，肝郁气滞，气机不利，血行不畅，经血滞于胞中而痛。

（2）寒湿凝滞：久居阴湿之地，或经期冒雨、涉水、游泳，或经期贪食生冷，以致寒湿之邪或从外感，或从内生，客于冲任胞宫，导致经血凝滞，而为痛经。

（3）气血虚弱：禀赋素虚，或大病之后，气血俱虚，冲任、胞宫失于濡养，而致痛经。

（二）诊断

（1）气滞血瘀：经前或经期小腹胀痛拒按，经血量少，淋漓不畅，血色紫黯有块，块下则痛减，伴胸胁及乳房胀痛，舌质暗，舌边或有瘀点，脉沉弦。

（2）寒湿凝滞：经前或经期小腹冷痛拒按，连及腰脊，得热痛减；经期或错后，经血量少，色暗有块，伴畏寒便溏，舌苔白腻，脉沉紧。

（3）气血虚弱：经期或经净后小腹绵绵作痛，按之痛减，月经量少，色淡质稀，伴面色苍白，神疲乏力，纳少便溏，舌淡苔薄，脉细弱。

（4）肝肾亏虚：经后小腹绵绵作痛，腰骶酸痛，月经量少，色淡质稀，伴头晕耳鸣，面色晦暗，或潮热颧红，舌淡，苔薄白或薄黄，脉沉细。

（三）治疗

1. 治疗原则　通调气血。气滞血瘀者，治以活血化瘀，理气止痛；寒湿凝滞者，治以温经散寒止痛；气血虚弱者，治以益气养血，调经止痛；肝肾亏虚者，治以补益肝肾，调经止痛。

2. 手法操作

（1）基本操作

1）腹部操作：患者仰卧位。医者坐于患者右侧，在小腹部用摩法顺时针方向摩腹，以小腹内有热感为宜；用一指禅推法或拇指揉法，施术于气海、关元、中极，每穴2分钟。

2）腰骶部操作：患者俯卧位。医者先用㨰法施术于腰骶部，时间5分钟；用一指禅推法施术于肾俞、八髎，每穴2分钟；横擦腰骶、八髎，以透热为度。

（2）辨证加减

1）气滞血瘀：按揉章门、期门、膈俞、肝俞，每穴1分钟；拿血海、三阴交，以酸胀为度。

2）寒湿凝滞：直擦背部督脉，横擦腰部命门、肾俞，以透热为度；按揉血海、三阴交，每穴1分钟。

3）气血虚弱：直擦背部督脉，横擦左侧背部，以透热为度；摩腹5分钟；揉中脘3分钟；按揉脾俞、胃俞、足三里，每穴1分钟。

4）肝肾亏虚：直擦背部督脉，横擦腰部命门、肾俞，以透热为度；按揉照海、太溪、肝俞、肾俞、涌泉，每穴1分钟。

在月经来潮前1周进行推拿治疗，每天1次，6次为1个疗程，连续治疗3个月。

（四）其他疗法

（1）针刺：实证：针刺中极、三阴交、地机、次髎、十七椎等；虚证：针刺关元、足三里、三阴交等。

（2）耳针：取内生殖器、内分泌、神门、交感、皮质下、肾等，每次选用2~4穴，毫针刺法或压丸法。

（五）注意事项

（1）注意经期卫生，经期禁房事。
（2）经期不宜过食辛辣或寒凉生冷之品。
（3）保持心情舒畅，避免情绪波动。

月 经 不 调

月经不调是指月经的周期、经量、经色、经质等出现异常变化，并伴有一些相关症状的妇科疾病。

本病分为月经先期、月经后期、月经先后不定期等情况。月经先期是指月经周期提前 7 天以上，甚至一月两至者，亦称"经早"。月经后期是指月经周期错后 7 天以上，甚至 40~50 日一行者，亦称"经迟"。月经先后不定期为月经不按周期而至，或先或后超过 7 天以上者，也称"经乱"。

西医学认为体内雌激素分泌失调、自主神经功能紊乱、精神刺激、寒冷、疲劳和某些全身性疾病等，均可导致本病。

（一）病因病机

一般月经周期的变异与脏腑功能的紊乱有关，经量多少与气血虚实有关。

（1）月经先期：患者素体虚弱，或饮食失节，或劳倦过度，损伤脾气，中气不足，统摄无权，冲任不固，因气虚而导致月经先期而至。或情志内伤，郁久化热；或素体阳盛及过食辛辣助阳之品；或大病、久病失血伤阴等，均可导致热扰胞宫及冲任，迫血下行，使经血先期而至。

（2）月经后期：患者素体阳虚，或久病伤阳，阳虚内寒；或经行、产后感受寒邪，或过食生冷，寒邪乘虚搏于胞宫而致瘀，血海不能按时满溢，导致月经后期。亦可因体质素虚，或久病失血，或产育过多，耗伤阴血，或脾胃虚弱，化源不足，以至于冲任血虚，不能按时满盈，而致月经后期。

（3）月经先后不定期：患者情志抑郁或忿怒伤肝，肝气逆乱，疏泄失常，冲任失调，血海蓄溢失常，则月经先后无定期。亦因素体先天禀赋不足，或多产房劳，或久病伤肾，冲任失常，血海蓄溢失司，出现月经先后无定期。

（二）诊断

（1）月经先期：气虚者表现为经血量少、色淡、质清稀，神疲倦怠，舌淡，苔薄，脉虚无力；实热者表现为经血量多、色深红或紫红、质黏稠，舌红，苔薄黄，脉滑数；阴虚者表现为经血量少、色红、质黏而稠，颧赤，手足心热，舌红少苔，脉细数；肝郁化热者表现为月经量或多或少、色紫红、有瘀块，胸胁、乳房、小腹胀痛，烦躁易怒，苔薄黄，脉弦数。

（2）月经后期：实寒者表现为经期错后，量少色黯，小腹冷痛，得热痛减，舌苔薄白，脉沉紧；虚寒者表现为经行延后，量少色淡、质清稀，面色苍白，小腹绵绵作痛，喜暖喜按，舌淡，苔薄白，脉沉迟无力；气滞者表现为月经延迟，量少色黯有瘀块，乳房及小腹胀痛，胸痞不舒，舌苔黄，脉弦涩；血虚者表现为经期延迟，量少色淡、质清稀，小腹空痛，面色苍白或萎黄，心悸，舌淡少苔，脉虚细。

（3）月经先后无定期：肝郁者表现为经期或前或后，经量或多或少，经行不畅，胸胁、乳房、小腹胀痛，精神抑郁，胸闷，苔薄白，脉弦；肾虚者表现为经来或先或后，量少、色淡，面色晦暗，头晕耳鸣，腰膝酸软，舌淡苔薄，脉沉弱。

（三）治疗

1. 治疗原则 以调和气血，疏通经络为主。血热者宜清热凉血；气虚者宜补气摄血；血寒者宜温经散寒；血虚者宜养血调经；肝郁者宜疏肝理气；肾虚者宜益肾调经。

2. 手法操作

（1）基本操作

1）腹部操作：患者仰卧位。医者先用一指禅推法在关元、气海、中极操作，每穴 1 分钟；然后顺时针方向摩小腹部，时间 5 分钟。

2）背腰部操作：患者俯卧位。医者先用按法施术于腰骶部，时间 5 分钟；再用一指禅推法施术于背部两侧膀胱经，时间 5 分钟；最后按揉脾俞、肝俞、肾俞，每穴 1 分钟。

3）下肢部操作：患者仰卧位。医者用双拇指按揉三阴交、太冲、太溪，每穴 1 分钟，以酸胀为度。

（2）辨证加减

1）血热：用拇指指端按揉胃俞、大肠俞、大敦、行间、隐白、解溪、血海，每穴 1 分钟。

2）血寒：直擦背部督脉，横擦腰骶部及命门、肾俞，以透热为度；用掌按法施术于神阙，时间 3 分钟，以使患者腹部发热为宜。

3）血虚：顺时针方向摩腹，时间 5 分钟；再按揉中脘、神阙，每穴 1 分钟；再次拇指按揉足三里、脾俞、胃俞，时间 1 分钟；最后直擦背部督脉，横擦左侧背部，以透热为度。

4）气虚：指按揉气海、关元各 2 分钟。

5）肝郁：先以两掌搓摩胁肋部，时间 1 分钟；再按揉肝俞、膈俞，每穴 1 分钟。

6）肾虚：直擦背部督脉及膀胱经，横擦命门、肾俞，以透热为度；再按揉照海、太溪、肾俞、涌泉，每穴各 1 分钟。

（四）功能锻炼

（1）摩腹法：自然站立，呼吸自然，全身放松，或取仰卧位，用双手叠掌摩法顺时针、逆时针交替摩小腹，至其腹内有温热感为度。

（2）打太极：太极能刺激到人体各部位的经穴，对月经有较好的调节作用。

（3）慢跑：属于有氧运动，可以改善呼吸，顺畅气血，对腹肌、盆腔肌交替收缩和舒张有较好的作用，可减低经期子宫的压迫感与疼痛感。

（4）做瑜伽：轻柔、放松的冥想型瑜伽有利于血液循行，可调气血，缓解经期压力。

（5）练形体操：初级形体操可通过呼吸法排解压力，释放体内的负能量，能促进血液的循环，通畅经络，对调理月经有较好的功效。

经期前三天以较为轻柔、舒缓、放松、拉伸的运动为主；经期第五天可以开始进行慢走、慢跑等有氧运动，但要避免负重较大的运动。

（五）其他疗法

（1）中药内服：血热型用清经散或两地汤加减，血寒型用温经汤或大营煎加减，血虚型用人参养营汤加减，气虚型用归脾汤加减，肝郁型用逍遥散加减，肾虚型用固阴煎加减。

（2）针刺：以三阴交、关元、血海等为针刺主穴，然后根据不同证型进行随症加减。实证用泻法，虚证用补法，寒者加灸。于月经来潮前 5～7 天开始治疗，每次留针 20～30 分钟，每日 1 次。连续治疗 3～5 个月经周期。

（3）耳针：取肝、脾、肾、子宫、内分泌、皮质下。毫针刺用中等刺激，留针 15～30 分钟，或用耳穴贴压法。

（4）皮肤针叩刺：在腰椎至尾椎、下腹部任脉、脾经、肝经和腹股沟及下肢足三阴经循行线，用梅花针轻轻叩刺，至局部皮肤潮红为度，隔日 1 次。

（5）穴位注射：选子宫、足三里、三阴交，每次选 2～3 穴，用 5% 当归注射液或 10% 丹参注射液，每穴注入 0.5ml，隔日 1 次。

（6）拔罐：在相应的部位或穴位上拔罐后留罐 10 分钟，每日 1 次，10 次为 1 个疗程。

（7）理疗：可选择电熨、冷冻、激光、红外线等。

（六）注意事项

（1）推拿宜在经期前后进行，手法宜柔和，切忌粗暴。

（2）保持心情舒畅，避免情志刺激。

（3）合理饮食，调护脾胃。

（4）生活规律，注意休息，防止过度劳累。

（5）注意保暖，避风寒。

慢性盆腔炎

慢性盆腔炎是指女性内生殖器官（包括子宫、输卵管和卵巢）及其周围结缔组织、盆腔腹膜发生的慢性炎症。临床上慢性输卵管炎、输卵管积水、输卵管卵巢炎、输卵管卵巢囊肿、慢性结缔组织炎等与之相关。

本病属中医学"腹痛"、"带下病"、"痛经"及"癥瘕"等范畴。

（一）病因病机

本病发生与肝脾两脏功能失调有关，多因内生湿热或感受外邪引起。若情志抑郁，肝郁化火，气滞血瘀，而成癥瘕。或饮食失调，忧思伤脾，水湿不布，久而湿热痰浊内蕴，形成本病。

（二）诊断

本病主要表现为下腹部疼痛，痛连腰骶，劳累、性交后或月经前后加剧，伴有低热，疲劳，劳则复发，带下增多，月经不调，甚至不孕。

（1）肝郁湿热：少腹一侧或两侧胀痛，腰骶酸痛，带下量多，阴痒，经期提前，量多，伴神疲乏力，口苦，舌红，苔黄或白，脉弦滑。

（2）气滞血瘀：少腹胀痛或刺痛，疼痛拒按，经期加重，乳房胀痛，量多有块，块下痛减，舌紫黯，苔薄，脉弦或涩。

（3）血虚寒湿：少腹冷痛，或坠胀疼痛，喜揉喜按，得热痛减，经行加重，经期延后，量少，色黯有块，舌淡苔白，脉沉细。

（三）治疗

1. 治疗原则　以行气活血，化瘀止痛为主。肝郁湿热者，宜疏肝解郁，清热利湿；气滞血瘀者，宜疏肝理气，活血化瘀；血虚寒湿者，宜益气活血，温经散寒。

2. 手法操作

（1）基本操作

1）腹部操作：患者仰卧位，医者先用摩法施术于腹部，重点在小腹，以透热为度，时间 5 分钟；再用一指禅推法施术于章门、期门、中脘、神阙、气海、关元、中极、曲骨、带脉、归来、子宫、水道，每穴 1 分钟。

2）腰背部操作：患者俯卧位，医者先用按法施术于腰骶部，时间 3 分钟；再用一指禅推法施术于膈俞、肝俞、脾俞、胃俞、关元俞、膀胱俞、八髎，每穴 1 分钟；最后直擦背部督脉，横擦腰骶部及命门、肾俞、八髎，以透热为度。

（2）辨证加减

1）肝郁湿热：点按血海、三阴交、丘墟、太溪、水泉、太冲，每穴 1 分钟；轻叩脊柱两侧膀胱经及骶髂部，时间 2 分钟。

2）气滞血瘀：按揉府舍、气冲、血海、阴陵泉、地机、三阴交、行间、太冲、丘墟，每穴 1 分钟；弹拨腹部包块 2 分钟，以患者能忍受为度。

3）血虚寒湿：点按百会、合谷、温溜、府舍、气冲、血海、足三里、三阴交，每穴 1 分钟；掌振下腹部，时间 2 分钟。

（四）功能锻炼

（1）摩揉脐腹：自然站立、平坐或者仰卧均可，呼吸自然，全身放松，双掌掌心向内相叠放置于脐腹部，首先按顺时针方向摩揉，再按逆时针方向摩揉，以脐腹部发热为度。

（2）擦少腹：自然站立，呼吸自然，全身放松，然后双手分别置于下腹部两侧向耻骨处斜擦，以少腹部发热为度。

（3）仰卧起坐：仰卧，两腿并拢，两手上举，利用腹肌收缩，两臂向前摆动，迅速成坐姿，上体继续前屈，两手触足面，低头；然后还原成坐姿，如此连续进行。频率最好控制在每分钟 60～70 个，随年龄的增加而递减，50 岁以上的每分钟做 25 个左右。

（4）下蹲起立：两腿分开，略比肩宽，自然地站立。下蹲时臀部尽量往下，在完全蹲下时停顿片刻，然后再慢慢站起来，如此反复做 20～30 下。

（5）轻拍小腹：自然站立，呼吸自然，全身放松，然后双手交替拍打小腹部（用力要以舒适为度），拍打一次为一个节拍，共做四个八拍。

（五）其他疗法

（1）中药内服：肝郁湿热型用龙胆泻肝汤加减，气滞血瘀型用膈下逐瘀汤加减，血虚寒湿型用少腹逐瘀汤加减。

（2）针刺：以气海、关元、水道、归来、三阴交等为针刺主穴，然后根据不同证型选用配穴。实证用泻法，虚证用补法，寒者加灸。每次留针 20～30 分钟，每日 1 次。

（3）理疗：可选择激光穴位照射、药物离子导入、超短波、微波、紫外线频谱、蜡疗和热水坐浴等方法综合治疗。

（六）注意事项

（1）注意卫生，勤换内裤。
（2）加强锻炼，增强体质。
（3）经期忌房事，避免感染。
（4）保持良好的心态，避免情志刺激。

围绝经期综合征

围绝经期综合征又称"绝经期综合征"、"更年期综合征"，是指妇女在绝经前后因卵巢功能减退、雌激素水平下降所致的以自主神经功能紊乱和代谢障碍为主的一系列症候群，如多汗、烦躁、潮热、眩晕耳鸣、心悸失眠、腰膝酸软、面浮肢肿、情志不宁等症。

本病好发于 40 岁以后的绝经期前后的女性，绝经是其重要标志，症状可持续 1～2 年或更长。本病属中医学"绝经前后诸证"、"脏躁"范畴。

（一）病因病机

本病多因妇女绝经前后，肾气渐衰，天癸将竭，冲任亏虚，精血不足，脏腑失养，阴阳失衡。若肾阴不足，不能上济心火，心肾不交，则出现失眠等；若水不涵木，肝阳上亢，则出现烦躁头晕等；若肾阳虚损，命门火衰，不能温煦脾土，脾失健运，则可见浮肿乏力等。本病发生与情志抑郁、肝气不舒有主要关系。其病变脏腑主要在肾，其中肾虚是致病关键，并可累及心、肝、脾三脏。

（二）诊断

（1）肝肾阴虚：头晕耳鸣，烦躁易怒，烦热，盗汗，心悸失眠，腰膝酸软，月经紊乱，色红质稠，舌红少苔，脉细数。

（2）心肾不交：心悸怔忡，失眠多梦，腰膝酸软，五心烦热，咽干口燥，月经紊乱，舌红少苔，脉细数。

（3）脾肾阳虚：面色晦暗，精神萎靡，形寒肢冷，纳少便溏，小便清长而频，月经量多，色淡质稀，白带清稀量多，舌淡胖大，舌边有齿痕，苔白滑，脉沉迟无力。

（4）心脾两虚：头晕目眩，心悸失眠，神疲体倦，少气懒言，健忘，月经量多，舌淡胖边有齿痕，脉细软无力。

（5）阴阳俱虚：时而烘热汗出，时而畏寒怕冷，眩晕耳鸣，失眠多梦，心悸自汗，便溏或便秘，神疲肢肿，腰膝酸软，月经紊乱，舌淡苔白，脉沉细。

（6）阴血亏虚：面色萎黄，唇甲无华，皮肤干燥，头晕眼花，心悸怔忡，筋脉拘急，月经量少，色淡质稀，舌淡白，苔薄，脉弦细或细数。

（7）肝郁脾虚：情志抑郁，心烦易怒，嗳气频作，胸胁胀痛，腹胀便溏，月经紊乱，经行小腹胀痛，或有血块，舌淡苔薄，脉弦。

（8）冲任不固：腰膝酸软，小腹不适，月经紊乱，经血量多，经行时间长，舌质淡而胖大，苔薄白，脉沉细。

（9）气郁痰结：情志抑郁，胸闷，咽中似有异物梗塞，吐之不出，咽之不下，体胖乏力，舌淡，苔白腻，脉弦滑。

（三）治疗

1.治疗原则　以调和阴阳，补肾安神为主。肝肾阴虚者，宜滋补肝肾，育阴潜阳；心肾不交者，宜滋阴降火，交通心肾；脾肾阳虚者，宜温肾健脾；心脾两虚者，宜补益心脾，益气养血；阴阳俱虚者，宜补肾扶阳，滋补冲任；阴血亏虚者，宜滋阴养血，补心安神；肝郁脾虚者，宜疏肝健脾；冲任不固者，宜健脾益肾，固涩冲任；气郁痰结者，宜解郁化痰、行气散结。

2. 手法操作

（1）基本操作

1）胸腹部操作：患者仰卧位。医者先用一指禅推法分别施治于膻中、中脘、气海、关元，每穴2～3分钟；再用摩法施术于胃脘部及下腹部，时间为5分钟左右。

2）腰背部操作：患者俯卧位。医者先用擦法在腰背操作，时间约5分钟；再用拇指按揉法施于厥阴俞、膈俞、肝俞、脾俞、肾俞、命门，每穴约1分钟；最后用小鱼际擦背部督脉经和膀胱经第一侧线，以透热为度。

3）头面及颈肩部操作：患者坐位。医者先拿颈项部2～3分钟；再用一指禅推法推前额部3分钟；最后用拇指按揉太阳、四白、迎香、百会，每穴各1分钟；拿肩井10次。

（2）辨证加减

1）肝肾阴虚：指按揉志室、血海、阴陵泉、三阴交、太溪、太冲，每穴各1分钟；推两侧桥弓各15～20次。

2）心肾不交：指按揉通里、内关、合谷、心俞、血海、三阴交、太溪，每穴各1分钟；擦涌泉，以透热为度。

3）脾肾阳虚：揉按天枢、曲池、合谷、足三里、阳陵泉、丰隆、悬钟、委中、承山、昆仑，每穴各1分钟；掌振关元3分钟；横擦八髎，以透热为度。

4）心脾两虚：按揉劳宫、通里、内关、合谷、心俞、血海、足三里、阴陵泉、悬钟、三阴交，每穴各1分钟；擦涌泉，以透热为度。

5）阴阳俱虚：按揉合谷、足三里、阳陵泉、血海、阴陵泉、三阴交、太溪、太冲、悬钟，每穴各1分钟；擦涌泉，以透热为度。

6）阴血亏虚：按揉劳宫、通里、内关、合谷、心俞、血海、足三里、悬钟、三阴交、太冲，每穴各1分钟；擦涌泉，以透热为度。

7）肝郁脾虚：按揉内关、足三里、阳陵泉、丰隆、悬钟、三阴交、太冲，每穴各1分钟；横擦八髎，以透热为度。

8）冲任不固：按揉合谷、足三里、三阴交、太溪、太冲、阳陵泉、阴陵泉，每穴各1分钟；掌摩关元5分钟。

9）气郁痰结：按揉支沟、合谷、足三里、天突、丰隆、三阴交、太冲，每穴各1分钟；掌擦八髎、涌泉，以透热为度。

（四）功能锻炼

围绝经期适量地做一些运动既可让人神清气爽，又可减轻不适症状。

其中步行、慢跑、走跑交替、游泳等运动均属于围绝经期常用而有效的有氧运动。

其中应掌握的原则：

（1）持之以恒：人到中年以后，大多不愿活动。在认识到锻炼的重要性后，就应持之以恒，坚持到底；特别要克服"三天打鱼，两天晒网"的情况，才能收到良好的锻炼效果。

（2）循序渐进：在进行锻炼时，要遵循由小量活动逐渐增大运动量的原则，因为人的体力、耐久力、灵巧度等都是逐步提高的，不能急于求成，应以不疲劳为度。

（3）动静适度：锻炼初期的运动速度和量应逐渐递增，运动中应避免有可能跌倒的动作。不宜参加竞争性的活动，也不宜长时间的活动或劳作。

（4）运动时间：早晨空气新鲜，是锻炼身体的最好时间。饭后1～2小时才可进行活动。

（5）运动前后注意事项：运动前应先做准备活动，以防剧烈活动造成伤害；运动后应进行整理活动，使身体逐渐恢复常态，有利于脏器的调整，预防不利因素发生。

（6）身体不适或体力不支时，不能强行锻炼，可减量或暂停锻炼。

（五）其他疗法

（1）中药内服：肝肾阴虚型用六味地黄丸加减，心肾不交型用天王补心丹合甘麦大枣汤加减，脾肾阳虚型用右归丸合理中汤加减，心脾两虚型用归脾汤加减，阴阳俱虚型用二仙汤加减，阴血亏虚型用人参滋血汤加减，肝郁脾虚型用逍遥丸加减，冲任不固型用固冲汤加减，气郁痰结型用导痰汤加减。

（2）针刺：以百会、关元、肾俞、三阴交、太溪等为针刺主穴，然后根据不同证型选用配穴。实证用泻法，虚证用补法，阳虚者加灸。每次留针20~30分钟，每日1次。

（3）耳针：取肾、内生殖器、交感、神门、皮质下、内分泌，每次取2~3穴，毫针刺或埋针、压丸法，隔日1次。左右耳交替治疗。

（4）心理治疗：多作解释工作，使更年期妇女了解此系正常的生理变化，消除无谓的恐惧与忧虑。同时应使其家人了解更年期妇女可能出现的症状，一旦发生某些神经功能失调症状时能给予同情、安慰与鼓励，使其乐观、顺利地度过这一时期。

（六）注意事项

（1）生活有规律，劳逸结合。
（2）调理情志，保持豁达、乐观的情绪。
（3）多食高蛋白、高纤维的食物及新鲜的瓜果、蔬菜等。

产 后 身 痛

产后身痛是指产妇在产褥期间出现肢体关节的酸楚、疼痛、麻木、重着等症。又称为"产后痛风"、"产后关节痛"等，是常见的产后病症之一。

（一）病因病机

由于产后血虚，经脉失养；或素体肾亏，胞脉失充；或感受风寒湿邪，气血不畅，均可致经络不通，血运不及，引起身体肢节部位发生疼痛、麻木。

（二）诊断

（1）血虚：产后关节疼痛，屈伸不利，肢体酸楚、麻木，面色萎黄，头晕心悸，气短懒言，舌淡红，少苔，脉细无力。

（2）肾虚：产后腰脊酸痛，腿膝乏力，或足跟疼痛，舌淡红，苔薄，脉沉细。

（3）血瘀：产后关节疼痛，屈伸不利，伴恶露下行不畅，量少色黯，质黏有块或下腹疼痛拒按，舌紫，苔薄腻，脉弦涩。

（4）风寒：遍身骨节疼痛，伸屈不利，或痛无定处，或肢体肿胀，重着不举，得热则舒，少腹时痛，舌淡，苔薄白，脉细弦。

（三）治疗

1.治疗原则 以理气养血，舒筋止痛为主。血虚者，宜养血益气，温经通络；肾虚者，宜补益肾气，强腰壮骨；血瘀者，宜益气活血，散瘀通络；风寒者，宜祛风散寒，活血温经。

2.手法操作

（1）基本操作

1）颈肩部操作：患者坐位。医者先拿风池、大椎、肩井，每穴各 1 分钟；再按揉风门、肺俞、曲池、合谷，每穴 1 分钟；最后横擦大椎，以透热为度。

2）胸腹部操作：患者仰卧位，两下肢微屈。医者先以一指禅推法推中脘、气海、关元，每穴 2 分钟；再摩小腹部，时间 5 分钟；最后点按血海、足三里、三阴交，每穴 1 分钟。

3）腰背部操作：患者仰卧位。医者先以一指禅推法推膈俞、肝俞、脾俞、肾俞，每穴 1 分钟；再用捏脊法自下至上捏脊 10 次；最后直擦督脉及横擦命门、八髎，以透热为度。

（2）辨证加减

1）血虚：点按脾俞、胃俞、内关、足三里，每穴 1 分钟；轻叩脊柱两侧膀胱经及腰骶部，往返 10 遍。

2）肾虚：按揉肾俞、归来、气冲、太溪，每穴 1 分钟；擦涌泉，以透热为度；掌振小腹部，时间 2 分钟。

3）血瘀：按揉膈俞、血海、合谷、地机、丘墟，每穴 1 分钟；掌振小腹部，时间 2 分钟。

4）风寒：按揉风门、大椎、归来、气冲，每穴 1 分钟；轻叩脊柱两侧及腰骶部，往返 10 遍。

（四）其他疗法

（1）中药内服：血虚型用黄芪桂枝五物汤加减，肾虚型用养荣壮肾汤加减，血瘀型用身痛逐瘀汤加减，风寒型用独活寄生汤加减。

（2）针刺：以次髎、风市、足三里、悬钟、环跳或阿是穴等为针刺主穴，然后根据不同证型选用配穴，先针后灸。实证用泻法，虚证用补法。每次留针 20～30 分钟，每日 1 次。

（3）穴位注射：取足三里、风市、环跳等穴，用复方当归注射液或维生素 B_1 等，每个穴位注射 0.5ml。

（4）饮食疗法：产后身痛多由血虚或外感风寒所导致。血虚者，宜多食营养丰富的食品，如猪肝、羊肉、鸡、桂圆、大枣、红豆等；外感风寒者，宜多食辛温散寒之品，如生姜、葱白、红糖及一些易消化的鱼、肉类。忌食生冷之物。

（五）注意事项

（1）注意产褥期护理，慎起居，避风寒。

（2）加强营养，增强体质。

（3）保持心情舒畅。

乳 痈

乳痈是由细菌侵入乳管及乳腺组织而引起的急性化脓性炎症。多发于产后哺乳的产妇，尤其是初产妇更为多见。俗称"奶疮"。

本病相当于西医学的"急性乳腺炎"、"急性化脓性乳腺炎"。

（一）病因病机

本病多由乳汁瘀积或肝胃不和而致。

（1）乳汁瘀积：初产妇乳头破裂、畸形、凹陷，影响充分哺乳；或哺乳方法及断乳方法不当，乳汁瘀滞；或因风热毒邪外袭等因素，终可导致乳汁瘀积，乳络阻塞结块，郁热酿脓而成乳痈。

（2）肝胃不和：情志不畅，肝失疏泄，久而蕴热；或饮食不节，运化失司，胃热壅滞，郁热循经上扰乳房，使乳络闭阻不畅，热盛肉腐，形成乳痈。

（二）诊断

本病根据病情发展，可分为三期。

（1）郁乳期：患侧乳房部肿胀触痛，皮肤微红，或有肿块，乳汁排泄不畅，伴恶寒发热，骨节酸痛，胸闷烦躁，纳差，苔薄黄，脉浮数。

（2）酿脓期：局部硬结明显，肿块逐渐增大，继而皮肤焮红，此时伴有明显的全身症状，如高热、寒战、全身无力等。如出现持续性搏动性疼痛，此为脓成征象，并见其局部皮肤红肿、透亮。若硬块渐软，有波动感，便是成脓阶段，可见其患侧腋下淋巴结肿大，有触痛。舌红，苔黄腻，脉洪数。

（3）溃脓期：破溃出脓后，脓液引流通畅，一般体温正常，肿痛消减，逐渐愈合。若治疗不当，脓肿可能穿破胸大肌筋膜前结缔组织，形成乳房后脓肿；或乳汁自创口溢出而形成乳漏，严重者甚至可引发脓毒败血症。

（三）治疗

1. 治疗原则 乳痈初起主要为乳汁瘀积，热毒内盛，治以疏肝清热，通乳消肿。脓成及已溃以托里、排脓为主。推拿治疗以乳痈初起尚未成脓时为佳。

2. 手法操作

（1）胸腹部操作：患者坐位。医者先一只手自乳根部沿乳管走行，向乳头部轻轻推2分钟；然后用手持乳房基底部，用手掌由瘀积硬结的外缘向乳头方向逐步推赶并轻揉挤，反复操作10分钟，即可将瘀积的乳汁逐渐推出。亦可用手轻轻提动乳头5次，以扩张乳头部。

（2）患者仰卧位。医者先用按揉法施术于天溪、膺窗、乳根、中脘、膻中、屋翳，每穴2分钟；再用摩法顺时针方向施术于腹部，时间5分钟。

肩背部：患者俯卧位。医者先用一指禅推法推背部膀胱经，时间5分钟；然后用拇指按揉肝俞、脾俞、胃俞，每穴2分钟。

患者坐位，医者先按揉风池，再沿颈椎两侧向下至大椎两侧往返按揉20遍；最后拿揉风池、肩井、尺泽、天宗、少泽、合谷，每穴1分钟。

（四）功能锻炼

鼓励患者根据个人身体情况，选择太极拳、内养功、八段锦、散步或慢跑等方法长期锻炼，增强体质，预防乳痈。

（五）其他疗法

（1）中药内服：气滞热壅型（郁乳期）用瓜蒌牛蒡汤加减，热毒炽盛型（酿脓期）用透脓散加减，正虚邪恋型（溃脓期）用托里消毒散加减。

（2）针刺：以膻中、乳根、期门、肩井等为针刺主穴，然后根据不同证型选用配穴。毫针刺用泻法，乳痈初期、酿脓期只针不灸；溃脓期用补法或平补平泻法，针灸并用。留针20～30分钟，每日1次。

（3）火针：主穴取阿是穴、乳根、肩井、膻中，配穴取鱼际、少泽、足三里、行间等，用2号火针，在酒精灯上烧至发白亮时，迅速将针刺入乳房病灶中心 1～2 针后，再连续围刺病灶 2～3 针，视肿块深度定进针深度，立即出针，如病灶结块坚硬者须留针片刻。乳根、肩井、足三里，火针刺后留针 3～5 分钟，其他穴位点刺即可。

（4）灸法：取阿是穴，初起时用隔葱灸和隔蒜灸，每日灸治 1～2 次，每次 10～20 分钟。

（5）郁乳期用金黄散或玉露散以冷开水或醋调敷；或用金黄膏或玉露膏敷贴；或用鲜野菊花、鲜蒲公英、鲜地丁草、仙人掌（去刺）等洗净捣烂外敷；或用 20%芒硝溶液湿敷；或用大黄、芒硝各等份研末，适量凡士林调敷。

（六）注意事项

（1）妊娠 5 个月后，经常用温热水或 75%酒精擦洗乳头。

（2）孕妇有乳头内陷者，应在孕期经常挤捏提拉矫正，可用小酒杯扣吸。

（3）产妇要养成定时哺乳的习惯，保证乳汁排出通畅。乳汁过多时，可用吸乳器将乳汁吸尽排空，以防乳汁瘀积。

（4）保持乳头清洁，如有乳头皲裂、擦伤应及时治疗。

（5）注意婴儿口腔清洁，不可让婴儿口含乳头睡觉。

（6）乳母应保持精神舒畅，避免情绪过度激动，断乳时应逐渐减少哺乳次数，然后再行断乳。

附 乳少

乳少是指产后乳汁分泌不足，不能满足婴儿生长发育的需要，或产后乳汁分泌甚少乃至全无，又称为"产后乳少"、"乳汁不行"。其不仅出现在产后二、三天至半个月内，整个哺乳期均可出现，临床新产妇发生乳少最常见。

在产后 1 周内，由于分娩失血，气血耗损，出现暂时的乳汁缺少为正常生理现象，当机体气血恢复后，乳汁会很快充盈并泌出。

本病属西医乳汁分泌及排出异常范畴。

（一）病因病机

中医学认为乳汁由气血化生，其分泌依赖肝气的疏散与调节。故乳少多因气血虚弱、肝郁气滞或痰气壅阻所致。

（1）气血亏虚：产妇素体气血虚弱，复因产时、产后失血耗气，气血亏虚，或素体脾胃虚弱，孕期、产后营养失调，气血生化不足，以致气血虚弱无以化乳，则产后乳汁甚少或全无。

（2）肝郁气滞：情志忧郁或产后七情所伤，肝失条达，气机不畅，乳络、乳脉壅滞，使乳汁运行受阻而致乳少。

（3）痰气壅阻：素体脾肾阳虚，水湿不化，积食生痰或产后膏粱厚味，脾伤失运，湿浊成痰，痰气壅阻，乳络不通而致乳少。

此外，精神紧张，睡眠不足，劳逸失常，营养不良，哺乳方法不当等均可影响乳汁分泌。

（二）诊断

（1）气血亏虚：产后乳少，甚或全无，乳汁清稀，乳房柔软，无胀感，面色少华或萎黄，皮肤干燥，畏寒神疲，头晕耳鸣，心悸气短，腰酸腿软，舌淡少苔，脉虚细。

（2）肝郁气滞：产后乳少，或突然不行，乳汁浓稠，乳房胀硬，甚则胀痛引及胸胁，精神抑郁，胸胁不舒，胃脘胀满，纳少嗳气，舌苔薄黄，脉弦细数。

（3）痰气壅阻：身体肥胖，乳少而稀薄或点滴全无，乳房柔软无胀感，胸闷，食多便溏，面色少华，舌质淡或胖，苔薄白稍腻，脉沉细弱。

（三）治疗

1. 治疗原则　以健脾生血，通络下乳为主。气血亏虚者，宜益气养血；肝郁气滞者，宜疏肝解郁；痰气壅阻者，宜解郁化痰、行气散结。

2. 手法操作

（1）基本操作

1）胸腹部：患者仰卧位。医者坐于患者一侧，先用揉、摩法施于乳房及周围的乳根、天溪、食窦、屋翳、膺窗、膻中，约10分钟；然后手掌轻按乳房上部或两侧施以振法2分钟；接着按揉中脘、气海、关元，每穴2~3分钟；最后用顺时针揉或摩法施于胃脘部及下腹部，各5分钟。

2）腰背部：患者俯卧位。医者坐或立其体侧，先用一指禅推法或拇指按揉法施于肝俞、脾俞、胃俞，每穴2分钟；然后用小鱼际擦法擦背部督脉和膀胱经第一、二侧线，以透热为度。

（2）辨证加减

1）气血亏虚：先揉按内关、合谷、血海、足三里、悬钟、三阴交、太冲各1分钟；捏脊7~10遍。

2）肝郁气滞：按揉肝俞、阳陵泉、悬钟、三阴交、行间、太冲各1分钟；横擦八髎，擦涌泉，以透热为度。

3）痰气壅阻：按揉支沟、丰隆、解溪、太白各1分钟；横擦八髎，擦涌泉，以透热为度。

（四）其他疗法

（1）中药内服：气血亏虚型用通乳丹加减，肝郁气滞型用下乳涌泉汤加减，痰气壅阻型用漏芦散加减。

（2）针刺：以膻中、乳根、少泽等为针刺主穴，然后根据不同证型选用配穴。气血虚弱者用补法，乳根加灸法；肝郁气滞者用泻法，加期门、太冲。痰湿壅阻者用泻法，加丰隆、阴陵泉，每次留针20~30分钟，每日1次。

（3）耳针：取胸、内分泌、肝、肾，毫针中等刺激，每日1次，留针20~30分钟。亦可用耳穴压丸法或埋针。

（4）食疗

1）猪蹄豆腐汤：猪蹄2只，豆腐500g，加水1000ml，文火炖汤，熟后加调料（宜淡不宜咸）服用，1日分2~3次服，7天为1个疗程，适合气血虚弱证者。

2）鲫鱼汤：鲫鱼1条，文火煮汤，汤熟色白，加少量食盐，每天1次，7天为1个疗程，适合气血虚弱证者。

（5）外洗：以王不留行30g，葱白6条，煎汁后洗乳房。

（6）心理疗法：肝郁气滞是导致乳少的主要原因之一，使产妇保持良好的心理状态，避免紧张、焦虑和悲伤，保证充分休息及睡眠。只要开始母乳喂养时树立足够的信心，经过一定的努力，绝大多数母亲都能够成功地进行母乳喂养，确保婴儿的健康成长。

（五）注意事项

（1）树立信心，坚持母乳喂养；提倡早开奶，勤让婴儿吸吮乳房。

（2）调整饮食，加强营养，多吃鱼、骨头汤、牛奶等营养丰富的食物，禁用抑制乳汁分泌的药物或食物；酌情应用催乳剂。

（3）保持心情愉快，保证充足的休息和睡眠。

（4）要选择棉质、透气、吸收性好的胸罩或哺乳专用胸罩，禁穿过紧的胸罩。

（5）提倡顺产，尽量避免剖宫产。

乳 腺 增 生

乳腺增生是与内分泌相关的非炎症、非肿瘤的乳房腺内组织增生症，是中青年妇女的常见病。本病见于西医学的乳腺小叶增生、乳房囊性增生、乳房纤维瘤等疾病。

本病属中医学"乳癖"范畴。

（一）病因病机

本病多因情志内伤，肝郁痰凝，痰瘀互结乳房；或因肝肾不足，冲任失调，痰湿内结所致。

（1）肝郁痰凝：情志内伤，郁怒伤肝，肝郁气滞，气血凝结乳络；忧思恼怒，则肝脾郁结，脾失健运，津液凝聚成痰。气滞痰凝、瘀血结聚而形成肿块。

（2）冲任失调：肾气不足，气血不畅，或阳虚痰湿内结，经脉阻塞而致乳房结块。

（二）诊断

（1）肝郁痰凝：乳房出现肿块和疼痛，且与月经周期有关，肿块较大，生长缓慢，时有刺痛，两胁胀痛，伴口苦烦躁，舌淡，苔薄白，脉弦细。

（2）冲任失调：乳房出现肿块和疼痛，隐痛或刺痛，痛有定处，经前肿块明显增大，经后减小变软，伴月经不调、痛经、闭经、不孕等，舌淡红，苔白，脉细濡。

（三）治疗

1. 治疗原则　以疏肝解郁，调摄冲任，散结止痛为主。肝郁痰凝者，宜解郁化痰；冲任失调者，宜温化痰湿。

2. 手法操作

（1）基本操作

1）胸腹部操作：患者仰卧位。医者先用摩法施术于乳房及乳根、膻中，时间 3 分钟；然后用按揉法施术于中脘、天枢、气海，每穴 2 分钟；再顺时针方向摩腹，时间 5 分钟。

2）腰背部操作：患者俯卧位。医者先用㨰法、揉法、一指禅推法施术于背部膀胱经第 1、2 侧线，时间 5 分钟；然后用拇指按揉肝俞、脾俞、胃俞，每穴 2 分钟，以酸胀为度。

3）颈肩部操作：患者坐位。医者先按揉风池约 1 分钟；然后沿颈椎两侧向下至大椎两侧往返按揉 30 遍，以透热为度；再拿风池、肩井，每穴 3 分钟；最后点按天宗、曲池、内关，每穴 1 分钟。

（2）辨证加减

1）肝郁痰凝：按揉小腿内侧足三阴经循行部位，时间 5 分钟；按压阴陵泉、蠡沟、太冲，每穴约 2 分钟。

2）冲任失调：按揉肾俞、丰隆、足三里、三阴交，每穴 1 分钟；横擦腰骶，以透热为度。

（四）功能锻炼

通过做扩胸运动、甩手、转腰、深呼吸等多个运动，可以达到活络经脉、推动气血等目的，在长时间进行上半身的有效运动过程中，可以牵拉乳房以及周边的组织一起参与运动，就可以防止胸部组织老化，并有效使血液、淋巴液运行通畅，加强内分泌或免疫系统功能，而达到按摩和保健乳房作用。

（五）其他疗法

（1）中药内服：肝郁痰凝型用逍遥散或逍遥蒌贝散加减，冲任失调型用加味二仙汤加减。

（2）针刺：以膻中、乳根、期门、足三里和丰隆等为针刺主穴，然后根据不同证型选用配穴。毫针刺用泻法，或补泻兼施，每日1次，留针20～30分钟。

（3）耳针：取乳腺、交感、皮质下、内分泌、肝、卵巢、垂体，毫针中等刺激，留针20～30分钟，每日1次。或用王不留行籽贴压。

（4）火针：取病灶部位，配穴取乳根、库房、膻中、期门等，用2号火针，在酒精灯上烧至发白亮时，迅速将针对准应刺点快针疾出2～3针，深度一般为0.5～1寸，然后在应刺点加拔火罐，配穴以火针点刺1寸左右即可。隔日1次，10次为1个疗程。

（5）艾灸：以肿块四周及中央5个部位为主要灸点，配合灸足三里、阳陵泉、肝俞、太冲等穴，艾条温和灸40分钟以上。

（六）注意事项

（1）保持心情舒畅，生活有规律。
（2）适时婚育，科学哺乳。
（3）避免使用含有雌激素的面霜、药物等。
（4）房事有规律。

失　音

失音是以声音嘶哑或发音困难为主要临床表现的咽喉疾病，又称之谓"喉喑"。临床有急、慢性之分，急喉喑发病急，病程短，猝然声音不扬，甚至嘶哑失音；慢喉喑病程长，久病声音不扬，声音嘶哑，音质暗淡，不耐久言。

西医常见于声门闭合不全，又称"发声无力症"、"喉肌无力症"及"发声疲劳症"。

（一）病因病机

（1）风热犯肺：风热外袭，壅遏肺气，气机不利，结于喉窍，阻滞脉络，以致声户肿胀，开合不利而致。

（2）风寒袭肺：风寒外袭，肺气壅遏，风寒之邪凝聚于喉，致声户不利，遂成本病。

（3）肺肾阴虚：久喑不愈，伤及肺肾，阴伤则声户滋润无源，萎弱松弛，关闭失常，而发病。

（4）肺脾气虚：久言伤肺，气耗则声门鼓动乏力；或久喑不愈，导致脾肺气虚，则声户失养，关闭不全。

（5）气滞血瘀：重者咽喉脉络受损，导致气血瘀滞，声户肿胀难消，或鼻生小节、息肉，妨碍发音，而为慢失喑。

（二）诊断

（1）风热犯肺：声音不扬或失声，干痒而咳，音低而粗，或觉喉内灼热疼痛，伴发热、恶寒、头痛、肢体困倦等，舌边微红，苔白或黄，脉浮数。

（2）风寒袭肺：声音不扬或嘶哑，咽喉微痛痒，吞咽不利，伴咳嗽不爽，鼻塞流涕，恶寒，发热头痛，舌苔薄白，脉浮。

（3）肺肾阴虚：声音低沉甚或嘶哑，日久不愈，劳累后加重，伴腰膝酸软，手足心热，舌红少苔，脉细数。

（4）肺脾气虚：声音嘶哑，病程较久，劳则加重，语言低微难以持久，伴少气懒言，倦怠乏力，纳呆，舌淡红，舌体胖，苔白，脉缓而无力。

（5）气滞血瘀：声嘶较重，讲话费力，喉内不适，有异物感，舌质黯，脉涩。

（三）治疗

1. 治疗原则　利喉开音。

2. 手法操作

（1）基本操作：患者仰卧位。医者先按揉廉泉、天突，每穴1分钟；再用一指禅推法施术膻中2分钟；用五指拿法拿咽喉部2分钟。患者取坐位，医者先用一指禅推法在人迎、水突、扶突操作，每穴1分钟；再以推法、抹法在喉结两旁操作2分钟。

（2）辨证加减

1）风热犯肺：一指禅推法推大椎并按揉合谷、曲池、尺泽，每穴1分钟。

2）风寒袭肺：按揉合谷、尺泽、列缺，每穴1分钟；重拿肩井，以患者头额见汗为度。

3）肺肾阴虚：用一指禅推法推合谷、曲池、肺俞、肾俞、太溪，每穴1分钟。

4）肺脾气虚：用一指禅推法推肺俞、脾俞、足三里、合谷，每穴1分钟。

5）气滞血瘀：用一指禅推法推膈俞、肝俞，每穴1分钟；按揉阿是穴2分钟；在喉结两旁施推抹法约2分钟。

（四）其他疗法

（1）中药内服：风热犯肺型用疏风清热汤加减，风寒袭肺型用六味汤加减，肺肾阴虚型用百合固金汤加减，肺脾气虚型用补中益气汤加减，气滞血瘀型用会厌逐瘀汤加减。

（2）针刺：取人迎、水突，以30号1寸毫针，避开颈总动脉搏动处，进针后施捻转补泻法，有鱼刺卡感或有异物梗阻感之针感为宜。刺激强度宜弱，留针20分钟，每日1次。

（3）耳针：取肺、咽喉、颈、气管、大肠、肾、脾，轻刺激，每次取2～3穴，留针20～30分钟。

（4）穴位注射：用生理盐水2ml，或1%盐酸普鲁卡因3ml，注射于廉泉和扶突内0.5cm左右，每日1次。

（5）饮食疗法：可用梨子生捣汁顿服，或用罗汉果、胖大海、鲜石斛和槐花等泡服代茶饮。

（五）注意事项

（1）减少发音，忌大声疾呼，必要时可短期禁声。

（2）防止外感及咽喉部炎症的发生。

（3）禁食辛辣、燥烈食品，宜食生津润肺食品。

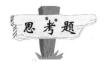

1. 简述推拿治疗头痛的注意事项。
2. 具有降压作用的推拿手法是什么？
3. 感冒的主要证型是哪两种？推拿如何操作？

4. 治疗胃下垂的特殊手法是什么？

5. 呃逆的主要病因病机是什么？推拿如何治疗？

6. 推拿治疗便秘如何辨证分型并加以手法操作？

7. 推拿治疗中风后遗症如何取经用穴？

8. 面瘫倒错是什么原因？推拿如何治疗？

9. 痛经如何辨证分型加以手法治疗？

10. 推拿治疗失音多选取哪些穴位？

第七章课件　　第七章习题　　　第七章思维导图　　　第七章录课视频　　　第七章手法视频

小儿推拿篇

第八章 小儿推拿概述

小儿推拿，又称小儿按摩，是以中医基本理论为指导，运用辨证施治原则，辅以介质，应用手法技巧作用于小儿体表特定部位或穴位上，通过疏经通络，调整脏腑气血功能，以防治儿科病症的一种外治法。小儿推拿是建立在中医儿科学和推拿学的基础上，在长期的临床实践中逐渐形成的一门专以防治儿科疾病的临床学科，是推拿学的一个重要组成部分。

一、小儿推拿发展概况

推拿，是人类最古老的一种医治疾病的自然方法，起源于古代人类的生产劳动和生活实践，起初只是本能的自我防护，后来经过不断的总结、探索，发展成为一种有目的的治疗疾病及养生保健的手段。在小儿疾患中推拿手法被广泛运用。

春秋战国时期，推拿作为一种治疗疾病的手段被广泛应用，并逐渐形成推拿理论以指导临床，《史记·扁鹊仓公列传》记载："扁鹊名闻天下……入咸阳，闻秦人爱小儿，即为小儿医。"书中记载了扁鹊率弟子用针砭、按摩、汤熨、药物等方法救治"尸厥"的虢太子。

长沙马王堆西汉古墓出土的《五十二病方》中记载有用汤勺边刮患儿的病变部位用来治疗小儿抽搐的方法。中医药理论经典著作《黄帝内经》中就有不少推拿相关内容的记载，小儿推拿多伴随成人推拿而发展。

晋隋唐时期，推拿盛行，推拿方法随中医文化传播至朝鲜、日本、阿拉伯等国家，同时也促进了小儿推拿的发展。唐代孙思邈的《备急千金要方》中指出"小儿虽无病，早起常以膏摩囟上及手足心，甚辟寒风"，系统论述了用膏摩小儿囟门及手足心是具有较好的预防风寒功效的推拿方法。

宋金元时期，儿科学的兴盛，为小儿推拿学的形成奠定了基础，使小儿推拿逐渐向专业、系统化方向发展。

到了明代，医学十三科中按摩独成一科，而且按摩在治疗小儿疾病方面也已积累了丰富的经验，小儿按摩形成了独立的体系，并从这个时期起按摩逐渐演称为推拿。明清时期小儿推拿盛行，大量小儿推拿专著问世，如《小儿按摩经》、《小儿推拿方脉活婴秘旨全书》、《小儿推拿秘诀》、《小儿推拿广意》、《推拿三字经》、《厘正按摩要术》等，其中《小儿按摩经》也是我国现存最早的推拿学专著，对后世小儿推拿学的发展起到了重要的作用。

二、小儿生理病理特点

（一）生理特点

1. 生机蓬勃，发育迅速 小儿出生后，机体犹如刚出土的幼芽，一直处于不断生长发育时期，形体不断充盛，功能日臻完善。据此，古代医家提出小儿为"纯阳"之体的观点，认为小儿生理功能旺盛，生长发育迅速，对水谷精气等营养物质的需求尤为迫切，常常表现为阳气异常旺盛，而阴液相对不足，古人谓之"阳常有余，阴常不足"。

2. 脏腑娇嫩，形气未充　小儿出生后，形气未充，五脏六腑无论形质还是功能均不完善，较为娇嫩脆弱。古代医家所谓"稚阳未充，稚阴未长"，即是指小儿形体及生理功能上均不成熟、不完善，年龄越小，这种特征越明显，尤以肺、脾、肾三脏为著，故有"肺常不足"、"脾常不足"、"肾常虚"之说。

（二）病理特点

1. 发病容易，传变迅速　由于小儿体质和功能均较为脆弱，抵抗力差，因此病理上不仅容易发病，而且传变迅速，易虚易实，易寒易热。再者小儿冷暖不能自调，饮食不能自节，故外易受六淫之邪所侵袭，内易为饮食所损伤。在临床上，常以肺、脾两脏受伤而发病，易罹患肺脾内伤，临床常见感冒、咳嗽、积滞、泄泻等。

2. 脏气清灵，易趋康复　由于小儿生机蓬勃，发育迅速，活力充沛，且病因相对单纯，无痼疾之困，情绪之扰，患病后只要能得到及时、正确的治疗和护理，病情的好转、身体的恢复相比成人要快得多。再者小儿对药物的效应比较敏感，即使出现危重证候，只要积极采取各种综合措施加以施救，预后也常常较为理想，易于康复。正如《景岳全书·小儿则》中所云："盖小儿之病非外感风寒，则内伤饮食，以至惊风吐泻，及寒热疳痫之类，不过数种，且其脏气清灵，随拨随应，但能确得其本而撮取之，则一药可愈，非若男妇损伤，积痼痴顽者比之，余故谓其易也。"

三、小儿推拿特点

小儿推拿手法与成人手法有所不同，由于小儿脏腑娇嫩，形气未充，四诊过程中，乳儿不会言语，稍大即便能说话，往往不能准确表达病痛；闻诊虽能收集一些信息，但也不够全面；而脉诊受小儿哭闹影响较大；只有望诊不受条件限制，反映病情较为可靠，应加以重视。从八纲辨证来看，小儿体属纯阳，稚阴稚阳，感受外邪，易虚易实，发展迅速，转变较快，常兼有他症。因此，临诊需细心诊察，认真分析，才能做出正确诊断。

小儿皮肤较为薄嫩，故手法特别强调轻快柔和，较成人力量相对要小，频率要快，且要求手法平稳着实，适达病所则止，不可攻伐太过。常配合介质以防擦破皮肤。在为小儿治疗过程中，常常运用补泻手法。"虚则补之，实则泻之"为推拿治疗的基本法则。经历代医家临诊反复验证，不断总结，通常将力量大、频率快、时间短、顺时针方向或离心方向的操作归为泻法；相反，将力量小、频率慢、时间长、逆时针方向或向心方向的操作归为补法。操作顺序一般按取穴部位，从前至后，自上向下，先头面，次上肢，再胸腹腰背，最后下肢。

小儿推拿常用穴位，除十四经穴、经外奇穴、阿是穴、经验穴外，多数是小儿推拿独有的，称之为特定穴。特定穴不仅有"点"状，还有"线"状和"面"状，如老龙、小天心、总筋等穴为点状；攒竹（天门）、坎宫、天柱骨、七节骨等穴为线状；脾经、板门、内八卦等穴为面状。这些穴位分布于全身各部，但以双手、头面部居多，腰背、胸腹部及下肢相对较少。小儿推拿的穴位大多数与成人相同，但有些穴位位置相同而名称不同，如总筋、龟尾；有些穴位名称相同而位置不同，如攒竹。由于小儿生理、病理特点的影响，有些与成人相同的经穴作用也有所不同。

小儿推拿穴位操作大多数是直接作用于皮肤，推拿上肢的穴位，不分男女，习惯推拿小儿的左手。

第八章课件　　　第八章习题　　　第八章思维导图　　　第八章录课视频

第九章 小儿推拿特定穴

一、头面颈项部穴位

1. 攒竹（天门）

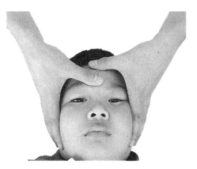

图 9-1 开天门

位置　两眉中间至前发际成一直线。

操作　用两拇指螺纹面或桡侧偏峰自下而上交替直推至前发际，称推攒竹，又称开天门（图 9-1）。自眉心交替推至囟门，称为大开天门。推 30～50 次。

功用　疏风解表，止头痛，镇静安神，醒脑开窍。

主治　风寒感冒，发热，头痛，精神萎靡，惊惕不安等。

临床应用　常用于风寒感冒、发热、头痛等症，多与推坎宫、运太阳、揉耳后高骨等合用；若惊惕不安，烦躁不宁多与清肝经、掐揉小天心、掐揉五指节、揉百会等合用。若小儿体质虚弱、汗出较多者以及佝偻病患儿宜慎用。

2. 坎宫（眉弓）

位置　自眉头起沿眉向眉梢成一横线。

操作　术者两拇指桡侧偏峰自眉头向两侧眉梢作分推，两手其余四指分别置于头部两侧以固定，称推坎宫，亦称分头阴阳（图 9-2）。推 30～50 次。

功用　祛风解表，止头痛，开窍醒目。

主治　外感发热，头痛，目赤痛，惊风，目上视。

临床应用　常用于外感表证及内伤杂病。用于外感发热、头痛多与开天门、按揉太阳、揉耳后高骨等合用；用于目赤肿痛多与清肝经、掐揉小天心、清天河水等合用。

3. 太阳

位置　眉梢与目外眦间，后约 1 寸凹陷处。

操作　术者两拇指桡侧自前向后直推，称推太阳；用拇指螺纹面揉本穴，称揉太阳或运太阳（图 9-3）。向眼睛方向揉为补，向耳方向揉为泻。推或揉 30～50 次。

功用　疏风解表，止头痛，镇惊开窍，清热明目。

主治　外感发热，头痛，惊风，目赤肿痛，近视，弱视等。

临床应用　推、揉太阳主要用于外感表证。外感头痛表实者用泻法，外感头痛表虚者或内伤头痛用补法。用于近视、弱视、斜视及口眼㖞斜等症多与开天门、推坎宫等合用；用于目赤肿痛加点刺放血,以增强疗效。

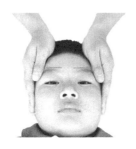

图 9-2　推坎宫

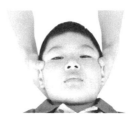

图 9-3　揉太阳

4. 印堂(眉心)

位置　两眉头连线中点。

操作　用拇指指端揉本穴,称揉印堂;用中指指端点按本穴,称按印堂;用拇指指甲掐本穴,称掐印堂。揉 20～30 次;点按 5～10 次;掐 3～5 次。

功用　清头明目,开窍止惊,通鼻。

主治　外感头痛,惊风,鼻塞。

临床应用　揉印堂用于治疗感冒、头痛;掐印堂用于治疗惊风,常与掐人中、掐十宣等合用。

5. 山根(山风、二门)

位置　印堂之下,两目内眦连线中点,鼻梁上低凹处。

操作　用拇指指甲掐本穴,称掐山根。掐 3～5 次。

功用　开窍通关,醒目定神。

主治　惊风,昏迷,抽搐。

临床应用　掐山根能开窍、醒目定神,用于治疗惊风、昏迷、抽搐等症,多与掐人中、掐老龙等合用。山根还是小儿望诊部位之一。

6. 准头(鼻准)

位置　鼻尖部。

操作　用拇指指甲掐本穴,称掐准头。掐 3～5 次。

功用　开窍醒神,祛风镇惊。

主治　惊风,抽搐,昏厥,鼻衄等症。

临床应用　治疗惊风,常与掐人中、掐老龙合用;治疗昏厥,多与按揉内关、足三里合用;治鼻衄,常与掐上星、掐迎香合用。

7. 人中(水沟)

位置　人中沟正中上 1/3 与下 2/3 交界处。

操作　用拇指指甲掐本穴,称掐人中(图 9-4)。掐 3～5 次或醒后即止。

功用　醒神开窍。

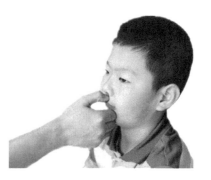

图 9-4　掐人中

主治　惊风，抽搐，昏厥。

临床应用　掐人中能醒神开窍，常用于急救。对于惊风，抽搐，昏厥，多与掐十宣、掐老龙等合用。

8. 迎香

位置　鼻唇沟中，鼻翼外缘旁开 0.5 寸。

操作　食指、中指指端或两拇指桡侧分别按揉两侧迎香，称揉迎香。揉 20～30 次。

功用　宣肺发汗，开通鼻窍。

主治　伤风感冒，发热无汗，鼻塞流涕，口眼㖞斜。

临床应用　治疗感冒发热、鼻塞流涕、呼吸不畅，多与清肺经、拿风池等合用。

9. 牙关（颊车）

位置　在面颊部，下颌角前上方约一横指，咀嚼时咬肌隆起处。

操作　用拇指或中指指端揉或按本穴，称为揉牙关或按牙关。揉 30～50 次；按 5～10 次。

功用　疏风通络，开关通窍，消肿止痛。

主治　牙关紧闭，口眼㖞斜。

临床应用　牙关紧闭主要用按牙关，多与掐人中、掐十宣、掐老龙等穴合用；口眼㖞斜常用揉牙关，多与揉迎香、揉地仓、按揉承浆等穴合用；牙痛常用按牙关，多与拿合谷合用。

10. 囟门（囟会）

位置　前发际正中直上 2 寸，百会前骨陷中。

操作　两手扶小儿头部，两拇指自前发际交替向上推至本穴（囟门未闭时，仅推至边缘），称推囟门；掌心轻揉本穴称揉囟门；以全手掌轻摩本穴称摩囟门。推或揉囟门 30～50 次，摩囟门 50～100 次。

功用　祛风定惊，开窍醒神，升阳举陷。

主治　惊风，神昏烦躁，久泻，脱肛，遗尿等。

临床应用　推、揉囟门多用于治疗惊风、神昏烦躁、鼻塞等症，多与清肝经、清心经、掐揉小天心等合用；摩囟门多用治久泻、脱肛、遗尿等虚证，常与按揉百会、补脾经、补肾经、推三关等合用。小儿前囟正常在出生后 12～18 个月闭合，故临床操作时手法要轻，不可用力按压。

11. 百会

位置　两耳尖直上与头顶正中线连线的交点处。

操作　用拇指螺纹面或掌心按、揉本穴，称按百会或揉百会（图 9-5）。按 3～5 次；揉 30～50 次。

功用　镇惊开窍，安神明目，升阳举陷。

主治　惊风，惊痫，昏厥，头痛目眩，久泻，遗尿，脱肛等。

临床应用　按揉百会治疗惊风、惊痫等症，多与推按囟门、清肝经、清心经、掐揉小天心等合用；治疗久泻、遗尿、脱肛等症，常与摩囟门、补脾经、补肾经、推三关、揉丹田等合用；灸百会，用于虚寒证。

12. 耳后高骨（高骨）

位置　耳后入发际，乳突后缘下凹陷中。

操作 用两拇指或中指指端揉本穴，称揉耳后高骨（图9-6）；两拇指推运本穴，称运耳后高骨。揉或运30～50次。

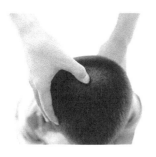

图9-5 按揉百会

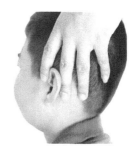

图9-6 揉耳后高骨

功用 疏风解表，安神除烦，清热息风。

主治 外感发热，头痛，神昏烦躁，惊风抽搐等。

临床应用 治疗外感发热、头痛，多与开天门、推坎宫、揉太阳等合用；治疗神昏烦躁、惊风等症，多与掐人中、清肝经、清心经、按揉小天心合用。

13. 风池

位置 项后枕骨之下，胸锁乳突肌与斜方肌之间的凹陷中，平风府穴。

操作 用单手拇指与食指指端或两手中指指端分别放在两侧风池上拿之，称拿风池或拿揉风池。拿5～10次。

功用 发汗解表，祛风散寒。

主治 感冒，头病，发热，眩晕，颈项强直。

临床应用 拿（揉）风池，多用于治疗风寒感冒头痛、发热无汗或项背强痛等表实证，常配合推攒竹、掐揉二扇门等穴，能增强发汗解表的作用。表虚者不宜使用本法。

14. 天柱骨

位置 颈后发际正中沿颈椎棘突至大椎穴成一直线。

操作 用拇指或食指、中指螺纹面自上而下直推本穴，称推天柱骨（图9-7）；或用汤匙蘸水自上而下刮本穴，刮至皮下轻度瘀血即可，称刮天柱骨。推100～150次。

功用 祛风散寒，降逆止呕。

主治 外感发热，项强，咽痛，恶心呕吐，溢乳，惊风。

临床应用 治疗外感发热、颈项强痛等症，推天柱骨多与拿揉风池、掐揉二扇门、拿肩井等合用；治疗呕恶、溢乳，推天柱骨多与横纹推向板门、揉中脘等合用；治疗暑热发痧、惊风等症，多用刮天柱骨。

15. 桥弓

位置 在颈部两侧，沿胸锁乳突肌成一线。

操作 用拇指螺纹面自上而下推抹本穴，称推桥弓（图9-8）；用拇指螺纹面与食、中二指螺纹面相对用力拿捏本穴，称拿桥弓；用食、中、无名指揉本穴，称揉桥弓。揉30次；推50次；拿3～5次。

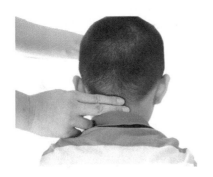 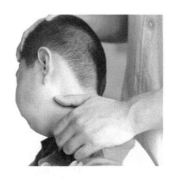

图 9-7　推天柱骨　　　　　　　　　　　　　　图 9-8　推桥弓

功用　活血化瘀，软坚消肿，舒筋通络。

主治　小儿肌性斜颈，落枕。

临床应用　推桥弓、拿桥弓和揉桥弓，三法配合用于治疗小儿先天性肌性斜颈或落枕，常与颈项部摇法、扳法、揉法，肩背部揉法等合用。

二、胸腹部穴位

1. 天突

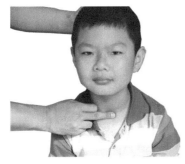

图 9-9　按、揉天突

位置　胸骨切迹上缘中央凹陷处。

操作　用中指指腹按或揉本穴，称按天突或揉天突（图 9-9）；用食指或中指指端微屈，向下用力勾点本穴，称点天突；用两手拇指、食指对称挤捏本穴，至皮下瘀血成红紫色，称挤捏天突。按、揉 10～30 次；点 3～5 次。

功用　理气化痰，止咳平喘，降逆止呕。

主治　咳喘胸闷，痰壅气急，食滞胃脘，恶心呕吐。

临床应用　治疗气机不畅、痰涎壅盛或胃气上逆所致之痰喘、呕吐，按揉天突多与推揉膻中、按揉中脘、运内八卦等合用。若误食不洁或有毒之物需催吐时，可用中指指端微屈向下向里点按本穴，动作要快。

2. 膻中

位置　两乳头连线中点。

操作　用指端揉本穴，称揉膻中（图 9-10）；用两手拇指自膻中向两旁分推至乳头，称为分推膻中（图 9-11）；用食、中指螺纹面自胸骨切迹向下推至剑突，称推膻中。推或揉 50～100 次。

功用　宽胸理气，止咳化痰。

主治　胸闷，咳喘，呕吐，呃逆等。

临床应用　膻中为八会穴之气会，为治疗呼吸系统疾病首选穴。临床常用于治疗各种原因引起的胸闷、咳喘，常与推肺经、揉肺俞等合用；治疗咳痰不利，常与揉天突、搓摩胁肋、按揉丰隆等合用；治疗呕吐、呃逆、嗳气，常与运内八卦、横纹推向板门、分推腹阴阳等合用。

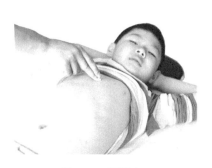

图 9-10 揉膻中

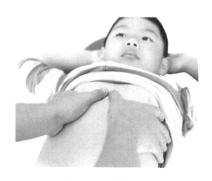

图 9-11 分推膻中

3. 乳根

位置 乳头直下 0.2 寸，第五肋间隙。

操作 用双手拇指或中指指端分别置于两侧穴位上，同时揉动，称揉乳根。揉 30～50 次。

功用 宽胸理气，止咳化痰。

主治 胸闷，咳喘，痰鸣，胸痛。

临床应用 本穴主要用于治疗呼吸系统疾病，多与揉乳旁、推揉膻中、揉天突等合用。

4. 乳旁

位置 乳头外旁开 0.2 寸。

操作 用双手拇指或中指指端分别置于两侧穴位上，同时揉动，称揉乳旁。揉 30～50 次。

功用 宽胸理气，止咳化痰，降逆止呕。

主治 胸闷，咳喘，痰鸣，呕吐等。

临床应用 治疗胸闷、咳喘、痰鸣等，揉乳旁配合揉乳根，能增强理气化痰止咳的作用；治疗呕吐，可配合分推膻中、横纹推向板门、清胃经等。

5. 胁肋

位置 从腋下两胁至天枢处。

操作 用两手掌从小儿两侧腋下搓摩至天枢处，称搓摩胁肋，又称按弦走搓摩（图 9-12）。搓摩 50～100 次。

功用 理气化痰，除闷消积。

主治 胸闷，胁痛，腹胀，气逆，食积等。

临床应用 本穴为消积之要穴，专消有形之食积，常与摩腹、揉中脘合用。本法消导之力较峻猛，故脾胃虚弱、中气下陷、肾不纳气等体虚小儿慎用。

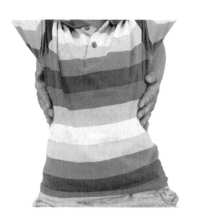

图 9-12 搓摩胁肋

6. 中脘（胃脘、太仓）

位置 肚脐正中直上 4 寸。

操作 用掌根或指端按揉本穴，称揉中脘（图 9-13）；用掌心或四指螺纹面摩本穴，称摩中脘；用食指、中指螺纹面自中脘向上直推至天突或自天突往下推至中脘，称推中脘，又称推胃脘（图 9-14）。揉 100～200 次；摩 3～5 分钟；推 100～200 次。

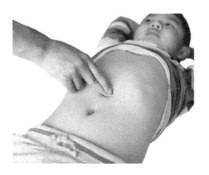

图 9-13 揉中脘

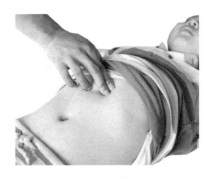

图 9-14 推中脘

功用 健脾和胃，消积化滞，理气止痛。

主治 胃脘痛，呕吐，嗳气，食欲不振，食积，腹胀，泄泻等。

临床应用 本穴为治疗消化系统疾病的常用穴，多与推脾经、摩腹、捏脊、按揉足三里等合用；治疗恶心呕吐，多用向下推中脘与推天柱骨合用。

7. 腹

位置 腹部。

操作 小儿仰卧，术者用两手拇指沿肋弓角边缘向两旁分推，称分推腹阴阳（图 9-15）；用掌面或四指螺纹面摩腹部，称摩腹（图 9-16）。逆时针方向摩为补，顺时针方向摩为泻。分推 100～200 次；摩 3～5 分钟。

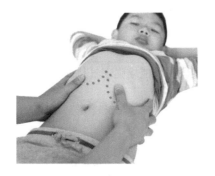

图 9-15 分推腹阴阳

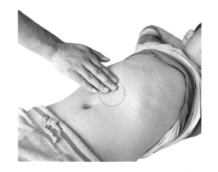

图 9-16 摩腹

功用 健脾和胃，理气消食。

主治 食积，厌食，腹胀，恶心，呕吐，疳积，腹泻，便秘等。

临床应用 治疗乳食停滞，胃气上逆引起的恶心、呕吐、腹胀等症，常用分推腹阴阳与推脾经、揉板门、揉中脘、按揉足三里等合用；治疗小儿厌食症，多与揉板门、运内八卦、摩腹、捏脊等合用。

摩腹用补法时，能健脾止泻，用于脾虚、寒湿型腹泻；摩腹用泻法时，能消食导滞、通便，用于治疗腹胀、厌食、便秘等，多与分推腹阴阳合用；平补平泻则能和胃。久摩有消食导滞、强壮身体之功，常与补脾经、捏脊、揉中脘合用，为小儿保健常用手法。

8. 脐（神阙）

位置 肚脐正中。

操作 用中指指端或掌根揉本穴，称揉脐（图 9-17）；用掌面摩或指腹摩本穴，称摩脐。揉 100～

300 次；摩 3～5 分钟。

功用 温阳散寒，补中益气，健脾和胃，消食导滞。

主治 腹胀，腹痛，食积，呕吐，肠鸣，泄泻，便秘。

临床应用 揉脐、摩脐多用于治疗小儿腹痛、肠鸣、腹泻、便秘等症。"龟尾七节，摩腹揉脐"即是指治疗腹泻，多与摩腹、推上七节骨、揉龟尾等穴同用，《幼科推拿秘书》称"揉脐及龟尾并擦七节骨：此治泄痢之良法也"。

9.天枢

位置 肚脐旁开 2 寸处。

操作 用食指中指指端按揉本穴，称揉天枢（图 9-18）。揉 50～100 次。

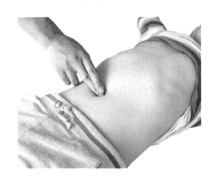
图 9-17 揉脐

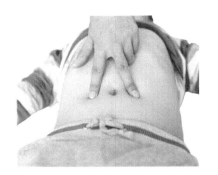
图 9-18 揉天枢

功用 调理肠腑，理气消积。

主治 食积不化，腹胀腹痛，泄泻，便秘等。

临床应用 天枢为大肠经的"募穴"，常用于治疗急慢性胃肠炎及消化功能紊乱引起的食积腹胀、泄泻、便秘等症。治疗腹痛时，常配合拿肚角、分推腹阴阳。

10. 丹田

位置 小腹部，肚脐下 2～3 寸。

操作 用手掌摩本穴，称摩丹田；用拇指或中指指端揉本穴，称揉丹田。摩 3～5 分钟；揉 50～100 次。

功用 培肾固本，温补下元，分别清浊。

主治 腹痛，腹泻，遗尿，脱肛，疝气。

临床应用 治疗小儿先天不足、寒凝少腹之腹痛、腹泻、疝气、遗尿、脱肛等症，常用摩、揉丹田与补肾经、推三关、揉外劳宫等合用。治疗尿潴留，常用揉丹田与推箕门、清小肠、揉关元等合用。

11. 肚角

位置 肚脐正中下 2 寸，旁开 2 寸之大筋。

操作 用拇指与食指、中指对本穴做拿法，称拿肚角（图 9-19）；或用中指指端按本穴，称按肚角。拿 3～5 次。

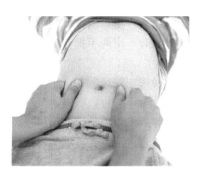
图 9-19 拿肚角

功用 理气消滞,止腹痛。

主治 腹痛,腹泻。

临床应用 肚角是止腹痛的要穴,拿肚角刺激量较强,不可多拿。拿肚角常与摩腹、掐揉一窝风合用以治疗腹痛;治疗便秘时,常与推下七节骨、摩腹合用。为防止患儿哭闹影响其他手法操作,拿肚角应放在其他手法结束后再用。

三、肩背腰骶部穴位

1. 肩井

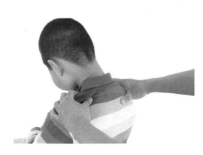

图 9-20 拿肩井

位置 大椎与肩峰连线的中点,肩部筋肉处。

操作 用拇指与食指、中指相对着力提拿本穴处筋肉,称拿肩井(图 9-20);用拇指或中指指端按揉本穴,称按揉肩井。拿3~5 次;按揉 10~30 次。

功用 宣通气血,发汗解表。

主治 上肢抬举不利,肩背痛,项强,感冒,惊厥等。

临床应用 治疗外感发热,无汗,肩臂酸痛,颈项强直,小儿肌性斜颈等病症,常与开天门、推坎宫、运太阳、揉耳后高骨等合用。

2. 大椎(百劳)

位置 第七颈椎棘突下凹陷中。

操作 用拇指、中指指端或螺纹面揉本穴,称揉大椎;用双手拇指与食指相对用力,将大椎周围的皮肤捏起,至局部皮肤出现轻度瘀血为度,称提捏大椎;屈曲的食指、中指蘸清水,将大椎上的肌肤做提挤动作,至局部皮肤出现轻度瘀血为度,称提挤大椎;用刮痧板或汤匙蘸水或油,在大椎上下刮动,至局部皮肤出现轻度瘀血为度,称刮大椎。揉 30~50 次。

功用 发汗解表,清热祛暑。

主治 外感发热,咳嗽,项强,中暑发热,胸闷气喘。

临床应用 按揉大椎常用于治疗外感发热、项强等病症。提捏、提挤大椎对治疗百日咳有一定的疗效;刮大椎用于中暑发热、胸闷气喘。

3. 风门

位置 第二胸椎棘突下,旁开 1.5 寸。

操作 用两手拇指螺纹面或单手食、中指指端按或揉本穴,称按风门或揉风门。按或揉 20~30 次。

功用 祛风散寒,止咳平喘。

主治 感冒,咳嗽,气喘。

临床应用 治疗外感风寒、咳嗽、气喘等症,多与开天门、推坎宫、清肺经、揉肺俞、推揉膻中等合用;治疗骨蒸潮热、盗汗等症,常与揉上马、揉肾顶、分手阴阳等合用。

4. 肺俞

位置 第三胸椎棘突下,旁开 1.5 寸。

操作　用两手拇指或食、中二指指端按揉本穴，称按揉肺俞；用两拇指螺纹面分别沿肩胛骨内缘从上向下做分向推动，称推肺俞，又称分推肩胛骨（图9-21）。按揉50～100次；推100～300次。

功用　补肺益气，止咳平喘。

主治　咳喘，痰鸣，胸闷，胸痛，感冒，发热。

临床应用　按揉肺俞、推肺俞能调肺气、补虚损、止咳嗽，常用于治疗呼吸系统疾病。如治疗外感发热、咳嗽等病症，多与开天门、推坎宫、运太阳、揉耳后高骨等合用；如治疗久咳不愈，可加推脾经以培土生金，或按揉肺俞时加少许盐沫，以增强疗效。

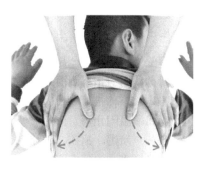

图9-21　分推肩胛骨

5. 脾俞

位置　第十一胸椎棘突下，旁开1.5寸。

操作　用拇指螺纹面在一侧或两侧脾俞做揉法，称揉脾俞。揉50～100次。

功用　健脾助运，调中化湿。

主治　泄泻，疳积，纳呆，呕吐，黄疸，水肿，慢惊风，四肢乏力等。

临床应用　揉脾俞治疗脾胃虚弱、消化不良、乳食内伤等症，常与补脾经、分推腹阴阳、按揉足三里等合用，并能治疗脾虚所引起的气血亏虚、津液不足等。

6. 肾俞

位置　第二腰椎棘突下，旁开1.5寸。

操作　用两手拇指或食、中指指端按揉本穴，称按揉肾俞。按揉50～100次。

功用　滋阴助阳，补肾培元。

主治　肾虚久泻或便秘，少腹痛，遗尿，下肢痿软无力，脑瘫等。

临床应用　治疗肾虚久泻、便秘，多与揉上马、补脾经、补肾经、推三关等合用；治疗肾虚遗尿，与揉丹田、揉三阴交、按揉百会等合用；治疗下肢痿软无力，与揉腰俞、拿委中、按揉足三里等合用。

7. 脊柱

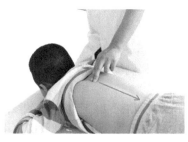

图9-22　推脊柱

位置　后背正中线上，大椎至长强成一直线。

操作　用食、中指螺纹面自上而下直推本穴，称推脊柱（图9-22）。用双手自下而上连续捏拿脊柱部肌肤，称捏脊，每捏三下将背脊皮肤提一下，称捏三提一法。捏之前先在背部轻轻按摩数次，放松肌肉。推100～300次；捏3～5次。

功用　调阴阳，通经络，理气血，和脏腑，强身健体。

主治　发热，惊风，夜啼，疳积，腹痛，腹泻，呕吐，便秘等。

临床应用　临床上治疗先天、后天不足的一些慢性疾病，捏脊多与补脾经、补肾经、推三关、摩腹、按揉足三里等配合应用，均有一定的效果。捏脊法单用称捏脊疗法，可用于治疗小儿疳积、腹泻等病症。捏脊法具有强身健体之功，是小儿保健推拿常用的手法之一。自上而下推脊柱，有清热的作用，多与清天河水、退六腑、推涌泉等合用，治疗发热、惊风等症。

8. 七节骨

位置　第四腰椎至尾椎骨端成一直线。

操作　用拇指桡侧面或食、中指螺纹面自下而上直推本穴，称推上七节骨（图 9-23）；自上而下直推本穴，称推下七节骨。推 100～300 次。

功用　温阳止泻，泻热通便。

主治　泄泻，痢疾，便秘，遗尿，脱肛等。

临床应用　治疗虚寒腹泻或久痢等症，用推上七节骨，常与按揉百会、补脾经、揉丹田等合用，推上七节骨还可用于治疗气虚下陷、遗尿等病症；治疗肠热便秘或痢疾等症，则用推下七节骨。

9. 龟尾（长强）

位置　尾椎骨端。

操作　用拇指或中指指端揉本穴，称揉龟尾（图 9-24）；用拇指爪甲掐本穴，称掐龟尾。揉 100～300 次；掐 3～5 次。

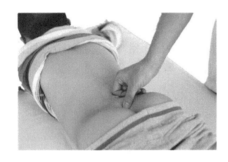 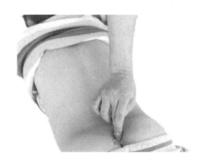

图 9-23　推上七节骨　　　　　　　　　　　图 9-24　揉龟尾

功用　通调督脉，调理大肠。

主治　泄泻，便秘，脱肛，遗尿等。

临床应用　龟尾即督脉之长强穴，其性平和，重在调和，既能止泻又能通便。治疗腹泻、便秘等病症，多与揉脐、摩腹、推七节骨等配合应用。

四、上肢部穴位

1.脾经

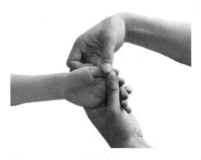

图 9-25　补脾经

位置　拇指末节螺纹面（或拇指桡侧缘，指端至指根赤白肉际处）。

操作　将小儿拇指微屈，拇指螺纹面沿小儿拇指指端桡侧缘向指根方向直推，称补脾经（图 9-25）；反之，用拇指螺纹面自小儿指根方向直推至指端，称清脾经（图 9-26）；往返直推为平补平泻，称调脾经；旋推拇指螺纹面为补，称旋推脾经（图 9-27）。补脾经、清脾经和调脾经统称为推脾经。推 100～500 次。

功用　补脾经可健脾和胃，益气补血；清脾经可清利湿热，化痰止呕；调脾经可调和脾胃。

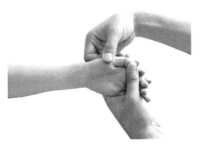

图 9-26 清脾经

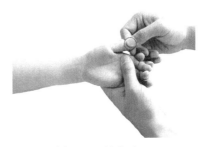

图 9-27 旋推脾经

主治 腹泻，便秘，厌食，疳积，呕吐，黄疸，痢疾，斑疹透出不畅等。

临床应用 补脾经多用于治疗脾胃虚弱、气血不足引起的食欲不振、疳积等症，多与推三关、捏脊、摩腹、运内八卦、按揉足三里等合用；清脾经多用于治疗湿热熏蒸之黄疸、恶心呕吐、腹泻、痢疾等症，多与清天河水、清胃经、揉小天心、清小肠等合用；调脾经能和胃消食，用于脾胃不和，饮食停滞引起的胃脘痞满、吞酸纳呆、腹泻、呕吐等症，常与揉板门、运内八卦、分推腹阴阳等合用。

小儿"脾常不足"，不宜攻伐太过，一般情况下，脾经多用补法，体壮邪实者方可用清法。

2. 肝经

位置 食指末节螺纹面。

操作 用拇指螺纹面自小儿食指指端向掌面末节指纹方向直推为补，称补肝经（图 9-28）；反之，用拇指螺纹面自小儿食指掌面末节指纹向指端方向直推为清，称清肝经；补肝经和清肝经统称为推肝经。推 100～500 次。

功用 平肝息风，泻火除烦。

主治 烦躁不安，夜啼，惊风，抽搐，五心烦热，口苦，咽干，目赤等。

临床应用 清肝经多用于治疗惊风抽搐、烦躁不安、目赤肿痛、五心烦热等症，多与清心经、掐人中、掐揉小天心、退六腑合用。

小儿"肝常有余"，肝经宜清不宜补，若肝虚需补时，则需补后加清或以补肾经代之，称为滋肾养肝法。

3. 心经

位置 中指末节螺纹面。

操作 用拇指螺纹面自小儿中指指端向掌面末节指纹方向直推为补，称补心经；反之，用拇指螺纹面自小儿中指掌面末节指纹向指端方向直推为清，称清心经（图 9-29）；补心经和清心经统称为推心经。推 100～500 次。

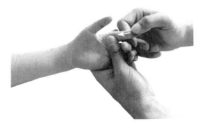

图 9-28 补肝经

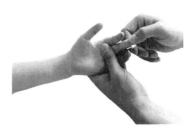

图 9-29 清心经

功用 清热退心火，养心安神。

主治 高热神昏，五心烦热，口舌生疮，小便短赤，惊惕不安，夜啼等。

临床应用 治疗心火旺盛引起的高热神昏、烦躁不安、口舌生疮、小便短赤、惊风等，多用清心经与清天河水、退六腑、清小肠等合用；治疗气血不足引起的心烦不安、睡卧露睛等症，多用补心经与补脾经、推三关、揉二马、补肾经等合用。

小儿"心常有余"，心经宜用清法，不宜久用补法。若心虚需补时可补后加清，或以补脾经代之，以防扰动心火。

4. 肺经

位置 无名指末节螺纹面。

操作 用拇指螺纹面自小儿无名指指端向掌面末节指纹方向直推为补，称补肺经；反之，用拇指螺纹面自小儿无名指掌面末节指纹向指端方向直推为清，称清肺经（图 9-30）；补肺经和清肺经统称为推肺经。推 100～500 次。

功用 补肺益气，固表止汗，清热化痰。

主治 感冒，发热，咳嗽，气喘，胸闷，虚汗怕冷等。

临床应用 治疗肺虚感冒、咳喘、自汗怕冷等症，常用补肺经与补脾经、补肾经、推三关等合用；治疗发热、喘咳、胸闷等实证，多用清肺经与清天河水、退六腑、推揉膻中等合用。

5. 肾经

位置 小指末节螺纹面。

操作 用拇指螺纹面自小儿小指掌面末节指纹向指端方向直推为补，称补肾经（图 9-31）；反之，用拇指螺纹面自小儿小指指端向掌面末节指纹方向直推为清，称清肾经；补肾经和清肾经统称为推肾经。推 100～500 次。

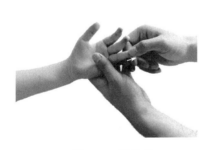
图 9-30 清肺经

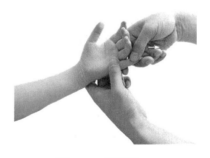
图 9-31 补肾经

功用 滋肾益脑，温补下元，清利湿热。

主治 先天不足，久病体虚，五更泄泻，遗尿，咳喘，小便淋沥刺痛等。

临床应用 补肾经可以滋肾益脑，温补下元，用于先天不足、久病体虚、五更泄泻、肾虚久泻、遗尿、虚汗喘息等，多与补脾经、揉命门、揉肾俞等合用；清肾经能清利下焦湿热，主治小便赤涩等，多与揉小天心、清小肠、推箕门等合用。

小儿"肾常虚"，肾经宜补不宜泻，若实证需泻时，多以清小肠代之。

6. 五经

位置 五手指末节螺纹面,即脾、肝、心、肺、肾经。

操作 术者以一手夹持小儿五指,另一手拇指或中指指端由小儿拇指端至小指端做运法,或用拇指甲逐一掐揉,称运五经或掐揉五经;小儿俯掌且五指并拢,术者一手持小儿手掌,另一手拇指置小儿掌背之上,余四指在小儿掌面向指端方向直推,称推五经。运、推 50～100 次;掐揉 3～5 次。

功用 解表退热。

主治 外感发热。

临床应用 本穴治疗小儿外感发热,尤其对 6 个月内的婴儿,疗效较好。与相关脏腑经穴相配伍,以治疗相应脏腑病症。

7. 大肠

位置 食指桡侧缘,食指端至虎口成一直线。

操作 用拇指螺纹面由小儿食指端直推向虎口为补,称补大肠;反之,用拇指螺纹面由小儿虎口直推向食指指端,称清大肠。补大肠和清大肠统称为推大肠。推 100～300 次。

功用 温中固脱,涩肠止泻,清热利湿,消积导滞。

主治 腹痛,腹泻,脱肛,便秘等。

临床应用 治疗虚寒腹泻、脱肛等症,多用补大肠与补脾经、推三关、揉天枢、分推腹阴阳、补肾经等合用。若水泻严重时,宜利小便以实大便,不可推补本穴,如推补,则止泻过急,易使患儿呕吐;治疗湿热滞留肠道所致之身热腹痛、赤白痢下、大便秘结等,多用清大肠与清天河水、退六腑、分推腹阴阳、清脾经、推下七节骨等合用,以清热利湿、消积导滞。

8. 小肠

位置 小指尺侧缘,指端至指根成一直线。

操作 用拇指螺纹面由小儿小指指端直推向指根为补,称补小肠;反之,用拇指螺纹面由小儿指根直推向小指指端,称清小肠。补小肠和清小肠统称为推小肠。推 100～300 次。

功用 清热利湿,泌清别浊。

主治 小便赤涩不利,癃闭,尿频,遗尿,水泻,口舌生疮。

临床应用 治疗下焦虚寒所致的尿频、遗尿,常用补小肠与补脾经、补肺经、补肾经、揉丹田、揉肾俞、擦腰骶部合用;治疗小便赤涩不利、癃闭、水泻等症多用清小肠;若治疗心经有热,移热于小肠所致的口舌生疮,多用清小肠与清心经、清天河水合用,可加强清热利尿的作用。

9. 肾顶

位置 小指顶端。

操作 用中指或拇指指端按揉本穴,称揉肾顶(图 9-32)。揉 100～500 次。

功用 收敛元气,固表止汗。

主治 自汗,盗汗,解颅等。

临床应用 本穴为止汗要穴,对自汗、盗汗及大汗淋漓不止者有良效。治疗阴虚盗汗症,揉肾顶多配合揉二人上马、补肾经;治疗气虚自汗症,揉肾顶多配合补脾经、补肺经等。

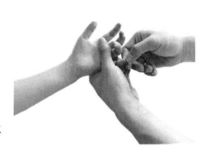

图 9-32 揉肾顶

10. 肾纹

位置 手掌面，小指第二指间关节横纹处。

操作 用中指或拇指指端按揉本穴，称揉肾纹。揉100～500次。

功用 清热明目，消结散瘀。

主治 目赤肿痛，鹅口疮，高热惊厥等症。

临床应用 治疗目赤肿痛，揉肾纹常与清心经、清肺经、清肝经、推涌泉合用；治疗口舌生疮，揉肾纹常与清胃经、清心经、清天河水合用；治疗高热、手足逆冷等症，揉肾纹常与清肝经、清心经、清肺经、揉小天心、退六腑、打马过天河、推脊等合用。

11. 四横纹（四缝穴）

位置 手掌面，食指、中指、无名指、小指第一指间关节横纹处。

操作 患儿四指并拢，术者用拇指桡侧缘从食指横纹推向小指横纹，称推四横纹；用拇指指甲依次掐揉本穴，称掐四横纹。推100～300次；掐3～5次。

功用 退热除烦，调和气血，消胀散结。

主治 疳积，腹胀，腹痛，惊风，胸闷，痰喘，口唇破裂。

临床应用 治疗胸闷、痰喘等症，多与运内八卦、推肺经、推膻中等合用；治疗内伤乳食、消化不良所致的疳积、腹胀、腹痛等，可与捏脊、摩腹、推脾经、揉板门合用。

治疗营养不良、疳积等症，临床上也可用毫针或三棱针点刺四横纹，配合捏脊，效果较好。

12. 小横纹

位置 手掌面，食指、中指、无名指、小指掌指关节横纹处。

操作 术者用拇指桡侧自小儿食指侧或小指侧来回推本穴，称推小横纹；用拇指指甲依次掐揉本穴，称掐小横纹。推100～300次；掐3～5次。

功用 退热除烦，消胀散结。

主治 口唇破裂，口疮，腹胀，发热，烦躁等。

临床应用 治疗脾胃热结所致的口唇破裂、口舌生疮者，多与清脾经、清胃经、清天河水合用。治疗脾虚腹胀者，常与补脾经合用；治疗饮食所伤致腹胀者，多与摩腹、清补脾经、运内八卦合用。

临床上推小横纹治疗肺部干啰音，有一定疗效。

13. 掌小横纹

位置 小指根下，掌面尺侧纹头。

操作 用中指或拇指指端按揉本穴，称揉掌小横纹。揉100～500次。

功用 清热散结，宽胸理气，化痰止咳。

主治 痰热喘咳，口舌生疮，顿咳流涎。

临床应用 本穴是治疗百日咳、肺炎的要穴。治疗肺热咳喘，揉掌小横纹常与清肺经、退六腑、分推肩胛骨、揉肺俞等合用；治疗口舌生疮，揉掌小横纹常与清心经、清小肠、清天河水等合用。

临床上揉掌小横纹治疗肺部湿啰音，有一定疗效。

14. 胃经

位置 拇指掌面近掌端第一节。

操作　旋推为补，称补胃经；向拇指根部方向直推为清，称清胃经。补胃经和清胃经统称推胃经。推100～500次。

功用　清热利湿，和胃降逆，泻火除烦，健脾助运。

主治　恶心呕吐，消谷善饥，呃逆，嗳气，吐血衄血，食欲不振，腹胀，便秘等症。

临床应用　治疗中焦湿热或胃火旺盛之恶心呕吐、吐血衄血、烦渴善饥、食欲不振等，多用清胃经与清脾经、清大肠、揉天枢、推下七节骨等合用；治疗脾胃虚弱之食欲不振、腹胀等症，多用补胃经与补脾经、揉中脘、摩腹、按揉足三里等合用。

15. 板门

位置　手掌大鱼际部。

操作　用拇指、中指或食指揉法，称揉板门（图9-33）；用拇指桡侧自拇指根部推向腕横纹，称板门推向横纹（图9-34）；反之，自腕横纹推向拇指根部，称横纹推向板门。推100～300次；揉50～100次。

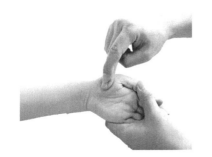 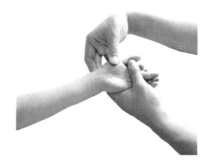

图9-33　揉板门　　　　　　　　　　　　　图9-34　板门推向横纹

功用　健脾和胃，消食导滞，止吐止泻。

主治　食欲不振，腹胀，嗳气，疳积，呕吐，泄泻。

临床应用　治疗饮食停滞之食欲不振、嗳气、呕吐、腹泻等症，多用揉板门与推脾经、运内八卦、分推腹阴阳等合用；治疗呕吐、泄泻等亦可单用本穴治疗，止泻用板门推向横纹，用于脾阳不振、乳食停滞引起的泄泻；止呕用横纹推向板门，用于胃气不和所致之呕吐。

16. 内劳宫

位置　手掌心，握拳时中指、无名指指端之间中点处。

操作　用拇指或中指指端揉本穴，称揉内劳宫；用拇指指端自小指根部掐运，经掌小横纹、小天心至内劳宫，称运内劳宫（即水底捞月）。揉100～500次；运30～50次。

功用　清热除烦。

主治　发热，烦渴，口疮，齿龈糜烂，虚烦内热，多梦，不寐，盗汗等。

临床应用　揉内劳宫善清心经实热，主治发热、烦渴、口疮、齿龈糜烂等，多与清心经、清小肠、清天河水、掐揉小天心、推脊等合用；运内劳宫善清阴虚内热，心、肾两经虚热最为适宜，主治虚烦内热、多梦、不寐、盗汗等，常与运掌小横纹、清天河水、揉二人上马等合用。

17. 内八卦

位置　手掌面，以掌心为圆心，以圆心至中指根横纹内2/3和外1/3交界点为半径，画一圆圈，八卦穴即在此圆圈上（对小天心者为坎，对中指指根者为离，在拇指侧半圆的中点为震，在小指侧半圆的中点为兑）共八个方位即乾、坎、艮、震、巽、离、坤、兑。

操作 患儿掌心向上，术者一手持患儿四指，拇指按在小儿离卦处，用另一手拇指螺纹面自乾向坎运至兑为一遍，途经离时轻轻而过，周而复始，顺时针方向旋运，称顺运八卦，又称运八卦。若从兑卦逆时针方向旋运至乾卦，称为逆运八卦（图9-35）。

此外，尚有分运八卦（如乾震顺运：自乾经坎、艮掐运至震；巽兑顺运：自巽经离、坤掐运至兑；离乾顺运：自离经坤、兑掐运至乾；坤坎顺运：自坤经兑、乾掐运至坎；坎巽顺运：自坎经艮、震掐运至巽；艮离顺运：自艮经震、巽掐运至离；巽坎逆运：自巽经震、艮掐运至坎）。

揉艮宫：用拇指螺纹面在艮宫揉运。

运100～300次；掐运7～14次；揉100～200次。

功用 宽胸理气，止咳化痰，消食行滞，降气平喘。

主治 胸闷，咳嗽，气喘，呕吐，泄泻，腹胀，食欲不振，呃逆，惊惕不安等症。

临床应用 顺运八卦有宽胸理气、止咳化痰、消食行滞之功，主治胸闷、咳喘、呕吐、泄泻、厌食等症，多与推脾经、掐揉四横纹、揉板门、推揉膻中、揉中脘、分腹阴阳等合用；逆运八卦有降气平喘之功，主治痰多气喘症，多与推天柱骨、推肺经、揉膻中等合用。

临床上分运八卦常与顺运或逆运八卦合用。乾震顺运能安神；巽兑顺运能镇静；离乾顺运能止咳；坤坎顺运能清热；坎巽顺运能止泻；艮离顺运能发汗；巽坎逆运能止呕；揉艮宫能健脾消食。

18. 小天心（鱼际交）

位置 手掌面大小鱼际交接处凹陷中。

操作 患儿掌心向上，术者一手持四指，用另一手中指指端揉本穴，称揉小天心（图9-36）；用拇指指甲掐本穴，称掐小天心；用中指指端或屈曲的指间关节捣本穴，称捣小天心。揉100～300次；掐3～5次；捣10～30次。

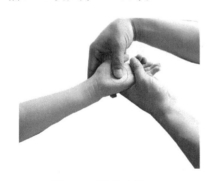

图9-35 运内八卦

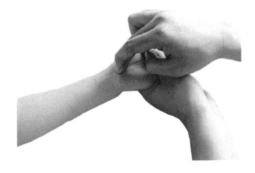

图9-36 揉小天心

功用 安神镇惊，清热明目，通利小便。

主治 惊风，抽搐，夜啼，小便赤涩，目赤肿痛，口舌生疮，斜视等。

临床应用 本穴为清心安神之要穴。掐、捣小天心长于镇惊安神，多用于心经有热之惊风、抽搐、夜啼等症，常与清天河水、揉二人上马、清肝经等合用；揉小天心长于清热明目、利尿，用于心经热盛，移热于小肠所致的口舌生疮、小便赤涩等，多与清心经、清天河水、清小肠、揉二人上马等合用。用治惊风眼翻、斜视，常与掐老龙、掐人中、清肝经等合用，眼上翻者向下掐、捣；右斜视者向左掐、捣，左斜视者向右掐、捣。

19. 总筋

位置 掌侧腕横纹正中。

操作 用拇指或中指指端按揉本穴，称揉总筋；用拇指指甲掐本穴，称掐总筋（图 9-37）。揉 100～300 次；掐 3～5 次。

功用 清心泄热，散结止痉，通调周身气机。

主治 惊风抽搐，口舌生疮，夜啼，潮热等。

临床应用 治疗实热证之口舌生疮、潮热、夜啼等，常用揉总筋与清天河水、清心经、清小肠、打马过天河等合用；治疗惊风抽搐，常用掐总筋与掐人中、拿合谷、掐老龙、掐十宣等合用。

20. 大横纹（手阴阳）

位置 手掌后横纹处，近拇指端为阳池，近小指端为阴池。

操作 用两手拇指螺纹面自掌后横纹之总筋向两旁分推，称分推大横纹，又称分阴阳（图 9-38）；自两旁（阴池、阳池）向总筋合推，称合阴阳。推 30～50 次。

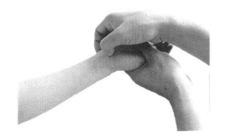
图 9-37　掐总筋

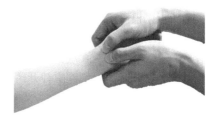
图 9-38　分推大横纹

功用 平衡阴阳，调和气血，消食行滞，化痰散结。

主治 寒热往来，烦躁不安，乳食停滞，腹胀，腹泻，呕吐，胸闷，喘嗽，痰鸣等。

临床应用 分阴阳多用于阴阳不调、气血不和所致之寒热往来、烦躁不安，以及乳食停滞所致之腹胀、腹泻等症，多与推三关、摩腹、推脾经、退六腑合用。实热证重分阴池，虚寒证重分阳池。合阴阳多用于痰结于胸所致之胸闷、喘嗽、痰鸣等症，常与揉肾纹、清天河水等合用。

21. 十宣（十王）

位置 手十指尖端，距指甲游离缘 0.1 寸，左右共十穴。

操作 患儿手指向上，术者用拇指指甲逐一掐本穴，称掐十宣（图 9-39）。各掐 3～5 次，或醒后即止。

功用 清热，开窍，醒神。

主治 高热，惊风，抽搐，昏厥等。

临床应用 掐十宣主要用于急救，常用于治疗高热、惊风、抽搐、昏厥等重证，多与掐老龙、掐威灵、掐精宁等合用。

22. 老龙

位置 中指指甲根部正中后一分处。

操作 用拇指指甲掐本穴，称掐老龙（图 9-40）。掐 3～5 次，或醒后即止。

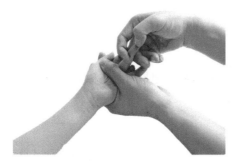 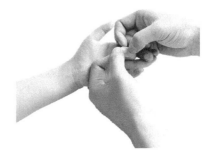

图 9-39 掐十宣　　　　　　　　　　　　图 9-40 掐老龙

功用　醒神开窍。

主治　急惊风，高热抽搐。

临床应用　掐老龙主要用于急救，多与掐人中、掐十宣、掐端正、掐威灵、掐精宁等合用。若患儿急惊暴厥或高热抽搐，掐之有声而知痛者，易治，掐之无声而不知痛者，难治。

23. 端正

位置　中指指甲根两侧赤白肉际处，桡侧为左端正，尺侧为右端正。

操作　患儿指端向上，术者一手持小儿中指，用另一手拇指指甲掐或拇指螺纹面揉本穴，称掐、揉端正。掐 3～5 次；揉 30～50 次。

功用　降逆止呕，升提中气，醒神开窍。

主治　鼻衄，惊风，呕吐，泄泻。

临床应用　揉右端正可降逆止呕，常用于治疗胃气上逆引起的恶心、呕吐等症，多与清胃经、横纹推向板门合用；揉左端正可升提中气，止泻，常用于治疗中气下陷引起的泄泻、痢疾等症，多与推脾经、推大肠合用；掐端正可醒神开窍，常用于治疗小儿惊风，多与掐老龙、清肝经等合用。

24. 五指节

位置　手背五指第一指间关节横纹处。

操作　患儿掌心向下，手指微屈，术者一手持小儿手掌，另一手用拇指指甲逐个掐本穴，称掐五指节；用拇、食指逐个揉搓本穴，称揉五指节。各掐 3～5 次；揉 30～50 次。

功用　镇惊安神，祛痰通窍，降逆止咳。

主治　惊风，抽搐，惊惕不安，夜啼，烦躁不安，咳嗽痰多，喉中痰鸣等。

临床应用　掐五指节主要用于惊风、抽搐、惊惕不安等症，多与清肝经、清心经、掐老龙等合用；揉五指节主要用于咳嗽痰多、喉中痰鸣等症，多与运内八卦、推揉膻中等合用。

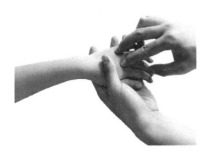

图 9-41 揉二扇门

25. 二扇门

位置　掌背，中指根本节两侧凹陷处。

操作　用拇指指甲掐本穴，称掐二扇门；用食、中指指端按揉本穴，称揉二扇门（图 9-41）。掐 3～5 次；揉 100～500 次。

功用　发汗透表，退热平喘。

主治　伤风感冒，身热无汗，惊风抽搐。

临床应用　本穴为发汗效穴。揉二扇门要稍用力，速度宜快，多用于风寒外感。治疗体虚外感，常与揉肾顶、补脾经、补肾经等合用。治疗惊风抽搐等症，多与掐五指节、掐老龙等合用。

26.上马（二人上马）

位置　手背无名指与小指掌指关节后凹陷中。

操作　用拇指指甲掐本穴，称掐上马；用拇指指端揉本穴，称揉上马。掐3~5次；揉100~500次。

功用　滋阴补肾，行气散结，利尿通淋。

主治　虚热喘嗽，烦躁不安，小便赤涩淋沥，牙痛，遗尿等。

临床应用　本穴为补肾滋阴之要穴，可治疗一切阴虚证。临床揉法主要用于阴虚阳亢之虚热烦躁、牙痛、小便赤涩淋沥。揉上马用于体质虚弱，肺部感染，有干啰音者，常配合揉小横纹；有湿啰音者，常配合揉掌小横纹，多揉有一定疗效。

27.外劳宫

位置　手背正中央，与内劳宫相对。

操作　用拇指指甲掐本穴，称掐外劳宫；用中指指端揉本穴，称揉外劳宫（图9-42）。掐3~5次；揉100~500次。

功用　温阳散寒，升阳举陷，发汗解表。

主治　风寒感冒，恶寒身痛，咳嗽痰白，鼻塞流涕，肠鸣腹泻，腹胀腹痛，脱肛，遗尿，疝气等。

临床应用　本穴性温，内达外散，温通而不失收敛之功，温而不燥，散而不乱，为温阳举陷之效穴。本穴操作多用揉法，能治疗一切寒证。治疗外感实寒证，多与推坎宫、揉太阳、拿风池、推天柱骨等合用；治疗虚寒里证，多与补脾经、补肾经、推三关、揉丹田、按揉足三里等合用。

28.威灵

位置　手背第二、三掌骨歧缝间。

操作　用拇指指甲掐本穴，称掐威灵（图9-43）。掐3~5次，或醒后即止。

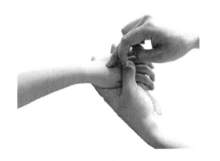
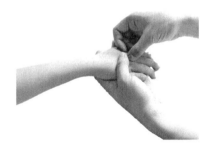

图9-42　揉外劳宫　　　　　　图9-43　掐威灵

功用　开窍醒神。

主治　惊风，抽搐，神昏。

临床应用　本穴主要用于急救，多与掐五指节、掐十宣、掐精宁等合用。

29. 精宁

位置　手背第四、五掌骨歧缝间。

操作　用拇指指甲掐本穴，称掐精宁。掐 3～5 次。

功用　醒神开窍，行气化痰。

主治　惊风，抽搐，昏厥，痰喘，干呕，疳积等。

临床应用　本穴用于急救时，多作为配穴使用，多与掐威灵、掐老龙等合用，加强醒神开窍的作用。治疗痰食积滞所致之痰喘、干呕、疳积等症时，因本穴行气消坚之力较强，故体虚者慎用。若体虚夹实需应用本法时，多与补脾经、补肾经、捏脊、摩腹等合用，以免损伤元气。

30. 外八卦

位置　手背外劳宫周围，与内八卦相对的圆周。

操作　以拇指顺时针方向做运法，称运外八卦。运 100～300 次。

功用　宽胸理气，导滞消积。

主治　胸闷，腹胀，便秘等。

临床应用　治疗胸闷、腹胀、便秘等症，临床上多用本法与摩腹、推揉膻中等合用。

31. 一窝风

位置　腕关节掌背横纹正中凹陷处。

操作　用拇指或中指指端按揉本穴，称揉一窝风。揉 100～500 次。

功用　温中行气，宣通表里，发散风寒，止痹痛，利关节。

主治　腹痛，肠鸣，伤风感冒，惊风，关节屈伸不利。

临床应用　本穴具有温中行气之功，主要用于因受凉、食积等引起的腹痛、肠鸣等症，常与拿肚角、推三关、揉中脘等合用。此外，本穴还有温通经络、发散风寒之功，对寒凝经脉引起的关节痹痛、外感风寒也有一定的疗效。

32. 膊阳池

位置　手背一窝风后 3 寸处。

操作　用拇指或中指指端揉本穴，称揉膊阳池；用拇指指甲掐本穴，称掐膊阳池。揉 100～500 次；掐 3～5 次。

功用　通利二便，疏风解表。

主治　大便秘结，小便短赤，感冒头痛。

临床应用　治疗便秘，本穴用揉法有显效，常与推下七节骨、揉龟尾等合用。治疗小便短赤，多与清小肠、清心经等合用；本穴能止头痛，治疗感冒头痛，多与开天门、推坎宫、揉太阳等合用。

33. 三关

位置　前臂桡侧，腕横纹至肘横纹成一直线。

操作　用拇指桡侧面或食、中指螺纹面推本穴，称推三关（图 9-44）；小儿拇指屈曲，自拇指外侧端推向肘横纹，称为大推三关。推 100～300 次。

功用　温阳散寒，补气行气，发汗解表。

主治　风寒感冒，腹泻，腹痛，疹出不畅，病后体虚，阳虚肢冷等。

临床应用 本穴性温热，善治一切虚寒之证，对非虚寒者慎用。治疗气血虚弱、命门火衰、阳气不足导致的四肢厥冷、面色少华、食欲不振、吐泻、疳积等，临床常与补脾经、补肾经、揉丹田、摩腹、捏脊等合用；治疗感冒风寒所致的怕冷无汗或疹出不透等症，多与清肺经、开天门、掐揉二扇门等合用。

34. 天河水

位置 前臂内侧正中，自腕横纹（总筋）至肘横纹（曲泽）成一直线。

操作 用食、中二指螺纹面推本穴，称清天河水（图 9-45）；用食、中二指蘸水自总筋处一起一落弹打（如弹琴状）至肘横纹，同时用口吹气随之，称弹打天河水或打马过天河。推 100～500 次；弹打 5～10 次。

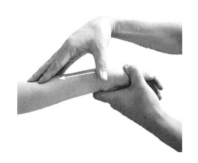

图 9-44 推三关

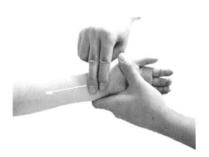

图 9-45 清天河水

功用 清热解表，泻火除烦。

主治 外感发热，骨蒸潮热，烦躁不安，口渴，弄舌，重舌，惊风，口舌生疮等。

临床应用 本穴性微凉，主要用于治疗各种内外热性病症。清天河水清热而不伤正，善清卫分、气分之热，实热、虚热均可应用。治疗内伤所致之骨蒸潮热、烦躁不安、惊风、口舌生疮、弄舌、重舌等症，常与清心经、清肝经、揉小天心、退六腑等合用。治疗外感所致之恶风发热、头痛、汗出等症，常与开天门、推坎宫、揉太阳等合用。

打马过天河清热之力强于清天河水，多用于高热、实热等症。

35. 六腑

位置 前臂尺侧缘，肘横纹至腕横纹成一直线。

操作 用拇指或食、中二指螺纹面从肘向腕横纹推本穴，称退六腑或推六腑（图 9-46）。推 100～500 次。

功用 清热，凉血，解毒。

主治 一切实热证。高热，烦渴，惊风，鹅口疮，疖腮，重舌，木舌，咽痛，疔疮痈疡，热痢，便秘等。

临床应用 本穴性寒凉，善清营分、血分之热，功专清热、凉血、解毒。对壮热烦渴、疖腮、疔疮痈疡、热痢、便秘等实热证均可使用。本穴与补脾经合用止汗效果较好。

退六腑与推三关为大凉、大热要穴，可单用，亦可两穴合用。两穴合用能平衡阴阳，防止大凉、大热伤其正气。若患儿阳气不足所致下焦虚冷、久泻等可单用推三关；若见高热烦渴、大便干

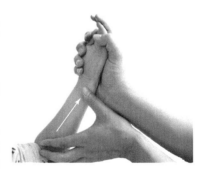

图 9-46 推六腑

燥等可用退六腑。治疗寒热夹杂证，常两穴合用，若以热为主，则退六腑与推三关次数之比为 3∶1；若以寒为主，则退六腑与推三关次数比为 1∶3；推数相等则和调阴阳。

五、下肢部穴位

1. 箕门

位置　大腿内侧，髌骨上缘内侧端至腹股沟成一直线。

操作　用食、中二指螺纹面直推本穴，称推箕门。推 100～500 次。

功用　清热利尿。

主治　癃闭，小便赤涩不利，水泻无尿或尿少等。

临床应用　本穴性平和，利尿作用明显。治疗尿潴留，多与揉丹田、按揉三阴交等合用；治疗小便赤涩不利，多与清心经、清小肠等合用；治疗水泻无尿或尿少，从下往上推，可与清小肠合用，取利小便实大便之功。

2. 百虫（血海）

位置　膝上内侧肌肉丰厚处。

操作　用拇指或中指指端按揉本穴，称按揉百虫；用拇指与食指、中指指端相对用力提拿百虫，称拿百虫。按揉 10～30 次；拿 3～5 次。

功用　通经络，止抽搐。

主治　四肢抽搐，下肢痿躄。

临床应用　治疗下肢瘫痪、痹痛等症，常用按、拿百虫与拿委中、按揉足三里等合用；若用于治疗惊风、抽搐，则手法刺激宜重。

3. 膝眼（鬼眼）

位置　屈膝，髌骨下缘两侧凹陷中。外侧称外膝眼；内侧称内膝眼。

操作　用拇指指端或拇、食指指端同时按压一侧或内外两侧膝眼，称按膝眼；以单手或双手拇指螺纹面揉一侧或两侧膝眼，称揉膝眼；用拇指指甲掐一侧或两侧膝眼，称掐膝眼。按 5～10 次；揉 50～100 次，掐 3～5 次。

功用　舒筋活络，定惊止抽。

主治　下肢痿软，惊风抽搐，昏迷不醒等。

临床应用　治疗下肢痿软症，多用按、揉膝眼与按揉足三里、拿委中、按揉百虫等合用。用于急救时，多用掐膝眼与掐人中、掐十宣、掐五指节、揉百会等合用。

4. 足三里

位置　外膝眼下 3 寸，胫骨前嵴外一横指。

操作　用拇指指端或螺纹面按揉本穴，称按揉足三里。按揉 100～500 次。

功用　健脾和胃，行气导滞。

主治　恶心呕吐，腹胀，腹痛，泄泻，厌食，疳积，下肢痿软无力等。

临床应用　本穴多用于消化系统疾病。治疗呕吐，多与推天柱骨、分推腹阴阳合用；治疗脾虚泄泻，常与推上七节骨、补大肠、运板门等合用。

按揉足三里、捏脊与摩腹等常用于小儿保健。

5. 前承山

位置 胫骨前缘外侧,与后承山相对处。

操作 用拇指指甲掐本穴,称掐前承山;用拇指螺纹面揉本穴,称揉前承山。掐 3～5 次;揉 100～500 次。

功用 镇惊止抽,行气通络。

主治 惊风抽搐,角弓反张,昏迷不醒,下肢痿软无力等。

临床应用 治疗惊风抽搐,角弓反张,昏迷不醒等症,常用掐前承山与拿委中、按百虫、掐解溪等合用;治疗下肢痿软无力、足下垂等症,常用揉前承山与揉解溪等合用。

6. 三阴交

位置 内踝尖上 3 寸,胫骨后缘凹陷中。

操作 用拇指或食、中指螺纹面按揉本穴,称按揉三阴交(图 9-47)。按揉 50～100 次。

功用 通调水道,补益气血。

主治 遗尿,癃闭,小便频数,尿赤涩痛,下肢痿软,消化不良,贫血乏力等。

临床应用 本穴主要用于治疗泌尿系统疾病。治疗遗尿、癃闭,多与补脾经、揉丹田、推箕门、补肾经等合用;亦常用于治疗下肢痹痛、瘫痪、小儿消化不良等症;治疗气血不足诸症时,可与按揉足三里、捏脊、摩腹等合用。

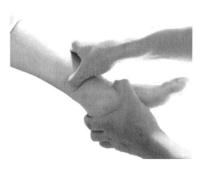

图 9-47 按揉三阴交

7. 解溪

位置 踝关节前横纹中,趾长伸肌腱与踇长伸肌腱之间的凹陷中。

操作 用拇指指甲掐本穴,称掐解溪;用拇指指端或螺纹面揉本穴,称揉解溪。掐 3～5 次;揉 50～100 次。

功用 解痉,止吐泻,利关节。

主治 惊风,吐泻不止,踝关节屈伸不利等。

临床应用 治疗惊风,多用掐解溪与掐十宣、掐涌泉等合用;治疗呕吐,多用揉解溪与推天柱骨、揉中脘、横纹推向板门等合用;治疗泄泻,多用揉解溪与推上七节骨、揉脐、摩腹、揉龟尾等合用;治疗踝关节屈伸不利、足下垂等,多用揉解溪与摇踝合用。

8. 丰隆

位置 外踝尖上 8 寸,胫骨前缘外二横指处。

操作 用拇指或中指端揉本穴,称揉丰隆。揉 50～100 次。

功用 调和胃气,化痰除湿。

主治 痰鸣,咳嗽,气喘等。

临床应用 本穴为化痰要穴。治疗痰鸣、咳嗽、气喘等症,揉丰隆多与揉膻中、运内八卦等合用。

9. 委中

位置 腘窝中央,股二头肌肌腱与半腱肌肌腱之间。

操作　用拇指、食指指端在腘窝中提拿钩拨该处筋腱，称拿委中。拿3~5次。

功用　息风止痉，通经活络。

主治　惊风抽搐，下肢痿软无力等。

临床应用　治疗惊风抽搐，多用拿委中与按百虫、掐老龙等合用；治疗下肢痿软，多与揉膝眼、揉阳陵泉等合用。

10. 后承山（承山）

位置　腓肠肌肌腹下凹陷中，用力伸足时人字纹凹陷处。

操作　用拇指和食、中二指相对提拿筋腱，称拿承山。拿3~5次。

功用　疏经通络，息风止痉。

主治　腿痛转筋，下肢痿软无力，惊风抽搐。

临床应用　治疗腿痛转筋、下肢痿软、惊风抽搐等症，拿承山常与拿委中等配合使用。

11. 昆仑

位置　外踝尖与跟腱之间凹陷处。

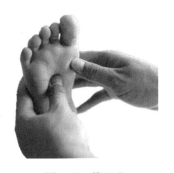

操作　用拇指指甲掐本穴，称掐昆仑。掐3~5次。

功用　镇静定惊。

主治　惊风，抽搐。

临床应用　本穴主要作为惊风、抽搐的急救穴，常与掐老龙、掐人中、掐后承山等合用。

12. 涌泉

位置　屈趾，足掌心前1/3与后2/3交界处的正中凹陷中。

图 9-48　推涌泉

操作　用拇指螺纹面着力，向足趾方向做直推法或旋推法，称推涌泉（图9-48）；用拇指螺纹面揉本穴，称揉涌泉（图9-49）；用拇指指甲稍用力掐本穴，称掐涌泉。推100~500次；揉50~100次；掐3~5次。

功用　引火归原，退虚热，止呕止泻。

主治　发热，呕吐，腹泻。

临床应用　推涌泉能引火归原、退虚热。主要用于治疗五心烦热、烦躁不安、夜啼等虚热证，多与揉上马、运内劳宫等合用；推涌泉亦能退实热，多与退六腑、清天河水等合用；揉涌泉能治吐泻，一般左揉止吐，右揉止泻；治惊风用掐涌泉。

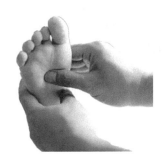

图 9-49　揉涌泉

第九章课件

第九章习题

第九章思维导图

第九章录课视频

第十章 小儿推拿手法

一、推法

以拇指或食指、中指螺纹面着力于体表一定部位或穴位上，做单方向的直线或环旋移动，称推法。推法是小儿推拿常用手法之一，临床上根据操作方向的不同，可分为直推法、旋推法、分推法和合推法四种。

操作

（1）直推法：以拇指桡侧缘或螺纹面，或食、中二指螺纹面在穴位上做直线推动（图 10-1）。

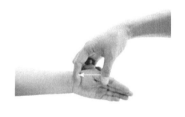 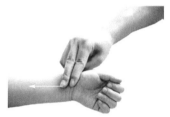

拇指直推　　　　　　　　　　　　食、中指直推

图 10-1　直推法

（2）旋推法：以拇指螺纹面在穴位上做旋转推动（图 10-2）。

（3）分推法：用双手拇指桡侧缘或螺纹面，或双手食、中指螺纹面自穴位中间向两旁做分向推动，或做"∧"形推动，称分推法，亦称分法（图 10-3）。

（4）合推法：用双手拇指桡侧缘或螺纹面，或双手食、中指螺纹面自穴位两端向中间推动，称为合推法，亦称合法，与分推法方向相反（图 10-4）。

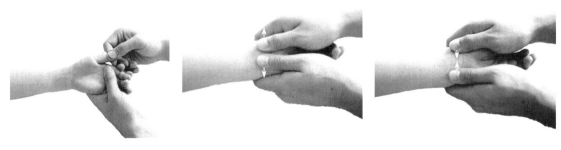

图 10-2　旋推法　　　　　　　图 10-3　分推法　　　　　　　图 10-4　合推法

动作要领　推法动作宜轻快连续，力量适中，平稳着实，速度均匀。操作时一般需根据病情选择使用药汁、乙醇或水等作介质，以推后皮肤不红为佳。推法用力比揉法要轻，是在皮表进行操作，

不宜带动皮下组织。手法频率为 200～300 次/分。

临床应用　直推法主要用于小儿特定穴中的线状穴；旋推法主要用于手指螺纹面的五经穴；分推法、合推法多用于额前、胸腹部、背部、腕掌部等。

直推法、分推法、合推法常用于治疗外感发热、腹泻、便秘和惊惕烦躁等。临床上合推法与分推法常配合使用，一分一合起到相辅相成的作用。旋推法多用来治疗脾胃虚弱导致的食欲不振及肺虚咳嗽等小儿虚证。

二、揉法

以中指或拇指指端，或掌根，或大鱼际，吸定于体表一定部位或穴位上，做轻柔缓和的回旋揉动，称为揉法。揉法分为指揉法、掌揉法和鱼际揉法（图 10-5）。

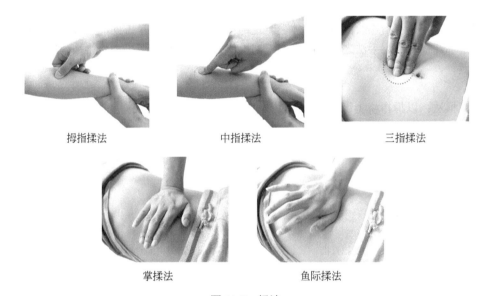

拇指揉法　　　　　　中指揉法　　　　　　三指揉法

掌揉法　　　　　　鱼际揉法

图 10-5　揉法

动作要领　揉法操作时动作宜柔和，用力均匀，着力部不可以离开皮肤，并带动皮下组织，不要在皮肤上产生摩擦。操作频率为 120～160 次/分。

临床应用　指揉法多用于点状穴，鱼际揉法和掌揉法多用于面状穴。

本法具有行气活血，通经活络，祛风散热之功。临床多用于外感发热、咳嗽、胸闷、头痛、近视、腹泻、便秘、腹痛和消化不良等。

三、按法

以拇指或手掌在一定部位或穴位上，逐渐用力向下按压，按而留之，称为按法。按法分为指按法和掌按法。

动作要领　按法宜垂直、徐徐用力，按而留之，然后逐渐放松，稳而持续，切忌使用暴力。按法常与揉法配合使用，形成复合手法，以缓解不良刺激。

临床应用　指按法多用于点状穴，掌按法多用于面状穴和胸腹部。

本法具有止痛、开窍、止抽搐等功效，接触面积小，刺激力强，适用于全身各部、穴位及痛点，临床常用于痛证的治疗。

四、摩法

以手掌掌面或食、中、无名指螺纹面附着于体表一定部位或穴位上，以腕关节连同前臂做有节律的环形抚摩，称摩法。摩法分指摩法和掌摩法。

动作要领 本法操作时上肢及腕掌关节要放松，手法要轻柔，动作要轻柔和缓，压力大小适中，摩动时不带动皮下组织。急摩为泻，缓摩为补。频率为 120～160 次/分。

临床应用 本法多用于胸腹部和面状穴。

摩法具有和中理气、温中健脾、消食导滞等功效。临床上多用于脾胃虚弱、消化不良所致的脘腹疼痛、腹泻、便秘等病症的治疗。

五、掐法

用拇指指甲重刺穴位，称掐法。

动作要领 术者手握空拳，拇指伸直，拇指指甲垂直于操作面或穴位，逐渐用力，不可抠动，以免掐破皮肤。掐法一般施用 3～5 次，或醒后即止。掐后可轻揉局部以缓解不适（图 10-6）。

临床应用 掐法属强刺激手法，有"以指代针"之效，常用于急救。本法具有定惊醒神、通关开窍作用，临床多用掐人中、掐老龙、掐十宣等，治疗小儿惊风、昏厥、癫痫发作等病症。

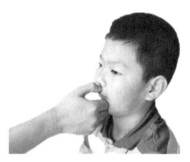

图 10-6 掐法

六、捏脊法

以拇指和其余四指着力于所选定的部位，相对用力地捏挤，称为捏法。将捏法施于脊背部，称为捏脊法。

操作

（1）二指捏法（拇指前位捏脊法）：患儿取俯卧位，将背部暴露，术者双手呈握拳状，拳心相对，拳眼向前，拇指伸直前按，用食指中节桡侧缘顶住皮肤，拇、食指同时用力提拿皮肤，双手交替自龟尾捏拿、捻动至大椎（图 10-7）。

（2）三指捏法（拇指后位捏脊法）：患儿取俯卧位，将背部暴露，术者双手呈半握拳状，拳心向下，拳眼相对，食、中指微屈前按，拇指桡侧缘吸定并顶住皮肤，三指同时用力捏拿皮肤，双手交替自龟尾捏拿、捻动至大椎（图 10-8）。

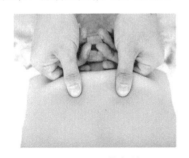

图 10-7 二指捏法

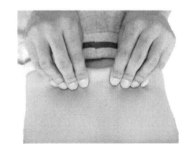

图 10-8 三指捏法

动作要领 操作时捏拿皮肤的多少及捏拿力度的大小要适中。捏起肌肤过多过紧，会使动作呆滞不易向前捻动推进；捏起肌肤过少过松，则不易提起肌肤且易滑脱。捻动向前时要做直线前进，不可歪斜。

捏脊法，又称"捏积法"，一般连续操作 3～5 遍，若需加强手法，常在捏至最后一遍时每捏三次，双手在同一平面同时用力向上提拉一次，称为"捏三提一法"。在捏脊过程中，常听到清脆的筋膜剥离时的"嗒、嗒"声，属正常现象。

临床应用 本法具有调和阴阳、健脾和胃、疏经通络、行气活血的功效，常用于治疗小儿疳积、消化不良、腹泻、呕吐等病症，也常用作小儿保健推拿手法，以增强脏腑功能、提高免疫力、强壮机体。

七、运法

以拇指或食、中二指螺纹面附着于穴位上，做由此穴向彼穴的弧形推动，或在穴周做周而复始的环形推动，称运法。

动作要领 本法操作时，手指螺纹面须紧贴于皮肤表面的穴位上，用力宜轻不宜重，力量仅达肌肤表面，不带动皮下深层肌肉组织。频率宜缓不宜急，为 80～120 次/分。

临床应用 运法多用于弧线状操作，如运水入土、运土入水；或面状穴、环状穴的操作，如运板门、运八卦等；也可用于点状穴的操作，如运内劳宫。

本法具有调理脾胃功能和疏经通络、调和气血的作用，临床上多用于治疗脾胃虚弱或脾胃湿热所致的完谷不化、腹泻、小儿积滞、便秘、少腹胀满、小便赤涩等症。

八、捣法

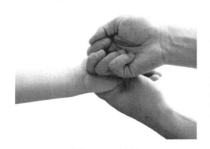

以中指指端或食、中二指屈曲的指间关节突起部击打体表一定部位，称为捣法。

动作要领 本法操作时，腕关节放松，主动屈伸带动指端或指间关节突起部叩击施术部位。叩击部位要求准确，用力要稳。击打动作要富有弹性，击后立即抬起（图 10-9）。动作协调而有节奏，切忌暴力。每个部位捣 10～20 次。

临床应用 本法多用于点状穴，如捣小天心。

本法具有镇惊安神的功效，临床多用于治疗惊风、夜啼。

图 10-9 捣法

九、复式手法

1.黄蜂入洞 术者用手食、中二指置于小儿两鼻孔下缘处，腕关节做主动运动，带动二指反复揉动（图 10-10）。

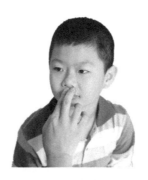

图 10-10 黄蜂入洞

动作要领 本法操作要柔和、缓慢、均匀、持续。每次揉动30～50次。

临床应用 本法能发汗解表，宣通肺窍。临床多用于治疗外感风寒，发热无汗，以及急慢性鼻炎、鼻窦炎等导致的鼻塞流涕、呼吸不畅等病症。

2.运水入土 患儿掌心向上，术者左手握住患儿除拇指外的四指，右手拇指或中指螺纹面自小指根沿手掌边缘，经掌小横纹、小天心到拇指根，称运水入土（图10-11）。

动作要领 本法操作时，着力部附着于皮肤，推运动作要连续、轻快，运100～300次。

临床应用 运水入土属调补法，常用于久病、虚证，具有健脾和胃、润燥通便之功，多用于治疗脾胃虚弱引起的食欲不振、疳积、泄泻、痢疾、便秘等病症。

3. 运土入水 患儿掌心向上，术者左手握住患儿除拇指外其余四指，右手拇指或中指螺纹面自小儿拇指根沿手掌边缘，经板门、小天心运至小指根，称运土入水（图10-12）。

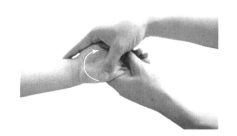 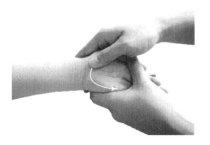

图10-11 运水入土　　　　　　　　图10-12 运土入水

动作要领 本法操作与运水入土方向相反，推运时着力部要附着于施术部位的皮肤上，动作要轻快、连续不间断，运100～300次。

临床应用 运土入水属清利法，常用于新病、实证，具有清脾胃湿热、利尿止泻之功，多用于治疗因湿热内蕴而见少腹胀满、小便赤涩、泄泻、痢疾等症。

4. 水底捞月 患儿取坐位或仰卧位，掌心向上，术者用一手捏住患儿除拇指外其余四指，用凉水滴入患儿内劳宫处，以拇指螺纹面或中指螺纹面着力，紧贴患儿掌心做旋推法；或从小指根推运起，经掌小横纹、小天心推至内劳宫，同时，边推运边对掌心吹凉气。

动作要领 操作时，要求力量均匀而有节奏，推运与吹气同时进行，反复操作50～100次，或以见凉为度。

临床应用 本法大凉，有清热凉血、宁心除烦之功效。临床多用于热入营血所致之高热神昏、烦躁不安、口臭、便秘等实热证。

5. 打马过天河 患儿掌心向上，术者左手握住患儿除拇指外其余四指，用另一手拇指螺纹面运内劳宫，再以食、中指并拢，用食、中指末节螺纹面蘸凉水自总筋处，一起一落弹打至洪池，同时用口吹凉气随之。弹打10～20次。

动作要领 弹打节律均匀，力度适中，边弹打边吹凉气，蘸凉水为宜。

临床应用 本法可清热通络、行气活血，多用于治疗小儿高热神昏、烦躁不安、惊风等一切实热证，亦可治疗上肢麻木症。

6. 开璇玑 患儿仰卧位，术者先用双手拇指自璇玑处，沿胸肋间隙向两侧分推，并自上而下分推至季肋部；再从胸骨下端鸠尾向下直推至脐部；然后用三指或四指螺纹面由脐向左、右推摩小儿腹部；最后从脐部向下推至小腹耻骨联合上缘部位，反复操作50～100次。

动作要领 本法包括分推璇玑、腹中，直推中脘、摩脐、摩腹，直推小腹几种操作，依次有序进行。术者操作前搓热双手，注意室内温度适宜，避风寒。

临床应用 本法有宣通气机、消食化痰的功效，多用于治疗咳嗽气促、痰闭胸闷、腹胀、呕吐、泄泻、外感风热、神昏惊搐等病症。

7. 按弦走搓摩 令人将患儿抱于怀中，或取坐位，两上肢自然垂置于身体两侧，也可交叉搭于肩上，术者在患儿身前，也可在其身后，两手五指伸直并拢在小儿两胁上自上而下搓摩，如此反复施术数次。

动作要领 本法操作时双手并拢，动作协调，用力轻柔，双手掌要贴紧皮肤向下移动，单向操作，每次搓摩50～100次。

临床应用 本法有理气化痰、开胸除积之效，用于治疗胸胁不畅、痰涎壅盛、食滞等病症。

8. 揉脐及龟尾并擦七节骨 患儿取仰卧位，术者坐于一旁，用手掌或食、中、无名指三指螺纹面揉脐。揉毕，再令患儿俯卧，一手拇指螺纹面或食、中二指螺纹面自龟尾向上沿七节骨穴推至第四腰椎棘突下，为补；或自第四腰椎棘突下向下沿七节骨推至龟尾，为泻。另一手中指螺纹面揉龟尾。

动作要领 推擦时宜配合使用滑石粉等介质，以免损伤小儿皮肤，且注意补泻手法的使用，擦动时频率可稍快，以局部皮肤微红为度。揉50～100次，推50～100次。

临床应用 本法具有调理肠腑、止泻导滞之功，用于治疗泄泻、痢疾、便秘等病症。补法可温阳止泻，泻法可泻热通便。

第十章课件　　第十章习题　　第十章思维导图　　第十章录课视频　　第十章手法视频

第十一章　小儿推拿常见病治疗

腹　泻

腹泻是指小儿以大便次数增多，粪质稀薄，甚至如水样为主症的消化系统疾病。本病发病以婴幼儿为主，6个月至2岁的婴幼儿发病率较高。一年四季均可发病，尤以夏、秋季多发。本病腹泻轻者预后良好，如失治或误治，迁延日久，最易造成小儿营养不良，影响生长发育。

本病相当于现代医学的小儿消化不良性腹泻、小儿肠炎、小儿肠功能紊乱等疾病。

（一）病因病机

（1）感受外邪：腹泻的发生与气候有密切关系。寒、热、暑、湿之邪皆能引起腹泻，而尤以湿邪致病为多。脾喜燥恶湿，湿困脾阳，使运化不健，水谷不分而致腹泻。

（2）内伤乳食：由于喂养不当，饥饱无度，或过食不易消化的食物，或喜食油腻、生冷，或饮食不洁，导致脾胃损伤，运化失职，不能腐熟水谷而致腹泻。

（3）脾胃虚弱：小儿脏腑娇嫩，脾常不足，一旦脾胃负担过重，或遇到外来因素的影响，最易导致脾胃受损，使水谷不得运化，则水反为湿，谷反为滞，水湿滞留，下注肠道而为腹泻。

（二）诊断

（1）寒湿泻：便稀多沫，色淡不臭，肠鸣腹痛，面色淡白，口不渴，小便清长，苔薄白腻，指纹色红或青，脉濡。

（2）湿热泻：腹痛即泻，急迫如注，便黄褐热臭，身有微热，口渴，尿少色黄，舌红苔黄腻，指纹色紫，脉滑数。

（3）伤食泻：腹泻量多，气味酸臭，或如败卵，脘痞腹胀，泻前哭闹，泻后痛减，伴口臭纳呆，呕吐酸馊，舌苔厚，指纹紫红而滞，脉滑。

（4）脾虚泻：久泻不愈，反复发作，每于食后即泻，便稀夹有未消化的食物残渣，食欲不振，面色萎黄，神疲乏力，消瘦，舌淡苔薄，指纹淡红，脉虚弱。

（三）治疗

1. 寒湿泻

（1）治疗原则：温中散寒、化湿止泻。

（2）手法操作：补脾经300次、推三关100次、清补大肠200次、揉外劳宫100次、按揉一窝蜂100次、顺时针揉脐100次、逆时针揉脐30次、推上七节骨100次、揉龟尾100次、按揉足三里100次。

体虚加捏脊；惊惕不安加掐揉五指节、清肝经、开天门等。

2. 湿热泻

（1）治疗原则：清热利湿，调中止泻。

（2）手法操作：补脾经 300 次、清胃经 100 次、清大肠 200 次、清小肠 200 次、退六腑 150 次、推三关 50 次、揉天枢 100 次、揉龟尾 100 次。

3. 伤食泻

（1）治疗原则：消食导滞，和中助运。

（2）手法操作：揉板门 100 次、运内八卦 100 次、补脾经 300 次、清大肠 200 次、清小肠 200 次、揉中脘 100 次、摩腹 3 分钟、按揉天枢 100 次、揉龟尾 100 次。

4. 脾虚泻

（1）治疗原则：健脾益气，温阳止泻。

（2）手法操作：补脾经 300 次、清补大肠 200 次、运内八卦 100 次、推三关 200 次、推四横纹 300 次、逆时针摩腹 3 分钟、揉脐 100 次、推上七节骨 100 次、捏脊 7 遍。

久泻不止者加按揉百会；肾阳虚者加补肾经、揉外劳宫。

（四）其他疗法

（1）中药内服：寒湿泻用藿香正气散加减；湿热泻用葛根芩连汤加减；伤食泻用保和丸加减；脾虚泻用参苓白术散加减。

（2）脐贴（敷）：用中药脐贴贴肚脐，或盐炒花椒敷肚脐。

（3）灸肚脐：用艾直接灸或隔物灸。

（五）注意事项

（1）腹泻期间宜进食易消化的食物；蔬菜、水果不宜多食，如香蕉、红薯、韭菜等；不要吃润肠通便的食物，如蜂蜜、香油等。

（2）科学喂养：按照及时、充足、恰当和个性化的喂养原则，保证婴幼儿营养均衡，满足生长发育需要。

（3）脐腹部及足部注意保暖，不宜吃寒凉食物。

便 秘

便秘是指以大便干结难以排出，或排便时间延长，或虽有便意而排出困难等为主要表现的一种病症。便秘可单独出现，有时也可继发于其他疾病的过程中。单独出现便秘常见于两种情况：一是习惯性便秘，多与体质、饮食习惯、生活不规律，未养成按时排便习惯等有关；二是一时性便秘，多见于突然改变生活环境，过食辛辣香燥，或劳作大量出汗，或与疾病因素有关，如阴虚不能润肠，阳虚无力排便。

（一）病因病机

（1）饮食不节，过食辛热厚味，以致肠胃积热，气滞不行，或于热病后耗伤津液，导致肠道燥热，津液失于输布而不能下润大肠，于是大便秘结难于排出。

（2）先天不足，身体虚弱，或病后体虚，气血亏损。气虚则大肠传送无力，血虚则津少不能滋润大肠，以致大便排出困难。

（二）诊断

便秘可分为实秘和虚秘两类。

（1）实秘：大便干结，面赤身热，口干唇燥，烦热口臭，纳食减少，腹部胀满，小便黄少，舌红苔黄燥，指纹色紫，脉滑或沉。

（2）虚秘：排便间隔长，排便不畅，或大便并不干硬，但努挣乏力难下，面白无华，唇甲色淡，形瘦气怯，腹中冷痛，喜热恶寒，四肢不温，小便清长，舌淡苔薄，指纹淡，脉虚。

（三）治疗

1. 实秘

（1）治疗原则：顺气行滞，清热通便。

（2）手法操作：清大肠 300 次、退六腑 100 次、平肝清肺 50 次、运内八卦 100 次、补脾经 100 次、按揉膊阳池 100 次、顺时针摩腹 3 分钟、揉天枢 100 次、搓摩胁肋 50 次、按揉足三里 100 次、推下七节骨 100 次。

2. 虚秘

（1）治疗原则：益气养血，滋阴润燥。

（2）手法操作：补脾经 300 次、清补大肠 200 次、运内八卦 100 次、推三关 200 次、揉二人上马或上马 100 次、补肾经 200 次、按揉膊阳池 100 次、揉肾俞 100 次、捏脊 7 遍、按揉足三里 100 次。

（四）其他疗法

（1）实秘可外用甘油栓剂等缓解便秘，口服四磨汤等中成药。

（2）虚秘可艾灸肚脐、足三里等，直接灸或隔物灸。

（五）注意事项

（1）多吃蔬菜水果及富含纤维素的食物，少吃辛辣食品。

（2）适当运动，以促使患儿的胃肠蠕动。

（3）养成定时排便的习惯。

呕　吐

呕吐是指由于胃失和降，气逆于上，导致胃内容物从口中吐出的一种病症。古代医家将有声无物谓之哕，有物无声谓之吐，有物有声谓之呕，由于临床上呕与吐常同时发生，故合称为呕吐。

小儿哺乳后，乳汁从口角溢出，称"溢乳"，一般不属于病态，改进喂奶方法即可。

（一）病因病机

胃为水谷之海，主受纳，其气以降为和，与脾相表里，共同完成食物的消化吸收。若邪气扰胃，胃气不降反而上逆，则发生呕吐。呕吐的病因，有以下几种主要因素。

（1）乳食积滞：由于小儿喂养不当，乳食过多，或恣食生冷肥腻等不易消化的食物，积滞中脘，损伤脾胃。以致胃不受纳，脾失运化，升降失调，胃气上逆而发生呕吐。

（2）胃有积热：由于乳母喜食辛辣之品，乳汁蕴热，或较大儿童过食辛热之品，热积胃中，或感受夏秋湿热之邪，蕴于中焦，皆可致脾胃升降失司，胃气上逆而导致呕吐。

（3）脾胃虚寒：先天禀赋不足，脾胃虚弱，易受寒客；或乳母喜食寒凉生冷之品；或小儿过食瓜果冷食，均可使寒凝胃脘，中阳不运，胃失和降，胃气上逆则发为呕吐。

（二）诊断

（1）伤食吐：呕吐乳块或酸馊未消化食物残渣，口气臭秽，不思乳食，腹痛腹胀，吐后则舒，大便酸臭，或溏或秘，苔厚腻，指纹紫，脉滑实。

（2）胃寒吐：呕吐物多为清稀痰涎或未消化的乳食残渣，呕吐时发时止，食久方吐，腹痛绵绵，喜温喜按，或见倦怠无力，面色㿠白，四肢欠温，大便溏薄或完谷不化，小便清长，舌淡苔白，指纹青，脉细无力。

（3）胃热吐：食入即吐，呕吐酸臭，胃脘疼痛或闷胀不适，身热烦躁，口渴喜饮，唇干面赤，大便臭秽或秘结，小便黄赤，舌红苔黄，指纹色紫，脉滑数。

（三）治疗

1. 伤食吐

（1）治疗原则：消食导滞，和中降逆。

（2）手法操作：补脾经 200 次、揉板门 100 次、清胃经 100 次、分推手阴阳 100 次、运内八卦 100 次、掐揉四横纹 50 次、按揉内关 50 次、揉中脘 100 次、分腹阴阳 50 次、按揉足三里 100 次。

2. 胃寒吐

（1）治疗原则：温中散寒，和胃降逆。

（2）手法操作：揉外劳宫 100 次、补脾经 100 次、补肾经 100 次、推三关 100 次、按揉内关 100 次、横纹推向板门 100 次、推天柱骨 100 次、揉中脘 100 次、捏脊 7 遍。

3. 胃热吐

（1）治疗原则：清热和胃，降逆止呕。

（2）手法操作：清胃经 200 次、补脾经 100 次、清补大肠 50 次、退六腑 150 次、推三关 50 次、运内八卦 100 次、按揉内关 100 次、推下七节骨 50 次、捏脊 7 遍。

（四）其他疗法

（1）中药内服：伤食吐者用保和丸或四磨汤加减；胃寒吐者用理中丸加减。

（2）艾灸：胃寒吐者艾灸肚脐、丹田、足三里等，直接灸或隔姜灸。

（3）胃热吐者可用芦根 15～30g，竹茹 3～5g，粳米 15～30g，生姜 1～3 片，同煎取汁口服。

（五）注意事项

（1）呕吐患儿应减少饮食量，少食多餐，每次进食量不宜太多。

（2）饮食宜清淡、易消化，少吃或不吃油腻荤腥之物。

发　热

发热即体温异常升高，是小儿常见的一种病症。发热也是小儿许多急、慢性病症中的一个症状。临床上发热一般分为外感发热、阴虚内热、肺胃实热三种，其中以外感发热最为常见。某些急性传染病如麻疹、流行性乙型脑炎、水痘等初起时也常有不同程度的发热，应予重视。

（一）病因病机

（1）外感发热：由于小儿脏腑娇嫩，形气未充，卫外不固，加之冷热不知调节，家长护理不周，易为风寒外邪所侵，邪气侵袭体表，卫外之阳被郁而致发热。

（2）阴虚内热：小儿体质素弱，先天不足或后天失调或久病伤阴而致肺肾不足，阴液亏损引起发热。

（3）肺胃实热：多由于外感误治或乳食内伤，造成肺胃壅实，郁而化热。

（二）诊断

（1）外感发热：风寒者，发热轻，恶寒重，头痛，怕冷，无汗，鼻流清涕，苔薄白，指纹鲜红，脉浮紧；风热者，发热重，恶风，微汗出，口干，咽痛，鼻流黄涕，苔薄黄，指纹红紫，脉浮数。

（2）阴虚发热：午后发热，手足心热，形瘦，盗汗，纳差，舌红苔剥，指纹淡紫，脉细数。

（3）肺胃实热：高热面赤，口渴引饮，烦躁哭闹，呼吸气促，不思饮食，大便干燥，小便短赤，舌红苔燥，指纹深紫，脉数。

（三）治疗

1. 外感发热

（1）治疗原则：解表清热，发散外邪。

（2）手法操作：开天门 20～50 次、推坎宫 20～50 次、揉太阳 20～50 次、平肝清肺 50～100 次、清天河水 200 次。风寒者加推三关 100 次、掐揉二扇门 50 次、拿风池 5 次；风热者加按揉大椎 50 次、倒捏脊 10 遍。

咳嗽，痰鸣气急加推揉膻中、按揉肺俞、揉丰隆、运内八卦。

2. 阴虚内热

（1）治疗原则：滋阴清热。

（2）手法操作：补脾经 200 次、补肺经 300 次、补肾经 100 次、揉内劳宫 100 次、揉上马 100 次、清天河水 200 次、揉涌泉 100 次、按揉足三里 100 次、按揉三阴交 50 次。

烦躁不眠加清肝经、清心经、按揉百会；自汗盗汗加揉肾顶。

3. 肺胃实热

（1）治疗原则：清泻里热，理气消食。

（2）手法操作：清肺经 200 次、清胃经 200 次、清大肠 200 次、揉板门 100 次、运内八卦 100 次、清天河水 200 次、退六腑 100 次、揉天枢 100 次、倒捏脊 10 遍。

脘腹胀满，不思乳食，嗳酸呕吐加揉中脘、分腹阴阳、推天柱骨；烦躁不安，睡卧不宁，惊惕不安加清肝经、掐揉小天心、掐揉五指节。

（四）其他疗法

（1）中药内服：外感风寒者用荆防败毒散、葱豉汤加减；外感风热者用银翘散或桑菊饮加减；阴虚内热者用六味地黄丸加减；肺胃实热者用麻杏石甘汤或调胃承气汤加减。

（2）发热者亦可用温水擦浴或冰敷法等物理降温。

（3）穴位贴敷治疗。

（五）注意事项

（1）本病宜早期治疗为宜，若化脓性感染引起的发热要采用综合疗法。

（2）高热患儿每日推拿治疗 2 次，一般发热者每日推拿 1 次。

（3）发热期间饮食宜清淡、易消化，忌食肉鱼虾蛋等厚味。

咳　嗽

咳嗽是肺系疾病的主要证候之一，凡导致肺失宣降、肺气上逆的病证，均可发生咳嗽，有外感和内伤之分，小儿外感咳嗽多于内伤咳嗽。咳嗽一年四季均可发生，但以冬春两季多发。本病任何年龄小儿均可发病，但以婴幼儿多见。

本病相当于西医学所称之气管炎、支气管炎。

（一）病因病机

（1）外感咳嗽：肺为娇脏，司呼吸，开窍于鼻，外合皮毛，主一身之表，居脏腑之上，外感邪气，首当犯肺。当风寒或风热外侵，邪束肌表，肺气不宣，清肃失职，痰液滋生；或感受燥邪，气道干燥，咽喉不利，肺津受灼，痰涎黏结，均可引起咳嗽。

（2）内伤咳嗽：多因平素体虚，或肺阴虚损，肺失清润，肺气上逆，或脾胃虚寒，健运失职，痰湿内生，上扰肺络，都可引起咳嗽。

（二）诊断

（1）外感咳嗽：咳嗽有痰，鼻塞，流涕，恶寒，头痛，苔薄，脉浮。若为风寒者则见痰、涕清稀色白，咽痒，恶寒无汗，全身酸痛，苔薄白，指纹浮红，脉浮紧；若为风热者则见痰、涕黄稠，咳嗽不爽，头痛微汗出，口渴，咽痛，发热，舌红苔薄黄，指纹浮紫，脉浮数。

（2）内伤咳嗽：久咳，身微热或干咳少痰，或咳嗽痰稀薄量多，食欲不振，神疲乏力，形体消瘦，舌质淡红少苔，指纹色淡，脉细数。

（三）治疗

1. 外感咳嗽

（1）治疗原则：疏风解表，宣肺止咳。

（2）手法操作：开天门 20～50 次、推坎宫 20～50 次、揉太阳 20～50 次、清肺经 200 次、运内八卦 100 次、推揉膻中 100 次、揉天突 50 次、揉乳根 50 次、揉肺俞 100 次、分推肩胛骨 200 次、搓摩胁肋 50 次。

若风寒者加推三关、掐揉二扇门；风热者加清天河水；痰多喘咳者加推小横纹，揉掌小横纹。

2. 内伤咳嗽

（1）治疗原则：健脾养肺，止咳化痰。

（2）手法操作：补脾经 300 次、补肺经 300 次、运内八卦 150 次、推揉膻中 100 次、揉天突 50 次、揉乳根 50 次、揉中脘 100 次、揉肺俞 100 次、按揉足三里 100 次。

久咳喘促者加补肾经、推三关、捏脊；阴虚咳嗽者加揉上马；痰吐不利者加揉丰隆。

（四）其他疗法

（1）中药内服：风寒咳嗽者用杏苏散加减；风热咳嗽者用桑菊饮加减；内伤咳嗽者用清金化痰汤加减或二陈汤、参苓白术散加减。

（2）拔罐：咳嗽者亦可在肺俞、大椎、膻中等处拔罐。

（3）穴位贴敷治疗。

（五）注意事项

（1）室内保持空气流通，每日晨起开窗对流 1～2 小时。室内保持一定的温度和湿度。

（2）要起居有常，加强锻炼，经常到户外活动；依据气候的变化，增减衣服。

（3）要饮食有节，不宜吃过咸、过甜之食品，高热咽干者宜多饮温开水。

（4）若伴有高热，经推拿治疗效果不明显者，应中西医结合治疗。

哮　喘

哮喘是阵发性呼吸困难，呼气延长，喘鸣有声的一种呼吸道疾病，为一种反复发作的慢性疾病。本病好发于秋冬季节，每遇气候变化，或某种过敏因素（花粉、烟尘、油漆、鱼虾、真菌、棉绒、某些药物等）即可发病。

本病包括了西医学所称的支气管哮喘和喘息性支气管炎。

（一）病因病机

（1）内因：素体肺、脾、肾不足，痰饮留伏。肺气不足，卫表不固，痰邪内伏，肃降失常，则气短而喘；脾气素虚，运化失职，不能行其津液，水湿内停，积湿生痰，上贮于肺，肺失清肃，上逆而喘；肾气不足，肾不纳气，则少气而喘。

（2）外因：感受外邪，接触异物、异味及嗜食咸酸等。气候突变，寒温不宜，风寒外邪袭表犯肺，肺气失于疏泄，壅塞不通，宣降失常，气逆而喘。

哮喘的发病是由于外因作用于内因的结果。素有特异体质的小儿感受风寒或饮食不当，过食生冷等触动了伏痰，痰浊随气上逆，痰气相搏阻塞气道，肺气升降不利，导致哮喘病的发作。风寒之邪侵袭，寒伏于肺而聚液生痰，或素体阳虚，气不化津，寒痰内伏，为寒喘；若素体阴虚，痰热胶固，内郁于肺，或寒痰久伏化热，为热喘。

（二）诊断

（1）寒证：胸闷气短，张口抬肩，不能平卧，喉中痰鸣，痰多稀白，形寒肢冷，舌淡苔薄白，指纹淡红，脉滑。

（2）热证：呼吸急促，张口抬肩，胸闷气短，不能平卧，喉中痰鸣，痰稠色黄，面赤口渴，烦躁便干，舌红苔黄，指纹色紫，脉滑数。

（3）虚证：胸闷气短，张口抬肩，不能平卧，喉中痰鸣，面白神疲，肢冷浮肿，舌淡苔薄白，指纹色淡，脉细无力。

（三）治疗

（1）治疗原则：宣肺降气，化痰平喘。

（2）手法操作：清肺经300次、补脾经200次、补肾经100次、运内八卦200次、推揉膻中100次、搓摩胁肋50次、揉天突100次、揉肺俞100次。

寒证加推三关，揉外劳宫，掐揉风池；热证加清天河水，倒捏脊，清大肠；虚证加揉关元，按揉足三里，捏脊。

（四）其他疗法

（1）中药内服：寒证者用小青龙汤加减；热证者用麻杏石甘汤加减；虚证者用射干麻黄汤合都气丸加减。

（2）穴位贴敷治疗。

（五）注意事项

（1）调适寒温，防止感冒。避免接触过敏物。

（2）饮食有节，宜清淡，勿食发物及肥甘厚味。

（3）进行适当的户外活动和体育锻炼。

厌 食

厌食是指较长时间食欲不振，食量减少，甚至厌恶进食的一种病症。本病多见于1～6岁儿童，城市小儿发病率相对较高。本病无明显季节性，但夏季暑湿当令之时，可使症状加重。厌食患儿一般精神状态较正常，如病程长者，也可影响小儿生长发育，出现面色少华、形体消瘦等营养缺乏症。

（一）病因病机

小儿"脾常不足"，乳食不知自节。如喂养不当，或过食高营养的滋补食物，以及过于溺爱，养成偏食习惯，或进食不定时、生活不规律等，皆可导致脾失健运、胃不思纳、脾胃不和的厌食症。

也可因其他疾病伤及脾胃，出现脾阳不足、胃阴不足证，或脾为湿困，均可导致胃之受纳、脾之运化功能失常，产生厌食症。

（二）诊断

（1）脾失健运：面色少华，不思纳食，或食而无味，拒进饮食，形体偏瘦，而精神状态正常，大便不调，舌淡红苔白或薄腻，指纹淡红，脉尚有力。

（2）胃阴不足：口干多饮而不喜进食或拒食，皮肤干燥，小便黄，大便干结，手足心热，舌红少津，苔少或花剥，指纹紫，脉细数。

（3）脾胃气虚：精神疲惫，面色萎黄，全身乏力，不思乳食或拒食，大便中夹有未消化食物残渣，形体消瘦，容易出汗，舌质淡苔白，指纹色淡，脉细弱。

（三）治疗

1. 脾失健运

（1）治疗原则：健脾助运。
（2）手法操作：清胃经 100 次，补脾经 300 次，运内八卦 100 次，掐揉四横纹 100 次，摩中脘 100 次，揉脾俞、胃俞、肝俞各 100 次，捏脊 7 遍。

2. 胃阴不足

（1）治疗原则：养胃育阴。
（2）手法操作：分手阴阳 50 次，揉板门 100 次，补脾经 200 次，补胃经 200 次，运内八卦 100 次，摩中脘 100 次，按揉脾俞、胃俞各 100 次。

3. 脾胃气虚

（1）治疗原则：健脾益气。
（2）手法操作：补脾经 300 次、补肾经 100 次、推大肠 100 次、揉足三里 100 次、运内八卦 100 次、摩腹 3 分钟、捏脊 7 遍。

（四）其他疗法

（1）中药内服：脾失健运者用小儿健脾丸加减；胃阴不足者用益胃汤加减；脾胃气虚者用四君子汤加减。
（2）艾灸：取中脘、足三里、脾俞、胃俞，每穴灸 10～15 分钟。
（3）穴位贴敷治疗。

（五）注意事项

（1）积极寻找厌食原因，采取针对性措施。
（2）合理喂养，培养良好的饮食习惯，饭前勿吃零食和饮料。
（3）加强精神调护，保持良好情绪；饭菜品种和制作多样化，以提高食欲。

疳　　积

疳积是积滞和疳证的总称。积滞是指小儿因内伤乳食，停滞中焦，气滞不行所形成的一种慢性消耗性疾病。本病以不思乳食，食而不化，身高、体重增长缓慢或不增长，大便或稀或干为特征。

疳证是指小儿饮食失调，喂养不当，脾胃虚损，运化失权，以病程迁延、形体消瘦、毛发枯憔、发育迟缓、神疲乏力为特征。积久不化则转化为疳证，疳证往往是积滞的进一步发展，所以，古人有"积为疳之母，无积不作疳"的说法。积和疳不仅有因果关系，而且在临床上有轻重之别，两者关系密切难以分开，故统称为疳积。

本病多见于 5 岁以下小儿，发病无季节性，呈缓慢发病过程。初起如得不到有效治疗，迁延日久，则影响小儿的生长发育。

本病与西医学的小儿营养不良相类似。

（一）病因病机

引起本病的主要原因为乳食不节，喂养不当，或脾胃虚弱。此外，感染虫症和某些慢性疾病也常为本病的原因。其病位在脾胃，基本病理改变为乳食停聚中脘，积而不化，气滞不行。

（1）乳食不节：脾主运化，胃主受纳，小儿乳食不节，过食肥甘生冷，伤及脾胃，脾胃失司，受纳运化失职，升降失调，乃成积滞。积滞日久，脾胃更伤，转化为疳。

（2）脾胃虚弱：小儿脾常不足，如后天调护不当，则损伤脾胃。脾胃虚弱则乳食难于腐熟，而使乳食停积，壅聚中州，阻碍气机，日久则导致营养失调，形体羸瘦，气血虚衰，发育障碍。

（二）诊断

（1）积滞伤脾：精神不振，形体消瘦，体重不增，腹部胀满，纳差，夜眠不安，大便不调，常有恶臭，舌淡苔厚腻，指纹色淡，脉弦滑。

（2）气血两亏：面色萎黄或㿠白，毛发枯黄稀疏，骨瘦如柴，精神萎靡，烦躁不宁，哭声低微，四肢不温，不思乳食，食则饱胀，腹满喜按，大便溏薄，舌淡苔薄，指纹色淡，脉细弱。

（三）治疗

1. 积滞伤脾

（1）治疗原则：消积导滞，调理脾胃。

（2）手法操作：补脾经 300 次，揉板门 200 次，推四横纹 150 次，运内八卦 150 次，分推腹阴阳 200 次，揉中脘、揉天枢、按揉足三里各 100 次。

2. 气血两亏

（1）治疗原则：温中健脾，补益气血。

（2）手法操作：补脾经 300 次、推三关 150 次、揉外劳宫 100 次、运内八卦 150 次、掐四横纹 5 次、揉中脘 100 次、按揉足三里 100 次、捏脊 7 遍。

（四）其他疗法

（1）中药内服：积滞伤脾者用肥儿丸加减；气血两亏者用八珍汤加减。

（2）穴位贴敷治疗。

（3）针刺：用三棱针针刺双手四缝，进针 0.5～1 分，出针后挤出黄色黏液或血少许，用消毒棉拭干。

（五）注意事项

（1）治疗期间必须注意饮食调节，合理喂养。乳食定时定量，及时添加辅食，多吃富含维生素的水果、蔬菜，纠正挑食、偏食、吃零食等不良习惯，提倡母乳喂养。

（2）经常到室外活动，呼吸新鲜空气，多晒太阳，增强体质。

（3）积极治疗并发症及原发慢性疾病。

腹 痛

腹痛是胃脘以下、脐旁及耻骨以上部位发生的疼痛。本病可见于任何年龄，无季节性。导致腹痛的疾病很多，本节讨论的腹痛主要为功能性腹痛。

（一）病因病机

（1）感受外邪：由于护理不当，气候突变，小儿腹部为风寒邪气所侵袭。寒主收引，寒性凝滞不易散，搏结肠间，引起气机壅遏，阻滞不通，则发为腹痛。

（2）乳食积滞：由于乳食不节，暴饮暴食，恣食生冷，食物停滞中焦，中阳受阻，气机不通而致腹痛。

（3）蛔虫感染：由于感染蛔虫，扰动肠中，或窜行胆道，或虫多而凝结成团，阻滞气机而致气滞作痛。

（4）脾胃虚寒：素体脾胃虚寒，或久病脾虚，致脾阳不振，运化失司，寒湿滞留，络脉瘀滞，气血不足以温养而致腹痛。

（二）诊断

（1）寒痛：腹痛骤急，哭闹不安，常于受凉或饮食生冷后发生，遇冷痛甚，得温痛减，面色青白，或兼小便清长、大便溏薄，舌淡，苔白滑，指纹色红，脉沉弦紧。

（2）伤食痛：腹胀腹痛，啼哭屈腰、拒按，不思乳食，嗳腐吞酸，恶心呕吐，矢气频作，腹泻或便秘，苔厚腻，指纹色淡，脉滑。

（3）虫痛：腹痛突然发作，以脐周为甚，时发时止，有时可在腹部触及蠕动之块状物，时隐时现，有便虫史，消瘦，食欲不振，或嗜食异物。如蛔虫穿行胆道则痛如钻顶，时发时止，伴见呕吐，舌红，苔黄腻，指纹紫滞，脉沉滑。

（4）虚寒腹痛：腹痛绵绵，喜温喜按，面色萎黄，形体消瘦，食欲不振，暴发腹泻，舌淡苔薄白，指纹色淡，脉沉缓。

（三）治疗

1. 寒痛

（1）治疗原则：温中散寒，理气止痛。

（2）手法操作：补脾经 300 次、揉外劳宫 100 次、掐揉一窝风 100 次、推三关 100 次、摩腹 5 分钟、揉脐 100 次、揉足三里 100 次、揉大肠俞 100 次、拿肚角 5 次。

2. 伤食痛

（1）治疗原则：消食导滞，和中止痛。

（2）手法操作：补脾经 300 次、清大肠 150 次、揉板门 100 次、运内八卦 150 次、分推腹阴阳 100 次、揉中脘 100 次、摩腹 5 分钟、揉天枢 100 次、推下七节骨 100 次、拿肚角 5 次。

厌食者加揉足三里、捏脊；呕吐者加推天柱骨、横纹推向板门；发热者加退六腑、清天河水。

3. 虫痛

（1）治疗原则：温中行气，安蛔止痛。

（2）手法操作：揉一窝风 100 次、揉外劳宫 100 次、推三关 100 次、摩腹 5 分钟、揉脐 100 次。痛甚者加揉脾俞或背俞压痛点。

4. 虚寒腹痛

（1）治疗原则：温肾暖脾，益气止痛。

（2）手法操作：补脾经 300 次、补肾经 300 次、推三关 100 次、揉外劳宫 100 次、摩腹 5 分钟、揉中脘 100 次、揉脐 100 次、按揉足三里 100 次。

（四）其他疗法

（1）中药内服：寒痛者用养脏汤加减；伤食痛者用保和丸或四磨汤加减；虫痛者用下虫丸或乌梅丸加减；虚寒腹痛者用附子理中丸加减。

（2）穴位贴敷治疗。

（3）针刺：足三里、合谷、中脘，毫针速刺。

（五）注意事项

（1）注意饮食，不可饥饱无度，少食生冷和不易消化的食物及不干净食物。

（2）用热水袋敷脐，或把食盐炒热，用布袋或毛巾包裹敷脐上。

（3）虫症引起的腹痛要及时驱虫。

（4）注意保暖，避免腹部受寒受湿。

夜　啼

夜啼指小儿经常在夜间啼哭不眠，甚至通宵达旦，白天如常。此病持续时间少则数日，多则经月，多见于半岁以内的婴儿。

（一）病因病机

小儿夜啼以脾虚、心热、惊骇、食积为发病原因。

（1）脾脏虚寒：婴儿素体虚弱，脾常不足，至夜阴盛，脾为阴中之阴，若护理不当，寒邪内生。夜属阴，阴盛脾寒愈盛，寒邪凝滞，气机不畅，不通则痛，故入夜腹痛而啼。

（2）心经积热：乳母平日性情急躁，或恣食辛辣肥甘、炙煿动火之食物，或过服性热之药，火伏热郁，积热上炎；或小儿出生后护养过温，使小儿体内积热。心主火属阳，阳为人生之正气，至夜则阴盛而阳衰，阳衰无力与邪热相搏，正不胜邪，则邪热乘心，扰动心神，而致夜间烦躁啼哭。

（3）惊骇恐惧：小儿神气怯弱，心气未充，若偶见异物，或乍闻异声，常致惊恐，心神不宁，神志不安，寐中惊惕，故在夜间哭而作惊，以致不寐。

（4）乳食积滞：婴儿乳食不节，内伤脾胃，脾胃运化失司，致乳食积滞，"胃不和则卧不安"，故入夜而啼。

（二）诊断

（1）脾脏虚寒：睡喜俯卧，夜间曲腰而啼，四肢不温，食少便溏，小便色清，面色青白，唇舌淡白，舌苔薄白，指纹淡红，脉象沉细。

（2）心经积热：睡喜仰卧，哭声响亮，见灯火尤甚，烦躁不安，小便短赤，或大便秘结，面赤唇红，舌尖红，苔薄黄，指纹青紫，脉数有力。

（3）惊骇恐惧：夜间突然啼哭，睡中时作惊惕，唇与面色乍青乍白，紧偎母怀，舌无异常，指纹色青，脉弦数。

（4）乳食积滞：夜间阵阵啼哭，厌食吐乳，腹痛胀满，大便酸臭，舌苔厚，指纹色紫，脉象弦滑。

（三）治疗

1. 脾胃虚寒

（1）治疗原则：温补中焦，健脾安神。

（2）手法操作：补脾经 300 次、推三关 200 次、摩腹 5 分钟、揉中脘 100 次。

2. 心经积热

（1）治疗原则：清心导赤，镇静安神。

（2）手法操作：清心经 200 次、清小肠 200 次、清天河水 200 次、揉总筋 100 次、揉内劳宫 100 次。

3. 惊骇恐惧

（1）治疗原则：镇惊安神。

（2）手法操作：开天门 200 次、清肝经 200 次、捣小天心 100 次、揉五指节 100 次。

4. 乳食积滞

（1）治疗原则：消食导滞安神。

（2）手法操作：清补脾经（先清后补）300 次，清大肠 200 次，摩腹 5 分钟，揉中脘、揉天枢、揉脐各 100 次，推下七节骨 100 次。

（四）其他疗法

（1）中药内服：脾胃虚寒者用附子理中汤加减；心经积热者用导赤散加减；惊骇恐惧者用远志丸加减；乳食积滞者用消乳丸或保和丸加减。

（2）艾灸：艾灸神阙，用于脾胃虚寒证。

（3）针刺：中冲点刺出血，用于心经积热证。

（五）注意事项

（1）注意保持周围环境安静，检查衣服被褥有无异物，以免刺伤婴儿皮肤。

（2）婴儿啼哭不止，要注意查找原因，若能除外饥饿、过饱、闷热、虫咬、尿布浸渍、衣被刺激等，则要进一步作系统检查，尽早明确诊断。

（3）注意防寒保暖，心热者衣被不要过暖。

（4）注意饮食卫生，定时适量喂奶。

惊 风

惊风是由多种原因引起的以四肢抽搐、颈项强直、两目上视、牙关紧闭甚至神志不清为主要临床症状的一种小儿常见病症，俗名"抽风"。本病任何季节均可发生，一般以 1～5 岁小儿多见，年龄越小，发病率越高。本病发病急骤，证情凶险，处理不当可使脑组织或局部机体缺氧，留下后遗症，严重者可威胁小儿生命。

惊风相当于西医学的中枢神经系统功能紊乱的小儿惊厥，可见于多种疾病，如高热、乙型脑炎、流行性脑膜炎（或脑炎、脑膜炎后遗症）、原发性癫痫等疾病。

（一）病因病机

由于惊风的发病有急有缓，证候表现有虚有实、有寒有热，故临证常将惊风分为急惊风和慢惊风。

（1）急惊风：以外感六淫，尤以疫毒侵袭为主，亦有卒受惊恐而发者。

外感六淫，至其极，皆能致痉。尤以风邪、暑邪、瘟疫邪毒为甚。邪气由表入里，鸱张壮热，热极化火，火盛生痰，深入营血，内陷心包，引动肝风，则出现高热惊厥。

若因饮食不节、或食物中毒，郁结肠胃，痰热内伏，痰气交阻，气机不利，心包蒙蔽，神志无主，肝风内动，则见昏厥，呕吐，下利而成痰热（食）惊风。

小儿神志怯弱，元气未充，不耐刺激，若目触异物，耳闻巨声，或不慎跌仆，暴受惊恐，心动神摇，难以自持，则惊叫惊跳，抽搐神昏而致惊恐惊风。

急惊风是以热、痰、风、惊为患，互为因果，相互影响。以抽动有力，来势凶猛为特征，属于实证，病位在心、肝两经。

（2）慢惊风：多因急惊风失治或突受惊吓，或久痢久泻、大病之后正气亏虚，津血耗伤，筋脉失于滋养而致虚风内动。

慢惊风是以脾胃虚弱、脾肾阳虚、肝肾阴虚为患，以抽动无力、反复发作为特征，以虚证为主。病位在肝、脾、肾三脏。

（二）诊断

（1）急惊风：有接触时行疫疠之邪，或卒受惊恐病史。以发病急暴、形证有余、阳热邪盛为特点，以四肢抽搐、颈项强直、角弓反张、神志昏迷等为主要临床表现，多伴有发热或明显的原发病症。

（2）慢惊风：有反复呕吐、久泻、急惊风、解颅、初生不啼等病史。以起病缓慢、形证不足、病程较长为特点。症见抽搐无力或蠕动，手足瘈疭，筋惕肉瞤，时作时止，面色苍白，嗜睡无神，脉虚无力。

（三）治疗

根据"急则治其标，缓则治其本"的原则，惊风发作时，无论急、慢惊风均应以定惊止痉，开窍醒神为主。由于在惊风的发生过程中，痰产生并随气机升降而走窜，阻滞经络，与抽搐及窍闭的发生直接关联。因此，豁痰开窍也是重要的治疗原则。

1. 急惊风

（1）治疗原则：急则治其标，先予开窍镇惊，然后分别予以清热、或导痰、或消食以治其本。

（2）手法操作：掐人中、掐端正、掐老龙、掐十宣、掐威灵、掐精宁、拿肩井各5次，上述穴位掐2～3穴即醒者，其他穴位则不必再掐。拿曲池、委中、百虫和承山各8～10次，按阳陵泉100次。

清热：加清肝经、清大肠、清肺经、退六腑、清天河水、推脊。

导痰：加清肺经、推揉膻中、揉天突、揉中脘、搓摩胁肋、揉肺俞、运内八卦、揉丰隆。

消食：补脾经、清大肠、揉板门、揉中脘、揉天枢、摩腹、按揉足三里、推下七节骨。

2. 慢惊风

（1）治疗原则：培补元气，息风止搐。
（2）手法操作：补脾经 300 次、补肾经 300 次、清肝经 300 次、运内八卦 100 次、揉中脘 100 次、顺时针方向摩腹 3 分钟、按揉足三里 100 次、捏脊 7 遍。

（四）其他疗法

（1）针刺：急惊风可选大椎、十二井穴、合谷、太冲、前顶、印堂、人中等穴；慢惊风可选百会、印堂、关元、足三里、太溪、华佗夹脊等穴。
（2）耳针：取交感、神门、皮质下、心、肝；慢惊风加脾、肾。急惊风毫针刺，强刺激；慢惊风毫针刺，中等刺激。

（五）注意事项

（1）重视惊风的预防：小儿发热病症，应注意观察体温变化。当有惊风先兆时，可先行采用急惊发作期的部分穴位，如人中、合谷、十王等进行操作，并及时补足体液。
（2）惊风伴痰涎过多者，应保持呼吸道通畅，同时注意防患儿咬伤口舌。
（3）推拿手法对解除惊厥发作具有很好的效果，但惊厥控制以后，宜积极治疗原发疾病。

流 涎 症

流涎症是指小儿唾液过多而引起口涎不自觉外流的一种常见病，中医称之"滞颐"，俗称流口水。本病多见于 3 岁以下小儿，常常导致小儿下巴潮红糜烂。目前西医尚无有效控制流涎的药物。本病早期推拿治疗，效果良好。

（一）病因病机

本病多由于食母乳过热或嗜食辛辣之物，以致脾胃湿热，熏蒸于口；或先天不足，后天失养，脾气虚弱，固摄失职，以致唾液不自觉从口内外流而发病。
现代医学认为流涎症多由于小儿口、咽黏膜炎症引起。

（二）诊断

本病临床上常发生于断奶前后，以不自觉流口水较多为特征，常伴有食欲不振、大便异常等。
（1）脾胃湿热：流涎黏稠，口气臭秽，食欲不振，腹胀，大便秘结或热臭，小便黄赤，舌红，苔黄腻，指纹色紫，脉滑数。
（2）脾气虚弱：流涎清稀，口淡无味，面色萎黄，肌肉消瘦，懒言乏力，食欲不振，大便稀薄，舌质淡红，苔薄白，指纹淡红，脉虚弱。

（三）治疗

1. 脾胃湿热

（1）治疗原则：清热利湿，调理脾胃，固摄止涎。
（2）手法操作：清脾经 300 次、清胃经 200 次、清大肠 200 次、清天河水 200 次、掐揉四横纹 100 次、掐揉小横纹 100 次、揉总筋 100 次、摩腹（泻法）3 分钟。

2. 脾气虚弱

（1）治疗原则：健脾益气，固摄止涎。

（2）手法操作：补脾经 300 次、补肺经 300 次、补肾经 200 次、运内八卦 150 次、推三关 200 次、摩腹（补法）3 分钟、揉足三里 100 次、揉百会 100 次、捏脊 7 遍。

若伴有气味臭秽、发热、烦躁不安，可开天门、推坎宫、揉太阳、退六腑、推下七节骨。

（四）其他疗法

（1）穴位贴敷：制南星、生蒲黄，适量共研细末，加适量米醋调成饼状，贴敷于涌泉，6～8 小时。

（2）中药泡脚：明矾 15～20g 研细末，用水化开，再加温水，浸泡双足，水量以浸没足背为宜，3～5 次。

（五）注意事项

（1）注意口腔清洁，患儿下颌部及前颈、胸前部宜保持干燥，防止口周糜烂。

（2）3 岁以上小儿可训练口腔运动，做吞涎锻炼。

（3）患病后，大人不宜用手捏患儿腮部。

（4）食物刺激、乳牙萌生，婴儿期流涎多属生理性。生理性流涎是暂时现象，随着婴幼儿年龄的增长可不治自愈。

鹅 口 疮

鹅口疮是由于小儿口腔、舌上布满白屑，状如鹅口，故称"鹅口疮"；又因其色白如雪片，又称"雪口"。本病多发于哺乳儿。

（一）病因病机

本病主要病因是由于心脾积热，如先天胎热内蕴，或孕妇平素喜食辛热、炙煿之品，或产道感染，或出生后不注意口腔卫生。因心脉布于舌上，脾脉络于舌，心脾积热，循经上炎，熏灼口舌而发生鹅口疮；或因先天禀赋不足，后天护理失调，或久病久泻，身体虚弱，阴虚阳亢，虚火上浮，内熏口舌，致使口腔、舌上堆积白屑。

现代医学认为，本病是由白色念珠菌感染引起，该菌有时可在口腔中找到，当患儿营养不良，身体衰弱时即可发病。

（二）诊断

（1）心脾积热：口腔、舌面或咽部布满乳白色略高起的斑膜，形似奶块。无痛，擦去斑膜后，可见下方有不出血的红色创面，斑膜面积大小不等，甚者口腔黏膜大部或全部被斑膜覆盖。全身可见面赤唇红，烦躁不宁，吮乳啼哭，或伴高热，口干口渴，大便秘结，小便黄赤，舌质红，指纹紫，脉滑数。

（2）虚火上炎：口腔、舌面白屑稀疏，周围红晕不著，或口舌糜烂，面白颧红，形体消瘦，神疲乏力，手足心热，盗汗，小便短赤，舌嫩红，苔少，指纹淡紫，脉象细数。

（三）治疗

1. 心脾积热

（1）治疗原则：清心脾之热。

（2）手法操作：清心经 200 次、清脾经 200 次、揉板门 200 次、揉小天心 100 次、按揉小横纹 100 次、掐揉四横纹 100 次、揉总筋 100 次、清天河水 100 次、退六腑 100 次、推下七节骨 100 次、摩腹（泻法）3 分钟。

2. 虚火上炎

（1）治疗原则：滋补脾肾，引火归原。

（2）手法操作：揉上马 100 次、补肾经 200 次、掐揉小横纹 100 次、掐揉四横纹 100 次、清天河水 100 次、水底捞月 50 次、揉涌泉 100 次。

（四）其他疗法

药物涂擦：可用制霉菌素研成末与鱼肝油滴剂调匀，涂擦在创面上，每 4 小时一次。

（五）注意事项

（1）加强护理，保持婴幼儿口腔卫生，婴幼儿进食的餐具应消毒。哺乳期的母亲在喂奶前应用温水清洗乳晕和乳头，而且应保持自身卫生，勤洗手，经常洗澡、换内衣、剪指甲。

（2）加强幼儿营养，经常进行户外活动，以增加机体抵抗力。

（3）婴幼儿患病后应注意隔离，以防传播。

遗　　尿

遗尿是指 3 周岁以上小儿在睡眠中小便自遗，醒后方觉的一种疾病，俗称"尿床"。一般至 4 岁时仅 20% 有遗尿，10 岁时 5% 有遗尿，有少数患者遗尿症状持续到成年期。3 岁以下小儿，脑髓未充，智力未健，或正常的排尿习惯尚未形成，出现尿床现象不属于病态。

遗尿须及早治疗，若迁延日久，会妨碍儿童的身心健康，影响发育。

（一）病因病机

（1）肾气不足：先天肾气不足、下元虚冷是遗尿的主要原因。肾为先天之本，主水，开窍二阴，主司二便，与膀胱互为表里。肾气不足，不能温煦膀胱，膀胱气化功能失调，闭藏失职，不能制约水道而致遗尿。

（2）脾肺虚损：各种疾病引起的脾肺虚损，气虚下陷，也可出现遗尿。肺为水之上源，通调水道，下输膀胱，属上焦，脾主运化代谢水湿，位中焦。脾肺功能正常，则水液得以正常输布排泄。若脾肺气虚，则水道约制无权而发为遗尿。

少数因肝经郁热而出现遗尿。

（二）诊断

（1）熟眠中不自主地排尿，轻则数夜一次，重则每夜 1~2 次，甚则更多次。如白天疲劳或阴雨天则小儿更易发生遗尿现象。

（2）遗尿病久，患儿可出现面色萎黄，智力减退，精神萎靡，头晕腰酸，四肢不温，舌淡苔白，脉细弱。年龄较大的小儿有害羞感或精神紧张。

（三）治疗

（1）治疗原则：温补脾肾，固涩下元。

（2）手法操作：按揉百会100次、揉丹田100次、揉中极100次、按揉肾俞100次、按揉膀胱俞100次、揉龟尾100次、补脾经200次、补肺经200次、补肾经200次、推三关200次、揉外劳宫100次、揉阴陵泉100次、按揉三阴交100次。

（四）其他疗法

（1）药物治疗：遗尿严重者可服用抗抑郁和平滑肌解痉类药物治疗。

（2）针刺：以补虚为主，主要针刺关元、中极、三阴交等穴，结合灸法。

（3）也可采用耳针、头皮针、穴位激光照射等方法治疗。

（五）注意事项

（1）应嘱家属密切配合，夜间定时叫醒患儿起床排尿，养成按时排尿的卫生习惯。

（2）给予积极的治疗和加强营养，并注意休息，避免过度疲劳。

（3）临睡前2小时适当控制进水量或不吃流质食物。

近　视

近视是以视远物模糊，视近物清晰为主要表现的眼病。中医学中关于近视最早记载于隋朝巢元方《诸病源候论》一书中，将近视称为"目不能远视"。明代《审视瑶函》中提出"视近怯远症"这一病名；清朝黄庭镜《目经大成》中曰："目禀赋无恙，忽尔只见近，而不见远者也。"

本病多发生于青少年。

（一）病因病机

形成近视的原因主要是用眼不当，如看书、写字时距离书本太近或姿势不正，或照明不足或过强，或长时间过度用眼，使睫状肌痉挛，增强晶状体屈光力，形成调节性近视。近年来电子产品的广泛使用、学生课业的繁重，使近视呈高发态势且低龄化趋势明显。近视也有一定的遗传性。

祖国医学认为，眼睛与五脏六腑关系密切，为脏腑先天之精升腾而成，由后天之精所养。心主血，眼依靠心血的供养，视觉的产生与心神有关，心神正常，能视万物、辨五色；肝藏血，肝开窍于目，肝受血而能视，肝气通于目，肝和则目能辨五色，肝脉上连目系，泪为肝之液；脾输精气，上贯于目，脾气上升，目窍通利，脾统血，血养目，脾主肌肉，司胞睑开合；肾藏精，眼得精气而目光敏锐；肾主骨，骨生髓，骨之精为瞳子，肾主津液，上润目珠；肺主气，气和则目明，气之精为白眼。本病因久视伤目，脏腑功能失调，过劳耗伤气血致目失所养而致本病。

（二）诊断

视力下降，视近尚清晰，视远模糊，或伴有头昏眼花、耳鸣、失眠健忘、神疲乏力等症。

（三）治疗

1. 治疗原则　滋补肝肾，疏经通络，调和气血，解痉明目。

2. 手法操作

（1）开天门，推坎宫：患者仰卧位，医者坐于床头，用双手指从印堂推至神庭，再用分推法从印堂至太阳，3～5遍。

（2）一指禅推前额：从右侧太阳开始，慢慢地推向右侧阳白，然后经过印堂、左侧阳白，推到左侧太阳为止。再从左侧太阳开始，经左侧阳白、印堂，右侧阳白，到右侧太阳为止，反复操作5～6遍。

（3）按揉前额4线：用双手拇指或中指指端按揉前额部4条线，印堂到神庭，攒竹到眉冲，鱼腰到头临泣，丝竹空到头维，每条线1～2分钟。

（4）指推头皮线：用双手拇指指腹推头皮额中线，额旁1、2、3线，各5遍。

（5）按揉或推、抹眼周：用双手拇指指端或中指指端按揉或一指禅推眼眶周围九穴位，如睛明、攒竹、鱼腰、丝竹空、瞳子髎、太阳、球后、承泣、四白，每穴2～3分钟；然后用双手拇指指腹分抹上下眼眶，从内向外反复分抹3分钟左右。

（6）熨眼：将双手快速搓热，热敷眼球3～5遍。

（7）擦鼻根：用双手中指指腹快速往返推擦鼻根部10～15次。

（8）按揉面部、头枕部诸穴：指按揉迎香、巨髎、地仓、颊车、下关、听会、听宫、耳门、翳风、风池，每穴1～2分钟。

（9）按揉背部俞穴及四肢诸穴：拇指指端按揉背部的肝俞、心俞、膈俞、胆俞、脾俞、胃俞、肾俞，四肢的内关、合谷、足三里、阴陵泉、光明、太溪，每穴1～2分钟。

（四）其他疗法

（1）针刺：可采用毫针刺法，以眼周穴位为主，结合远部取穴，如睛明、承泣、四白、太阳、肝俞、光明等穴，结合灸法。也可采用耳针、皮肤针等。

（2）滴眼药水：可选用低浓度阿托品溶液，如0.01%阿托品溶液或0.05%阿托品溶液。

（3）佩戴眼镜：真性近视建议到专业眼科机构验光配镜，可选择框架眼镜、角膜塑形镜等。

（五）注意事项

（1）眼部穴位操作推拿手法不宜过重，医者要注意手部卫生。

（2）治疗期间须嘱患者坚持做眼保健操，并保持良好的用眼卫生习惯，尽可能少看电子产品，切不可在暗淡的光线下或连续长时间看书，以免眼肌过度疲劳，影响疗效。

（3）多户外活动，多远眺。

乳　蛾

乳蛾，是以咽喉两侧喉核红肿疼痛，形似乳头，状如蚕蛾为主要症状的咽喉部疾病。乳蛾常两侧同时发病，但也可单侧发病。本病好发于春秋两季。

西医学的扁桃体炎可参考本病进行辨证施治。

（一）病因病机

（1）风热外侵：风热之邪侵袭，壅遏肺气，咽喉首当其冲，邪毒结聚喉核，喉核红赤肿起发为乳蛾。

（2）胃火炽盛：风热之邪炽盛，乘势入里，或过食辛辣、煎炒、醇酒厚味，脾胃蕴热，煎炼津液，致咽喉红肿疼痛。

（3）肺肾阴虚：温热病后，热盛伤津，或病久阴液暗耗，损及肺肾致肺肾阴虚，虚火上炎，熏灼喉核发为乳蛾。

（二）诊断

（1）风热外侵：咽部疼痛，吞咽时加剧，头痛，发热，微恶风，咳嗽，舌质红，苔薄黄，脉浮数。

（2）胃火炽盛：咽痛剧烈，吞咽困难，口气热臭喷人，口渴引饮，大便燥结，小便短赤，舌质红，苔黄厚，脉洪大而数。

（3）肺肾阴虚：咽部干燥，微痛不适，有异物感，干咳少痰，唇赤颧红，潮热盗汗，耳鸣眼花，腰膝酸软，舌质干红少苔，脉细数。

（三）治疗

1. 治疗原则　利咽解毒，消肿止痛。
2. 手法操作
（1）放松咽喉部：患者仰卧位，身体放松。医者用轻柔手法按揉、捏拿、推抹咽喉旁的人迎、扶突、廉泉等穴，同时患者可配合做吞咽运动。实证而见咽痛剧烈、吞咽困难、汤水难下者，可揪咽喉部，以局部充血为度。
（2）按揉大椎、风门：患者端坐位，医者用点、按揉法施于大椎、风门，每穴100次。
（3）按揉曲池、合谷、少泽、鱼际等穴位：每穴按揉100次，压力由轻至重。
3. 辨证加减
（1）风热外侵：加掐少商10次，清天河水200次，清肺经200次，揉外劳宫100次。
（2）胃火炽盛：加清天河水200次，退六腑100次，清胃经100次，清大肠100次，顺时针摩腹3分钟，按胃俞、内庭各100次。
（3）肺肾阴虚：加补肺经200次，补肾经200次，推涌泉100次，按揉肺俞、肾俞、太溪各100次。

（四）其他疗法

（1）中药内服：风热外侵者用疏风清热汤加减；胃火炽盛者用牛蒡甘桔汤加减；肺肾阴虚者用百合固金汤加减。
（2）含漱：用金银花、甘草、桔梗适量，或荆芥、菊花适量煎水含漱，每日数次。
（3）吹药：可选用清热解毒、利咽消肿的中药粉剂吹入患处，每日数次。
（4）雾化吸入：用清热解毒利咽的中草药煎水，雾化吸入，每日1～2次。
（5）放血：用三棱针在扁桃体上做雀啄样刺，每侧4～5下，伴少量出血，以吐2～3口血为度。也可结合耳尖、少商、商阳、鱼际放血。
（6）针刺：实证选合谷、内庭、曲池，配天突、少泽、鱼际，每次2～4穴，泻法，每日1～2

次。虚证选太溪、鱼际、三阴交、足三里，平补平泻，留针 20～30 分钟，每日 1 次。

（7）耳针：实证取扁桃体、咽喉、肺、胃、肾上腺，强刺激；或取扁桃体埋针，每日按压数次以加强刺激。虚证取咽喉、肾上腺、皮质下、脾、肾等穴，用王不留行籽贴压。

（五）注意事项

（1）重视体育锻炼，增强抗病能力，可以预防或减少乳蛾发作。
（2）饮食有节，少食辛辣刺激之物，以免脾胃蕴热。
（3）乳蛾急发者应彻底治愈，以免迁延日久，缠绵难愈。

斜 视

斜视是指在注视目标时，两眼不能同时注视目标。俗称"斗鸡眼"、"对眼"或"斜白眼"。根据眼睛偏斜的方向，分为内斜、外斜、上斜、下斜等。根据眼球活动情况，斜视分为共同性斜视和麻痹性斜视，共同性斜视无运动障碍，无复视；麻痹性斜视则有眼球运动受限、复视，临床上以共同性斜视最为多见。

本病相当于西医学的眼肌麻痹。

（一）病因病机

两眼的运动由大脑皮质中枢所管制，两眼在同时向某一目标注视时，该目标分别在两眼的视网膜黄斑中心凹上形成影像，再通过大脑皮质中枢结合而为一个物像。如果管理两眼协调的大脑皮质中枢失去控制，就可在双眼注视目标时，一眼的视线偏离目标而出现斜视。

（1）共同性斜视：由某一对拮抗肌的力量不平衡所引起。共同性内斜视多见于学龄前儿童，且未经矫正屈光不正者。因为其眼轴较短或屈光不正，在视远距离目标时需要调节和集合（辐辏），若过度调节和集合，使内直肌较外直肌为强，就会出现内斜。此外，除远视眼引起内斜外，控制眼肌动态平衡的中枢功能障碍也可引起内斜。共同性外斜视是由于近视的人不用或只轻度调节，集合动作减弱，视轴向外偏斜而形成。另外，视功能障碍或消失者亦可发生外斜。

（2）麻痹性斜视：因为颅内疾病、眼眶局部病变或全身性疾病使某一眼外肌或几条眼外肌麻痹而引起眼球位置偏斜及运动障碍。

（二）诊断

（1）共同性斜视：发生是逐渐的，眼球运动无影响，无复视、头昏及代偿性头位。两眼视力往往差别较大，经常斜视的一眼，其视力常显著减退。日久，可出现废用性弱视。

（2）麻痹性斜视：常常是骤然发生的，复视和头昏是其主要症状，眼球运动障碍，常见代偿性头位，斜眼较健眼的斜视角大。

（三）治疗

1. 治疗原则 舒筋活络，调节筋脉。

2. 手法操作

（1）一指禅推眼周：用一指禅推法从一侧攒竹起，沿上眼眶向外，随后沿下眼眶向内，绕眼眶呈"∞"型推动，如此反复 8～10 遍。

（2）按揉眼周诸穴：用拇指指端按揉睛明、瞳子髎、鱼腰、球后、四白，每穴 100 次。

（3）环抹眼周：以两手拇指指腹沿着上下眼眶进行分抹 5～8 次。

（4）按揉合谷：拇指按揉双侧合谷各 100 次。

（5）揉风池、天柱：用中指指端揉风池、天柱，每穴 100 次。

（6）按揉颈椎两侧：用拇指按揉法在颈椎的两侧做缓缓的按揉，由上向下，往返 5～8 遍。

（7）拿风池：用一手拇指和食、中指拿风池 30 次。

（8）揉背部膀胱经诸穴：用揉法作用于背部膀胱经第一侧线的腧穴上，重点在肝俞、肾俞，3～5 分钟。

（9）擦腰骶部：最后用全掌擦法作用于腰骶部，以透热为度。

3. 辨证加减　内斜视者，重点按揉睛明；外斜视者，重点按揉瞳子髎；上斜视者，重点按揉球后；下斜视者，重点按揉鱼腰。

（四）其他疗法

（1）自我按摩法：用拇指按揉睛明、鱼腰、球后、瞳子髎、丝竹空等穴，每穴 100 次，每日 1～2 次。

（2）皮肤针叩刺：取眼周及太阳、风池等穴位。轻、中度叩刺，每日 1 次，10 次为 1 个疗程。

（3）手术治疗：手术时机以 6～7 岁前为最佳。斜视手术可以矫正眼位、改善外观，还有助于建立双眼视功能。

（五）注意事项

（1）注意休息，不要用眼过度，以免加重症状，轻度斜视可以结合戴棱镜来矫治。

（2）对麻痹性斜视患者须查明引起麻痹的原因，对已有明确诊断并估计病情无恶化倾向的麻痹性斜视患者，才可用推拿作为辅助治疗。

（3）推拿可以消除眼疲劳，改善斜视症状，但是临床上应考虑综合治疗，以达到更好的治疗效果。

鼻　炎

鼻炎即鼻腔炎性疾病，是病毒、细菌、变应原、各种理化因子及某些全身性疾病引起的鼻腔黏膜的炎症，以鼻塞、流涕为主要表现。其主要病理改变是鼻腔黏膜充血、肿胀、渗出、增生、萎缩或坏死等。本病四季均可发病，但以秋冬二季为多见。

鼻炎与中医学的"鼻渊"是有区别的。鼻炎是鼻腔内黏膜的炎症，鼻渊相当于西医所说的鼻窦炎，多见上颌窦、额窦炎，症状是流大量脓涕。

（一）病因病机

西医学认为鼻炎发生的首要病因是病毒感染，已知可引起本病的病毒有 100 多种。另外，在病毒感染的基础上继发的细菌感染、遗传因素、鼻腔黏膜易感性及抗原物质均与本病的发生有关。

中医认为本病的发生，主要与肺、胃、肝、胆、脾等脏腑邪实或虚损有关。外因感受风寒、风热之邪，内犯于肺，肺清肃失常，邪毒上聚鼻窍而发病。内因脏腑功能失调，或胆经郁热，或脾胃湿热，循经上犯，熏灼鼻窍；或肺脾气虚，痰湿之邪上聚鼻窍而发病。

（二）诊断

（1）肺经风热：鼻塞，涕多色白或黄黏，嗅觉减退，鼻甲红肿，伴全身发热恶寒，咳嗽痰多，舌质红，苔薄白，脉浮数。

（2）胆经郁热：鼻塞，鼻涕黄浊稠如脓，量多有臭味，嗅觉差，鼻窍黏膜红赤肿胀，头痛剧烈，或双侧太阳穴痛；伴见发热，口苦咽干，目眩，耳鸣耳聋，舌质红，苔黄，脉弦数。

（3）脾胃湿热：鼻塞，鼻涕黄浊量多，涕带臭味，嗅觉消失，鼻黏膜红肿，并见头重头胀，肢体困倦，食欲不振，脘腹胀满，小便黄，舌质红，苔黄腻，脉滑数。

（4）肺脾气虚：鼻塞不利，涕多黏浊色白，鼻黏膜肿胀淡红，久延不已，香臭难辨，头昏，面色萎黄，少气懒言，四肢倦怠，食少，咳嗽痰稀，大便溏，舌质淡，苔薄白，脉缓弱。

（三）治疗

1. 治疗原则　通利鼻窍。

2. 手法操作

（1）点、按揉头面诸穴：患者仰卧位，医者施点、按揉上星、印堂、迎香、太阳各 100 次。

（2）揉、推鼻山根、迎香：往返 4 遍，使鼻部发热。

（3）按揉中府、云门：每穴各 100 次，或以酸胀为度。

（4）捏拿、按揉曲池、合谷、列缺：每穴各 100 次。

（5）一指禅推风池、大椎，擦背部膀胱经：患者俯卧位或端坐位，医者以一指禅推风池、大椎；再用擦法在背部膀胱经循行部位，往返 3～4 遍。

（6）按揉或拿颈肩部诸穴：按揉大椎、风门、肺俞各 100 次；再拿风池 4～6 次，拿肩井 4～5 次。

（7）擦风池、肺俞和大椎：擦风池、肺俞 7～9 遍，横擦大椎，以透热为度。

3. 辨证加减

（1）肺经风热：加清肺经 200 次，清天河水 100 次，拿曲池 100 次，分推肩胛骨 100 次。

（2）胆经郁热：按揉肝俞、胆俞，每穴各 100 次，并搓摩胁肋部 50 次。

（3）脾胃湿热：清大肠 200 次，揉外劳宫 100 次，按揉天枢 100 次，摩腹 3 分钟。按揉足三里、脾俞、胃俞，每穴各 100 次。

（4）肺脾气虚：推三关 200 次，补肺经 200 次，补脾经 200 次，按揉肺俞、脾俞、足三里，每穴各 100 次。

（四）其他疗法

（1）药物治疗：鼻内用糖皮质激素是慢性鼻炎首选用药，具有良好的抗炎作用，并最终减轻鼻黏膜充血。

（2）针刺：主穴取迎香、攒竹、上星、印堂、阳白等；配穴取合谷、列缺、足三里、三阴交等。每次选主穴和配穴各 1～2 穴，手法以捻转补法为主，留针 20 分钟。

（3）艾灸：主穴取前顶、迎香、四白、上星等；配穴取足三里、三阴交、肺俞、脾俞、肾俞、命门等。每次选取主穴及配穴各 1～2 穴，悬灸至局部有焮热感、皮肤潮红为度。此法一般用于虚寒证。

（五）注意事项

（1）注意休息，多饮热开水，有利于疾病的康复。

（2）适当户外运动，加强锻炼，增强机体抵抗力。

（3）起居有规律，注意寒温适中，劳作、运动出汗后及时换衣或用温水擦洗，谨防受凉。

脑 性 瘫 痪

小儿脑性瘫痪是指患儿在出生前后或出生时，由于各种原因引起脑神经系统损伤，出现非进行性、持续的运动障碍和姿势异常，并伴有多种脑部症状的疾病，以下简称小儿脑瘫。本病属中医"五迟"、"五软"、"五硬"、"痿证"范畴。

（一）病因病机

小儿脑瘫的病因复杂，一般将致病因素归纳为出生前、围生期、出生后三类。

（1）出生前：主要有胚胎脑发育不全，孕母早期严重营养缺乏、创伤、感染、出血、缺氧、妊娠高血压综合征、糖尿病等。

（2）围生期：主要有胎膜早破、羊水堵塞、脐带绕颈等所致窒息；或胆红素脑病、早产、产程过长、产钳所伤、低出生体重儿等。

（3）出生后：主要有新生儿时期各种重症感染、窒息、外伤等。

脑组织对缺氧极为敏感。以上因素均可致脑组织缺氧、瘀血或出血。新生儿尤甚，可在短时间内导致该组织死亡而丧失其正常功能。瘀血和出血可因压迫患处脑组织，或影响其血液循环及新陈代谢而致病。由于缺氧又可增加血管内皮的渗透和脆性，而加重脑血管的损伤，故缺氧对脑组织损伤起双重作用。出血是脑损伤的直接或间接结果，也可由血液病、血压的急剧变化和血管痉挛所诱发。

小儿脑瘫常见的病理改变有不同程度的大脑皮质萎缩和脑室扩大，可有神经细胞数目减少和胶质细胞增生，锥体束对缺氧的耐受性极低，故肢体运动障碍发病率最高。病变可波及局部脑区，也可累及整个半球或双侧受累。皮质下白质萎缩，髓鞘形成不良，或有白质囊性变。核黄疸可引起苍白球下视丘部对称性脱髓鞘。由于病变的部位及损伤的严重程度不同，临床上可出现不同类型的症状。

（二）诊断

（1）锥体束病变时，主要表现为痉挛性瘫痪，下肢比上肢明显。

（2）锥体外束或脑底节病变时，主要表现为动作异常，如手足徐动、震颤。小脑病变时，主要表现为共济失调、行走不稳。

（3）病变涉及脑及其他区域时，可出现相应伴随症状，如语言和智力障碍、抽搐、癫痫、视听障碍、面肌麻痹、流口水等。

中医认为，本病多因肝肾不足、脾胃虚弱所致。①肝肾不足：肢体瘫痪，智力低下，生长发育迟缓，筋脉拘急，屈伸不利，急躁易怒，或多动秽语，舌红，脉弦或细。②脾胃虚弱：四肢萎弱，手不能举，足不能立，咀嚼乏力，口开不合，舌伸外出，涎流不禁，面色萎黄，神情呆滞，反应迟钝，少气懒言，肌肉消瘦，四肢不温，舌淡苔腻，脉沉细。

（三）治疗

1. 治疗原则 补益肝肾，益气养血，强筋健骨，疏通经络。

2. 手法操作

（1）推、按揉头面部及诸穴：患儿仰卧或家长抱于怀里。先在头部治疗，开天门、分推前额各30次，按揉印堂、百会、风池、风府、哑门，每穴按揉1～3分钟，扫散头部运动区30次。

（2）拿捏、按揉患侧肢体及诸穴，被动活动患肢：体位同上。医者一手握住患儿肢体远端，一手拿捏患侧肢体肌肉，上下往返 3～5 遍；按揉肩井、肩髃、肩贞、极泉、臂臑、手三里、内关、外关、合谷、梁丘、足三里、昆仑、太溪、解溪等穴，每穴按揉 1～3 分钟。摇肩、肘、腕、髋、膝、踝等关节，3～5 次，重点在踝关节做背伸、跖屈数次，使之尽量背伸，以预防足下垂。

（3）按揉、擦腰背、腰骶及下肢后侧部诸穴：患儿俯卧位，医者按揉其背部两侧腧穴，重点按揉心俞、肝俞、脾俞、肾俞、关元俞，每穴按揉 1～3 分钟，推膀胱经、督脉 3～5 遍，擦肾俞、命门、八髎，以发热为佳；接着按揉环跳、风市、委中、承山、昆仑、太溪等穴，每穴按揉 1～3 分钟。

辨证加减：肝肾不足者重点按揉肝俞、肾俞，加按揉太溪、太冲；脾胃虚弱者重点补脾经，按揉脾俞、胃俞，揉足三里，点揉中脘、天枢，摩腹，捏脊。

（四）其他疗法

（1）针刺：取肩髃、肩贞、手三里、内关、外关、合谷、梁丘、足三里、昆仑、太溪、解溪、夹脊穴等，对本病轻型有一定效果，可以改善症状，并应重视早期治疗。

（2）头针：取百会、四神聪、运动区、语言区、平衡区、足运感区、四神针、智三针、脑三针、颞三针，采用平补平泻手法。

（五）注意事项

（1）本病须家长配合治疗，尤其要注意加强对患儿的智力和体能训练，并做好家庭护理。

（2）对本病的预防尤为重要。做好孕妇的保健，防止早产；出生后要防止窒息及颅内出血；对出现高胆红素血症的新生儿要及时对症治疗；对低体重婴儿要注意营养，防止血糖过低。

小儿抽动秽语综合征

小儿抽动秽语综合征又称"多发性抽动症"，是指以不自主的突然的多发性抽动及在抽动的同时伴有暴发性发声和秽语为主要表现的临床病症。本病男孩多见，男女之比约为 3：1，好发于 2～12 岁。少数病例至青春期自行缓解，部分逐渐加重延至成人。

（一）病因病机

（1）肝阳上亢：本病以长期反复发作的局部抽动为特征。抽动是肝风的表现。《小儿药证直诀·脉证治法·肝有风甚》中"凡病或新或久，皆引肝风，风动而上于头目"，记载的症状与本病相似。《素问·至真要大论》谓"诸风掉眩，皆属于肝"，即头摇、肢体震颤、动摇不定属于肝风。

（2）肝肾阴虚：若先天不足，或后天失调，致精血不足，肝体或筋脉失养；或小儿缺少关爱，性情乖戾，急躁，肝气郁结不得伸展，郁而化火，灼伤营阴。由于肝体和筋脉失养，故出现频繁眨眼、皱眉、咧嘴、耸鼻、仰颈等面部抽动，以及摆臂、甩手、握拳、踢脚、跺脚等肢体抽动症状。

（3）心脾两虚：本病抽动具有不自主性，且无力。心为君主之官，主神明。神无所主是意识动作产生的根源。《幼科证治准绳·慢惊》描述的是："木克脾土，胃为脾之府，故胃中有风，瘛疭渐生，其瘛疭症状，两肩微耸，两手垂下，时复动摇不已。"由于其抽动无力，故当责之于心脾两虚。

（4）痰迷心窍：喉间时时发出奇异声音为本病特征。喉间声响在中医多为痰浊所致。痰浊上蒙清窍和痰迷心窍是构成本病的又一病机。

综上所述，本病为本虚标实之证。本虚为肝、肾、心、脾四脏之虚，标实为阳亢、风动、痰浊。以频发抽搐与秽语为特征。

（二）诊断

（1）发病年龄大多数在 2～12 岁。

（2）主要表现为多种抽动动作和一种或多种不自主发声，两者出现于病程某些时候，但不一定同时存在。

（3）抽动症状一天反复出现多次，但在数周或数月内症状的强度有变化，并能受意志克制数分钟或数小时。

（4）病程至少持续 1 年，且在同一年之间症状缓解不超过两个月以上。

（三）治疗

1. 治疗原则 止抽搐，止秽语为治标之法，可通过镇肝息风、滋阴潜阳、宁心安神、豁痰开窍而实现。调补阴阳、调和气血为治本之法，可通过滋养肝肾、补益心脾等而实现。实证、热证、阳亢以手法操作法一为主；虚证、寒证、清阳不升以手法操作法二为主。

2. 手法操作

（1）操作法一：①清心经 100 次、清肝经 200 次。②头面四大手法：开天门 100 次、推坎宫 100 次、揉或运太阳 100 次、掐揉耳后高骨 60 次。③头部三振按：拇指指腹或掌根振按百会，每振 5～8 秒停顿片刻，再振，共操作约 1 分钟；两手食、中、环三指并拢分别置于两目上眶，三揉一振 2～3 分钟，两掌相对置于两太阳，对称向中央挤按；后一手掌置于前额，另一手掌置于枕部亦对称向中央挤按；每挤按 3～5 秒钟，振一次，操作 2～3 分钟，名振按头四方。④点、振按、擦三阴交：两手拇指指端分别置于三阴交，先点 10 次，后以拇指指腹振按 30～40 秒，再上下搓擦令热。

（2）操作法二：补脾经 300 次，补肾经 300 次，揉上马 100 次，揉内劳宫 100 次，捏脊 3～20 遍，三指摩或全掌摩小腹约 1 分钟；揉 2～3 分钟；每振 3～5 秒，放松，再振，约 1 分钟；横擦令热。

（3）随症加减：①面部抽搐者掐人中、承浆；上肢抽搐者掐合谷、曲池；下肢抽搐者掐百虫、承山和委中。以上穴位为古今治惊止抽搐的经验穴位，每穴各掐 10 次左右。②动作协调性差，抽搐频繁者可加掐十宣 5 遍。③眨眼频繁者加点按攒竹 10 次，拿睛明和点丝竹空各 10 次。④鼻部抽搐者加点迎香 10 次，振山根 10 次。⑤挠耳不止或耳部抽动者加点角孙 10 次，振翳风 10 次。⑥甩手耸肩者加拿肩井 10 次，掐老龙 10 次，掐五指节 10 遍。⑦下肢摆动不止者加点犊鼻 10 次，拿跟腱约 10 次。⑧喉间声响者加推颈后三线（正中线及左右旁开 1.5 寸线）各 10 次，拿肩井约 10 次，按三凹（振按天突 10 次，两手食指同时按缺盆，至最大忍受度停留数秒钟，放开，再按，操作 6～8 次）。

（四）其他疗法

（1）针刺：选取印堂、合谷、曲池、太冲、相应背俞穴速刺不留针。

（2）头针：取百会、四神聪、运动区、语言区、平衡区、足运感区、四神针、智三针、脑三针、颞三针采用平补平泻手法。

（3）应用催眠疗法、松弛疗法、生物反馈治疗等心理和行为方法治疗。

（五）注意事项

（1）本病为小儿推拿优势病种，但治疗时间长，常常需数月或经年。

（2）对于秽语，或口吃小儿，可采用变换语言环境的方法进行调理。如让其学习另一种方言或外语，坚持每天高声朗读课文等。

（3）加强饮食调理。饮食宜清淡，多食蔬菜及粗粮，忌食油腻、煎炸、辛辣及易于过敏的食物；饮食习惯应规律化、合理化，不强迫进食。

（4）加强心理疏导。心理调节非常重要，要消除小儿心理与精神负担，使之树立自信心，不恐惧，不自卑。

（5）避免感冒，增强体质。

小儿桡骨小头半脱位

小儿桡骨小头半脱位指当肘关节突然受到牵拉时，肘关节腔内的负压将关节囊和环状韧带吸入肱桡关节间隙，环状韧带可向上越过尚未发育成熟的桡骨小头，嵌于肱骨小头和桡骨小头之间，阻碍桡骨小头回复原位，故也称之为"牵拉肘"、"肘错环"、"肘脱环"。本病是婴幼儿常见的肘部损伤之一，发病年龄为1～5岁，其中2～3岁发病率最高。

（一）病因病机

因5岁以前幼儿桡骨小头发育尚不健全，桡骨小头与桡骨颈的直径几乎相等，有时桡骨头甚至还小于桡骨颈；关节囊与环状韧带比较松弛，当幼儿前臂被过度向上牵拉时（如穿衣、跌跤或上楼梯时，肘部在伸直位受到牵拉力的影响），则桡骨小头易从包绕桡骨颈的环状韧带中滑脱，环状韧带被嵌夹在肱桡关节面之间，阻碍桡骨小头回复原位，即形成桡骨小头半脱位。

5岁以后环状韧带逐渐增厚，环状韧带不易被嵌夹在肱桡关节面之间，故不再发生本病。

（二）诊断

（1）有牵拉损伤史。

（2）患侧肘部疼痛，啼哭，拒绝使用患肢。

（3）桡骨小头部位有明显压痛。

（4）患肢前臂旋前，不敢旋后，不能抬举取物，不能屈肘。

（5）X线检查无异常。

（三）治疗

1. 治疗原则　理筋整复，舒筋通络。

2. 手法操作　家长抱患儿于坐位，并固定其伤肢上臂。

（1）捏拿放松患肘：医者于患侧的肘关节上下施用捏拿法往返3～5分钟，用力宜轻柔。

（2）牵引旋臂屈压法：医者立其对面，一手握患儿伤肢肘部，拇指压住桡骨小头外侧稍前方，另手握伤肢腕部，稍用力牵引前臂并将其外旋、过伸，同时握肘之拇指向内后方轻压桡骨小头，握腕手将肘关节屈曲至最大限度，内旋前臂，伸直肘关节，半脱位即可整复。

（3）再次捏拿放松患肘：再于患侧的肘关节上下施用捏拿法往返3～5分钟。

（四）其他疗法

在手法治疗前可运用以下方法放松局部肌肉。

（1）中药湿热敷：选取具有舒筋活血化瘀类药物热敷前臂肌肉。

（2）理疗：中频脉冲电疗并配合中药离子导入。

（五）注意事项

（1）复位后，一般不需固定，可嘱家长在3日内避免牵拉患儿伤肢，以防止复发。

（2）肘关节损伤应注意检查是否有肱骨髁上骨折或桡骨上端骨折。

（3）整复手法应轻缓柔和，牵引力不可过大过猛。

臀 肌 挛 缩

臀肌挛缩是指由多种原因引起臀肌及其筋膜纤维变性挛缩，导致髋关节外展、外旋挛缩畸形和屈曲障碍为主要表现的临床症候群。本病好发于儿童。此外，还有"注射性臀大肌挛缩症"、"臀肌纤维化"等名称。

（一）病因病机

（1）肌内注射：本病与患儿长期臀部肌内注射有关。由于针刺创伤和药物化学反应刺激，引起创伤性、化学性筋膜炎和肌纤维炎，纤维组织增生，筋膜增厚而挛缩。由于两侧臀部接受肌内注射机会相等，故临床上此类原因导致的双侧病变多见。

（2）先天性与遗传性因素：本病可能由先天性肌肉发育不良或发育不全所致，一般出生后1岁左右发生挛缩。部分患者有家族史，可能与遗传性因素有关。

（3）体质关系与儿童易感因素：臀肌挛缩有瘢痕形成者，提示该患儿可能为瘢痕体质。因针刺创伤和药物化学反应刺激引起的异常反应，认为该患儿可能存在某种易感因素。

（二）诊断

（1）症状：临床上常见患儿行走与站立时，双膝外翻，呈外"八"字步态，走路摇摆不稳，快步走或上楼时更明显，快步可出现"跳步"；患儿下肢并拢下蹲困难，下蹲时双膝必须分开向外做"划圈"动作，呈典型"蛙式"位，常因下蹲屈髋屈膝身体向后仰而跌倒；坐低凳时，双下肢分开，亦不能将下肢屈曲内收抬高；坐位时，常喜欢将患侧下肢屈曲而使足搁于对侧下肢膝上；侧卧时，双下肢并拢困难，甚至外展。

（2）体征：臀肌萎缩呈尖臀改变，局部可能触及条索状物，髋关节屈伸时常可触到滑动感或听到弹响声，重者出现臀部凹陷；双下肢并拢时，髋关节不能屈曲，中立位屈髋小于40°，需外展、外旋才能完成屈髋动作。

大多数患者X线检查未发现骨盆与髋关节明显病变，但股骨颈干角与CE角有不同程度增大。重者可出现骨盆继发性倾斜变形、闭孔增大；或并发患侧股骨头坏死。脊柱生理曲度变直或后突，股骨头增大，股骨颈变短。以上均为继发性改变。

（三）治疗

1.治疗原则 舒筋活血。

2. 手法操作

（1）推揉、按拨配合被动活动放松患侧臀部：患儿俯卧位，医者沿其臀大肌方向推揉患侧臀部，配合髋关节后伸外展动作，约 3 分钟；按拨股骨大转子后方约 1 分钟；按揉环跳、居髎、承扶、殷门、委中，每穴 1～3 分钟。

（2）擦、擦患侧臀部及大腿外侧：患儿侧卧位，患肢在上，医者施擦法于阔筋膜张肌沿髂胫束到膝部胫骨外侧髁处，约 2 分钟；按揉居髎、风市、膝阳关，每穴 1～3 分钟；掌擦臀大肌及大腿外侧部，以透热为度。

（3）按拨患臀条索状物，被动活动髋关节：患儿仰卧位，医者两手按拨患肢髂嵴后部和大转子处的条状物 1 分钟；一手推患肢膝部，做髋关节屈曲内收、内旋被动活动，约 3 分钟。

（四）其他疗法

（1）中药湿热敷：选取舒筋活血化瘀类药物在患侧臀部肌肉处热敷。

（2）小针刀松解臀肌局部挛缩的组织。

（五）注意事项

（1）患侧臀部注意保暖，避免急慢性损伤。

（2）鼓励患儿做主动活动，家人给予被动活动锻炼。

小儿肌性斜颈

小儿肌性斜颈是指婴儿头偏向患侧、前倾，颜面旋向健侧及颈部活动受限为特征的一种常见小儿疾病，又称"先天性斜颈"、"原发性斜颈"。临床上，斜颈除极个别视力障碍的代偿姿势性斜颈、脊柱畸形引起的骨性斜颈和颈部肌麻痹导致的神经性者外，一般系指一侧胸锁乳突肌痉挛造成的肌性斜颈。

（一）病因病机

本病的病因尚未完全明了，多数认为与以下因素有关。

（1）产伤学说：多数认为本病与产伤有关，分娩时胎儿一侧胸锁乳突肌受产道或产钳挤压导致出血、机化，形成挛缩。

（2）缺血性肌痉挛：认为分娩时胎位不正，阻碍一侧胸锁乳突肌的血液供给，引起该肌缺血性改变，肌纤维水肿、坏死及继发性纤维增生，最后引起肌肉挛缩。

（3）宫内发育障碍学说：由于胎儿在子宫内，头偏向一侧，阻碍一侧胸锁乳突肌血液供应，引起该肌缺血性改变。

肌性斜颈初起病理主要是患侧胸锁乳突肌发生纤维性挛缩，起初可见纤维细胞增生和肌纤维变性，最终全部为结缔组织所代替。

（二）诊断

（1）肿块型：肿块位于患侧胸锁乳突肌的中下段，且肿块大小不一，质地坚硬，形状不一，有卵圆形，也有条索状。患侧颜面小于正常颜面，头部向患侧倾斜、前倾，面部、下颌旋向健侧。

（2）非肿块型：患侧胸锁乳突肌轻度痉挛，无肿块，头部向患侧倾斜、前倾，面部、下颌旋向健侧，患侧颜面小于正常颜面，头部活动功能受限。

（三）治疗

1. 治疗原则 舒筋活血，软坚散结，纠正头倾畸形，改善和恢复颈椎活动功能。

2. 手法操作

（1）推揉放松患侧胸锁乳突肌：患儿坐位或仰卧位，医者于患侧的胸锁乳突肌施用推揉法，可用拇指螺纹面揉，或食、中、无名指螺纹面揉 5～6 分钟。

（2）捏拿患侧胸锁乳突肌：往返 3～5 分钟，用力宜轻柔。

（3）牵拉扳颈法：医者一手扶住患侧肩部，另一手扶住患儿头顶，使患儿头部渐渐向健侧肩部牵拉倾斜，逐渐拉长患侧胸锁乳突肌，幅度由小渐大，在生理范围内反复进行数次。

（4）再次放松患侧胸锁乳突肌：再于患侧胸锁乳突肌施推揉法 3～5 分钟。

（5）拿肩井结束：最后配合轻拿肩井 3～5 次结束。

（四）其他疗法

（1）中药湿热敷：选取舒筋活血化瘀类药物在患侧颈项部做热敷。

（2）针刺：选取阿是穴、患侧胸锁乳突肌及颈侧部速刺，不留针。

（五）注意事项

（1）经常做被动牵拉运动，动作要轻柔。

（2）随时纠正姿势，以助矫正。如眠时垫枕，醒时以玩具或喂奶吸引注意力，使患儿头经常向患侧旋转，以助纠正。

（3）本病多发现于出生后 2 周左右，病程在 3 个月以内者治疗为佳，治疗越早，效果越好。

（4）此病以中医保守疗法为主，如治半年无效者，应考虑手术治疗。

（5）临床注意与其他病症相鉴别，如因颈椎结核、肿瘤、炎症、骨及关节发育异常引起的斜颈和局部肿块，不能用推拿治疗，诊断时应加以注意。

分娩性臂丛神经损伤

分娩性臂丛神经损伤是指婴儿出生时因其臂丛神经干或根受损伤而引起上肢麻痹，亦称为"产伤麻痹"或"产瘫"，常见的有臂麻痹、面神经麻痹，偶见坐骨神经损伤，本部分主要介绍臂丛神经损伤引起的臂麻痹。

（一）病因病机

产妇分娩时，助产人员过急过猛牵拉婴儿头部，使其一侧颈部和肩部过度分离，造成臂丛的牵引和撕裂损伤；或因胎位不正，发生难产或滞产时受产钳挤压或外力牵拉，损伤神经而引起麻痹。

分娩性臂丛神经损伤最常见的是上臂麻痹，其次为前臂麻痹，亦有损伤严重的全臂麻痹。

（二）诊断

临床上第 5、6 颈神经损伤可致上臂麻痹，第 8 颈神经与第 1 胸神经损伤可引起前臂麻痹；臂丛神经束损伤则产生全臂麻痹。

（1）上臂麻痹：常见于三角肌、冈上肌、冈下肌、小圆肌、部分胸大肌、旋后肌等不同程度受累，故主要表现为患肢下垂，肩部不能外展，肘部微屈和前臂旋前。

（2）前臂麻痹：常见于手指的屈肌和手部的伸肌受累，由于症状不明显，往往在出生后相当长时间才被发现，手的大小鱼际均萎缩，屈指肌力也较弱，常有臂部感觉障碍。

（3）全臂麻痹：常于患儿出生后即可发现上臂、前臂或全臂不能自主运动，锁骨上窝可能因出血而有肿胀；一般上肢有内收、内旋的肌挛缩，肱骨头有半脱位和肩峰下垂现象，并可出现前臂桡侧部感觉消失。

（三）治疗

1. 治疗原则 舒筋活络，行气活血。

2. 手法操作

（1）放松颈肩部：患儿坐位，医者以拇指推、揉自大椎循肩井、天宗、肩贞、肩髃等部位往返操作 5 分钟。

（2）按揉患肢诸穴：按揉肩髃、臂臑、曲池、手三里、外关、合谷等穴，每穴 1~3 分钟。

（3）放松肩锁部：用食、中、无名指摩中府、云门，并转向极泉处，每穴 2~3 分钟。

（4）被动活动患肢关节：医者左手拇、食指固定患儿肩、肘、腕关节处，做适当的屈、伸、摇被动运动各 5~10 次。

（四）其他疗法

（1）针刺：取足三里、天宗、极泉、肩贞、曲池、合谷、手三里、外关等穴位，速刺不留针。

（2）穴位注射：选取营养神经类药物在损伤局部穴位注射。

（五）注意事项

（1）孕妇保持心情愉快，营养均衡，禁烟酒，慎用药物，避免早产、难产。

（2）注意气候变化，患肢保暖，鼓励患儿做主动活动，家人给予被动活动锻炼。

（3）治疗时手法宜轻柔，切忌粗暴。做被动运动动作要缓和，切忌硬扳强拉。

生 长 痛

生长痛是指因儿童活动量相对较大、长骨生长与局部肌肉和筋腱的生长发育不协调导致的生理性疼痛。生长痛主要发生在儿童膝关节周围，也可发生在大腿、小腿、腹股沟区，持续时间约数分钟到两小时，后自行缓解，且多发生于夜间。这些部位没有任何外伤史，活动也正常。局部组织无红肿、压痛，疼痛程度较轻。经过对儿童的检查，在排除其他疾病的可能性后，可确定是生长痛。

生长痛是儿童时期特有的一种生理现象，对儿童的生长发育无不良影响，好发于 2~12 岁的健康儿童。

（一）病因病机

目前对本现象的病因尚不完全清楚，其发生机制存在多种假说。

（1）骨骼生长迅速：尤其是 3~6 岁的儿童，骨骼生长迅速，而四肢长骨周围的神经、肌腱、肌肉生长相对缓慢，由于两者的不同步生长而产生牵拉痛。

（2）代谢产物堆积：小儿过度活动，或发育过程中组织代谢产物过多，不能迅速地清除，从而引起酸性代谢产物堆积，导致肌肉酸痛。

（3）胫骨内弯：幼儿开始学步时小腿的胫骨较弯曲，为了适应这种现象，人体会代偿性地出现一定程度的膝关节外翻。随着身体的生长，大部分幼儿依靠腿部肌肉力量，会逐渐使胫骨内弯和膝关节外翻这两种暂时性的畸形得以矫正。而少数幼儿没有及时矫正，为了保持关节的稳定，腿部肌肉必须经常保持紧张状态，故出现疼痛。

（二）诊断

生长痛是儿童生长发育时期特有的一种生理现象，多见于2～12岁生长发育正常的儿童。主要表现为间歇发作的下肢疼痛。疼痛多为钝痛，疼痛程度较轻，但也有少数可呈针刺样痛，甚至剧烈牵拉痛。疼痛发作时不伴有发热、皮疹等全身症状。主要表现为以下三点：

（1）疼痛多发生在下肢，最常见的部位在膝、小腿和大腿的前面，偶尔会在腹股沟区，疼痛一般在关节以外的地方。典型的是双侧疼痛，也有部分病例是一侧疼痛。

（2）多为肌肉疼痛，而不是关节或骨骼的疼痛。疼痛的部位一般无红肿或发热的现象。

（3）疼痛多发于夜间，生长痛最大的特点是几乎都在晚上发生，而且多半是间歇性的。白天由于儿童的活动量比较大，即使感到不舒服，也可能因为专注于其他事物而不易察觉。夜间身心放松下来，疼痛的症状就会使患儿感觉不适，甚至难以忍受。

检查：血沉、抗链球菌溶血素"O"、类风湿因子及X线检查均正常。可排除骨关节的器质性病变及其他有关的全身性疾病。

（三）治疗

1. 治疗原则　生长痛一般不需要特别治疗。对于疼痛明显者，可用推拿手法疏通经络，活血止痛。推拿手法力量宜轻，以揉捏、推擦等手法为主。操作部位以局部操作为主。

2. 手法操作

（1）捏拿疼痛局部及周围：在疼痛部位及周围用捏拿法，时间约3分钟。

（2）一指禅推或按揉局部穴位：一指禅推或按揉疼痛周围肌肉部位的穴位，每穴约1分钟，以儿童能忍受为度，使力深透。

（3）小鱼际擦局部及周围：小鱼际擦疼痛部位及周围，反复操作5分钟。

（4）推擦局部：在疼痛部位及周围肌肉部位涂抹活络油等，然后做推擦法，以局部微微发热为度。

（四）其他疗法

（1）局部热敷：患儿家长可用热毛巾对患儿疼痛部位进行热敷，可缓解疼痛带来的不适感觉。

（2）补充营养：让患儿多摄取可以促进软骨组织生长的营养物质，如牛奶、骨头、核桃、鸡蛋等。

（五）注意事项

（1）注意保暖，避免居住在潮湿环境，以防止外邪侵袭。

（2）本现象应与佝偻病、风湿热及类风湿关节炎等疾病相鉴别。

（3）疼痛严重时，让患儿多休息，适当减少运动，让肌肉放松，不要进行剧烈活动。

小儿保健

（一）概述

小儿保健推拿是指在小儿体表的特定腧穴或部位施行独特的推拿手法的一种养生保健方法。小儿保健推拿的应用范围广，适用于 14 岁以下儿童，尤其是 5 岁以下的健康儿童及患病后小儿，效果更佳。保健推拿可以使小儿食欲增强，精神饱满，提高抗病能力，从而达到保健、防病、治病目的。小儿保健推拿操作简便，无不良反应，小儿和家长都乐于接受。

小儿由于脏腑娇嫩、形气未充，对某些疾病的抗病能力较差，加上小儿寒暖不能自调，饮食不知自节，故外易为六淫之邪所侵，内易为饮食所伤，脾肺两脏疾病发病率较高。故下面针对小儿脾肺常不足的特点，介绍两种常用的小儿保健推拿方法。

（二）小儿保健常用操作法

1. 健脾和胃保健推拿法　主要是针对脾胃功能较弱小儿的一种保健推拿方法。脾胃是小儿赖以摄取营养，使机体正常生长发育的主要脏腑。小儿生长发育迅速，营养物质的需要较成人更为迫切。但由于小儿脏腑形态发育未成熟，消化吸收功能也较弱，易为饮食所伤，很容易使脾胃功能失调，进而影响其他脏腑功能，影响小儿正常生长和发育。因此，调理小儿脾胃，是小儿健康成长的基本保证。

（1）作用：健脾和胃，补益气血。

（2）手法操作：补脾经 500 次，揉中脘 50～100 次，摩腹 2～3 分钟，捏脊 3～5 遍，按揉足三里 50～100 次。

（3）加减：纳差者，加揉板门 200 次；腹胀者，加运内八卦 200 次；夜啼者，加揉小天心 200 次。

（4）注意事项：上述手法一般在饭前操作，每日操作 1 次，10 次为 1 个疗程。疗程间可间歇 2～3 天。

2. 益肺防感保健推拿法　主要是针对肺气弱、容易感冒小儿的一种保健推拿方法。小儿生理上形气未充，卫外功能未固，加之肺脏娇嫩，故邪气每易由表而入，侵袭于肺。因此，注意调理肺脏，可以有效预防感冒的发生，是小儿健康成长的重要保证。

（1）作用：补益肺气，固卫护表。

（2）手法操作：推肺经 500 次；按揉迎香 100 次；捏脊 3～5 次；按揉大椎、风门、肺俞，每穴 50～100 次；全掌横擦大椎、风门、肺俞，以透热为度；拿肩井 3～5 次。

（3）注意事项：上述手法一般在清晨或饭前操作，每日操作 1 次，5 次为 1 个疗程，休息 2 天后再进行下一个疗程。

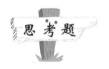

1. 小儿推拿的发展经历了哪几个历史时期，各期的主要贡献是什么？
2. 试述小儿推拿特定穴与成人穴位的区别。
3. 试述小儿推拿特定穴之五经穴的定位与操作。
4. 小儿推拿手法中哪些是区别于成人手法的特有手法？
5. 试述小儿腹泻之寒湿泻与伤食泻的推拿处方及方义。
6. 试述治疗近视的推拿操作程序。

第十一章课件　　第十一章思维导图　　第十一章录课视频　　第十一章手法视频

拓　展　篇

第十二章　推拿学现代研究概况

第一节　推拿的流派

由于学术渊源、师承关系、主治手法、主治对象以及社会、地域等复杂原因，推拿在其漫长而曲折的发展过程中，逐渐形成了许多各有特色的学术流派与分支，充分体现了中华文化的底蕴与繁盛。各流派代表人物往往德技双馨，是推拿领域的领军人物。

综观各推拿流派，大多具有以下三个特点：

（1）有较长的发展史，在一定地域内流传、盛行。

（2）有一定的学术理论指导和丰富的实践经验，有其擅长的主治范围。

（3）每一推拿流派各有一种或几种特长手法，或称之为"主治手法"或"流派手法"，有几种或几十种辅助手法及一套特殊的功法作为医者的专业训练基础与对患者的辅助医疗手段。

在手法的术式与治疗风格上，每一种流派往往都带有明显的地域特点、传承色彩。如中国北方各推拿流派，其手法多明快刚健；南方各推拿流派，其手法则多细腻柔和。

本节仅简单介绍几种文字记载较为详细的推拿流派。

（一）一指禅推拿流派

据传，一指禅推拿流派手法由清代河南李鉴臣传于江苏扬州丁凤山。丁氏长期行医于苏、沪、杭等地，所收门徒中知名的有王松山、钱福卿、丁树山等人。王松山授徒王纪松、王百川等，丁树山授徒朱春霆、丁季峰等，钱福卿授徒曹仁发等。1958年朱春霆在上海创办国内第一所推拿学校——上海中医学院附属推拿学校，诸多一指禅推拿流派前辈在学校任教，为全国培养了大批推拿人才，也使一指禅推拿学派成为推拿界最著名的学派之一。

一指禅推拿以一指禅推法为主治手法，常用手法还有拿、按、摩、滚、捻、搓、抄、缠、揉、摇、抖等。易筋经为其流派练功功法。一指禅推拿以中医基础理论为指导思想，辨证施治，"循经络、推穴道"。其特点鲜明：一是强调手法柔和、深透，柔中寓刚，刚柔相济，特别强调以柔和为贵。其主要手法与辅助手法配合默契，动作细腻，法之所施，使患者不知其苦。二是按穴准确。循经施术，以大拇指指峰、螺纹或偏峰施法于一定的穴位，接触面积小，压强大，故按穴准确，并对任何穴位都能力透。三是指法所施，适合于头面、颈项、肩背胸胁、脘腹、腰臀、四肢等全身各部位，适用范围广，对内、外、妇、儿、杂病皆有疗效。

（二）滚法推拿流派

滚法推拿流派创始人丁季峰出生于江苏扬州一指禅推拿世家，伯祖父丁凤山、父丁树山均为一指禅推拿大家。丁氏20世纪40年代初变法图新，把手背尺侧作为接触面创立了新的手法——滚法。

擦法结合关节被动运动，并辅以揉、按、拿、捻、搓，形成了风格独特的擦法推拿流派。

擦法推拿流派的特点：一是以经络学说为基础，结合有关生理、解剖、病理等理论为实践依据。二是经周密检查之后，以轻巧灵活手法治疗。因擦法接触面积大、压力大又柔和舒适，有利于疏通经络、行气活血，故其适应范围主要是半身不遂、小儿麻痹、颈肩腰臀及四肢关节软组织扭挫伤等。

2012 年，在上海市启动中医流派传承研究基地建设项目时，将一指禅推拿流派与擦法推拿流派合并，称为"丁氏推拿流派"。

（三）内功推拿流派

近代内功推拿流派的代表人物是山东的李树嘉，李氏擅长武艺，且精于手法疗伤。李氏传于同乡马万起（1884～1941 年），马万起于 20 年代从山东到上海，以拳术和内功推拿饮誉沪上。其子马德隆，弟马万龙，徒弟李锡九、邓德峰等得其衣钵。少林内功为其流派练功功法，据传是习武者用以强身健体的基本功。"内功推拿"作为推拿的一种学术流派，曾在 20 世纪 50 年代后期被上海中医学院推拿学校吸收为教学体系的基本内容，俞大方、陈忠良、张文才、肖文贵、周信文等得到传承，并将其发扬光大，且在附属推拿学校培训了大量来自全国各地的推拿界医师、教师，使内功推拿流派得到普及和推广。

其特点是强调整体观念、扶正祛邪并以少林内功指导患者进行锻炼。内功推拿是以擦法作为主要治疗手法，这一手法的特点在于其温热效应，除能起到疏通经络、行气活血的作用外，还能明显提高内脏机能，提高免疫力，具有温补的作用。其手法包括擦、拿（五指拿捏）、点（包括肘按）、分、合、扫散、理、劈、抖、搓运、拔伸、击（掌击、拳击、棒击）等法。

震法即击法，可分为三种，有掌震法（掌击）、拳震法（拳击）、棒击法。震法可以疏通经气，多用于内科疾病的治疗。震囟门可以安神定魂，缓解眩晕、头胀、头痛等；震大椎可通调一身阳气，祛散风寒，用于虚寒证；震八髎，振动命门，可引火归原，壮肾阳，补元气。

（四）正骨推拿流派

正骨推拿又称伤科按摩，正骨推拿流派是以治疗骨伤科病症为主的推拿流派，其主治病症是骨缝开错、筋结、筋歪等骨关节、软组织疾患。清代《医宗金鉴·正骨心法要旨》总结前人正骨手法经验，概括出摸、接、端、提、按、摩、推、拿 8 种手法。由于目前推拿临床的主要治疗对象仍然是软组织损伤性颈肩腰腿痛，故正骨推拿流派包含了全国不同地域的众多中医正骨推拿名家。

罗氏正骨推拿流派的代表人物是罗有明。罗氏伤科手法的特点是稳、准、轻、快。诊断时以拇指触诊，感受患病部位的不同病变；治疗基本手法除传统的正骨八法外，还有拉、顶、蹬、扳、捏、点压、捧拢、复贴、旋转等，而复贴手法可始终贯穿于手法治疗之中。冯天有从罗有明处学得正骨手法，将现代医学解剖知识与传统伤科手法相结合，创立中西医结合软组织损伤诊疗方法，使"新医正骨"在国内盛行。他提出脊柱内外平衡失调是损伤退变性疾病的理论基础，单（多）个椎体位移是发病的主要病理改变，以"棘突四条线"触诊法为主进行脊柱物理诊断，以"脊柱（定点）旋转复位法"进行病变治疗。

龙氏正骨推拿流派的代表人物是龙层花。她将中医正骨、推拿与现代脊柱生理解剖学、生物力学相结合，创立"脊椎病因学说"和"龙氏治脊正骨推拿疗法"。依据神经症状、触诊、X 线片进行定位诊断。正骨手法特点是稳准轻巧，动中求正。手法分为放松手法、正骨手法、强壮手法和痛区手法。放松手法要柔和，多在脊柱旁以线形进行；正骨手法分为快速复位法和缓慢复位法；强壮手法主要针对正骨后椎旁仍然存在的软组织硬结，多为痉挛的肌肉、肌腱；痛区手法主要针对神经、血管等继发性损害而出现的头面、四肢症状。

（五）宫廷理筋术流派

"宫廷理筋术"之名由北京中医药大学第一临床医学院推拿科第三届主任刘长信教授于 2008 年提出，其初心是为更好地弘扬传承了数代的"绰班"术。

绰班术初创者不知何人。据传清雍正年间，一位名叫处本的上驷院蒙古族马夫精通此术，曾经医好了雍正帝扭伤的左足而使龙颜大悦，遂御批处本自选弟子 10 人于其所在上驷院设绰班处（绰班即为蒙语正骨医师之意），处本率众弟子居之并教习绰班（正骨理筋）之术，专司紫禁城内治疗跌打损伤之职，成为除太医院外护佑满清帝室及王公贵胄们身体健康的另一重要机构。由于深藏于紫禁城内，学习时须要拜师且口传心授，因此能真正掌握此术者屈指可数。

辛亥革命后，清廷覆亡，自末代皇帝溥仪以下所有人全部迁出了紫禁城，绰班处仅存的两位医师夏锡武和文佩亭先生也因此带着这项宝贵的技艺来到了京城民间开馆行医，成为将这套深藏于紫禁城内的神秘技法传入民间的第一代宗师。

刘寿山先生幼承家学，随舅父学习针灸，文武俱精，19 岁时拜文佩亭为师，将这套传自宫廷的精深手法尽数掌握。新中国成立后，刘寿山先生被东直门医院（今北京中医药大学第一临床医学院）聘请，成为该院骨科的开山鼻祖。刘老先生向年轻人悉心传授技艺，并且毫无保留地将自己毕生所学献出，由后人整理编撰成书，于 20 世纪 80 年代初以《刘寿山正骨经验集》发行出版。随着时代的发展，骨折的治疗技术不断变革、进步，为适应临床需要，刘寿山先生的高足臧福科教授于 1978 年夏与季根林、刘兴福等先生创立东直门医院推拿科，使这套精妙手法之中专治软组织损伤的理筋技艺被系统地继承下来。此术传至第四代时已是人才济济，刘长信教授及付国兵、刘焰刚、康敏、王英杰、郭俊海、魏雨农、陈红等第四代传承者努力继承前辈的精湛技艺，在各自岗位上服务患者、传承推广，以使这一中华民族的优秀文化遗产更好地回馈社会，造福人民。

宫廷理筋术内容完整，颇有《医宗金鉴·正骨心法要诀》的意境，其理筋思想包括"治筋喜柔不喜刚"、"七分手法三分药"、"治疗筋骨，当虑气血"、"筋喜温而恶寒"、"辨质论治"等；诊断辨证方面独特而精细，如将手腕伤筋列出八个常见损伤部位并分别配以相应的治疗手法，即八面风（缝）、髋关节损伤（胯骨里缝伤筋）辨证为上、下、内、外四方；手法方面之理筋八法为：拔、戳、捻、散、捋、顺、归、合；整治关节错缝的上骱八法为：提、端、捺、正、屈、挺、扣、捏；临床操作时多用复合手法，如整复骶髂关节损伤的拔摇屈戳法等；明确记载的治筋操作术法就有 40 多个，施术时多由医师单独或助手协助共同完成；配合治疗筋伤之药物有内服、外敷及腾洗各类；每一种损伤均精准指出其开展功能锻炼的时间，并指导运用医、患通用的专业练功术式进行康复训练。

（六）点穴推拿流派

点穴推拿流派来源于习武者的治伤经验，由中国传统武术中的点穴、打穴、拿穴、踢穴和解穴等动作演化而来。点穴既是击技进攻手段，也是治疗损伤的方法，要求操作者坚持长期练功，以助内气之运行。比如说山东崂山点穴推拿、福建闽南地区点穴推拿等，但由于缺少详细的文字记载，其确切的起源及师承关系目前还无法考证。

点穴推拿以经络气血学说为基础，主要治疗手法为击点法，还有抓拿法、捶打法、拍打法等。特点是峻猛刚健、捷速强劲。点法操作时通常用中指指腹着力，当点在某一穴位上时，食指和无名指压于中指背侧，拇指顶在中指桡侧，利用腕、肘、肩关节的灵活运动，使中指快速而有节律地叩点治疗部位。根据刺激量的大小轻重可分为轻、中、重三种点穴操作方法。轻点法刺激量小，主要以补为主；中点法刺激量适中，具有平补平泻、调和营卫、疏经活络的作用；重点法刺激量大，可渗透到深部组织，主要以泻为主。点穴推拿具有疏通经络、行气活血、调和营卫、鼓舞正气等治疗作用，用以治疗各种瘫痪、麻痹之症。

（七）经穴指压推拿流派

经穴指压推拿是以按法、点法、按揉法在人体经络穴位上进行操作，又称指针、点穴。指压推拿是古老的按摩推拿术，《黄帝内经》中即有"按之则血气散……按之则热气至"的记载。

此推拿流派的基本手法是点按法，循经取穴，用拇指端或螺纹面着力按压穴位，可不动或拨动或颤动或滑行。此外还有爪掐、肘压、点揉、拨按、叩点等手法。手法特点是感应强、作用快、损伤小。具有调和气血、疏通经络、调理脏腑等作用，可治疗各科常见病症。

（八）捏筋拍打推拿流派

葛凤麟自幼随父学习家传捏筋拍打正骨疗法，1978年协助父亲葛长海将捏筋拍打正骨疗法进行研究和整理，出版了《捏筋拍打正骨学》。

葛氏捏筋拍打疗法的理论源自经筋学说，治疗技术结合了导引按跷术和点穴法，以手指捏揉和用拍子拍打身体特定部位的经脉筋腱，先点特有脉位再进行拍打，行气活血、调理脏腑而达到强筋健骨、调和气血、防病治病的目的。代表手法有拍法、击法、叩法等。

（九）脏腑推拿流派

清同治年间，河北雄县人王文患咯血，多方医治无效。幸遇一游方道人，以手法治愈其疾，并授书《推按精义》。后朝夕钻研，尽明其精奥，以推按为人治病，内、外、正骨、顽疾沉疴，应手辄愈。其单传门徒王雅儒继承王文老先生的脏腑推按疗法，并接受了《推按精义》的宗旨及其学术观点，运用于临床实践。1962年由王雅儒医师口述，其子王振国笔录，濮卿和先生系统整理、编辑，经河北省中医研究院审阅，正式出版了推按疗法专著——《脏腑图点穴法》一书。此种疗法是根据经络穴位和脏腑部位，用点穴方法，从脏腑着手，调理脏腑气分，恢复脏腑机能。

脏腑推拿流派以腹部操作为主，基本手法有补、泻、调、压、推、拨、分、扣、按。其特点是重视脾胃，注重调理阑门穴，贯通上下气机；同时也配有背部点穴和四肢分筋，既治疗脏腑疾病，也治疗一些四肢和头面部病症。

（十）腹诊推拿流派

腹诊推拿流派代表人物河北武邑人骆俊昌，早年随父骆化南习摄生之道及推拿治病法，后受教于当地名医李常，并遍访东北、京津推拿名流。骆氏继承了几近失传的古代腹诊法，结合独特的手法，创立了腹诊推拿流派，并传于其子女及学生，在重庆和西南地区颇有影响。

腹诊推拿流派诊法上重视腹诊，常用手法有推、拿、按、摩、捏、揉、搓、摇、引（牵引）、重（包括肘压、膝压、踩法）等，治法上突出补、温、和、通、消、汗、吐、下八法。

（十一）小儿推拿流派

小儿推拿治疗体系始于明代。《补要袖珍小儿方论》中有"秘传看惊掐惊口授手法诀"，为最早的小儿推拿专篇；明代小儿《按摩经》是最早的小儿推拿专著，收录于《针灸大成》。最近有学者考证认为，明代弘治年间湖北房龄（房县）的《马郎按摩》可能是小儿推拿书籍的祖本。

小儿推拿流派源于明代，发展于清代，形成于当代。如湖南的刘开运儿科推拿流派，代表手法为"五经推拿"；山东的三字经小儿推拿流派，代表人物徐谦光，传承人李德修，其代表手法为推、拿、揉、捣、分合、运六种手法；孙氏小儿推拿流派，代表人物孙重三，其代表手法为"十三大手法"；张氏小儿推拿流派，代表人物张汉臣，其代表手法有推、拿、揉、运、掐、按、点、分、合；还有上海的海派儿科推拿，代表人物金义成，在传统小儿推拿按、摩、掐、揉、推、运、搓、摇等八法的基础上，融入了上海几大流派的擦、擦、拿、扳、抹、捻、捏、刮、抖等手法，合称"小儿推拿十六法"；北京的小儿捏脊流派，代表人物冯泉福，具体将捏脊分为捏、拿、推、捻、提、放、按、揉等八个基本手法。

第二节　推拿现代医学理论研究

以中医理论为指导，以手法作用于人体体表，推拿可以有效地调节局部或整体的结构与功能。随着东西方文化及医学的交流与融合，推拿也在吸收各科理论知识，以更好地阐释推拿手法的作用及机理。现代推拿已经成为了一门中西医结合学科，其理论包括了现代医学中的肌肉骨骼系统软组织损伤学说、神经-体液调节学说等。本节简略论述目前经常被用于推拿理论阐释的脊柱病因学、肌筋膜激痛点学说、肌筋膜经线学说、神经-体液调节学说、生物全息律学说，以利于从其他理论角度审视推拿手法及其作用机制，进一步丰满并科学化推拿的理论体系。

一、脊柱病因说

脊柱整复类手法是推拿的主要手法，对脊柱及相关病症有良好效果。其中脊柱病因说是阐释推拿治疗脊柱及相关病症机理的主要学说之一。脊柱病因说认为脊柱异常不仅可引起颈肩臂腰臀腿痛，还可通过刺激干扰脊柱周围的自主神经、血管，从而影响呼吸、消化、循环、泌尿、内分泌等系统的功能，表现出各种纷繁复杂的症状，统称为"脊柱相关疾病"。

中医素来重视脊柱的功能，《难经·二十八难》曰："督脉者，起于下极之输，并于脊里，上至风府，入属于脑。"作为阳脉之海，督脉病候不仅包括颈腰痛，还可出现阳气不充的诸多病变。《医宗金鉴·正骨心法要旨》提到"若脊筋陇起骨缝必错，则成伛偻之形"，说明古代医家对脊柱病的病因有比较深刻认识。

国外脊骨神经医学（Chiropractic）和整骨学（Osteopathy）也强调脊柱病因说。脊骨神经医学是一种源于美国的替代医疗技术，又称美式整脊、脊椎矫正术、按脊疗法等，由丹尼尔·戴韦·帕玛（Daniel Davi Palmer）创立，据说源于西方传统脊椎矫正手法，可以追溯到古希腊时代。脊骨神经医学认为人体所有疾病几乎都与脊柱有关，可运用手法或器材矫正人体脊椎，以达到恢复病患健康的目的。

近几十年脊柱病因说在中国得到不断发展。20 世纪 50 年代，民间正骨名医罗有明在继承祖传中医骨伤科正骨手法的基础上，对正骨手法进行了系统的总结，通过疗效反证了脊柱"骨错缝、筋出槽"理论。师承罗有明正骨手法的冯天有教授在《中西医结合治疗软组织损伤》中提出了局部软组织发生解剖位置的微细变化是一系列临床表现的主要因素，为区别于传统正骨创立了新医正骨疗法。上海宣蛰人教授认为脊柱软组织损害性疼痛的病理变化为软组织无菌性炎症刺激，提出无菌炎性学说。广州军区总医院魏征教授和龙层花教授编著《脊椎病因治疗学》，在国内最早对脊柱为病因的一系列疾病进行了临床研究，认为脊柱及骶髂关节损伤或退变，导致脊柱功能紊乱（脊椎关节错位、椎间盘突出、滑膜嵌顿）、韧带钙化、骨质增生，刺激和压迫脊髓、神经根、血管、自主神经而引发一系列临床症候。70 年代初，山东潘之清教授对颈椎病进行了深入研究，提出了颈椎病与血压异常、心律失常、缺血性脑病、视力障碍、运动神经元性疾病密切相关。韦贵康教授在《软组织损伤与脊柱相关疾病》中，提出了脊柱相关性疾病一方面会出现脊柱软组织损伤局部症状，还会有脑神经与自主神经功能紊乱等一系列复杂的临床症状；其病理改变主要是由于脊柱力学平衡失调或其周围软组织炎症改变，导致其他系统病症，提出"脊柱与症状相关联"的观点。董福慧教授在《脊柱相关疾病》中指出脊柱相关疾病主要是由于脊柱力学不平衡而致肌张力失衡，骨关节轻度位移，刺激压迫周围的血管神经，涉及临床各科，导致相关的临床症候群，治疗时应该通过中西医相结合疗法，恢复脊柱力学平衡，才能从病因上治疗该类疾病。王燮荣教授对脊柱相关疾病进行深入研究，针对脊柱病因设计总结出一套颈椎成角定点复位法、胸椎反向推按复位法、腰椎反向推按法，以纠正脊柱错位。田纪均教授根据"骨错缝、筋出槽"的理论，应用手法整复脊柱错位之关节，恢复动态失衡小关节的原有位置。张吉林教授则根据脊柱周围组织错位理论，在中医正骨推拿和传统牵引的基础上，模拟整脊手法，设计出治疗脊柱病的三维正脊仪。

脊柱是人体的中轴支柱，其结构功能的完整性保证了中枢神经与周围神经信号的畅通。脊柱中的脊髓是次级神经反射中枢，胸髓侧角有交感神经低级中枢，其节前神经纤维连同相应脊神经前根通过椎间孔，汇聚于内脏神经节。其节后神经纤维循三个途径分布：伴随脊神经分布于肢体；随血管走行分布于肢体；直接连接到内脏。骶髓侧角有副交感低级中枢，发出内脏神经穿骶前孔与盆腔脏器相连。椎间孔作为周围神经的出入通道，有可能对相关神经产生解剖性或功能性影响。当脊柱小关节错位、椎间盘突出、韧带肥厚钙化或骨刺等因压迫或牵拉而影响交感神经时，就可出现自主神经功能紊乱，人体器官、内脏出现用其他原因难以解释的症状。研究证明，脊柱病变常累及脊柱周围的脊神经、交感神经节，出现临床脊柱相关性疾病症候群。国内外文献报告的脊柱相关性疾病很多，范围涉及神经、消化、呼吸、泌尿、生殖、内分泌、循环、运动等多个系统。

脊柱相关疾病的出现，可以从以下几方面阐释。

1. 对内脏神经的机械性刺激　脊柱结构和运动状态的变化，对解剖组织尤其是神经产生形态压迫，影响到相邻组织，尤其是内脏感觉、运动神经（自主神经）及其营养血管的生理功能，从而引发各种效应器官的功能变化。如脊髓受到间接、直接压迫或因脊髓前动脉受压而致血供障碍，脊髓发生变性、软化，甚至空洞，形成难以恢复的脊髓损害及内脏功能障碍。

2. 躯体-自主神经反射异常　脊柱结构和运动状态的变化，通过中枢神经系统的参与，一方面使躯体组织紧张性增加，同时会影响到从损伤或邻近部位发出的自主神经所支配的组织器官的功能，特别是交感神经及血管的功能，出现神经生理功能紊乱。研究表明，胃肠不适、冠状动脉缺血、肌肉骨骼系统疼痛综合征的发生、发展，皆不同程度地与躯体-自主神经反射活动异常有关。

3. 椎-基底动脉供血不足学说　颈椎错位或不稳会通过对椎动脉的刺激，对椎管内外自主神经的刺激，以及对椎-基底动脉供血区血供的影响，而产生广泛的临床症状。

脊柱先天性畸形、退行性变性、外伤、过度疲劳、工作及生活中长期不良姿势、感受寒凉，会直接或间接导致脊柱本身及神经根、脊髓、血管、交感神经受到刺激或压迫致自主神经功能紊乱，引起所支配的脏器出现病症。

椎间盘退行性变性、颈肩腰背部软组织慢性劳损，可导致椎间盘髓核退变老化，髓核含水量降低，椎间盘变薄，椎体与椎体之间的椎间隙变窄，周围的韧带、关节突关节的关节囊松弛，造成脊柱某一个或某几个运动节段的稳定性下降，当用力低头或仰头运动时，上位椎骨就有产生滑移的倾向；程度较大的话，就产生椎骨的不稳。在内外诱因作用下，可发生椎体半脱位或椎间关节错位，甚至椎间盘突出。椎间隙变窄，椎体不稳，会造成椎体的周边或关节突关节的局部受力增大，再加上日常生活的劳累，如颈部总是一个姿势工作，就会因长期受压或受牵拉而在局部出现代偿性的骨质增生、韧带肥厚钙化。脊柱失稳、关节错位、骨质增生、韧带增生肥厚等，都可直接或间接刺激、压迫神经根、血管、交感神经和（或）脊髓，从而出现临床症状。青少年脊柱侧弯也会出现脊柱相关病症。同时要强调的是，脊椎不稳还会引发椎旁肌肉痉挛，形成一系列脊柱不适。

神经官能症、偏头痛、眩晕、胸闷、心悸、失眠、多梦、呃逆多与颈椎紊乱有关。颈 3 以上的软组织损伤、筋膜挛缩、椎体小关节错位，会影响枕大、枕小、耳大、枕下神经及椎动脉，是头面部及五官科病症的常见病因；颈椎中下段软组织损伤、小关节错位，会影响脊神经及颈交感神经中的星状神经节，是内分泌系统、神经系统及循环系统疾病常见病因。胸椎相关病症的范畴更为广泛。交感神经低级中枢在胸段脊髓侧角，其节前纤维通过椎间孔时，因椎间关节错位而受损害。胸椎紊乱常可出现呼吸系统、循环系统、消化系统及泌尿系统的相关症候群。不同节段损害会导致相应的不同内脏功能障碍。例如，$T_{1\sim5}$ 椎间关节错位可发生频发性期前收缩（室性、房性、多源性）、房室传导阻滞或冠状动脉痉挛；$T_{5\sim9}$ 椎间关节错位常出现胃、十二指肠溃疡。腰椎的软组织损伤、筋膜挛缩、小关节错位可导致肠痉挛、肠麻痹、肠功能紊乱、习惯性便秘、排尿功能障碍、阳痿和痛经等。骶髓侧角发出的副交感神经组成低级中枢；骶神经后支穿骶后孔分布于骶髂筋膜区及骶髂关节周围，骶神经前支穿骶前孔支配盆腔脏器。当骶髂关节半错位、骶髂筋膜挛缩，可造成局部血液循环不畅，出现副交感神经低级中枢兴奋性降低，致使内外生殖器供血不足、性功能下降，极易引起盆腔病变及男女生殖系统疾病。

虽然国内外整脊理论历史悠久，但脊柱相关疾病的病因说理论仍有待进一步证实，内妇五官科疾病与脊柱的相关性到底有多大，需要有正确的评价。

脊柱相关疾病的种类范围、病因学调查、病理学证实、脊柱节段病变与内脏疾患的对应性（诊断）、临床试验性治疗的有效性是目前脊柱相关疾病理论需要解决的问题。

二、肌筋膜激痛点学说

肌肉骨骼系统软组织损伤引发的颈肩腰腿痛是推拿的主要适应证，但其病因病理众说纷纭。从解剖角度而言，肌肉骨骼系统软组织损伤性疾病所出现的颈肩腰腿痛需要考虑肌肉、关节、椎间盘、韧带以及相关疼痛感觉及传导因素。肌筋膜激痛点学说是从肌肉及筋膜的角度对肌肉骨骼系统软组织损伤进行阐释的理论与实践，为中医推拿治疗肌肉骨骼系统软组织损伤的理论提供了有益的借鉴。

肌筋膜激痛点学说更注重从肌肉及筋膜的角度，探讨肌肉骨骼系统软组织损伤性疼痛，其中肌筋膜激痛点概念是其核心。肌筋膜痛（myofascial pain）即源自肌肉筋膜的局限性疼痛，临床可触及疼痛肌束紧绷带中的高敏压痛点即肌筋膜激痛点（myofascial trigger point，MTrP）。这个病名术语是 Travell 在 1942 年通过大量的临床观察和治疗后首先提出的。临床特点为患者有局部的疼痛、无力或痉挛主诉，查体时局部可触及肌束紧张带及其中的压痛结节，按压或针刺压痛结节可有局部纤颤反应即肌肉抽搐，并诱发与患者主诉相同的疼痛及远隔部位的牵涉痛，局部可有运动范围受限。静息状态下，细针电极肌电图上可记录到定位激痛点处的自发性电位。肌筋膜痛常常伴有自主神经特别是交感神经活动增强现象，如血管收缩或舒张、竖毛肌活动、对触摸和温度高敏感性、血流改变、异常出汗、反应性充血、烧灼感和皮肤划痕症等。

根据肌筋膜激痛点是否伴有临床疼痛，目前多将其分为活化激痛点和潜在激痛点。活化激痛点有自发疼痛或者运动时可以产生疼痛反应；潜在激痛点不引起临床疼痛不适感，只对压迫有疼痛反应。

牵涉痛指按压时可诱发特征性的整块肌肉痛，并扩散至周围或远隔部位，与疼痛放散到神经分布区域的放射痛相区别。

根据肌筋膜激痛点所在的肌肉位置，将其分为中央激痛点和附着点激痛点。肌腹上的激痛点称为中央激痛点；与此相连在肌肉和肌腱联合部以及骨的附着处也会出现病理增厚改变，称为附着点激痛点。后者常表现为一种肌腱末端病、腱鞘囊肿、狭窄性腱鞘炎和肌腱炎等症状。

在最近的对人体和动物的研究中，已经可以肯定肌筋膜激痛点通常位于肌腹肌纤维中央的运动神经-肌肉终板处。肌筋膜痛的发病机制学说主要有两种：能量代谢危机学说和运动神经-肌肉终板功能异常学说。随着研究的深入，两种学说有逐渐融合的趋势。研究认为，运动神经-肌肉终板处的肌筋膜激痛点内可能有许多"激痛病灶小点"，其中的"敏感小点"富含引发疼痛及引发肌肉抽搐反应的敏感神经末梢；其中的"活动小点"可能是运动终板过度释放乙酰胆碱而形成的收缩结节，可以用肌电图记录到自发电位变化，针刺局部时可产生抽搐反应。肌筋膜激痛点局部因损伤出现高浓度钙离子，使肌肉持续收缩，局部相对缺血、缺氧，促使神经血管反应物质释放，这些物质既可以在肌筋膜激痛点产生痛觉又可以刺激乙酰胆碱的释放，进一步导致局部肌肉收缩，缺血加重，形成"痉挛-缺血-痉挛"恶性循环。

目前，国内外对肌筋膜激痛点的研究主要集中于：肌筋膜激痛点的临床特征，肌筋膜激痛点的基础研究，肌筋膜激痛点动物模型的建立，肌筋膜激痛点的脊髓机理，引起敏感小点的运动终板，肌筋膜激痛点的自主神经功能，肌筋膜激痛点的病理生理学，肌筋膜激痛点的治疗。

肌筋膜痛发病可能与肌肉反复损伤、长时间持续静态姿势的软组织慢性劳损、软组织及骨关节退行性变性有关。风寒等环境因素可能也会诱发潜在激痛点活化。运动神经-肌肉终板功能异常学说提示，脊柱退行性变性和外周神经卡压是肌筋膜激痛点形成的重要原因。椎间盘突出症、骨关节退行性变性、某些神经和精神方面的疾患都可以活化肌筋膜激痛点。对于继发性激痛点的定位和诊断主要是为了镇痛，同时不能忽视原发疾患的诊断和治疗。

肌筋膜痛的治疗原则就是以各种方法灭活肌筋膜激痛点，使肌肉内的挛缩肌束松开，使机体或各关节的生物力学处于一个正常平衡状态。研究认为，牵张疗法、局麻药湿针疗法、干针疗法、整脊、药物等都可用于肌筋膜痛激痛点的灭活。其中包括手法在内的适当的物理治疗方法也有肯定疗效。按摩推拿手法从软组织损伤角度治疗肌筋膜痛时，通常以肌肉起止点为重点治疗对象，运用点、拨等深度推拿手法。循肌束紧张带进行按压，发现筋结进行按摩，也是临床的常用治疗方法。通常可同时诱发远隔部位的牵涉痛，这种深压按摩对于肌筋膜激痛点的灭活有良好效果。

无论是肌筋膜激痛点的诱发或引发因子，还是易感或维持因子，在治疗肌筋膜激痛点时都应考虑去纠正或消除。另外，还需注意由其他疾病引发的继发性激痛点，只有治愈这些疾病才能阻断肌筋膜激痛点的复发。

三、肌筋膜经线学说

经筋是经络理论的重要组成部分，经筋与经脉的循行部位相仿。但筋是"肉之力也"，主束骨而利机关，可视为肌肉骨骼系统的软组织。经筋的线性分布提示什么？薛立功教授认为十二经筋是古人运用当时解剖学知识，用当时的医学术语，以十二条运动力线为纲，对人体韧带学、肌学及其附属组织生理和病理规律的概括和总结。不过如何用现代解剖及生物力学语言描述经筋仍然困扰着现代中医。Thomas W.Myers 在其 2001 年出版的《解剖列车：徒手与动作治疗的肌筋膜经线》中，提出了"筋膜网络"概念，进一步揭示了筋膜在人体运动研究中的重要性；并详细论述了"肌筋膜经线"的解剖、功能及在运动、康复、治疗的应用，认为人体肌筋膜网在特定姿势或运动时存在特定力学传递线，与中医针灸经脉线颇为相似。肌筋膜经线学说及其解剖实证的研究方法，都可以为中医经筋理论的研究及推拿的理论与实践提供良好的借鉴。

传统的解剖学研究强调骨连接、单块肌肉的起止点，以及单关节运动的肌肉配合；随着整体研究的深入，步态等多关节运动的肌肉配合也逐渐得到阐释。肌筋膜经线学说则从整体解剖与肌筋膜的角度，重新认识肌肉骨骼系统的功能和力学传递。肌筋膜理论将肌肉骨骼系统，甚至整个人体视为肌筋膜张力网络。骨被关节囊、韧带连接而形成的骨骼仍为人体的支架，肌肉收缩仍为人体活动的原动力，但要从整体肌筋膜张力网中看待骨骼肌肉的平衡与代偿。

肌筋膜经线即人体常见典型运动类型中，所参与的主要纵行肌肉上下相连形成的肌肉筋膜线。在骨骼上，参与同一运动的肌肉被筋膜所连接，形成具有一定整体功能的肌筋膜连续线（肌筋膜经线或肌筋膜链），即所谓的"列车轨道"；肌肉在骨骼上的附着点相当于"列车轨道"上的"车站"。在人体新鲜和经防腐处理的尸体解剖中会发现，参与同一整体运动的肌肉并不是独立、断开的，而是由筋膜连为一体，体现解剖与功能的统一性。相连的肌筋膜经线已成为具有整体功能的拉力线，肌纤维收缩所产生的力通过肌筋膜上下传递，人体稳定和动作时的张力、拉力以及姿势代偿都沿着这些线条分布。当肌筋膜经线中的任何一部分肌肉或筋膜由于各种原因出现张力变化时，都会导致另外一部分或整条肌筋膜经线发生张力改变、长度缩短或延长，并出现疼痛或功能障碍。同时，从整体肌筋膜网的立体角度认识，这些线在结构与功能上，都不是孤立的，任何功能连接处都是形变与代偿的转换处。临床上常见数条肌筋膜经线或整个人体体态结构的变化。肌筋膜经线学说将人体分为了七对躯干经线（前表线、后表线、体侧线、前深线、螺旋线、前功能线、背功能线）和四对手臂经线（臂前表线、臂前深线、臂后表线、臂后深线）。虽然断言肌筋膜经线的客观性还为时尚早，此理念只是一种肌筋膜纵行连接的系统观点，但肌筋膜经线学说对人体肌肉骨骼系统的解剖、对姿势的维持、对人体力学代偿的认识更为立体，对临床肌肉骨骼系统疾病的诊断与治疗提供了新的策略，也可能为推拿临床"评估诊断-手法治疗-功能训练"三维一体的诊断治疗与康复模式的形成提供借鉴。

对比肌筋膜经线和针灸经脉线的分布位置会发现，前表线、且表线和体侧线与足阳明胃经、足太阳膀胱经和足少阳胆经几乎重合；臂前表线、臂前深线、臂后表线和臂后深线与手厥阴心包经、手太阴肺经、手少阳三焦经、手太阳小肠经极为类似。而螺旋线和功能线贯穿身体的前后与左右，与经脉线的单侧分布差别较大。肌筋膜经线更多地从力学传递角度进行肌筋膜的联系，与之相对应的应该是经筋线而不是经脉线。肌筋膜经线学说提供的是一种发现问题（代偿、疼痛、结构失衡）的策略，针灸推拿可利用它去解决临床问题。针灸推拿对经筋或肌筋膜经线结构的调节，有可能在患者主诉的局部，也可能是循经线的远端，但都可能改善其运动功能，消除患者临床症状。也有学者提出，由于内脏筋膜与体壁筋膜的连续性，对体壁筋膜或肌筋膜经线的调节，也可能会影响相应内脏筋膜的张力，从而对内脏功能产生调整作用。

四、神经-体液调节学说

按摩推拿手法刺激人体体表，可对机体各系统生理、病理过程产生广泛调节作用。推拿既可影响局部或远隔体表部位的结构和功能，还可调节内脏及整体功能。

现代医学认为，人体生命活动的调节主要来自神经调节和体液调节，神经-体液调节学说是机体成为统一体、保持内环境稳态、适应外环境的基本理论。神经调节是指在神经系统的参与下，人体对外界环境变化做出的规律性应答。其基本方式是反射。反射弧包括感受器、传入神经纤维、神经中枢、传出神经纤维和效应器。体液调节是指机体的某些细胞能分泌某些特殊的化学物质（激素、神经递质），并通过体液运输，作用于靶器官细胞上的相应受体，从而对生命活动进行调节。神经调节和体液调节相互协调、共同作用，称为"神经-体液调节"。在神经-体液调节系统中，神经调节通常占主导地位。内分泌腺本身直接或间接地受到神经系统的调节，因此体液调节可以看作神经调节的一个传出环节，是反射传出道路的延伸。如肾上腺髓质接受交感神经的支配，当交感神经系统兴奋时，肾上腺髓质分泌的肾上腺素和去甲肾上腺素增加，共同参与机体的调节。

推拿刺激对机体生理病理状态的调节可能来自于推拿刺激对神经-体液调节系统的干预。体表-内脏相关学说、疼痛闸门学说、脊柱相关疾病学说，都较好地显示了体表刺激对机体功能的整体调节作用。

体表-内脏相关学说已较为成熟，其基础是神经系统的节段性支配理论。不论脊神经还是脑神经，都具有不同程度的节段性支配特征。人类胚胎由纵向的节段性体节构成，每个体节包括体壁部（骨节、肌节、皮节）、内脏部及相应的神经节。在胚胎发育过程中，体壁部形成未来的躯干和四肢，内脏部形成未来的内脏器官，神经节则向体壁部和内脏部分别发出躯体神经和内脏神经，将两者连为一体。体表和内脏的感觉信息，由各自的传入神经纤维经脊神经后根传入同序列的脊髓节段；同一脊髓节段的传出神经纤维，经脊神经前根，将运动指令传到同一体节的皮节、肌节和内脏器官。

从神经机制角度看，推拿刺激可直接兴奋治疗部位的各种感受器，通过相应的传入神经到达脊髓背角，在脊髓节段水平对不同的传入冲动进行初级整合和调节。

疼痛闸门学说认为，脊髓存在着既接受来自患病部位或相关脏腑的传入信息，又接受来自体表传入信息的神经元，或两方面传入的信息投射在同一部位的汇聚现象。同一脊髓节段的体表推拿刺激可通过对内脏传入信息的抑制，从而减轻内脏疼痛。

推拿刺激可能在内脏同一神经节段交汇和重叠，并通过下行运动调节通路影响机体脏器活动或状态，这可能是体表刺激调节内脏功能的神经节段性基础。

体表和相关内脏传入纤维在脊髓同一神经元汇聚的事实，提示推拿体表刺激对内脏功能的调节可以在低级中枢脊髓进行。推拿刺激信息在脊髓内经过中间内、外侧核的神经原纤维感传至相应脊髓节段，再分别通过与交感神经、副交感神经形成突触联系，进而调节内脏运动。

目前研究认为，推拿整脊治疗脊柱相关疾病的机理与改善同一节段的内脏神经功能有关。脊柱结构和运动状态的变化会机械性压迫或刺激内脏感觉、运动神经及其营养血管的生理功能，从而引发内脏器官的功能变化；同时，脊柱结构和运动状态的变化，一方面使躯体组织紧张性增加，另一方面也会通过中枢神经系统的参与，反射性地影响到从损伤或邻近部位发出的自主神经的功能，进而影响到所支配的组织器官的功能。因此，脊柱颈段手法可用于治疗眩晕、高血压、头痛、失眠、心悸、胸闷，脊柱胸段手法可对胃、肠、胆囊等器官产生作用，脊柱腰段手法可对泌尿生殖功能产生影响。

推拿体表刺激信号还可经过脊髓、脑干上传至大脑皮质和小脑等各级中枢神经部位，可能影响机体的神经调节。推拿可能影响中枢神经系统的兴奋与抑制过程。临床上，轻缓手法可在局部产生轻松舒适之感，并使中枢及交感神经兴奋性降低，达到放松肌肉、缓解胃肠痉挛及镇静效果；而重手法可引发局部酸麻胀痛，并可使中枢及交感神经兴奋增强，出现肌肉紧张、呼吸心跳加快。有研究应用脑功能磁共振成像（fMRI）技术发现，按揉正常人委中可使脑内愉悦回路双侧杏仁核、双侧下丘脑和右侧伏隔核的信号明显升高，故认为按揉委中可兴奋脑内愉悦回路核团，推拿对中枢神经可产生兴奋或抑制作用。

推拿对内脏及整体功能的调节可有即刻效应，也有长时效应，说明推拿体表刺激可能会对体液调节产生干预。如推拿可能影响神经递质的分泌，影响神经突触传递。推拿刺激皮肤、肌肉、关节、骨骼及内脏等处的感受器，影响中枢神经系统，通过下丘脑-垂体-靶腺轴实现对激素水平的影响。一般认为，按摩刺激通过皮肤的触觉及压力感受器沿脊髓传至大脑，反射性地引起副交感神经系统兴奋，使机体处于更好的生理平衡状态，提高激素分泌水平。

五、生物全息律学说

生物体相对独立的部分包含了整个生物体的遗传、形态、生理、生化、病理等全面的生物学信息，很像一幅全息照片，称为"生物全息律"。全息照片的每一部分都能反映出整体的图案，生物体整体与部分之间也具有相似性和对应性。如植物叶片上的叶纹与整株植物的外形十分相似，而任意一点叶片的碎片在显微镜下显示出来的纤维纹也与整张叶片的叶纹有很相近的对应关系。

生物全息律学说嫁接全息照相的全息概念，来说明"生物体每一相对独立的部分是整体的比例缩小"这一全息现象。生物全息律学说认为生物体每一个小的局部，都包含它在内的整个机体的全部信息。一个受精卵包含了父母所赋予的全部信息，每一个细胞内都含有与卵母细胞相同的生物信息。胚胎发育成一个复杂的多器官组成的机体，眼、耳、鼻、舌、手、足、头等每个器官又是全身的缩影，这些局部器官反映了机体的整体形状和功能状态，例如，手带着机体的信息，手的局部——第二掌骨也有全息特征；耳的外形似胎儿在母腹中之状，可视为缩小的人形，耳同样也反映全身的信息。

中医通过面色诊、舌诊、脉诊可了解五脏六腑及全身状况，即可以局部信息去查知全身信息。生物全息律符合中医学"以小窥大"的整体观念。在生物全息律学说的基础上，学者提出了生物全息诊疗法，即将机体各器官投射到机体的某一部位上，确定各器官的定位，并依其进行诊断或治疗。如将人体各部位投射于第二掌骨侧，根据压痛点的有无和位置就能确定整体上哪些部位或器官有病或无病；在第二掌骨侧按照器官投射部位进行按摩，就可以治疗人体对应部位或器官的疾病。国外学者提出形如胚胎倒影式的耳穴分布图谱，通过局部皮肤色泽、病理变化查知机体某一部分的病变，并通过不同方式的耳穴刺激进行相应治疗。总之，不仅可以依据生物全息律观察病情，而且还可通过局部和整体的对应关系来治疗疾病。手足反射区、耳穴诊断及按摩，依生物全息律而产生，也不断融入现代医学和传统中医学相关理论与技术，得到不断的充实和发展。

第三节　推拿文献研究

推拿是一门古老的医学，是传统中医的特色疗法之一，具有悠久的历史与卓越的临床疗效。推拿古代文献繁杂，历代相承，特别是明清以前，由于没有推拿专著，其理论、手法、膏摩、证治等主要散在于历代类书、方书中，故推拿文献研究需要文献专业研究者与推拿专业研究者的结合，做深入而富有智慧的研究。

一、秦汉及秦汉以前推拿文献研究

秦汉及秦汉以前这一历史时期是中医学理论由萌芽状态逐步发展至理论成型的一个社会时期。伴随着中医理论与实践的逐步丰富和发展，推拿理论萌芽也已初步形成。这一时期，有了简单的推拿按摩工具"匕"、"木椎"等，总结出了一部分较简单实用的推拿手法，如"摩"、"按"、"拊"、"中指搔"等，并用于治疗落枕、肠澼、喉痹、卒口僻、头风等病症。中国历史上第一部推拿专著《黄帝岐伯按摩经》十卷，也与中医经典著作《黄帝内经》同时问世。《黄帝岐伯按摩经》与《黄帝内经》是推拿医学理论体系建立的标志。

（一）《黄帝内经》的推拿学成就

1.明确提出了"中央"是推拿医学的发源地　《素问·异法方宜论》曰："中央者，其地平以湿，天地所以生万物也众，其民食杂而不劳，故其病多痿厥寒热，其治宜导引按跷。故导引按跷者，亦从中央出也。"其中"中央"是指以河南为中心的黄河流域，河南是中国当时的政治文化中心。

2.确立了手法医学的正式学科名称　"按摩"作为学科名，始见于《黄帝内经》。《素问·血气形志》云："形乐志苦，病生于脉，治之以灸刺。形乐志乐，病生于肉，治之以针石。形苦志乐，病生于筋，治之以熨引。形苦志苦，病生于咽嗌，治之以百药。形数惊恐，经络不通，病生于不仁，治之以按摩醪药。"这是首次明确地将按摩作为一种疗法、一门学科提出。自《黄帝内经》以后，按摩成了我国手法医学的正式学科名。

3. 有了明确的推拿手法名称及操作方法　《黄帝内经》除了按法、拊法、摩法等常用推拿手法外，还记载了一些特殊手法。如《灵枢·刺节真邪》载有按压颈动脉"推而散之"的方法治疗大热发狂："大热遍身，狂而妄见、妄闻、妄言，视足阳明及大络取之，虚者补之，血而实者泻之。因其偃卧，居其头前，以两手四指挟按颈动脉，久持之，卷而切推，下至缺盆中，而复止如前，热去乃止，此所谓推而散之者也。"卷（音权）而切推，谓弯曲手指进行抚摩。先按后推，推而散之。文中明确指出了推拿时施术者与受术者各自的体位、具体的操作方法。同时也提出了以推拿手法与针刺补泻相结合的方法治疗大热发狂。现代临床常常是推拿与针刺相结合，盖源于此也。

4. 提出了有关的推拿按摩工具　《灵枢·九针十二原》谓："员（圆）针者，针如卵形，揩摩分间，不得伤肌肉，以泻分气。鍉针者，锋如黍粟之锐，主按脉勿陷，以致其气。"由此可以说，员针和鍉针也属于最古老的按摩器械之一。

5. 阐述了推拿的治疗作用

（1）止痛作用：《素问·举痛论》云："寒气客于肠胃之间，膜原之下，血不得散，小络急引，故痛。按之则血气散，故按之痛止。"此段文字阐明了推拿有止痛的作用，可用于"寒气客于肠胃之间，膜原之下"而引起的疼痛。

（2）疏通经络作用：《灵枢·九针论》云："形数惊恐，经脉不通，病生于不仁，治之于按摩醪药。"按摩可用于治疗经络不通之肢体麻木不仁。

（3）退热潜阳宁神作用：《灵枢·刺节真邪》曰："大热遍身，狂而妄见、妄闻、妄言，视足阳明及大络取之，虚者补之，血而实者泻之。因其偃卧，居其头前，以两手四指挟按颈动脉，久持之，卷而切推，下至缺盆中，而复止如前，热去乃止，此所谓推而散之者也。"提出了按压颈动脉法具有退热、潜阳、宁神的作用，能够治疗大热发狂。

6. 明确了推拿人才的选择方法　《黄帝内经》对推拿人才的选择和培养也有具体的标准和要求。《灵枢·官能》曰："语徐而安静，手巧而心审谛者，可使行针艾，理血气而调诸逆顺，察阴阳而兼诸方。缓节柔筋而心和调者，可使导引行气。疾毒言语轻人者，可使唾痈呪病。爪苦手毒，为事善伤者，可使按积抑痹。各得其能，方乃可行，其名乃彰；不得其人，其功不成，其师无名。故曰：得其人乃言，非其人勿传，此之谓也。手毒者，可使试按龟，置龟于器下而按其上，五十日而死矣；手甘者，复生如故也。"文中明确指出"爪苦手毒，为事善伤者，可使按积抑痹"从事推拿。

《黄帝内经》不仅奠定了中医基本理论，还在理论和实践的结合上为推拿手法医学体系奠定了基础。与《黄帝内经》同时期的《黄帝岐伯按摩经》（可惜早已亡佚），当为秦汉推拿医学的结晶，是中国历史上第一部推拿专著。《黄帝内经》与《黄帝岐伯按摩经》的问世是推拿医学体系建立的标志。

（二）《金匮要略》中记载的推拿疗法

东汉·张仲景撰于公元 3 世纪初的《金匮要略》，主要论述内科杂病的治疗，兼及外科、妇科等病症。治法以方药为主，包括外治法。书中的推拿内容主要有以下几个方面。

1. 正式提出了"膏摩"一词　东汉以前的《五十二病方》、《黄帝内经》、《武威汉代医简》等书中，尽管已经出现了膏摩疗法用于临床治疗的记载，但未见"膏摩"的正式提法。张仲景首次提出了"膏摩"一词。《金匮要略·脏腑经络先后病脉证》云："若人能养慎，不令邪风干忤经络。适中经络，未流传脏腑，医治之。四肢才觉重滞，即导引、吐纳、针灸、膏摩，勿令九窍闭塞。更能无犯王法、禽兽灾伤，房室勿令竭乏，服食节其冷、热、苦、酸、辛、甘，不遗形体有衰，病则无由入其腠理。"在这里，张仲景对推拿等物理疗法在疏通经络、通行气血方面的实用价值予以充分肯定，把药物外用与推拿手法相结合的外治方法称为"膏摩"，并将其与针灸、导引等法并列，用于预防保健。

2. 首次记载了手法抢救自缢　《金匮要略·杂疗方》首次详细记载了手法抢救自缢死，曰："徐徐抱解，不得截绳，上下安被卧之。一人以脚踏其两肩，手少挽其发，常弦弦勿纵之；一人以手按据胸上，数动之；一人摩捋臂胫屈伸之。若已僵，但渐渐强屈之，并按其腹。如此一炊顷，气从口出，呼吸眼开，而犹引按莫置，亦勿苦劳之。须臾，可少与桂枝汤及粥清，含与之，令濡喉，渐渐能咽，及稍止。若向令两人以管吹其两耳，罙（音深）好。此法最善，无不活也。"这是世界医学史上救治自缢死的最早文献，体现了我国汉代推拿医学的最高水平。后世推拿手法治疗自缢死均源于此，并不断完善，至清代已经趋于完备，至今对临床自缢死等的抢救仍具有较大的实用价值。

二、晋隋唐时期推拿文献研究

两晋隋唐时期，我国的临床医学得到蓬勃发展，这一时期推拿的治疗范围也逐渐扩大，如该时期出版的《大唐六典》详细列出了推拿可以治疗的不同病种，认为推拿可除"风、寒、暑、湿、饥、饱、劳、逸"八疾。两晋南北朝时期，炼丹术盛行，上层社会追求长生不老与自我养生保健之法。自我保健按摩有了进一步的发展，出现了大量的膏摩方，推拿还被用于卒心痛、卒腹痛等急症的治疗。隋唐时期，推拿得到了政府的认可，在医学分科设置中按摩科占据了重要的位置。推拿在骨伤科和外科中也得到广泛运用，说明推拿学在医学领域的地位正日益提高，显示了其广阔的发展前景。

（一）《肘后方》中记载的推拿

《肘后方》原名《肘后救卒方》，是晋代葛洪的著作，后经南朝齐梁间陶弘景增补，易名《肘后百一方》，复经金杨用道再补，即定名为《肘后方》，是为今本。其中用推拿疗法治疗急症，如推拿治疗"卒腹痛"、"卒心痛"、"卒霍乱"等很有特色。指针、捏脊等均是首次提出。

1.《肘后方》与推拿手法　推拿手法发展到《肘后方》时代，已不再是简单的向下按压与摩擦，手指相对用力且双手协同操作的捏脊法和作用力向上的腹部抄举法等已经出现。可以说《肘后方》为指针、捏脊之始。

指针的记载见于《肘后方·救卒中恶死方》，其曰："令爪其病人人中，取醒。"显然这是以指代针，用指甲掐人中治疗突发昏厥。

捏脊、抄腹法的记载见于《肘后方·治卒腹痛方》，其曰："使病人伏卧，一人跨上，两手抄举其腹，令病人自纵重轻举抄之。令去床三尺许，便放之。如此二七度止。拈取其脊骨皮，深取痛引之，从龟尾至顶乃止。未愈更为之。"这里的拈脊骨皮法，后世被冠以"捏脊法"之名而在小儿推拿领域得到了广泛运用。抄腹法，今人有用此法治疗肠扭转、肠梗阻，称颠簸疗法。

2.《肘后方》与膏摩　葛洪还非常重视膏摩的应用，《肘后方》首次对我国汉代以前已经出现的膏摩法作了系统总结。葛洪是第一位系统论述膏摩，使之证、法、方、药齐备的医家。膏摩内容主要集中在《肘后方·治百病备急丸散膏诸要方》。代表性的膏摩方有：裴氏五毒神膏、苍梧道士陈元膏、华佗虎骨膏、莽草膏、蛇衔膏、扁鹊陷水丸、丹参膏、神明白膏等。《肘后方》的膏摩疗法对后世影响很大，为以后隋、唐、宋、明时期的医书，如《诸病源候论》、《千金方》、《太平圣惠方》、《圣济总录》、《普济方》、《奇效良方》等进一步系统地论述膏摩奠定了基础，起到了承先启后、继往开来的作用。

（二）《诸病源候论》中记载的推拿

隋代大业年间（605～617年）的太医博士巢元方所著的病因证候学专著《诸病源候论》，分67门，载1720余种病候。该书的特点是各病证之后均不列方药，而附以详细的"补养宣导"之法，即对症导引法。其中包括大量按摩法，主要是自我按摩法。这些按摩方法结合肢体导引，既可对症施治，又能养生防病。《诸病源候论》是第一部系统介绍气功、导引、推拿防病治病的专著。

（三）《千金方》中记载的推拿

唐代孙思邈著《备急千金要方》（《千金要方》）与《千金翼方》各30卷，简称《千金方》）。其中对当时的推拿疗法也作了全面总结。孙思邈是一位养生大家，十分重视预防保健，防患于未然。他对推拿的保健作用多有论述，倡导小儿推拿疗法和膏摩疗法。

1.提倡保健推拿　孙思邈在《千金要方·养性·居处法》中指出："小（稍）有不好，即按摩挼捺，令百节通利，泄其邪气。凡人无问有事无事，常须日别蹋脊背、四肢一度。头项苦，令熟蹋，即风气时行不能著人，此大要妙，不可具论。"把"有病早治"与"无病先防"两个方面的按摩方法都加以描述。《千金翼方·养性·养老食疗》指出："非但老人须知服食将息节度，极须知调身按摩，摇动肢节，导引行气。行气之道，礼拜一日勿住，不得安于其处以致壅滞。故流水不腐，户枢不蠹，义在斯矣。"孙氏强调推拿具有保健与抗衰老的作用。另外，他还提出了许多按摩保健的具体方法，如摩面、摩腹、摩首、漱津、啄齿、蹋脊等。如《千金要方·道林养性》载："每食讫，以手摩面及腹，令津液通流。食毕，当行步踌躇，计使中数里来。行毕，使人以粉摩腹上数百遍，则食易消，大益人，令人能饮食，无百病。"

2.丰富发展了小儿推拿方法　推拿用于治疗儿科疾病，约开始于春秋战国时期，文字记载始见于《五十二病方》。孙思邈是第一位极为重视妇幼保健的医家，将儿科提到了诸科之首的位置。在《千金方》中，有许多推拿疗法用于小儿的调护和疾病的预防与治疗。经孙思邈的倡导，推拿治疗儿科疾病也得到了广泛的临床应用。《千金方》中涉及的小儿推拿手法有摩法、挼法、以药丸"上下行转摩之"、葱白鞭（拍打）法等。如治疗新生儿不啼，"可取儿脐带向身却捋之，令气入腹，仍呵之至百度，啼声自发。亦可以葱白徐徐鞭之，即啼"，用葱白是因为小儿肌肤娇嫩，用抽打是为了加重刺激。孙思邈尤其擅长运用膏摩法治疗小儿疾病。

3.详述了两套完整的推拿术　《千金要方·养性·按摩法》中完整地记载了我国古代的两套按摩法，即"天竺国按摩法"和"老子按摩法"。两种按摩法的特点是通过运动肢体的各个部位，使全身的肌肉和韧带关节都在功能活动的范围内得到适度运动和锻炼，同时配合适当的自我按摩手法如捶打、振动等，以促进气血运行，从而起到防病治病的作用。

4.《外台秘要》与推拿　《外台秘要》是唐代稍后于《千金方》的另外一部方书巨著，由王焘编纂，成书于752年。书中保存了中唐以前的近70种珍贵医书中的方剂资料，也保存了一些宝贵的推拿史料。《外台秘要》集历代推拿之文献，书中保存有按摩治疗疾病的记载百余条，有的采自《小品方》《崔氏方》《集验》等著作，有的是收集的民间经验，可谓博采兼收。按摩治疗病种的范围较为广泛，涉及内、外、伤、妇、儿、五官等各科，如《外台秘要·小儿夜啼方一十首》曰："又疗小儿夜啼至明不安寐，芎䓖散方：芎䓖、防己、白术各二分。右三味捣筛，以乳和之，与儿服之量多少。又以儿母手掩脐中，亦以摩儿头及脊膂。"此法为摩百会与按神阙治疗小儿夜啼。"胃不和，则卧不安"，神阙具有温中和胃的作用，百会具有镇惊安神的作用，故手法刺激百会与神阙配合芎䓖散内服治疗小儿夜啼，当有良效。另外，《外台秘要》还收载了大量膏摩方，大多注明出处，这对了解膏摩发展的源流很有帮助。

三、宋金元时期推拿文献研究

宋、金、元时期（960～1368 年），宋太医局取消了隋唐时期以来近 400 年的按摩科设置。手法医学在经历了隋唐时期的高潮后暂时走入低谷。这一时期对推拿继承与发展做出较大贡献的是《太平圣惠方》和《圣济总录》。推拿医疗工作，宋代归属于太医局的疡科及金镞科，元代则归属于太医院的正骨科。"太医局"增加"疮肿兼折疡科"，至此骨科才正式分出而立为专科，但推拿对中医骨科的影响是深远的，至今中医骨科仍保留推拿的内容。

1.《太平圣惠方》与膏摩 北宋王怀隐编撰的医学巨著《太平圣惠方》收集了大量的膏摩、药摩方，是对宋以前膏摩疗法的总结。摩膏的制备较唐代有了改进，膏摩应用向专病发展，对膏摩的部位也有了新的认识。《太平圣惠方》还首次载有摩腰方，后世摩腰膏、摩腰丹都是在此基础上发展而来的。摩顶膏治疗眼疾的具体膏摩法也首次提及，出现了铁匙等膏摩工具，是对《金匮要略》的以"匕"摩顶的进一步发展。

2.《圣济总录》记载的推拿 《圣济总录》是成书于北宋末年的一部大型方书，对推拿做了理论和应用上的发挥，是对《黄帝内经》推拿理论的一次全面总结整理，对推拿理论发展做出了较大的贡献。其中对推拿的含义及"按"与"摩"的区别进行了解释，"可按可摩，时兼而用，通谓之按摩。按之弗摩，摩之弗按。按止以手，摩或兼以药。曰按曰摩，适所用也。"另外，《圣济总录》不仅提供了不少临床有效的骨伤膏摩方，还进一步将之纳入骨伤治疗的三大程序之一，从理论上进行了总结，扩大了其在骨伤科的应用。

3. 其他著作关于推拿的记载 《儒门事亲》由金代医家张从正编撰，刊行于 1228 年。张从正的"攻下"理论把所有治法划分为汗、吐、下三类，而将按摩归入"汗法"。"按导"之称也是由他首先提出的。《儒门事亲》用木梳梳乳法治妇人乳汁不下、乳痈。将木梳作为按摩工具，在乳房局部用梳法治疗，有疏通乳管，排蓄乳、腐乳的作用，对乳痈等有很好的临床治疗效果。此法后世被广泛用于乳部疾患的手法治疗。

《医说》由宋代张杲编撰，1224 年刊行，介绍了一种下肢骨折后的自我搓滚舒筋康复法，该滚竹管的方法简便实用，后世的滚脚凳、太平车等与其一脉相承，当是在此基础上发展而来的。《医说》中还有自我按摩保健法。《医说·养生修养调摄·摩面》记载："《太素经》曰：一面之上，两手常摩拭使热，令人光泽，皱斑不生。先摩切两掌令热，以拭两目，又顺手摩发理栉之状，两臂更互以手摩之，发不白，脉不浮外。"

总之，宋元时期的推拿虽不及晋唐之兴盛，但在养生保健中得以广泛运用，并为当时的文人及道家之流所极力推崇，是这一时期的显著特点。

四、明清时期推拿文献研究

明代（1368～1644 年）前半期是推拿医学的又一高峰期。明代初期，太医院重启唐制，重设按摩为医学十三科之一，为按摩学发展创造了一定条件。推拿学术的主要特点是推拿往往与导引相结合，形成了以保健推拿为主的养生学体系。如朱权的《活人心法》除收有仙术修养术、导引术外，增加了摩肾、按夹脊、叩背、按腹等手法。徐春甫的《古今医统大全》除载有对多种病证的导引按摩疗法外，并与中医宣通壅滞的医理联系起来，从而使推拿应用更加广泛。《奇效良方》、《韩氏医通》、《本草纲目》、《寿世保元》等著作当中都蕴含了大量的推拿、自我按摩与膏摩的内容，为推拿学术的继承与发扬做出了贡献。然而，明代隆庆五年（1571 年），由于太医院改组，由十三科并为十一科，推拿在明朝兴旺了 200 年后，按摩科和祝由科同时被撤消，按摩科从此不复存在。这一变动使得推拿按摩术不得不改变受术对象，逐渐转向婴幼儿。至明末，"推拿"一词正式出现，小儿推拿理论体系形成。从此涌现出大量的儿科推拿文献，刊印了一批推拿专著。如龚廷贤的《小儿推拿活婴全书》、龚居中的《幼科百效全书》、周于蕃的《小儿推拿仙术秘诀》等。杨继洲的《针灸大成》收录的四明陈氏所著《小儿按摩经》，成为现存最早的小儿推拿专著。在民间的"推拿、按摩"，又有"六不按"之说："不紧衣结带不按；女子前胸乳下不按；少腹下不按；股里上下不按；无人陪患皆不按。"由此可见，民间医家出于封建礼教的束缚，在治疗上则被制约，使临床施治范围，被局限在人体的几个部位上，这无疑使"推按术"在针对疾病的治疗范围上大为减少。

推拿医学在清代（1644～1911 年）发展相对缓慢。清代太医院将医学分科归并为九科，不设按摩科。除了正骨科采用手法治疗和一些医家在医疗活动中主动地结合运用推拿手法外，推拿基本上是在民间生存和发展。清代推拿的成就主要体现在两个方面：一是以《医宗金鉴》"正骨八法"为代表的骨伤类手法在正骨科中确立了地位；二是小儿推拿理论体系的构建。小儿推拿手法渐多，并日趋完善。小儿推拿疗法从南方向全国发展，治疗病种扩大。出版刊行了较多的小儿推拿著作。

总体上讲，推拿至明清已经形成波澜壮阔的学术洪流。首先，推拿教育的再次兴起使培训推拿专业医师成为现实；其次，孕育于民间治疗小儿常见病及预防保健的捏脊、推惊、抹惊手法逐渐演化为推拿，推拿之名开始广为人知，并逐渐替代了按摩，一批以推拿为书名的医著应运而生，宣告了推拿发展新时期的到来；再次，推拿手法丰富多样，不仅用于治疗成人疾患，还被广泛地运用到儿科病证；最后，正骨推拿、点穴推拿、一指禅推拿、眼科推拿、外科推拿、药摩新法、内功推拿、保健推拿都相继取得了很大成就，呈现出一派繁荣景象。

五、民国以后推拿文献研究

（一）民国时期

20 世纪初期，由于西方医学的竞争，中医药发展受到很大挫折，中医推拿更是一落为我国推拿史上最低潮时期。中医曾一度被废止，直至 1936 年 1 月 22 日，在热爱中医的有识之士的努力下，《中医条例》才正式颁布，中医取得了合法地位。中医推拿在扎根于广大人民群众的基础上，得到一定的发展，为新中国推拿学术的蓬勃发展打下基础。

这段时期涌出了不少小儿推拿和成人推拿著作，大都通俗易懂，图文并见，对推拿的普及有一定作用。学术上新的建树不多，但在民间却广为传播，并培养了大批临床推拿医家。影响较大的学术流派有：一指禅推拿、正骨推拿、点穴推拿、内功推拿、小儿推拿等。代表人物有丁凤山、王松山、马万起、郑怀贤、孙重三、李墨林等，他们大多数生于清末，成名于民国时期，逝于新中国。这些各富特色的推拿流派就是他们在黄金时代形成和完善的。与此同时，西方近代医学在中国的传播也影响到中医推拿，一些从事推拿医疗的医家在学习生理、解剖及近代科技知识的基础上，在推拿手法和机理研究等方面吸收部分西医内容，从实践上做了汇通的尝试。

（二）新中国时期

1949 年新中国成立之后，中医教育走上了现代化之路，进入一个蓬勃发展的新时期，中医推拿学也迎来新的发展机遇。推拿著作和学术刊物不断增加，并建立了学会组织，不断进行学术交流。

1950～1962 年，能检索和收集到的推拿书籍 20 部；1963～1971 年，总共有 11 部专著出版；1972～1976 年，共出版推拿书籍 20 余部；1979～1990 年有近 200 部推拿书籍出版；21 世纪初，出版的推拿刊物多达 300 多部。这些书籍中既有研究推拿学的，也有普及推拿知识的。如对明、清重要推拿著作进行校订出版的《小儿推拿广意》、《小儿推拿秘旨》、《厘正按摩要术》、《幼科推拿秘书》

等。20 世纪五六十年代，富有影响的有《小儿推拿疗法新编》、《小儿捏脊》、《推拿新编》、《外伤中医推拿法》、《伤科推拿术》、《胃病推拿法》等。党的十一届三中全会后，涌现的推拿专著有《中医推拿疗法》、《推拿》、《推拿学》、《实用小儿推拿》、《小儿推拿》、《中医推拿学》、《推拿练功学》、《按摩与抓痧》等，这些著作从不同侧面研究了推拿，有的着重于手法介绍，有的偏于介绍小儿推拿治疗，有的推广大众保健推拿，有的是临床实用。从教科书到科普书，形式多样，丰富多彩，充分展示了推拿学术的蓬勃生机与充沛活力。

新中国成立以来推拿学科在临床、科研、人才培养、国际交流方面取得较大的成就。

新中国成立初期，推拿在各地应用情况不均衡，以治疗软组织损伤及正骨等伤科推拿开展较为活跃。20 世纪 50 年代末，推拿治疗范围涉及内、外、妇、儿、五官等科，发表临床论文 70 余篇。五六十年代末，推拿治疗已涉及心脑血管病、神经科、内分泌科、外科的胆结石、肠梗阻等疑难杂症的探索，发表论文 270 余篇，出版著作 10 余种。

20 世纪 50 年代开展了推拿的生理作用及治疗机理的初步研究，有人提出以生物力学的方法探讨推拿原理。60 年代，推拿机理研究进入了以科学方法进行实质性探索的新阶段，实验观察了经穴推拿对大脑皮质生物电影响、推拿前后白细胞及体温变化等。70 年代，许多推拿器械问世，推拿的实验室研究进入到神经阶段及神经介质水平。近年来，随着系统论、信息医学、经络实质研究等边缘学科的兴起，推拿研究亦开始了跨学科的综合研究阶段。21 世纪初，随着推拿学中标国家科技部"973"计划、"国家杰出青年科学基金"等课题，标志着推拿学科在科研上达到新的高度。

与此同时，推拿学教学、国际交流也蓬勃发展，相继开展推拿学硕士、博士、博士后教育，各地中医院校相继改为中医药大学，并成立国际教育学院，积极参与相关指南的翻译与制定，如《世界卫生组织关于脊骨神经医学基础培训与安全性指南》中文版的翻译。推拿 SCI 文章的发表，也为推拿走向世界打下基础。

总之，推拿既是一种古老的医疗方法，又是一种年轻而有发展前途的医疗学科，具有独特的医疗作用，正在为人类的繁荣昌盛及医疗保健事业发展做出更大的贡献。

第四节　推拿学临床研究

在推拿临床研究方面，20 世纪 50 年代后期，推拿的临床应用范围有伤、内、妇、外、儿等科病症，如 1959 年上海中医学院附属推拿学校根据民间推拿临床经验整理编著的《中医推拿学》，所列出的治疗病症即达 70 余种。50 年代末至 60 年代初，临床上开始逐步应用推拿治疗食管癌、胆道蛔虫病、小儿蛔虫性肠梗阻、小儿腹泻、流行性感冒、白喉、疟疾、乳腺炎、电光性眼炎、睑腺炎等病症。70 年代初，根据推拿止痛的作用，开展了推拿麻醉，应用于甲状腺摘除、疝修补、剖宫产、胃大部切除等 10 余种手术。70 年代中期到 80 年代，推拿治疗内科、儿科疾病有了飞速的进展，如推拿治疗冠心病心绞痛、高血压、婴幼儿轮状病毒性腹泻、糖尿病等病症，其疗效及作用机理，都可通过现代医学手段加以证实并进行阐述。80～90 年代，推拿治疗范围继续拓展，颈椎间盘突出症、颈性眩晕、巨大型腰椎间盘突出症、腰椎滑脱、糖尿病、早泄等疑难病的治疗取得了较为满意的疗效。从发表的文献来看，推拿学科治疗病种达 200 余种，其中以运动系统、神经系统、消化系统疾病为主。尤其是腰椎间盘突出症、颈椎病、肩关节周围炎、小儿腹泻已经成为推拿治疗首选的四大疾病。

进入 21 世纪以后，随着人们工作环境的变化，人口老龄化等问题的出现，推拿医务工作者为了适应新世纪疾病谱的变化，推拿临床科研工作者开展了许多新的临床诊疗方案研究，也获得了一系列如"973"计划、国家自然科学基金等重大科研项目支持。例如，为了应对长期久坐办公室白领们的亚健康状态，开展了推拿防治慢性疲劳综合征研究；针对青年女性患者开展了推拿治疗功能性痛经研究；为迎接人口老龄化的挑战，发挥推拿治未病特色，开展推拿功法易筋经防治老年骨骼肌减少症，并在居民社区进行推广，深受广大患者的欢迎，对提高老年患者上下肢肌肉耐力水平，增强平衡稳定能力，改善患者的心理抑郁状态有较好的效果。在有所突破的同时，也巩固了原来的推拿优势病种，在中医推拿治疗脊柱病的特色疗法中，有了新的理论认识，提出了"筋骨失衡，以筋为先，筋骨并重"的临床指导思想来治疗颈椎病和腰椎间盘突出症等脊柱相关疾病。

　　多年来，我国推拿事业取得了长足的发展，在许多重大疾病防治方面，积累了丰富经验，研制了许多有较好临床疗效的推拿特色方法，有的取得了突破性进展。但由于多种原因，既往推拿临床研究对科学研究方法学重视程度不够，基本上缺乏大量的系统性评述研究，很少有直接证据证实推拿的疗效，以致推拿有确切临床疗效的病种，却得不到充分的科学证实。正是因为研究方法学缺乏严谨性，影响了推拿的国际化进程。如推拿治疗腰椎间盘突出症有近50年的历史，系统评价既往已发表的推拿临床文章，发现相关临床研究设计主要存在以下问题：①临床研究多是单中心为主，缺乏临床多中心、大样本的随机对照试验（RCT）。在治疗性研究中，RCT被公认是评价治疗措施效果的最科学、最严格的"标准研究方案"，避免了偏倚，结论真实、可靠，验证强度高。是否采用RCT设计已成为判断临床研究质量高低的一个重要标准。推拿试验过程中是否遵循赫尔辛基宣言进行伦理会员会监督和临床试验的注册不得而知；并且真正随机（有描述具体随机方法）和盲法使用较少，绝大多数只是书面随机，即提到了采用"随机分组"，但没有介绍具体方法，缺乏可信度。盲法是消除观察性或测量性偏倚所必须借助的原则，在推拿临床研究中虽然很难做到，但实行严格的临床治疗、疗效评估和统计分析三分离的原则将有助于消除偏倚。②试验中剔除标准、脱落标准、中止和撤除标准，以及失访后的措施不明确，疗效评判标准未采用金标准，部分临床研究想当然地杜撰出自己的"优、良、可、差"疗效标准，更有甚者根本就没有疗效评价标准意识。推拿治疗的安全性评价、预后随访、长期效应，以及成本-效益分析、成本-效果分析等卫生经济学评价等做得较少。习惯于在临床研究结果报告中罗列每一种症状、病理表现的推拿治疗前后出现比率，或者只报告客观检查结果，这些都妨碍了临床试验的准确性。③未对试验组间观察对象基本情况进行描述，试验样本量、组间样本数分配比例不合理，研究结果的数据未经规范的统计学处理，致使组间可比性和数据准确性差，影响临床试验质量。④缺乏相关的质控标准，推拿术语使用不规范，同样的治疗手法名称不一样，未对推拿手法的选择、手法力的大小、力的方向、力的作用时间、治疗次数等进行具体描述和规范，致使临床试验的可重复性差。⑤治疗结果阳性率偏高，有效率多在90%以上甚至100%，试验缺乏真实性。⑥数据的管理和统计分析有待提高。如数据是否由第三方保存管理，能否及时、完整、准确地录入数据，保证数据质量，都不可知。许多研究数据的统计学分析方法存在错误，所采用的统计软件多是未经注册。

　　基于以上存在的问题，将循证医学理论引入推拿临床试验研究极为必要。循证医学极其重视最佳证据的来源及其评价，循证医学的主要创始人、国际著名临床流行病学家David Sackett对循证医学做了明确的定义："慎重、准确和明智地应用目前可获取的最佳研究证据，同时结合临床医师个人的专业技能和长期临床经验，考虑患者的价值观和意愿，完美地将三者结合在一起，制定出具体的治疗方案。"循证医学的核心思想是在医疗决策中将临床证据、个人经验与患者的实际状况和意愿三者相结合。临床证据主要来自大样本的RCT和系统性评价（systematic review）或荟萃分析（meta-analysis）。2021年7月，中华中医药学会发布了《中医药真实世界研究技术规范》，为获取中医药关键有效性的循证证据提供保证。只有严格遵照循证医学要求，才能保证推拿临床研究证据的有效性。加强与国际Cochrane协作网及中国Cochrane中心的合作，尽快在推拿领域引进循证医学、系统性评价方法，对推拿研究具有十分重要的意义。在推拿事业日益繁荣的今天，要实现与国际接轨，推拿疗效的可靠性必须有高质量的证据作为支撑。推拿循证化建设关系到中医推拿国际化的进程，是中医推拿得到国际认可的必要因素。

第五节　推拿生物力学研究

（一）推拿手法固体力学研究

目前推拿手法生物力学的研究主要围绕在软组织松解手法和脊柱矫正手法两大类。测试设备包括 FZ-Ⅰ型、ZF-Ⅱ型、TN-2 型中医推拿手法测力分析仪，PVDF 传感器，Ergocheck 检测系统压力传感器，生物力学材料实验机（MTS），指压力测量仪和软组织张力测试仪，计算机三维运动分析系统等。

软组织松解手法是临床常用手法的重要组成部分，它以机械力的形式作用于人体体表的特定部位，对各个组织进行局部力学加载，引起各组织形态学变化、应力变化、位移变化和局部生化内环境变化而起到治疗作用，对抑制骨骼肌损害和纠正脊柱动力平衡失调效果明显。软组织松解手法研究中以滚法研究最为深入，已有许多文章发表。进入 21 世纪后随着技术手段的不断更新，手法的测试种类和仪器设备也逐渐增多，比以前有了较大改进。

脊柱矫正手法生物力学研究主要集中在颈、腰椎手法，即拔伸手法和旋转扳法为主。实验常用方法分为在体实验、离体实验、物理模型和计算机数学模型四大类。实验常用测试手段有光弹法、三维有限元模型、MTS、应变片压力传感器、位移传感器等。已有生物力学模型和计算机信息技术在脊柱手法研究中的应用。其中，计算机信息技术在手法研究中的应用包括三维有限元分析、三维动画仿真、计算机软件编程等方式。最常用的是三维有限元模型：利用计算机建立一系列能够表述试验标本的几何学和物理学特性的数学模型；在试验中，通过计算机输入指令，由既定数学模型计算得出相应参数改变来模拟标本自身的生物力学改变。

（二）手法运动学研究

手法运动学研究是指针对手法动作的外形特征进行研究，即针对手法动作的时间特征、空间特征和时空特征所表现出来的动作特点进行研究；是在不考虑质量和作用力的情况下，研究动作的空间形态和动作随时间变化的规律。其主要研究手段是录像解析系统，包括美国的 PEAK 系统、Ariel 运动图像分析系统、KODAK 系统，日本的 NAC 系统，德国的 SIMI 系统，意大利的 Elite 系统和中国爱捷解析系统。图像采集常用多机同步法，如定点三维正交法和直接线性变换法（DLT），并且已有计算精度高的成熟商业软件。相对于手法动力学研究，手法的运动学研究相对较少。

（三）手法生物流体力学研究

手法生物流体力学研究是利用生物流体力学的基本原理观察推拿手法对血管中血液运行情况的研究。包括软组织松解手法的生物流体力学研究和脊柱矫正手法流体力学研究。

软组织松解手法生物流体力学研究是利用生物流体力学的基本原理观察软组织松解手法对血管中血液运动情况。该方法主要用在振法、滚法的生物流体力学研究方面。研究振法对血液流变学影响时，通过建立微循环模型，设毛细血管血液满足 Stroke 方程条件，跨毛细血管壁交换遵循 Starling 定律，组织压随振法变化，其大小和振法作用力线性关系为 $P_{ti}=P_{ti}[0.1+Af(t)]$，数值计算结果表明振法下血液表观浓度下降。对揉法进行研究时，设血液为牛顿流体，血管壁为线性黏弹体，建立具有局部轴向运动狭窄的黏弹性血管中脉动血流模型。用数值求解线化的 Navier-Stokes 方程研究揉法形成运动狭窄血管内的血流动力学。

在脊柱矫正手法流体力学研究中，通过在新鲜尸体标本上做颈椎旋转手法流体力学实验来观察椎动脉引流量。有研究显示前屈位较直颈位，双侧椎动脉引流管滴数均减少。颈椎旋转时对侧椎动脉引流管滴数变化：直颈位，>15°左右时，滴数下降明显；前屈位，>30°左右时，滴数明显下降；且 15°～30°滴数缓慢增加。旋转侧椎动脉引流管的滴数变化：前屈位与直颈位无明显差异，均在＜15°时稍下降；在 15°～45°，滴数变化不大；45°至旋转极限时，滴数明显下降，甚至完全停止。提示旋转手法对 C_1、C_2、C_3 发病部位疗效较好，在下段颈椎病变或双侧椎动脉均病变时，手法方式要进行调整，避免蛮力大角度操作。

第六节　推拿神经生物学研究

推拿可以直接作用于人体产生生物力学效应，但这种生物力学效应本身并不能缓解由于疾病造成的疼痛等临床症状，其效应产生的过程必须通过神经生物等相关功能共同完成。推拿效应产生一方面通过影响中枢神经系统的功能，中枢神经系统对疼痛的调控具有至关重要的作用，推拿具有中枢易化作用，并可影响疼痛传递通路的某些环节，这有可能是推拿镇痛作用的机制之一。推拿产生效应的另一方面是通过影响外周感受器的功能，如皮肤触压觉感受器、伤害性感受器、温度感受器等，推拿疗法的治疗效应可能是三者共同作用的结果。

一、推拿干预疼痛传导途径的研究

（一）疼痛信息整合与推拿治疗的关系

随着对疼痛研究的深入，手法镇痛在中枢的表达更为清晰。有研究发现疼痛在高级中枢激活了情感相关控制区域，使下行的疼痛表达中包含了情绪的成分。Ploner M 通过 Meta 分析研究了 32 项临床实验，发现疼痛与情感表达相关区域集中在双侧前岛叶皮层、扣带皮层的前中部，既然疼痛在高级中枢中有情绪因素的参与，那么选择一种方法在镇痛过程中能同时改善情绪，则能提高疗效。推拿操作及手法刺激过程中就包含了对情绪的调控，李征宇运用功能核磁技术，对推拿镇痛的脑区进行了分析，发现腰椎间盘突出症患者按揉委中后能激活伏隔核、下丘脑、杏仁核，这些核团与愉悦情绪有密切关系，提示推拿镇痛是通过调控疼痛与愉悦回路共同完成的。此外，Taylor HH 等提出推拿操作改变了大脑皮质区对疼痛反应的整合，并对颈痛患者推拿组与颈部被动运动组的体感诱发电位进行了测试，发现推拿组顶叶 N20 和额叶 N30 的波幅显著降低，提示脊柱推拿对大脑感觉运动皮质区有影响。之后其进一步对皮质内冲动下行时间及静默期进行了研究，发现拇外展肌刺激反应时间缩短、静默期延长，而拇长伸肌刺激反应时间延长、静默期缩短，此研究为推拿改善疼痛影响肌肉运动功能的说法提供了依据。

推拿镇痛在高级中枢的机制研究中，存在情绪因素、感觉中枢、运动中枢相互影响的情况，这种影响不是简单的兴奋或抑制作用，而是复杂的调整过程。

（二）中枢疼痛抑制系统与推拿治疗的关系

疼痛的通路中存在相应的抑制系统。抑制系统的组成主要是抑制性神经元和中间神经元。研究已经证实，不同部位的抑制性神经元需要不同方式激活。其中γ-氨基丁酸在脊髓以上水平激活抑制性中间神经元，脊柱水平主要依靠去甲肾上腺素或5-羟色胺激活抑制性中间神经元，对伤害感受兴奋性神经元产生抑制作用，表现出伤害刺激的神经传导被抑制的特点，此外，脑啡肽能神经元在脊髓和脊髓以上水平都能激活伤害感受抑制系统，对疼痛信号的传递进行抑制。就推拿的相关研究而言，许丽确定了将中脑导水管周围灰质区（PAG）的β-内啡肽含量作为研究重点。实验认为轻手法能增加功能区β-内啡肽的含量，而重手法使其含量轻微下降，但两种手法都从动物行为学上获得了疼痛缓解的证据，以此说明轻重手法镇痛的作用机制有所不同，轻手法可能是针对PAG中的β-内啡肽的变化来达到镇痛效果的。对推拿疗程的研究，李征宇等认为造模动物推拿治疗2周时PAG的β-内啡肽含量升高最为明显，杏仁核中含量也有升高，但不明显。

推拿在中枢镇痛系统中起到一定作用，但因神经递质在外周和中枢的作用可以完全相反；高级中枢的下行抑制，与局部抑制相互影响。

二、推拿治疗效应相关感受器的研究

（一）与推拿作用相关的感受器种类

1. 皮肤触压觉感受器　皮肤上有很多类型的感受器，它们将承受的机械力刺激和产生的外形变化转化为初级传入神经的电冲动。不同的皮肤感受器具有不同的末端结构，无毛皮肤中的触压觉感受器主要包括环层小体、触觉小体、梅克尔感受器及鲁菲尼小体等。相关实验表明，环层小体对振动感觉的最大反应或最下临界值在50～500Hz的频率范围内，最佳频率为250Hz。

2. 伤害性感受器　可以将化学、机械和热等伤害性刺激转化为神经冲动的初级感觉神经元的周围末梢被称为伤害性感受器。伤害性感受器广泛地分布在皮肤、关节、肌肉和内脏中，研究表明脊髓背根神经节（DRG）和三叉神经节（TG）中C纤维和Aδ类纤维是伤害性感受器的传入纤维。伤害性感受器可以直接被机械压力激活，从而使机体感受触觉、组织肿胀等。推拿时产生一种肌肉酸胀或胀痛的感觉，是一种定位模糊的深部痛，刺激停止后可延续一段时间。既往针刺镇痛的研究表明，这种生理性的重胀和酸痛感分别由有髓鞘的Aδ类纤维和无髓鞘的C纤维介导。

3. 温度感受器　对环境温度的感受是从温度感受器开始的。温度感受器的传入纤维为有髓细纤维和无髓纤维。推拿属于徒手操作，施术者施术部位皮肤与受术者皮肤直接接触，从而对手术者形成一个持续的良性温度刺激。赵毅研究表明，掌振法治疗的即刻皮肤温度的最高点出现在掌振法结束后的1分钟时，这说明掌振法对受试者的局部皮肤具有升温效应，该研究还认为这不仅是直接接触过程中单纯的热传导作用，还可能是掌振法启动了人体内部某种产热机制。

（二）推拿治疗效应中感受器作用机制研究

皮肤触压觉感受器的主要作用是对作用在皮肤上的机械力刺激进行编码，将力学信号转换为电信号，引起神经纤维产生动作电位，以神经脉冲的形式经外周传入纤维传至神经系统其他部分。环层小体和触觉小体为快适应感受器，因此，可能与推拿中频率快速变化的手法如振法、𢴥法、一指禅推法等的作用机制有关。刘新华采用彩色多普勒超声仪和推拿手法动态信息测录系统对推拿𢴥法各组成要素进行分析后，可以观察到𢴥法的最佳频率为120次/分钟左右，最佳力度为7kg左右，每次最佳推拿时间为5分钟左右。可见推拿𢴥法通过对体表产生轻重交替的滚动刺激，对局部动脉血流动力学产生影响。梅克尔感受器和鲁菲尼小体为慢适应感受器，因此，可能与推拿手法中点法、按法等手法的作用机制有关。掌按法是以单手或双手掌面置于施术部位，以肩关节为支点，利用身体上半部的重量，通过上臂、前臂及腕关节传至手掌部，垂直向下按压。当按压力达到所需的力量后，稍停片刻，即所谓"按而留之"，然后松劲撤力，再做重复按压，使按压既平稳又有节奏性。正常的生理状态下，伤害性感受器的激活是疼痛产生的基础。推拿时产生一种肌肉酸胀或胀痛的痛感觉，推拿的疗效可能与这种痛感觉有关，这是因为强力的机械力刺激可引发局部组织的无菌性炎症损伤，进而释放一些化学因子，这些化学因子可能参与了痛觉的调节。推拿手法作为一种接触式的物理治疗，能够"干扰"疼痛的发生，在疼痛传导通路的多个位置都能产生效果，起到物理性镇痛的效果。推拿属于徒手操作，施术者施术部位皮肤与受术者皮肤直接接触，从而对受术者形成一个持续的良性温度刺激。

推拿疗法的治疗效应可能是机械力刺激、疼痛感及接触时的温度传递三者共同作用的结果。推拿是将适宜的机械力刺激作用于人体体表的特定部位，引起该部位的皮肤或深层组织的感受器的变化，进而将机械力的刺激转化为电信号，并以神经冲动的形式经过传入纤维到达中枢神经系统，在神经系统发生复杂的电学和化学变化，借助于神经、内分泌、免疫三大系统发挥其调节和治疗作用。

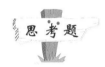

1. 请简述一指禅推拿流派、滚法推拿流派的特点。
2. 请简述内功推拿流派的特点。
3. 请简述目前国内影响较大的小儿推拿流派及其手法特点。
4. 何谓脊柱相关疾病？如何阐释其发病机制？
5. 何谓肌筋膜激痛点？简答肌筋膜痛的临床特点、治疗原则。
6. 何谓肌筋膜经线？
7. 神经-体液调节学说如何阐释推拿的作用机制？
8. 生物全息律如何解释推拿的作用机制？
9. 《黄帝内经》对推拿手法医学体系的贡献有哪几方面？分别是什么？
10. 循证医学的核心思想是什么？
11. 推拿生物力学研究包括哪几方面？
12. 与推拿作用相关的感受器有哪些？

第十二章课件　　　第十二章思维导图　　　第十二章录课视频

第十三章　世界主要徒手疗法简介

第一节　整脊疗法

整脊疗法是一门新兴的自然疗法，从脊柱力学角度研究脊柱与疾病的关系，结合"脊柱与疾病相关理论"、"软组织外科学"、"脊柱病因学"以及整脊矫正手法治疗骨科、内科、外科、神经科、内分泌科、妇科、儿科、五官科疾病。此节整脊疗法主要指美式整脊疗法。

一、美式整脊疗法简介

美式整脊疗法（Chiropractic）是源于欧洲的传统医学，在国内也称为"整脊疗法"、"脊椎矫正术"、"脊骨神经医学"、"按脊疗法"。Chiropractic 一词来自两个希腊文 Chairo 和 Practikos，字面含义是手的实践，是一门哲学、科学与艺术相结合的学科。美式整脊疗法已经发展为一门以脊椎解剖学、生物力学、X 线影像学为基础，有着规范、科学矫正手法的独立学科。美式整脊疗法注重人体的整体研究，强调人体内部各器官、组织的相互关系，寻求一种维护、修复自然生理平衡与物理平衡的脊柱矫正方法。在这种思想指导下，美式整脊疗法从人体的整体平衡出发，来认识人体内部的奥秘，以达到使人体恢复健康的目的。美式整脊疗法主要是从脊椎的结构角度上来研究健康和疾病的问题，特别是生物力学和神经学之间的联系，涉及病因学、诊断学、治疗学、生物力学、神经生理学、骨骼肌肉学、放射影像学等，是现代西方比较有特色的手法治疗学派。

1895 年，Daniel David Palmer 医生发现一名耳聋 17 年患者的 C_4 棘突向后移位，在患者同意后对其实施胸椎矫正手法，患者的听力得到奇迹般恢复。Palmer 认为，正是他通过检查发现问题并加以治疗，才得到了应该得到的结果，这绝不是单纯的巧合。自此他以半脱位的思路、以脊椎的棘突和横突作为杠杆着力点，对大量的患者进行脊椎矫正治疗，多数取得了意想不到的效果；并于 1897 年建立了美国第一所脊椎矫正学校。美式整脊疗法主要通过对脊椎"半脱位"的调节，使神经冲动正常传递至身体各个部位，从而减轻肌肉骨骼系统疾病的相关症状。美式整脊疗法的 4 个核心理念为：①人体是一种具有自我调节和自我修复机制的有机体；②神经系统是调节和控制其他器官和组织并使个人与环境相关联的主要系统；③脊椎"半脱位"造成的脊柱生物力学功能障碍可能会对神经系统的调节功能产生不利影响；④采用整脊手法矫正脊椎，可控制或减轻脊椎"半脱位"。当时脊椎调整技术是初步的、也是粗糙的，以感性的上颈椎调整技术为主。1960 年 Gonstead 医生通过大量的临床实践并结合对力学的运用，根据自己总结的经验和收集的数据资料，在脊椎半脱位、X 线分析及脊椎骨的手法调整等方面，创建了独特学术观点。后来他的理论与技术成为了美式整脊疗法在全脊椎领域的科学基石。逐步建立了美式整脊疗法以逻辑和生物力学为根本指导思想的科学的专业系统。

美式整脊疗法的治病原理是利用杠杆原理，以高速、窄幅和具有方向性的力量推动错位的脊椎，恢复关节的活动能力及脊椎排列的正确位置，令错位关节周围的软组织减轻紧绷的程度，恢复正常的功能，舒缓了神经受到的压迫和不正常的刺激，使脊柱与中枢神经系统发挥最正常的功能。

经过 100 多年的发展，美式整脊疗法的各项技术已非常成熟，安全程度很高，事故率不到四百万分之一。随着整脊理论不断发展，逐渐形成了包含内容更多的脊骨神经医学，由神经部分、物理结构部分、化学成分部分三大内容构成。并成立了世界脊骨神经医学联合会，获得世界卫生组织认可，2004 年制定完成了《脊骨神经医学的基础培训和安全性指南》，向全世界推广应用。

今天，美国联邦法律允许整脊医师在全美 50 个州行医，整脊疗法已被列入美国医疗健康与医疗援助法案和医疗保险法案中。整脊学院被美国高等教育委员会认定为专业的医疗教学机构，美国整脊教育委员会被美国教育部和美国健康、教育和福利部评为整脊专业的认证机构，掌管着整脊教育的全部教学内容，要求某些知识必须教授给学生，并且对学校的实施情况进行监控，对单个学校进行指导。教授课程的范围包括基础医学（如生理学、解剖学和生物化学）、临床医学（如实验诊断、放射诊断、骨科学、营养学及内科、外科、妇科、儿科、公共卫生等）和临床实践。尽管课程是标准化的，每个学校除了教授学生相同的整脊课以外，各校也有自己的特色，代表着一些主要的流派。当前，美式整脊在加拿大、德国、英国等许多发达国家非常流行，在韩国、日本、新加坡，以及我国也有很大的发展。

二、美式整脊疗法的诊断方法

在应用矫正治疗之前，整脊师必须进行详细的病史采集、物理查体和其他适当的影像学或实验室检查，以诊断其是否为脊椎半脱位，并排除整脊矫正治疗的禁忌证。

1. 询问病情症状　询问病情时，根据患者的疼痛和麻木的部位，按神经定位诊断分析脊椎神经损害部位，定出发病的脊椎或关节位置。如患者有脊柱局部的症状，除检查脊椎外，还需检查所支配肌肉及韧带附着点是否有劳损。

2. 触诊定位诊断　在脊椎触诊检查过程中，整脊师会从脊柱生理曲度是否有改变、棘突是否有偏歪、关节突关节两侧是否对称、相邻节段脊椎棘突或横突间相对位置改变情况、棘突或横突与枕骨及乳突等相邻骨性标志的相对位置的变化情况等方面，做出一个综合的判断和诊断。例如，整脊师会用拇指在脊椎棘突旁、横突、关节突上下揉按触摩，并检查与患椎相连的肌肉远端附着点有无摩擦音、压痛和硬结。若有，即为劳损点或错位点的反映部位。

3. X 线片影像分析　整脊师会观察脊椎 X 线片各椎间的变化，脊柱轴线变异情况，椎体后缘连线变异情况。脊椎关节错位时会出现仰位、倾位、仰旋、倾旋和侧旋等改变。各椎间关节形态或位移都属脊椎关节错位的表现。观察各椎间盘变性，椎间关节骨质增生，各韧带钙化的部位、程度等。并与第一、二步定位诊断结合分析，做出最后的诊断结果。

4. 评估人体功能性神经、肌肉、骨骼失衡　这套评估人体功能性神经、肌肉、骨骼失衡的系统，是源于 Vladimir Janda 的理论而制定的一套专用监测系统。测试包括：①姿态分析；②平衡和步态分析；③测试评估软组织肌肉的长度。本评估方案结合理论、证据和临床应用，协助落实慢性疼痛人士的痛楚根源。传统的肌肉骨骼评估只着重人体结构来看，忽略功能性神经、肌肉、骨骼系统的重要性。该方法的重点是评估人体功能障碍在日常体育和职业活动中如何让神经、肌肉达到不平衡，这是构成疼痛的常见原因。这一独特的评估有助于治疗患者的肌肉骨骼问题，以及制定适当的运动处方，改善或消除肌肉不平衡。

三、美式整脊疗法矫正手法举例

1. 仰卧位食指推椎体颈椎矫正法 针对 C_2~C_7 椎骨旋转受限、侧曲受限或后伸受限。患者取仰卧位，术者站在矫正侧、整脊床的头枕侧，与患者呈 45°~70°。矫正手在下颈段受限关节处，以食指指腹置于椎弓板与椎弓根结合部的矫正接触点，辅助手扶住患者头部，支撑对侧枕部和上位颈椎。先使患者头部向对侧旋转，同时向矫正侧侧屈，稍抵住关节并稍后伸，然后由后向前、由下向上、由外向内瞬间发力。

2. 俯卧位掌根交叉按压横突胸椎矫正法 针对 T_4~T_{12} 旋转功能障碍。患者俯卧位，胸前垫以软垫，两上肢向两侧分开，垂于治疗床两边，肌肉放松，自然呼吸。术者站于患者侧方，两臂交叉，先以靠近患者尾侧的手掌根按压上一椎骨向后旋转的一侧横突上，再以靠近患者头侧的另一手臂的掌根按压于另一侧下位胸椎的横突上。术者身体前倾并将双手向两侧拉伸，产生预张力。嘱患者缓慢呼吸，术者的手掌随患者胸壁的呼吸运动而起伏，待其呼吸协调后，在其呼气末肌肉放松时，适时加大靠近尾侧手的掌根按压力量，向外前方短促冲击。

3. 侧卧位小鱼际推按髂后上棘髂骨矫正法 针对骶髂关节后伸受限或髂骨屈曲错位。患者侧卧位，患侧在上，髋关节屈曲。术者面向患者弓箭步站立呈 45°，以自己的大腿按压患者患侧大腿，或双腿跨坐在患者屈曲的患侧大腿上部以固定骨盆。辅助手将患者双手按压于腰部侧方，发力手的小鱼际置于患侧髂后上棘后下方。术者先降低重心，通过固定患侧下肢和按压患侧髂后上棘产生矫正预张力，然后以发力手小鱼际由内下向外上瞬间推按髂后上棘。

第二节　整 骨 疗 法

整骨疗法又称疗骨术（Osteopathy）或按骨术，18~19 世纪盛行于英国。整骨医生跟随移民浪潮将技术流传至北美，并在新大陆快速成长，产生了西方近代的整骨疗法和整脊疗法。

整骨疗法的创立者 Andrew Taylor Still 有系统的医学学习背景和丰富的医疗经验。由于看到当时很多疾病治疗方法都有害于患者，故于 1872 年创立了整骨疗法，欲调动机体自身固有的防御能力，以达到治疗疾病的目的。Still 最早提出"体液流动障碍"假说，以"促进血液循环"理论为指导，后期发展为躯体功能障碍理论，目的是增加关节运动范围、缓解肌肉痉挛。Still 精通解剖，能通过关节和肌肉的整骨手法操作解除肌肉-骨骼-神经系统问题。1892 年美国第一所整骨医学院成立，只教授整骨疗法。1898 年整骨学院联盟制定了教学标准，增加基础科学和普通医学教学内容，减少整骨手法治疗的学习和训练时间。因此，在基层医生较为欠缺的时期，整骨学校在社会各界的支持下蓬勃发展，培养出大批的整骨医生，填补了基层医疗的空白。

一、整骨疗法的核心理念

（1）人体是一个完整的机体（holistic view），身体的某一部分出现病态，应该从整体上去看待。整骨医生注重训练把每一个患病者当成一个整体，而不仅仅是受伤的局部。

（2）身体的结构和功能是相互联系和相互影响的，某一结构上的病变可导致其他部分功能的失调；以手法作为治疗手段，可以影响和帮助机体结构、功能上的健全和康复。

（3）身体具有自我调节、保持健康、自我恢复的功能。整骨疗法强调预防疾病的重要性。

（4）合理化治疗方案的制定是基于对这些原理的正确理解：机体完整性，结构与功能的相互关联性以及自主管理性。

二、整骨疗法的常用技术及应用

（一）整骨疗法常用技术

整骨疗法的常用治疗技术，包括肌筋膜松解技术、肌肉能量技术、摆位放松技术、高速低幅技术、淋巴引流技术、颅骨整骨技术等。

整骨疗法在疾病评价时除颈椎、胸椎、腰椎活动范围评估及骶髂关节运动测试外，还包括躯体对称性评估、触摸压痛点及皮肤纹理观察。

整骨疗法的脊柱手法操作技术也包括高速低幅技术，既有针对多个椎体关节进行的长杠杆技术，也有针对移位椎体进行的短杠杆技术，这些技术与中医推拿疗法中的扳法类似。整骨医生临床常将长杠杆技术、短杠杆技术及肌肉能量技术、摆位放松技术联合应用，通过提高脊柱关节活动度，促进血液循环。

（二）整骨疗法的适应证

整骨疗法强调手法与其他疗法相结合，治疗目标是促进人体血液循环。

整骨手法治疗（osteopathic manipulative treatment，OMT）被广泛应用于家庭保健、运动医学、急诊医学，治疗骨骼关节疾病。除了新鲜骨折、肿瘤、结核等病症外，一般都可以运用此法治疗。

（1）各部位的软组织退行性变性所引起的颈项、腰部及四肢关节的疼痛，如腰椎间盘突出症。

（2）骨折整复、固定治疗所引起的关节僵硬或肌肉萎缩。

（3）骨质增生所引发的颈、腰、膝等关节疼痛和功能受限。

（4）外伤引发的关节脱位。

（三）整骨疗法的注意事项

（1）关节活动度下降，已经形成骨性强直者，整骨手法可能引起骨折。

（2）不要在过饥、过饱时进行整骨手法治疗。一般应在饭后两小时左右。

（3）大恐、大怒、大喜、大悲等情绪波动激烈时，不宜行整骨手法治疗。

（4）整骨手法治疗要轻重合适，并随时观察患者表情，以其有舒服感为宜。

（5）整骨治疗时，双方体位应安排合适，以能发挥手法操作最大效果为主；特别是患者坐卧等姿势，舒适便于操作。

（6）齿状突缺如、齿状突不连、齿状突骨折，禁止寰枢椎整复。

（7）骨结核、骨肿瘤、整复区内的骨折、严重的骨质疏松、孕妇等严禁使用整骨手法治疗。

第三节　日式指压

日式指压又称日式按摩，是源于中国古代按摩、针灸而经中国医生传入日本逐渐演变而成的按摩手法。按摩兴于唐，当时对外交流频繁并达到一定高度，按摩技术传入日本，并融合当地文化，已演变为独具日本特色的"指压疗法"，目前又流传到世界各国。"指压"这个名词是由日文的手指和压力两个词衍生而成的。日本按摩医家勤泽胜助说："按摩术是古代时作为导引按跷从中国引进的。"按跷亦通称按摩、揉按疗法，为人们喜爱。日式指压秉承中医文化精髓，较多地应用了中医学的经络腧穴理论，更接近于中医学的经络学说。日式指压主要作用可使皮下毛细血管扩张，皮肤血流量增大，增强皮肤弹性，改善人体机能，加速淋巴液流动，增强机体免疫力。目前，日式指压正逐渐被应用于减肥、美容等。

日式指压主要手法为压法，分为单手拇指、双手拇指、单手四指、双手四指、单手手掌、双手手掌压法六种方法。手法特点具体如下。

（1）以使用手指按压为基本特点，按压中禁止使用拉扯力。力量大小必须根据受术者的年龄、体质、性别、病程而定。

（2）施力时以肢体或手指作为支架，加以自身重力，向下垂直围绕肢体的中心部位施力，不可用腕力，按压力量应介于使人感到快感和微痛之间。按压时应注意观察骨骼、肌肉、神经等的异常。

（3）指压时停留时间以 3~5 秒为宜。指压或掌压腹部时，尤其注意不能移动各脏器的位置和使之感到疼痛不适。轻、慢地按压，受术者感到平稳和缓，随着力量的增加，许多人很快会感到舒适而进入轻度睡眠状态。腹部的操作大多持续 10~20 分钟即可，尽可能使受术者机体精神达到放松的最佳状态。尽量避免疼痛的发生及损伤的出现。不可单独使用指端，主要使用手指的指腹（螺纹面）。学会将气贯注于指端，在用力的同时，要有意的概念。力量的增加，要通过腰部将全身的重量自然地添加下去，并不是使用蛮力。

（4）指压的部位，可以是某个较大的局部面，也可以在中医的某个经穴上，日式指压中称为指压点。

（5）多要求直接在皮肤上进行操作，受术者一般需要涂少许按摩膏、按摩油之类作为介质配合应用。

（6）指压时一般都应避免激烈快速地增加力量按压，应该均匀缓慢地增加力量。结束时，可以快速离开按压局部，也可以在感到压力减完，再缓缓离开局部。一般情况下，前者多用于急性损伤、疼痛严重时，而缓慢离开多用于治疗慢性劳损、肢体酸软乏力、失眠等病症。

（7）一般操作时间为 45~60 分钟，不需用按摩床，最好直接在地板上进行，这样有足够的空间作全身指压。

第四节　泰式按摩

泰式按摩是泰国古代优秀医学文化之一，拥有 4000 多年的历史，源远流长。据传泰式按摩源于古代印度西部，创始人是古印度王的御医施瓦格·考玛帕。他的传统医药及按摩手法由僧人传入泰国，并由泰王召集泰国医生吸收他们的传统医药知识及按摩的宝贵经验，成为训练传统泰式按摩的基石。古代泰国皇室利用它作为强身健体和治疗身体虚损的主要方法。近年来经过泰国政府监管并积极推广，泰式按摩已广为人知，成为受各国重视的天然治疗方法。

一、泰式按摩主要特点

虽然泰式按摩许多手法与我国的传统按摩手法相似，但是自身特点鲜明：①泰式按摩在铺于地面的软垫上进行，术者跪式操作。四周有较大的空间，同时有充足的大小不同的枕头，支撑受术者的不同身体部位。②施术者用手指、手臂、膝部和双腿等按摩受术者相应部位，除使用手及手臂外，更多使用足及下肢进行按摩。用力柔和、均匀，速度适中。③一般按照从足部到头部的顺序进行按摩，注重腿部和腰背部。也有很多泰式按摩是从脐部开始，到肢体末端再返回。泰式按摩有沿线条走行及点状的指压按摩，但与中医推拿的经脉、穴位不同。④瑜伽伸展是泰式按摩的重要组成部分，以活动关节为主，在肌肉和关节上按压和伸展。

二、泰式按摩常用手法

1. 点按法　用拇指指腹、拳面、掌根、肘关节着力，缓缓地逐步加大压力，维持数秒。

2. 揉法　用拇指指腹、掌心、肘关节或足心着力，带动皮肤、皮下组织行环旋运动，以达到按摩深层组织的目的。

3. 蹬踩法　用足底或足跟着力，缓缓地逐步加大压力，维持数秒；或单足或双足交替按压。

4. 跪法　用膝关节着力，缓缓地逐步加大压力，维持数秒。

5. 关节牵拉伸展法　用手掌、足底或膝关节按压患者关节近端或身体一端，以双手牵拉关节远端或身体另一端，至关节运动范围极限，维持数秒。

三、泰式按摩功效

1. 增强身体柔韧性　很多人认为这种按摩其实是对体验者施以被动瑜伽，利用独具特色的推、拉、蹬、摇、踩等手法，通过压足、压腰、踩脊等方式作用于人体肌肉、筋膜和关节等部位，能增强关节韧带的弹性和活力，恢复正常的关节活动功能，与高强度运动有类似作用。

2. 保健防病，健体美容　泰式按摩可激发人体能量，增强免疫力，缓解身心疲劳，加速脂肪燃烧。

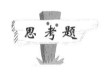

1. 简答美式整脊疗法的核心理念。
2. 简答美式整脊疗法矫正手法的治病原理。
3. 简答整骨疗法的核心理念。
4. 简答日式指压的主要手法及手法特点。
5. 简答泰式按摩的主要特点。

第十三章课件　　第十三章思维导图　　第十三章录课视频

第十四章　自我保健推拿

　　自我保健推拿是指人们运用推拿手法在体表的某些部位或穴位上进行操作，以达到强身健体或减轻及治疗某些疾病症状目的的一种方法。传统亦称为"外功"，所谓"外功有按摩导引之诀，所以行气血，利关节，辟邪外干，使恶气不得入吾身中耳。《语》云：户枢不蠹，流水不腐。人之形体，亦犹是也，故延年却病，以按摩导引为先"。

　　传统的养生保健方法种类繁多，最主要的就是自我推拿与功法练习。功法练习方法较为复杂，入门难，坚持更难。

　　自我推拿，简单易行，手法"至平至易，非他奇技异术可比"。学练者熟谙此道，虽不能恃其医治大病，却能于人体气血即衰之际，防患未然，固守身之要道，宝命全形；同时也可为身旁亲友略减疾苦，以尽孝道亲情。

　　自我推拿手法多为捏揉、叩打、推擦之类，具有简单易学、效果明显、经济安全、老少皆宜、随时随地可行、容易推广等优点，是既能自我保健，又可兼利他人的最佳选择，深受人们的喜爱。

　　操作者可根据自身的具体情况选择应用。

第一节　头面部保健

　　1. 开天目　以一手拇指螺纹面置于印堂，适当用力按压，由印堂至前额正中，双手拇指相互交替，自下而上，有节律地推抹。双手共 32 次。

　　要领：操作时节律要均匀，力量轻柔，以操作后前额皮肤微红、微热为佳。

　　作用：开窍醒神，镇静安神，疏风解表，止头痛。

　　2. 抹额　两手食指弯曲成弓状，将第二指节的桡侧面紧贴印堂，由眉间向前额两侧分抹，共 32 次。

　　要领：本术式的要领与开天目基本相同。

　　作用：本术式的保健作用与开天目基本相同。

　　3. 推擦两颞　两手手指并拢，以四指指尖螺纹面分别置于左右两颞鬓发边缘，指尖朝向后上方，由前向后推至耳廓上方，往返推擦 30～60 秒。

　　要领：操作时手法应短促、轻快，避免损伤发根，以操作后两颞部皮肤发红、发热为宜。

　　作用：醒脑提神，祛风解表，通经止痛，可改善头部血液循环。

　　4. 拿五经　以手掌覆于头顶前上方，五指分开，中指位于头顶中线处，拇指与小指分别置于两侧额角，五指用力向下拿按，边按边向后推移，边推边按，边按边推，至项后风池为止，两手交替进行，操作 30～60 秒。

要领：操作时每向后推移 1 寸，五指拿按 1 次；手指在向后移动的过程中不要离开头皮。此术式动作亦可简化为仅以五指分开紧贴头皮，向后做梳理头发的动作，仍以两手交替进行，称为梳头栉发，重复操作 1～3 分钟。

作用：提神醒脑，疏风散寒，活血止痛，可改善头部血液循环。

5. 揉脑后　以两手四指分置头顶，拇指螺纹面置于风池，五指同时旋转按揉；两拇指紧按风池勿移，其余手指边揉边向下移动，在颅脑后部施广泛的按揉，操作 30～60 秒。

要领：操作手法用力宜轻，移动面要广。

作用：可有效改善诸阳经的气血循环，减轻因伏案工作所造成的颈枕部紧张或疼痛，缓解疲劳。

6. 摩掌熨目　两手掌互相摩擦生热后，双目微合，将两手掌心放置在两眼上，重复操作 7 次。

要领：操作时闭目凝心，以双掌虚掌敷于双眼，不可用力按压眼球。本术式手法效果以使双目有舒适的温热感为佳。

作用：可有效缓解用眼疲劳，预防眼疾。

7. 鸣天鼓　两手掌按住双耳，手指置于头后枕部，以食指压住中指并快速向下敲击后脑，两手同时进行，使颅内耳鼓产生共鸣，共做 24 次。

要领：练习时要求顶平项直，以使经络及肾气得到调理，督脉得到疏通。掩耳动作要规范，双掌掩住耳廓，在屏蔽掉周围环境声音的前提下，适度用力。

作用：调补肾元，强本固肾，聪耳醒脑，对头晕、健忘、耳鸣等肾虚症状有一定的预防和康复作用。

8. 搓手浴面　先将两手掌搓热，双掌并拢覆于面部，掌根置于下颌；以双掌经面部由下向上轻轻推抹，待掌根推至前额时向左右分抹至两颞，再以两手掌根经耳前回抹至下颌。本术式动作可循环操作 7 次。

要领：面部皮肤薄弱，血管丰富，操作时应清洁双手，上推下抹，顺势而为。手法操作宜缓慢，力度要适中，以面部表皮微微发热为度。

作用：可加强面部新陈代谢，使气血上荣，有美容作用；还可提神醒脑，预防失眠。

9. 按揉睛明　以双手拇指指端的螺纹面分别置于同侧睛明，轻轻按压，并行环旋按揉，持续 30～60 秒。

要领：睛明较为敏感，操作时用力适度，以穴位有轻度胀痛为宜。

作用：可明目及防治多种眼疾。

10. 按揉太阳　以双手拇指或食指、中指螺纹面置于太阳，适当用力按压并行环旋按揉，持续 1～3 分钟。

要领：此手法切忌使用暴力按压，操作时以所按穴位有轻微胀痛为度。

作用：可止头痛、疗目疾和有效去除疲乏困顿感。

11. 按揉四白　双目平视，以左右手食指螺纹面，分别置于四白，适当用力按压，并行环旋按揉，持续 30～60 秒。

要领：此穴正当眶下孔处，有眶下神经出入，不宜暴力按压。操作手法以按揉后局部有酸胀感为宜。

作用：可治目疾，疗面瘫和止面痛。

12. 刮眼眶　左右手食指弯曲成弓状，以第 2 指节的桡侧面紧贴眼眶，自内而外，先上后下轮刮眼眶，反复进行，持续 30～60 秒。

要领：此术式动作可刺激眼眶及附近相关穴位，包括睛明、上明、球后、承泣。操作时用力适中，以手法过后局部有酸胀感为宜，并应注意手部清洁卫生。

作用：可疗目疾，防近视，缓解用眼疲劳。

13. 点迎香　将双手食指指尖置于迎香处，适当用力点按，持续 30～60 秒。

要领：用力适度，勿将皮肤掐破。

作用：可治鼻塞和流涕，预防感冒，迎香亦是治疗面瘫的重要穴位。

第二节　颈肩部保健

1. 按揉风池　以双手拇指螺纹面置于风池，适当用力按压，并环旋揉动，持续 30～60 秒。

要领：操作时以穴位局部有酸胀感为宜。

作用：本法具有祛风散寒和通经活络之功效，可治疗颈项强痛。

2. 拿项筋　头略后仰，右手五指并拢，覆于颈项，以掌根与手指相对用力，挤压及提拿项部肌肉及后纵韧带，持续 30～60 秒。

要领：本术式操作时宜尽量提拿深层肌筋而非表皮，可左右手更换交替进行。

作用：可有效缓解因长期埋头工作导致的颈项部酸沉僵痛症状。

3. 拿捏肩井　双臂上举，屈肘后伸，双手置于双肩部，以拇指及其余四指相对用力，提拿、揉捏肩井及提肩胛肌及冈上肌等部位，持续 30～60 秒。

要领：提拿肩井刺激量较大，因此操作时应柔中寓刚，忌用暴力。

作用：可有效缓解颈肩部肌紧张和肌肉酸痛。

第三节　躯干部保健

1. 擦两胁　两手五指并拢，以手掌置于身体两侧胁肋部，指尖朝向前下方，掌根着力，自上而下，行前后搓擦两胁肋的动作 30～60 秒，随后作鼻吸口呼式的深呼吸 3 次。

要领：本术式操作时手法宜轻柔，以两胁部有热感为度。

作用：具有疏肝理气和调畅气机的功效，可使呼吸顺畅，心情愉悦。

2. 揉中脘　右手大鱼际置于中脘，轻轻按压并沿顺时针方向旋转揉动 1～3 分钟。

要领：揉动时用力要柔和，速度要均匀；手掌与腹部接触部位要吸定不移。

作用：具有消积导滞及健脾和胃之功效，可用于腹胀、腹痛和胃纳不佳等症的缓解与治疗。

3. 摩腹　右手五指并拢，置于腹部，以脐为中心，行顺、逆时针方向的环状推摩动作 3～5 分钟。亦可双手叠掌操作。

要领：手法操作以出现腹部发热、腹内肠鸣效果为最好。若腹胀便秘、疼痛较剧烈时应以顺时针摩腹为宜；若腹软便溏，症状迁延则应以逆时针摩腹为宜。

作用：本术式具有健脾和胃、温胃散寒、行气除满、消积导滞等功效，常用于胃脘痛、腹胀腹痛、泄泻、便秘等症的治疗。

4. 擦少腹　右手五指并拢，手掌置于脐下小腹，指尖指向左侧，掌心正对气海，行手掌的水平往返推擦动作 3～5 分钟。

要领：手法操作时最好直接接触皮肤，手法效果以小腹皮肤微红或发热为佳。手法频率要快，但用力宜轻浅，勿扰动腹内器官。

作用：本法具有温阳散寒和固本培元之效，可治少腹冷痛、宫寒不孕和阳痿早泄等下元虚损证。

5. 擦腰　两手手指并拢，指尖微翘，掌根紧贴腰部肾俞，适当用力按压并上下摩擦 1～2 分钟。

要领：动作要快速有力，手法效果以操作局部发热为好。

作用：本法具有温肾助阳和强肾健腰之功效，可治腰痛、头晕耳鸣及生殖系统疾病。肾为先天之本，长期坚持可使腰腿疼痛和腰膝酸软等症状得到明显改善。

6. 俯仰叩腰　双脚开立与肩同宽，双手握空拳，以拳眼交替叩打腰部，同时身体行前俯后仰动作各 3 次。

要领：叩击动作要用力适度，节奏均匀，身体的俯仰要缓慢进行。

作用：可强腰脊，对腰肌劳损和腰椎退行性疼痛具有良好的舒缓作用。

7. 旋腰　双脚开立与肩同宽，双手扶按于腰部，指尖相对，虎口朝下。双掌轻轻用力前按，使腰椎前曲加大，同时行腰部的旋转动作，由左向右及由右向左各 16 次，每行 8 次即变换旋转方向。

要领：旋腰动作要缓慢，根据个人身体条件进行。眩晕患者慎用此法。

作用：可改善腰部功能，增强腰部的灵活性及预防多种腰部病变。

第四节　上肢部保健

1. 拨揉肩前、肩后　一手拇指与其余四指相对，四指轻扶对侧肩侧后方，拇指指腹及大鱼际拨揉肩前肌肉，然后拇指及大鱼际轻扶于肩前，其余四指指腹部拨揉肩后肌肉，逐渐使肩部肌肉充分放松，操作约 5 分钟。

要领：力度由轻到重，能体会到肌束的拨的动感。

作用：指腹弹拨筋结，有明显的镇痛与放松肌肉的作用。

2. 点揉肩部穴位　用一手中指或食指指端按揉对侧的肩髃、肩髎、臑俞各 10～20 次，重点点揉肩前、肩髃、肩髎、臑俞等穴。

要领：按揉时以局部有酸胀感为度。

作用：疏通肩部经络，通畅气血。

3. 摇肩　双肘屈曲，双手搭于同侧肩前，环转摇动肩关节，操作约 5 分钟。

要领：摇动肩关节，避免只动肘关节不动肩关节。

作用：本法可滑利肩关节，通畅气血，防治肩关节周围炎。

4. 点拨极泉　以一手拇指指腹揉拨对侧腋窝的极泉或肱二头肌的内侧沟，弹拨 3～5 次。

要领：上肢远端应出现麻电感。

作用：通行上肢气血，鼓动心胸阳气。

5. 按揉曲池、合谷　用一手拇指指腹按揉对侧曲池、合谷各 10～20 次。

要领：以局部有酸胀感为度。

作用：疏通经络，祛风散寒，行气活血，防治上肢麻木、酸痛。

第五节　下肢部保健

1. 叩击臀腿部　手握空拳，以拳背掌指关节骨节叩打臀部，特别是酸胀疼痛之处，并可叩打大腿后侧的膀胱经和两侧的胆经线，操作 5～10 分钟。

要领：叩击的力量可根据局部肌肉的厚薄进行调节，肌肉厚处可用拳背骨节，肌肉薄处可用拳心或拳眼。

作用：本法具有疏通经络、祛风散寒、行气活血之功效，可以防治下肢麻木、酸痛等病症，如腰椎间盘突出症、坐骨神经痛、梨状肌损伤、臀部劳损等腰及下肢疾患。

2. 拿转髌骨 取弯腰位或坐位，两膝关节伸直。左右手掌分别置于左右髌骨上，用大鱼际和小鱼际、掌指关节掌面从髌骨四周扣住髌骨，上下左右推动髌骨，力量由轻到重，操作 2～3 分钟。

要领：使髌骨在大腿股骨关节面上产生滑动，以感觉膝关节内部发热为度。

作用：可温经散寒，滑利关节，预防髌骨软骨退化。

3. 掌擦膝内外 把手掌伸直，用左右手掌掌根分别贴于膝关节内、外侧，由上往下快速擦动 1 分钟。

要领：以膝内外透热为度。

作用：温经散寒，消肿止痛，防治膝关节冷痛、僵硬。

4. 弹拨委中 将双下肢微屈，用双手食指或中指弹拨膝后方腘窝中间的凹陷处，左右各约 20 次。

要领：弹拨时应以局部有酸胀及麻电感为佳。

作用：疏通下肢经脉，预防腿脚麻木疼痛。

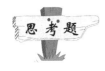

1. 什么是自我保健推拿？
2. 自我保健推拿的特点与作用是什么？
3. 拿五经、鸣天鼓、搓手浴面、摩腹、擦腰、叩击臀腿部的操作方法和作用各是什么？

第十四章课件　　　第十四章思维导图　　　第十四章录课视频　　　第十四章手法视频

参 考 文 献

柏树令，应大君. 2013. 系统解剖学［M］. 8 版. 北京：人民卫生出版社.

北京中医学院附属医院. 1966. 刘寿山正骨经验［M］. 北京：人民卫生出版社.

〔法〕布朗蒂娜·卡莱-热尔曼. 2015. 运动解剖书［M］. 张芳译. 北京：北京科学技术出版社.

曹仁发，钱霖，周信文，等. 1992. 推拿功法与治病［M］. 上海：上海科学技术文献出版社.

丑钢，李曙波. 2012. 膝骨关节炎康复指南［M］. 武汉：湖北科学技术出版社.

樊粤光. 2008. 中医骨伤科学［M］. 北京：高等教育出版社.

房敏，宋柏林. 2017. 推拿学［M］. 北京：中国中医药出版社.

冯天有. 1977. 中西医结合治疗软组织损伤［M］. 北京：人民卫生出版社.

何天佐. 2009. 何氏骨科学［M］. 北京：人民卫生出版社.

李先晓，李德修. 2010. 小儿推拿秘笈［M］. 北京：人民卫生出版社.

李义凯，翟伟. 2012. 推拿学［M］. 北京：科学出版社.

刘克敏，敖丽娟. 2014. 运动学［M］. 2 版. 北京：华夏出版社.

刘正华. 1997. 经络穴位诊法［M］. 北京：中医古籍出版社.

吕明. 2016. 推拿学［M］. 北京：中国医药科技出版社.

吕明. 2013. 小儿推拿学［M］. 上海：上海科学技术出版社.

罗才贵. 2008. 推拿学［M］. 上海：上海科学技术出版社.

罗有明，罗金殿. 2008. 双桥正骨老太罗有明［M］. 北京：人民卫生出版社.

骆竞洪，骆仲遥，李鸿江. 1987. 中华推拿医学志——手法源流［M］. 重庆：科学技术文献出版社重庆分社.

沈雪勇. 2016. 经络腧穴学［M］. 北京：中国中医药出版社.

孙广仁. 2002. 中医基础理论［M］. 北京：中国中医药出版社.

王松. 2014. 运动解剖学［M］. 武汉：华中科技大学出版社.

王雅儒. 1962. 脏腑图点穴法［M］. 石家庄：河北人民出版社.

王之虹. 2001. 推拿手法学［M］. 北京：人民卫生出版社.

王之虹，于天源. 2012. 推拿学［M］. 北京：中国中医药出版社.

严隽陶. 2009. 推拿学［M］. 2 版. 北京：中国中医药出版社.

严振国. 2007. 正常人体解剖学［M］. 2 版. 北京：中国中医药出版社.

俞大方. 1985. 推拿学［M］. 上海：上海科学技术出版社.

翟伟. 2017. 推拿学［M］. 北京：科学出版社.

张汉臣. 1962. 小儿推拿学概要［M］. 北京：人民卫生出版社.

张世坦. 1983. 黄乐山骨科临床经验选［M］. 北京：北京出版社.

周桂桐. 2010. 针灸学技能实训［M］. 北京：中国中医药出版社.